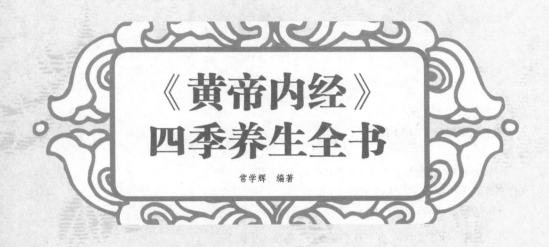

《黄帝内经》
四季养生全书

常学辉 编著

天津出版传媒集团

天津科学技术出版社

图书在版编目（CIP）数据

《黄帝内经》四季养生全书 / 常学辉编著 . —天津：
天津科学技术出版社 , 2013.11（2024.3 重印）

ISBN 978-7-5308-8531-4

Ⅰ .①黄… Ⅱ .①常… Ⅲ .①《内经》—养生（中医）
Ⅳ .① R221

中国版本图书馆 CIP 数据核字（2013）第 282646 号

《黄帝内经》四季养生全书
HUANGDINEIJING SIJI YANGSHENG QUANSHU

策划编辑：杨　譞
责任编辑：孟祥刚
责任印制：兰　毅
出　　版：天津出版传媒集团
　　　　　天津科学技术出版社
地　　址：天津市西康路 35 号
邮　　编：300051
电　　话：（022）23332490
网　　址：www.tjkjcbs.com.cn
发　　行：新华书店经销
印　　刷：德富泰（唐山）印务有限公司

开本 720×1 020　1/16　印张 27.5　字数 550 000
2024 年 3 月第 1 版第 5 次印刷
定价：29.80 元

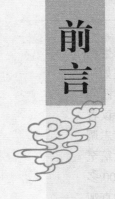

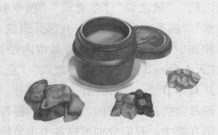

四季养生，就是指按照一年四季气候阴阳变化的规律和特点来进行调养，从而达到养生和延年益寿的目的。理解四季养生的内涵，需要明白中医养生学四季阴阳消长、转化的概念。古代中医认为，一年中有春、夏、秋、冬四时温、热、凉、寒的变化，是一年中阴阳消长形成的。冬至阳生，由春到夏是阳长阴消的过程，所以有春之温，夏之热；夏至阴生，由秋至冬是阴长阳消的过程，所以有秋之凉，冬之寒。在一年四季中，春夏属阳，秋冬属阴。自然节气也随着气候的变迁而发生春生、夏长、秋收、冬藏的变化。基于这些观念，中医的四季养生要求：在春夏之时，要顺其自然保养阳气；秋冬之时，亦应保养阴气；所以历来有"春夏养阳，秋冬养阴"之说。这就要求人们凡精神活动、起居作息、饮食五味等都要根据四时的变化，进行适当的调节。在作息时间上，也要顺应四时的变化，做到"起居有常"：春夏"夜卧早起"，秋季"早卧早起"，冬季"早卧晚起"。在饮食五味上，摄取更要有规律，反之，过饥、过饱或饮食偏嗜均会伤害脏腑，影响身体健康。而蔬菜瓜果的食用亦有一定的季节性。此外，"五脏应四时，各有收受"。根据四时气候的特点，人们还总结出春养肝、夏养心、长夏养脾、秋养肺、冬养肾的五脏调养法。

顺应四时养生虽然是一个古老的健康理念，但现代医学研究也证明了它的科学性。季节更替会导致天气变化，而这些变化对人体的生理都有着很大影响。例如不同的季节，手指血流速度不同，对寒冷引起的皮肤温度反应也不同；即使冬夏保持相同室温，仍会表现出反应差异；这种现象提示出血管运动中枢有四季节律。对于现代人来说，自觉将养生作为一种生活习惯，运用科学的养生之道，调节机体，祛病健身，健康、长寿完全可以实现。

本书以《黄帝内经》《本草纲目》等国医经典为基础，挖掘了历代养生名著中的精髓，汇集了历代名医、圣人先贤的养生秘方，也综合了数千年来流传民间的养生经验、长寿经验，以及现代医学保健知识，全面阐释了四季养生的理论、原则和方法，是针对国人体质和现代生活方式特点而编写的居家养生保健全书。全书共由"总论""春之篇""夏之篇""秋之篇""冬之篇""四季养生豆浆""四季养生靓汤""四季养生糖水""四季养生家常菜"九部分组成。其中,"总论"全面阐释了人与天是如何相连、相通的,解读了《黄帝内经》里蕴含的四季养生智慧,以及所遵循的"天人合一"的原则。"春之篇""夏之篇""秋之篇""冬之篇",分别教会读者从具体节气、保肝养肝、食疗进补、生活起居、运动休闲、美容护肤、情志调理和防病祛病等方面,系统地掌握各个季节保健养生的全部智慧。在第六篇至第九篇中,我们分别根据各个季节特征,进行均衡的营养搭配,精选出500多道最具季节特性的豆浆、汤煲、糖水和家常菜,再加上健康的烹饪方法和直观精美的菜品图片,教你掌握"不时不食,顺时而食"的饮食原则,保证每餐摄取全面均衡的营养,成为自己的养生专家,与家人一起乐享四季美食,吃出强健体魄。

《黄帝内经》中说,懂得养生之道的人方能"尽终其天年,度百岁乃去"。希望在本书的帮助下,每一位读者都能学会"顺时养生",真正领会到古代中医的养生智慧,把握好养生的关键,走上健康长寿之道。

目录

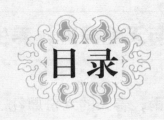

第二篇 欲与天地同寿，养生从春天做起

第四篇 平定内敛，收获大自然的金秋祝福

第 2 章　冬季养好肾，健康根基才牢固 ……………………… 181

第 3 章　温补一个好身体，寒冬无情食有情 ……………… 187

第 4 章　寒九腊月天，生活起居要"养藏" ………………… 196

第 5 章　冬天动一动，少生几场病 ……………………………… 202

第六篇 四季养生豆浆

第二章　夏季饮豆浆：清热防暑 231

第三章　秋季饮豆浆：生津防燥 244

第四章　冬季饮豆浆：温补祛寒 251

第七篇　四季养生靓汤

第一章　春季靓汤 260

第四章　冬季靓汤 288

第八篇 四季养生糖水

第一章 春季糖水 300

第二章 夏季糖水 304

第九篇 四季养生家常菜

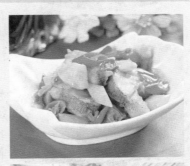
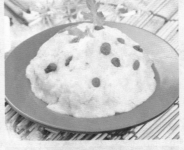
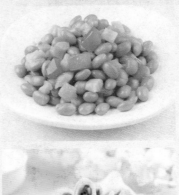

第四章　冬季家常菜 390

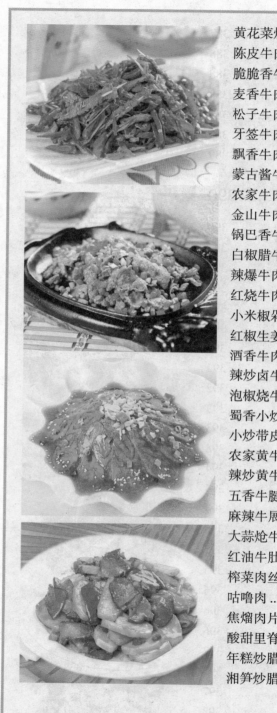

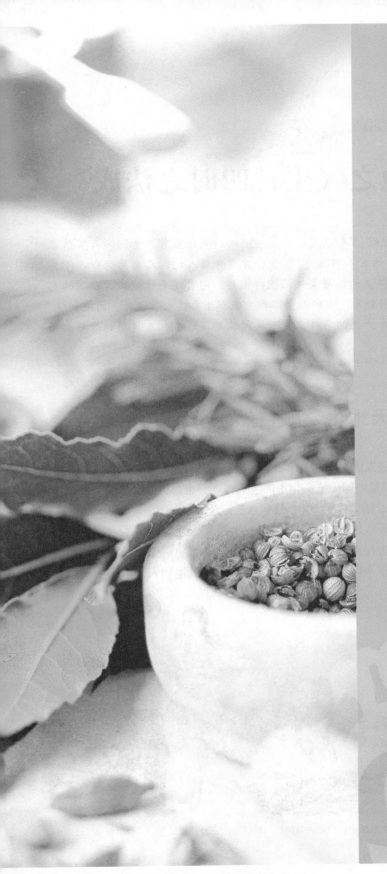

第一篇

顺应四季以养生，
天人合一是正道

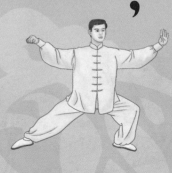

第1章

人以天地之气生，四时之法成

《素问·宝命全形论》里说："人以天地之气生，四时之法成。"《素问·六节脏象论》又说："天食人以五气，地食人以五味。"这些旨在告诉人们，人类的生命源于天地日月，人体要靠天地之气提供的物质条件而获得生存，同时还要适应四时阴阳的变化规律，才能发育成长。正因如此，历代养生家都主张养生要因人、因时、因地制宜，全面配合。这与现代认为生命产生的条件正是天地间物质与能量相互作用的结果这一看法是基本一致的。

人由天地生，顺自然以养生

中医作为祖国千百年传承并发展下来的一门古老学问，承载着炎黄子孙同疾病做斗争数千年的经验和理论知识。它不仅是中国传统文化中的宝贵遗产，也是世界医学的重要组成部分，一直指导着中国人未病先防、治病疗疾，当然还包括我们今天的保健养生。

大家都有这样的经历：去看西医时，医生往往会用各类仪器来检查你的身体，然后再用测试得到的各种参照系数作为检查指标，来衡量你的身体是否出现病变、异常。而中医就大有不同了。他们不是拿仪器来做参照系，而是综合考虑天、地和人。因为中医研究的不是病，而是人的生命规律。

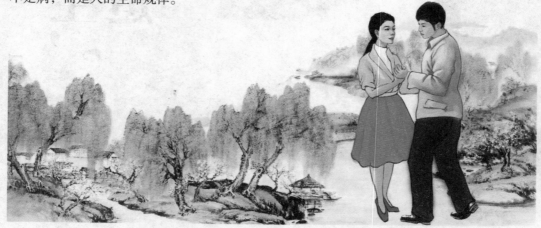

人们生活在大自然中，获得大自然的恩赐，要顺应自然规律

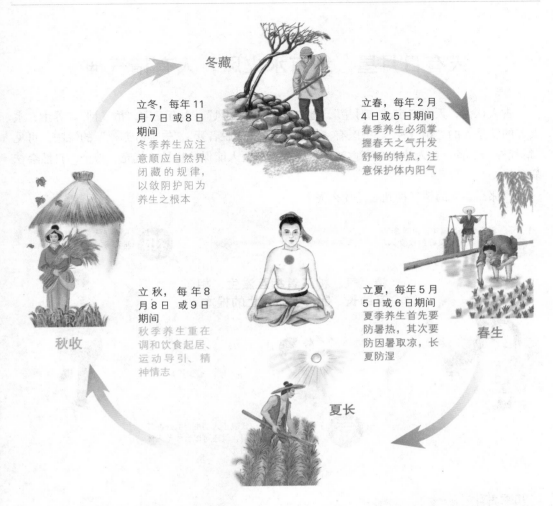

冬藏

立冬，每年11月7日或8日期间
冬季养生应注意顺应自然界闭藏的规律，以敛阴护阳为养生之根本

立春，每年2月4日或5日期间
春季养生必须掌握春天之气升发舒畅的特点，注意保护体内阳气

秋收

立秋，每年8月8日或9日期间
秋季养生重在调和饮食起居、运动导引、精神情志

立夏，每年5月5日或6日期间
夏季养生首先要防暑热，其次要防因暑取凉，长夏防湿

春生

夏长

　　最经典的元气论就认为，气分为"天气""地气"与"中和之气"，三气"交而为合"，"相亲相爱"，以养万物众生。人是天地中和之气的产物，人欲长生不老，就应修其根本，以养气、炼气为主要手段来实现这一目标。如道教养生中的导引行气、服食药饵、房中补导等，其目的就在于炼气、养气，使人体元气充实，精神旺健，最终能够健康长寿。不仅如此，《黄帝内经》还指出，运气就是运动着的气。这运动着的气在自然界的表现就是春、夏、秋、冬——春温，夏热，秋凉，冬寒，构成了自然界一切事物春生、夏长、秋收、冬藏的规律。我们养生就应当顺应天命，这样才能尽其天年，达到所谓的"顺其自然"。

四季养生小贴士

　　在阴阳论中，手指一般代表头，手掌一般代表内脏，手背一般代表我们的背部。内脏经脉的气出来后的首到之处就是手指，所以人体的手指是非常敏感的，人体内脏的问题也会很快通过手指反映出来。无名指太短者，说明先天元气不足，常三焦经失调，总有说不出的不舒服，即整体细胞的代谢出现了问题，这就需要在平时多注意补元气了。

天有日月星，地有水火风，人有精气神

古人认为，天有三宝"日月星"，地有三宝"水火风"，人有三宝"精气神"。养生，主要养的就是人的"精气神"。中医有"精脱者死""气脱者死""失神者亦死"的说法，可见"精气神"三者，是人体生命存亡的关键所在。只要人能保持精足、气充、神全，自然会祛病延年。

那么，人的精气神到底是什么呢？

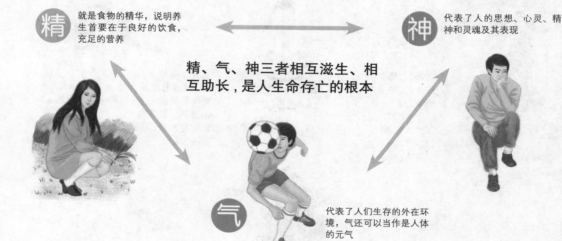

精 就是食物的精华，说明养生首要在于良好的饮食，充足的营养

神 代表了人的思想、心灵、精神和灵魂及其表现

精、气、神三者相互滋生、相互助长，是人生命存亡的根本

气 代表了人们生存的外在环境，气还可以当作是人体的元气

四季养生小贴士

对于养精来说，根本的措施就是合理的膳食营养。合理膳食就是根据身体的需要，调整膳食结构，科学配餐。注重蛋白质、碳水化合物、脂肪、矿物质、维生素、水、膳食纤维等营养素的比例，粮食、果蔬和动物性食物的合理搭配。"五谷宜为养，失豆则不良。五畜适为益，过则害非浅。五菜常为充，新鲜绿黄红。五果当为助，力求少而数。气味合则服，尤当忌偏独。饮食贵有节，切切勿使过。"这是中华民族对传统膳食结构的精辟论述。

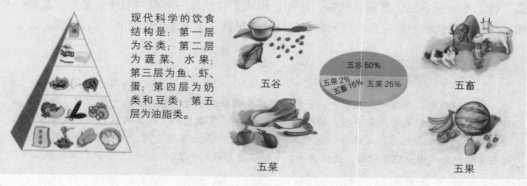

现代科学的饮食结构是：第一层为谷类；第二层为蔬菜、水果；第三层为鱼、虾、蛋；第四层为奶类和豆类；第五层为油脂类。

五谷

五畜

五谷 50%
五豆 2%
五畜 15%   五菜 25%

五菜

五果

天气变化，与我们的健康息息相关

1. 日照对健康的影响

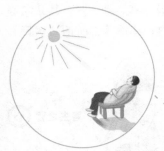

⇐ 适量的阳光照射，能使人体组织合成维生素D，并且促进钙类物质的吸收。生长中的幼儿，如光照不足易导致软骨病。阳光对人的精神状况也有很大影响：阴雨笼罩的日子容易产生烦恼，阳光普照时心情往往比较舒畅。在炎热的夏季，如果阳光照射时间过长，有可能得日射病：发病急骤，头痛头晕，耳鸣眼花，心烦意乱，并可诱发白内障等疾病。太阳光作用于眼睛可影响人的脑垂体，调节抗利尿激素、控制人的排尿量。

2. 风对健康的影响

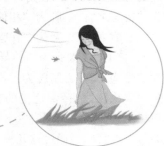

⇒ 风作用于人的皮肤，对人体体温起着调节作用，决定着人体的对流散热，并影响人体出汗的散热率。当气温高于或低于人体皮肤温度时，风就会对人体起到加热和散热两个相对的作用。干燥的热风由于带电，能使空气中的负离子减少，这时候往往心神不安、反应迟钝、办事效率下降。

3. 气压对健康的影响

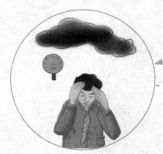

⇑ 在高温环境下，气压每上升1百帕（百帕为气压单位），多死亡2人。当气压下降、天气阴沉时，人的精神最容易陷入沮丧和抑郁状态。当气压下降配合气温上升、湿度变小时，最容易诱发脑溢血和脑血栓。气压陡降、风力较大，患偏头痛病的人会增多。

4. 气温对健康的影响

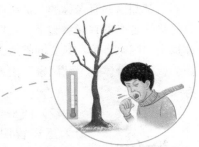

5. 湿度与健康关系也很密切

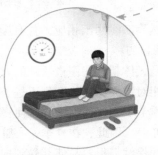

⇒ 夏天湿度大（尤其是我国南方），汗水聚集在人体皮肤表面，蒸发散热困难，造成体温升高、脉搏跳动加快，使人感到闷热难受，食欲下降，容易出现眩晕等疾病。当气温在26℃以上，空气湿度大于70%时，人容易发怒。当气温升到30℃，湿度大于50%时，中暑人数会急剧增加，冬季空气干燥，鼻黏膜、嘴、手、脚皮肤弹性下降，常常会出现许多微小裂口。冬季呼吸道疾病、肺心病发生率最高。

⇑ 人的体温恒定在37℃左右，人体感觉最舒适的环境温度为20~28℃，而对人体健康最有利的理想的环境温度在18℃左右。人体对冷热有一定的适应调节功能，但是温度过高或过低，都会对人体健康有不良影响。冬季环境温度在4~10℃之间时，容易感冒、咳嗽、生冻疮；4℃以下时最易诱发心脏病，且死亡率较高。春季气温上升，有助于病毒、细菌等微生物的生长繁殖，传染病容易流行；夏天当环境温度上升到30~35℃时，皮肤血液循环旺盛，人会感到精神疲惫、烦躁不安。35℃以上时容易出汗，不思饮食，体内温度全靠出汗来调节。由于出汗消耗体内大量水分和盐分，血液浓度上升，心脏负担增加，容易导致中暑。

我们的五脏六腑，本性最为天真

《黄帝内经》的第一篇就是《上古天真论》。在我们的身体中五脏六腑的本性是天真的，它们处于一种非常和谐自足的状态当中。所谓"五脏"，即心、肝、脾、肺、肾，其共同特点是能贮藏人体生命活动所必需的各种精微物质，如精、气、血、津液等；所谓"六腑"，即胆、胃、小肠、大肠、膀胱、三焦，其共同特点是主管饮食的受纳、传导、变化和排泄。

《黄帝内经》对五脏六腑进行了明确的分工。其中，心为"君主之官"，肝为"将军之官"，肺为"相傅之官"，脾胃为"仓廪之官"，肾为"作强之官"，胆为"中正之官"，大肠为"传导之官"，小肠为"受盛之官"，膀胱为"州都之官"，三焦为"决渎之官"。这里的五脏六腑已经超越了具体的组织器官，上升为一个国家的若干种官职，通过这几种官职把同类功能的组织器官整合在一起，没有提到名字的器官都归这些有名称的官员统帅，再通过经络把各个器官联系起来，就形成了身体这个"国家"了。只要五脏六腑各司其职，就能把身体这个"国家"治理得井井有条。

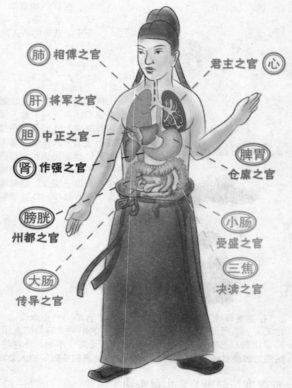

五脏六腑有明确的分工

不仅如此，在《内经素问·金匮真言论》里还曾明确提出"五脏应四时，各有收应"的观点，即五脏和自然界四时阴阳相应，各有影响。事实上，四时气候对五脏的影响是非常明显的。

冷热对五脏都有影响

就拿夏季来说，夏季是人体新陈代谢最活跃的时期，尤其是室外活动特别多，而且活动量也相对增大，再加上夏天昼长夜短、天气特别炎热，故睡眠时间也较其他季节少一些。这样，就使得体内的能量消耗很多，血液循环加快，出汗亦多。因此，在夏季，心脏的负担特别重，如果不注意加强对心脏功能的保健，很容易使其受到损害。由此可见，中医提出"心主夏"的观点是正确的。

　　还需要说明的一点是，在我国古代，对一年季节的划分，有四季和五季两种方法，因人体有五脏，故常用五脏与五季相配合来说明人体五脏的季节变化。四季就是春、夏、秋、冬，这个很好理解。那么五季是怎么划分的呢？原来，加上长夏这个季节以后，就成了春、夏、长夏、秋、冬五季了。

　　五行即金、木、水、火、土，五季指的就是秋、春、冬、夏、长夏，五脏即肺、肝、肾、心、脾。

青色	红色	黄色	白色	黑色
肝属青色	心属红色	脾属黄色	肺属白色	肾属黑色

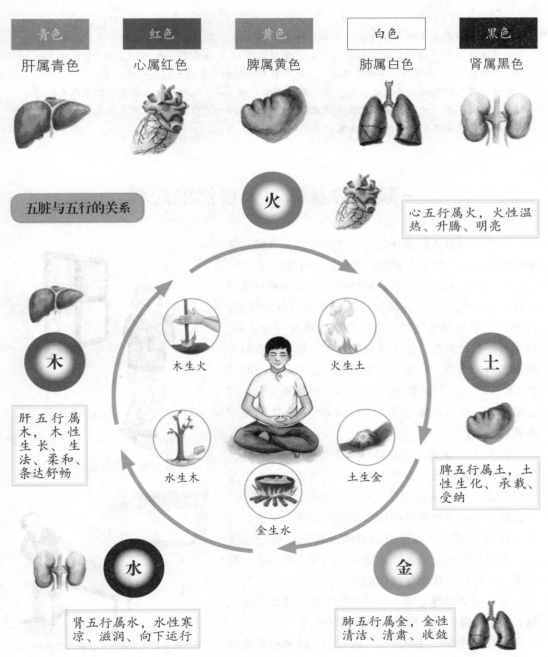

五脏与五行的关系

心五行属火，火性温热、升腾、明亮

木生火　　火生土

水生木　　土生金

金生水

肝五行属木，木性生长、生法、柔和、条达舒畅

脾五行属土，土性生化、承载、受纳

肾五行属水，水性寒凉、滋润、向下运行

肺五行属金，金性清洁、清肃、收敛

春	夏	秋	冬
肝	心	肺	肾
长夏：脾	长夏：脾	长夏：脾	长夏：脾

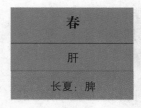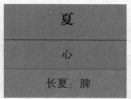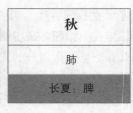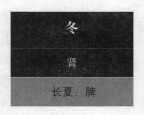

四季养生小贴士

　　张其成教授在《中华养生智慧》中阐释道："因为春、夏、秋、冬各有三个月，在它们最后一个月就是三月、六月、九月和十二月中，分别把后18天抽出来，共72天，这72天就是一个'时'，叫长夏。"如果将一年分为五季，那就正好与五行和人体的五脏一一对应了。

　　法时养生的精髓是按照春、夏、秋、冬四季温、热、凉、寒的变化来养生。四季养生的总原则就是春夏养阳、秋冬养阴，也就是说在春夏季节保养阳气，在秋冬季节保养阴气。如果违背了这个规律，就会破坏身体的自然生发，有损健康。

一起细数身体对大自然的应和

　　如今，随着人们的环保意识逐渐增强，气候对健康的影响已经引起了大家的广泛重视。研究发现：

　　77%的心肌梗死患者，54%的冠心病患者对气候变化的感受性升高。在高气压控制下的气候条件里，特别在冬季寒潮天气里，急性心肌梗死发病率最高。这主要是寒冷刺激，使人体血管收缩、周围血管阻力增加、血压升高、心肌需要的指数（心率与血压的乘积）相应增高，加之患者本身的冠状动脉狭窄，导致心肌缺血、低氧现象加重，所以到了冬初，心肌梗死患者特别多。

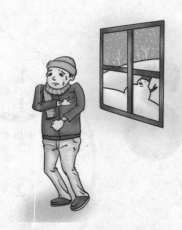

冬季寒潮天气易引发心肌梗死

　　胃及十二指肠溃疡病也具有季节性复发的特征。溃疡并发症常因天气骤变而诱发。病变部位虽在胃及十二指肠，但致病原因往往与神经系统的功能有关。当大脑皮质和自主神经的调节功能因骤冷、雨淋、气压变化而失调时，就可引起胃酸及胃蛋白酶分泌增加、胃壁紧张性收缩及蠕动增强、局部血管痉挛、胃黏膜营养障碍，从而使溃疡加重。医学研究人员发现天气变化越突然越急骤，所引起的生理、病理反应也越大，主要表现是胃酸分泌和黏膜的改变。

　　患有慢性支气管炎、支气管哮喘、肺气肿等慢性

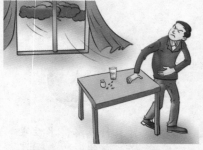

天气骤变易引发胃及十二指肠溃疡病

肺部疾病者，在秋末冬初气候突变时，容易导致旧病复发或加重。这是因为寒冷会降低人体呼吸道的抵抗力，破坏其防疫功能。由于全身受凉、呼吸道温度降低、毛细血管收缩、血液流量减少，加之寒冷使黏膜上皮的纤毛活动减慢，气管排出细菌和异物的功能减弱，因而易引起感染或使原有的疾病复发及加重。

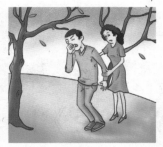
秋末冬初气候突变时，易引发呼吸系统疾病

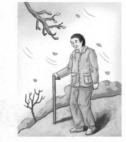
冬春两季寒潮来袭时，老年人及体弱多病者容易生病

关节炎病人对气候的变化更加敏感。人体各个关节虽然对气候的变化有一定的适应能力，但是这种适应能力由于年龄和健康状况的不同而有明显的差异。若病人关节的功能已遭到破坏，每当风雨到来之前，常常会出现疼痛症状。研究发

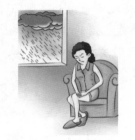
风雨天气到来前，关节炎病人会感到关节疼痛

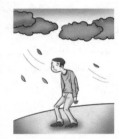
天气坏时会使人心情坏

现，关节疼痛并不是由个别气象因素诱发的，而是气象因素综合影响的结果，其中影响最显著的是气压和温度的变化。如果气压低、温差大，则多数病人的症状会明显加重。

气候的变化对身体健康的人影响也很大，最突出的是不良的气候条件很容易使人着凉感冒。感冒虽然一年四季都会发生，而发病较多的是冬春两季，在这期间又以寒潮袭来时发病最多。寒潮袭来时，气温大幅度下降，如保暖不及，机体容易着凉感冒，特别是老年人及体弱多病者，由于身体的抵抗力差，更容易发病。另外，如果冬季气候该冷不冷，空气中的多种细菌、病毒就趁机大量繁殖，从而增加传染病的感染机会。

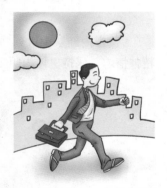
天气好时会使人心情好

气候阴晴冷热的变化往往对人的情绪产生一定的影响。这是因气候的突然变化影响人体的生理功能，生理功能的变化又能影响人的精神状态。每当秋高气爽或风和日丽的时候，人们往往乐观通达、心情舒畅；在寒风阴雨天气、干燥闷热的日子，人们的心情就会变得烦躁易怒或抑郁低沉。

四季养生小贴士

气候变化与癌症也有一定的关联。美国科学家克拉斯诺指出："子宫颈癌及肺癌的发生与较高的气温有关，而消化系统的恶性肿瘤往往是在较冷气候下频频发生。"英国研究人员在对大不列颠、瑞典和挪威妇女乳腺癌的发病率进行研究后发现，恶性肿瘤往往在较冷的气候条件下发生更为频繁。

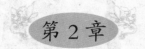

解密《黄帝内经》四季养生的智慧

《黄帝内经》作为我国传统医学四大经典著作之一，是我国医学宝库中现存成书最早的一部医学典籍，被誉为中国的"医家之宗"。这部医学宝典，在养生方面阐述了很多科学的卓见，对于我们今天养心、养性、养生有着不可估量的指导意义。其中，关于四季不生病的智慧，就是在告诉我们——做什么、如何做，才能最养生、最长寿。

解读《黄帝内经》中的"四气调神大论"

《黄帝内经》中讲到"四气调神大论"，主要是告诫人们要顺应四时气候的变化以调摄精神情志，保持机体内阴阳的相对平衡，达到身体健康防病的目的。

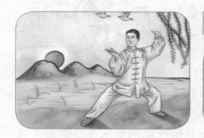

春季发陈　春季的养生重点在于疏泄

春季三月，万物复苏，自然界欣欣向荣。为了适应这种自然环境，人们应该晚睡早起，起床后到庭院里散步，以便使精神承受春天万物的生发而舒畅活泼、充满生机。对待事物，也要顺应此时的生长之性，不应该抑制其生发。这正是顺应"春生"的养生法则。

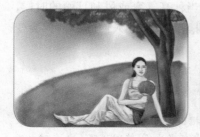

夏季蕃秀　夏季的养生重点在于防湿、防暑热

夏季三月，天气下降，地气上升，天地、阴阳相互交汇，自然界一片繁荣秀丽。此时人们应该晚睡早起，并保持愉快、舒畅的心情。这样能够使阳气充分宣泄。这正是顺应夏天的养生法则。如果违背了这种法则，就会损伤心脏，以致秋天易发疟疾，减少了供养秋天的精气，致使冬季也较易生病。

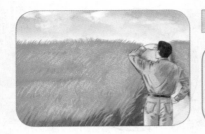

秋季容平 秋季的养生重点在于调摄起居、情志

　　秋季三月，秋高气爽，暑湿消失，自然界丰收平定。此时人们应早睡早起，大体以与鸡活动的时间一致为宜。精神情绪要保持安定平静，以缓解秋凉对人体的伤害；内敛神气而不外泄，可保持平定，有助于肺的清肃。这就是秋季的养生法则。

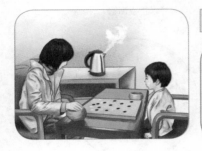

冬季闭藏 冬季的养生重点在于收敛闭藏

　　冬季三月，水冷成冰，地寒而裂，自然界草木凋零，万物伏藏。这时人们要减少活动，不要扰动体内的阳气。要早睡晚起，到太阳升起的时候再起床，才能避免寒气侵袭。精神情绪要保持平静，同时还应当躲避寒气，注意保暖，不要轻易使皮肤开泄而出汗，以免阳气散失。这就是冬季的养生方法。

健康长寿的根本："法于阴阳，和于术数"

　　在《黄帝内经·素问》中，有这样一段记载：

　　一天，黄帝问岐伯："余闻上古之人，春秋皆度百岁，而动作不衰；今时之人，年半百而动作皆衰者，时世异耶？人将失之耶？"

　　岐伯答道："上古之人，其知道者，法于阴阳，和于术数……"

　　事实上，"法于阴阳，和于术数"，这八个字就是《黄帝内经》提出的日常养生保健的总原则。对此，我们需要先介绍一下何为"阴阳"。

　　经常听到人们说"阴盛阳衰"或者"阴阳调和"，但是真正了解阴阳的人却很少。其实，阴阳是我国古代的哲学概念，是事物相互对立统一的两个方面，它是自然界的规律，世界万物的纲领，事物变化的根源，事物产生、消灭的根本。古人认为，阴阳是处处存在的，凡是明亮的、兴奋的、强壮的、热的、运动的、上面的、外面的事物，都是"阳"；而凡是属于阴暗的、沮丧的、衰弱的、冷的、静的、下面的、里面的事物则都是"阴"。

　　中医认为："阴"代表储存的能源，具体到形上包括血、津液、骨、肉，性别中的雌性等，而"阳"则代表能源的消耗，是可以通过人体表面看到的生命活力，无形的气、卫、火，性别中的雄性等都属于阳，而"阳"的这种生命活力靠的是内在因素的推动，即"阴"的存储。

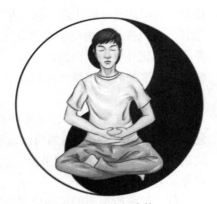

法于阴阳，和于术数

11

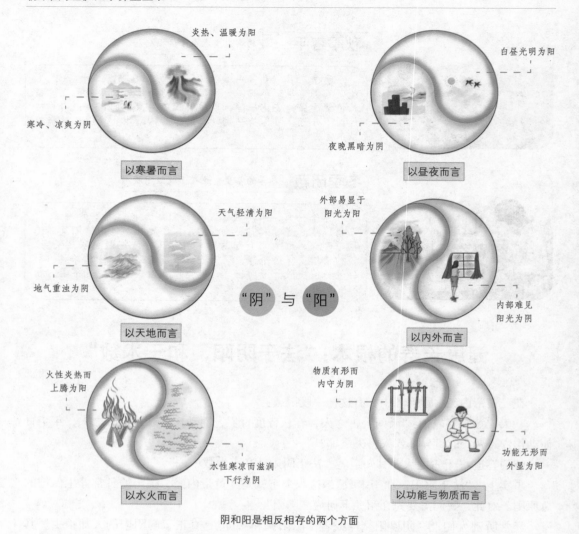

炎热、温暖为阳

寒冷、凉爽为阴

以寒暑而言

白昼光明为阳

夜晚黑暗为阴

以昼夜而言

天气轻清为阳

地气重浊为阴

以天地而言

外部易显于
阳光为阳

内部难见
阳光为阴

以内外而言

火性炎热而
上腾为阳

水性寒凉而滋润
下行为阴

以水火而言

物质有形而
内守为阴

功能无形而
外显为阳

以功能与物质而言

"阴"与"阳"

阴和阳是相反相存的两个方面

　　"阴阳"的收藏也相当于人体内部的新陈代谢，是吸收和释放的过程。阴的收藏是合成代谢，而阳却是分解代谢。总结起来就是"阴成形"，"阳化气"，比如我们吃的食物就是属"阴"，食物进入体内就会被消化吸收，供养生命活动的需求，这就是"阴成形"的过程，是一个同化外界物质向内的过程；而人吃饱后会感觉精力充沛，整个人显得很有活力、很精神，做事的时候思维也比较敏捷，这就是"阳化气"的过程，即消耗体内有形物质而释放能量的过程。

　　所谓"法于阴阳"，就是按照自然界的变化规律而起居生活，如"日出而作，日落而息"，随四季的变化而适当增减衣被等。所谓"和于术数"，就是根据正确的养生保健方法进行调养锻炼，如心理平衡、生活规律、合理饮食、适量运动、戒烟限酒、不过度劳累等。

　　数千年前所提出的这些原则与方法，讲起来通俗易懂，做起来简单易行，但要真正做到却并不容易。因为现代人，特别是城市人的生活压力都很大，要供房供车，即使不买房

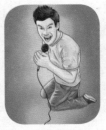
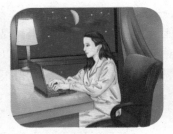
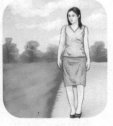
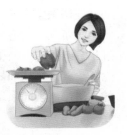

过于刺激的夜生活　　　　过度劳累的加班　　　　　　按规律起居　　　　　　　合理的饮食

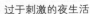

买车，也要辛苦地工作以避免在激烈的竞争中被淘汰，所以经常要加班、熬夜、应酬。还有，现代人都很喜欢夜生活，很晚了也不睡觉，还在上网、K歌、蹦迪，觉得不这样就不够刺激，不这样就感受不到生活的乐趣。所以说，很多人往往是在失去健康的时候才懂得健康的重要，快要失去生命的时候才知道生命的可贵。老年性疾病的日益年轻化，中青年猝死人数的不断增加，都为我们敲响了警钟。

"法于阴阳，和于术数"，实际上整部《黄帝内经》都在诠释这八个字，这个养生之"道"不是抽象的、虚空的，它实实在在地表现在我们每一个人普普通通的日常生活中。希望那些不注重自身健康的人要学会"法于阴阳，和于术数"，不要等到失去健康再后悔不已。

所以说，想要健康的生活习惯，主要还要靠自己调节，虽然实施起来会有困难，但只要坚持，就会看到好的结果。

四季养生宗旨：内养正气，外慎邪气

从保健养生角度来看，疾病是可以预防的，只要五脏元真（真气）充实，营卫通畅（指人的周身内外气血流畅），抗病力强，则正气存内，邪不可干，人即安和健康。所以四季养生保健的根本宗旨在于"内养正气，外慎邪气"。

保养正气就是保养人体的精、气、神。人体诸气得保，精和神自然得到充养，人体脏腑气血的功能也得到保障，即"五脏元真通畅，人即安和"。

"外慎邪气"则是警惕外界一切可以致病的因子，主要是从有病要早治、生活要节制等方面来调摄养生。

中医认为，邪气刚入于人体之表，应当及时治之，"勿使九窍闭塞，如此则营卫调和"，病邪就不会由表入里，病势也就不会由轻变重而损害正气，是养生祛病益寿之妙法。

外慎邪气的另一个方面是指对自己的生活注重节制，忌"贪"字。比如，起居有常，起卧有时，从不贪睡；饮食方面则要讲究五味适中，五谷相配，饮食随四时变化而调节，忌贪饮暴食偏食；在心理健康方面，应当注重陶冶情操，坦然怡然地待人接物，不以物喜，不以己悲，良好的心态自然能够改善身体状况，减轻乃至避免机体发生病患的可能。

我国医学古籍《黄帝内经》记载了这样一次谈话：

黄帝问养生专家岐伯："为什么先人们能活上百岁身体还很健康，现在的人不到六十就过早衰老了？"岐伯说："古时候的人懂得对于四时不正之气的避让，以便使思想闲静，排除杂念。这样调和好了自身的正气，就不会得病了。"黄帝听了，觉得很有道理，便照岐伯的方法修炼了起来。

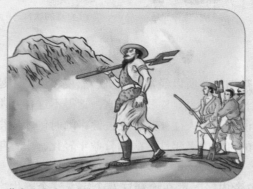

黄帝注意在日常生活中处处约束自己，消除欲望，使心情尽可能地安定，由于精神专注，他劳动虽很辛苦，但并不觉得疲劳

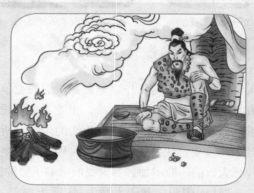

由于在物质上没有奢望，所以他心情一直很舒畅，吃饭时，他从不挑食，衣服不管是质地好的还是差的，他都很开心

因为黄帝心静如水，加上他长期坚持，从不懈怠，所以他不受外界的干扰，常保有"天真之气"，这应该是他长寿的秘诀了。

健康生活：饮食法地道，居处法天道

现代文明的进步，科学技术的发达，使人们的生活有了翻天覆地的变化，但是一个奇怪的现象出现了，那就是与古人相比，现代人似乎变得更容易生病了，甚至还出现了越来越多的疑难杂症、不治之症，这是怎么回事儿呢？

其实，通过研究现代人的生活状态，很容易得出结论：大多数疾病都是由不健康的生活习惯和生活方式导致的。与古人相比，现代人少了很多禁忌，没有不敢去的地方，没有不敢

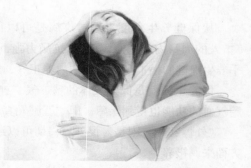

生活条件好了，却怎么更容易生病

吃的东西，生活内容也变得丰富多彩，很多人觉得这是一种进步，其实从某种程度上说，这实际上是一种倒退。因为人们对于自然、对于天地缺少了应有的敬畏之心，这就为很多疾病的入侵打开了缺口。

那么，怎样的生活方式才是健康的呢？《黄帝内经》给出了最朴实也最根本的答案：

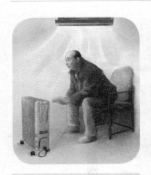

该寒冷时却一味取暖

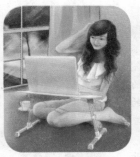

该出汗时却一味贪凉

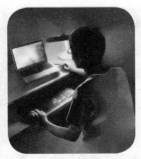

该休息时不休息

"天道"指日夜，是指人的起居应该顺应天地运转的自然规律，天亮就起床，让人体自身的阳气与天地的阳气一起生发。各种违反自然规律的行为必然会受到惩罚，疾病接踵而至。

"地道"指节气，我们的饮食要遵照节气规律去吃，吃应季食品才健康。按时作息、饮食规律、保持良好的心态、加强锻炼是保证我们健康的不二法则。

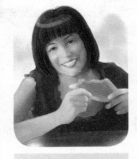

吃应季食品

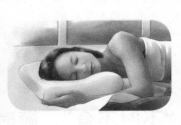

按季节规律作息

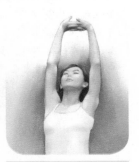

按季节规律锻炼

饮食法地道，居处法天道。

"天道"是指人的起居应该顺应天地运转的自然规律，"地道"指人的饮食要遵照节气规律。现在人们生活水平提高了，夏季的食品在寒冷的冬季也能轻易地得到，这使得人们对饮食上的季节观念越来越淡薄，从而忽略了食物本身的属性，比如西瓜性寒，本应在炎热的夏季食用，以平衡阴阳、中和暑热，若在冬季食用，就给本来寒冷的环境更增添了几分寒意，对身体造成伤害。

另外，生活水平的提高也让很多人过着一种恒温的生活，夏天热了可以开空调，冬天冷了有暖气，鲜有机会出汗或感受寒冷，违背了自然规律的我们必然会受到惩罚，于是，一些富贵病接踵而至，让人们在享受高质量生活的同时也付出了昂贵的代价。人们也意识到了生活中的这些问题，于是开始想方设法加以改变和弥补。从本质上说，这其实就是人们在长期远离自然以后的一种本能。

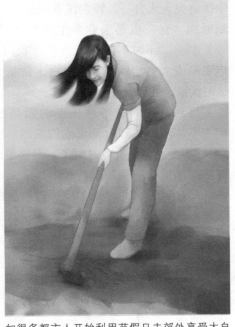

如很多都市人开始利用节假日去郊外享受大自然，到农庄从事一些体力劳动，以缓解不健康的生活方式带给自己的危害

四季养生小贴士

中国还有句老话叫"冬天不冷，夏天不热，迟早要生病"。冬天的时候，由于人的气血是闭藏的，如果把身体捂得太热了，闭藏的气血就会向外耗散，人就会生病。冬天该冷的时候就让它冷点，即使要开空调，烧暖气也应该把温度控制在20℃左右，不能太高。

再说夏天，人们的生活条件好了，随时开着空调，有不少人因此患上了"空调病"。夏天应该让体内的阳气尽情发散，建议大家要热着点过，尽量少开空调，可以准备把扇子，扇子扇的风都是自然的风，于自己的身体无害。如果实在热得不行，要开空调的时候，就一定别怕费电，多少开点窗户。不只是空调，即使你用电扇也不要对着自己吹，让它冲着墙吹，这样可以有一个回旋的余地。

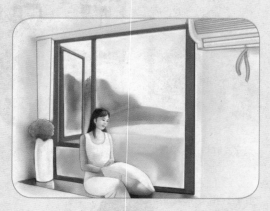

"不时不食"，顺时而"食"

按照中医的理论，一年四季的气候变化是春生、夏长、秋收、冬藏，人的身体也是如此。中医讲究天人合一，特别注重顺应自然。因此，顺时而"食"也是膳食养生的关键。《黄帝内经》中说："不时不食"，就是要求我们，饮食一定要顺应大自然的规律，说白了就是大自然什么时候给，我们就什么时候吃。

目前，我们有各种先进的栽培技术，一年四季都可以买到自己想吃的东西。现在再讲"不时不食"似乎有点过时了，但这里还是要提醒你：尽量吃应季的东西。因为，无论什么食物，只有到了它的时令才生长得最为饱满最有营养，虽然通过一些栽培技术在别的季节也能吃到，但是只有其形而缺少应季时形成的营养成分。

有些催熟的食物，不光味道不好，人吃了还会生病，就是因为它的生长过程中用了很多化学药剂。所以，我们吃东西一定要吃应季的，不仅经济实惠而且对身体有好处。我们吃东西

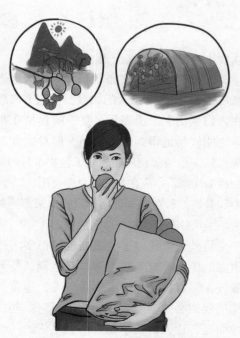

甜瓜一般在7月份才成熟，那时候的甜瓜经过了充分的阳光照射，味道很香甜，但现在大棚里种的甜瓜，5月份就上市了，看上去也是甜瓜的样子，但是根本不好吃，完全失去了应有的风味，营养功效也比不上自然成熟的

不能只为了尝鲜或者寻求一种心理上的满足，吃得放心吃得健康才是最重要的。

四季养生小贴士

　　春分、秋分、夏至、冬至是自然界天地阴阳之气升降变化及消长的转折时期，人与此相应，也会表现出阴阳变动更为明显甚至剧烈之势，如果人体内在的自稳功能不能对此做出适当的反应，就无法与自然界的阴阳节律相适应，从而出现阴阳失衡的疾病状态。对此，各时令期间不妨请专业医师进行一下"节气灸"。所谓"节气灸"，是在特定的时令节气，选择具有强壮作用的腧穴进行艾灸，以温壮元阳，激发经气，调动机体潜能，提高机体抗病与应变能力。"节气灸"以其简、便、验、廉的优势，为我国历代医家及百姓所喜闻乐见并沿用至今，在传统防病领域里占有特殊的地位。

不同的季节，疾病对人体入侵各有偏好

　　《黄帝内经》中说，春季邪气伤人，多病在头部；夏季邪气伤人，多病在心；秋季邪气伤人，多病在肩背；冬季邪气伤人，多病在四肢。

1. 春季的头部保养

春天邪气最容易从头部入侵人体，所以我们要保养好头部，防止疾病入侵人体。下面介绍一种简单有效的方法：

1
先将双手十指自然屈指并拢。

2
用指端自前向后、自中绕至两侧，对整个发际较有力地划摩数次；再用十指依前顺序较有力地一点儿一点儿地按压数遍。

3
再用十指依前顺序做短距离往返搔抓数遍；最后用十指依前顺序轻缓按摩数遍，每2～3小时一次。

2. 夏季保养好心

夏天的时候，人容易心情烦躁，动不动就发脾气。这是因为夏天气血都到外面来了，里面的气血都相对不足，所以遇见点事就容易生气发火。因此，我们一定要记住，夏天要忌怒，别发脾气，或者尽量少发脾气。夏天的时候，本来你的气血都在外面了，你再一发脾气，血压就上来了，心脏就罢工了，哪里还能健康？

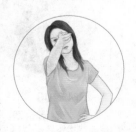

3. 秋季做好肩背部的保养

一到秋天，有些人就开始出现肩背部疾病，我们在生活中要十分注意背的养生，晚上睡觉的时候，一定要盖住肩膀。我们把手心贴在缺盆处（人吸气时两肩的锁骨处会形成一个窝，这个窝的中间就是缺盆穴），轻轻地蠕动，慢慢地提捏，提捏的劲道采取"落雁劲"，就好像是大雁落沙滩那样，看似轻柔，但内带劲力。没事的时候多做做就可缓解肩膀疼痛。

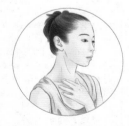

4. 冬季做好四肢的保养

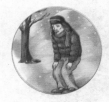

冬季疾病容易从四肢，尤其是双腿入侵人体，这点上了岁数的人可能体会更深。天气冷了，腿就觉得不舒服，伸展不开，遇到潮湿的天气腿还疼。所以，冬季我们除了要给双腿保暖外，还要经常拍打、活动双腿。

"一日分为四时"，天天都是养生好时节

古人认为，每一天的养生也有 4 个最关键的时段，一天也像一个四季，早上是春天，中午是夏天，太阳落山是秋天，半夜是冬天，而这也正是《黄帝内经》中所说的"一日分为四时，朝则为春，日中为夏，日入为秋，夜半为冬"。

清晨人体阳气开始发生；中午时分阳气升至顶点，呈现隆盛状态；傍晚黄昏时分则阳气渐趋于体内，阴气开始增长；到了夜晚，体表阳气已微，阴气渐增，至夜半增至顶点，呈现隆盛之态。一年里面，阳气的生、长、化、收、藏，有这么一个过程。在一天里，人也是这样的，要跟着阳气的变化做好"生、长、收、藏"四项工作。

● 早上，对我们来说是一个非常重要的阶段，关系着一天的身体与精神状况。中医认为早上是阳气生发之际，在阳气初生之际做好保养工作很重要。早上一定要吃早饭，多喝点粥、豆浆之类的流质食物，少吃饼干类的干食。

● 早上尽量保持心情愉快，按照心理学的研究，刚起床时是从潜意识到意识的过渡时刻，这个时候保持快乐的心态，或者经常鼓励自己，那么这一天你就可以变得很愉快、很快乐。

中午阳气达到顶点，这个时候建议大家睡个午觉。中午 11 点到 1 点，半夜 11 点到 1 点是午时和子时，一个是阳气初生的时候，一个是阴气初生的时候，不论阴气和阳气，在初生的时候都是很弱小的，需要我们保护它。

● 太阳西下时阳气渐虚，汗孔随之闭密。到了晚上阳气收藏的时候，不要再扰动筋骨，不要受雾露的侵袭；深夜不要再吃夜宵，身体此时的消化能力较弱，不但不能吸收，还会影响睡眠。

AM 7:00
起床伸个懒腰，要有快乐的心情

AM 7:30
早餐多吃流食，少吃干食

AM 9:00
工作中集中精力，发挥高效

PM 12:30
中午有条件的话就休息一会儿

PM 5:00
黄昏时是很好的锻炼时机

PM 9:00
晚上少吃东西，放松休息

第3章

顺天时地利，长寿又有何难

人究竟应该活到多少岁？自古以来这就是一个争论不休的话题，中医学对此还提出了一个形象的概念——天年。所谓"天年"，就是人的天赋寿命、自然寿命。经过多年的调查与研究，诸多医家发现人类的天年至少应该在120岁之上，也就是说，活到百岁不算寿星，因为每个人都应该活过120岁。然而，现代人动不动就生病，活到100岁的都少之又少，如何才能够活到120岁呢？答案很简单——顺应天时地利保养身体。

人类的实际寿命远不止100岁

养生保健这个行业的著名学者赵铁锁博士，通过走访许多长寿之乡，探访当地的老人，并翻阅了古今中外大量相关的书籍，最终研究得出了一个非常令人惊讶的结论：原来，那些活过百岁的老寿星们，并不是通过什么奇特的方法增加了自己的年龄，他们只不过是活到了我们每个人都应该活到的年龄。

在我国的文献记载中，寿命最长的一个人就是彭祖。据说他是颛顼的玄孙，历经唐虞夏商等代，活了880岁。不过，对于这一记载，不少人提出了质疑。由于年代久远，关于彭祖活到880岁的真实性我们已经无法考证，但近代一些有关人类寿命的确切记录，也足以让我们震惊：中国气功养生家李庆远，生于清康熙十八年（1679年），死于1935年，享年256岁；中国贵州的龚来发，1996年去世时147岁；伊朗老妇穆赫辛，1997年161岁时才去世；英国的弗姆·卡恩活了209岁，经历了12个王朝……

如果说上面这些记载离我们还有些遥远，那么我们的"中国十大寿星排行榜"就可以说是"铁证如山"了。2008年，赵铁锁和他的同事们经

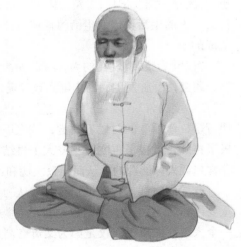

《黄帝内经》认为，人至少要活到100岁，《尚书》提出"一曰寿，百二十岁也"，即活到120岁，才能叫作活到了应该活到的岁数

过 160 个日日夜夜，用地毯式和大撒网的方式对全国各地的百岁老人进行了全面普查，并由众多健康专家、医学家等从中评选出了长寿明星男女各 10 名。其中，生活在新疆喀什的萨迪克·萨伍提老人和生活在乌鲁木齐的买合甫·孜汗分别以 121 岁、118 岁位居男、女寿星排行榜榜首，而另外 18 位老人最小的也都超过了 110 岁。这些老人虽然早已过了耄耋之年，但大部分人身体健康、精神矍铄，说起话来掷地有声。

那么，人到底能活多少岁呢？现代科学通过各种缜密的推理，算出了人类的自然寿命，其结论与我国古代医学的见解非常相似。常见的推算方法主要有以下 3 种：

性成熟期测算法	哺乳动物的最高寿命相当于性成熟期的 8 ~ 10 倍，人在 13 ~ 15 岁性成熟，因此人的自然寿命应为 110 ~ 150 岁。
细胞分裂次数与分裂周期测算法	哺乳动物寿命是其细胞分裂次数与分裂周期的乘积，人体细胞自胚胎开始分裂 50 次以上，分裂周期平均为 2 ~ 4 年，因此人的自然寿命应为 120 岁左右。
生长期测算法	哺乳动物的最高寿命相当于其生长期的 5 ~ 7 倍，人的生长期为 20 ~ 25 年，因此人的自然寿命应当为 100 ~ 175 岁。

总之，无论用哪种方法推算，人的寿命都应该在 120 岁之上，但是我们现在的人均寿命远远不到 100 岁。那么，究竟是什么夺走了我们本应好好活在世上的这几十年时间呢？这个问题值得人们深思。

现代人为什么动不动就生病

《黄帝内经》中有："今时之人不然也，以酒为浆，以妄为常，醉以入房，以欲竭其精，以耗散其真，不知持满，不时御神，务快其心，逆于生乐，起居无节，故半百而衰也。"大家一定要记住，《黄帝内经》讲人动不动就会生病，都是因为习惯造病，而不是遗传，是人的生活习惯、生活习性严重违背了身体内部的运行规律和自然的一种正常状态而造成的。

"以酒为浆"，现在的人，嗜酒如命，其实酒很容易让人丧失理性，而且大量或经常饮酒，还会使肝脏发生酒精中毒而致发炎、肿大，影响生殖、泌尿系统。

"以妄为常"，现在的人，想怎么做就怎么做，胡乱地作息和生活，完全不按照自然规律行事，该睡觉的时候不睡觉，该吃饭的时候不吃饭，该结婚的时候不结婚，非要等到困极了再睡，饿极了再吃，年岁大了再结婚，其实所有这些违背人体、自然规律的做法都是非常损耗人体能源的，从而导致疾病和过早衰老。

开始的时候，我们提到有些人认为人患病都是遗传的原因，其实遗传只是其中的一个重要因素，另一个重要因素是自己有类似于长辈的生活习惯和生活习性。比如说高血压，一个人得高血压不仅仅是因为父母有高血压，还因为自己的生活习惯与父母的生活习惯相似，如吃多盐的食物、经常嗜酒、情绪易怒等，这些都是患高血压的原因。

"醉以入房，以欲竭其精，以耗散其真"，人要控制好自己，不能纵欲，因为人的精液

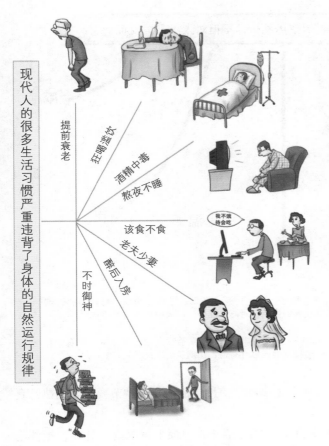

现代人的很多生活习惯严重违背了身体的自然运行规律

提前衰老
狂喝滥饮
酒精中毒
熬夜不睡
该食不食
老夫少妻
静后入房
不时御神

是"阴精"的最高浓缩，而阴精是难成易亏的，所以房事若不节制，精液输出过多，就要导致物质短缺，"肾阴虚"便由此而至。房事养生的要诀在于得其节宣之和，既不能纵欲，又不能禁欲，真正做到静心节欲以养阴，顺天时避虚而保精。

"不知持满，不时御神"，用现代的话来说就是人不知足，总是追求身外之物，而且穷追不舍，最后闹得身心疲惫、烦恼多多。其实幸福很简单，只要吃的喝的住的满足人体的需要，人就会获得健康和快乐，何必苦苦追求身外之物。

四季养生小贴士

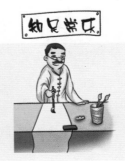

在物欲横流的现代社会，我们更应该好好地养护自己的身体，要做到顺应时节、依规律起居、合理起居，即按照"法于阴阳，和于术数，饮食有节，起居有常"来养生。只要这样生活下去，我们才能远离疾患，使身体始终保持健康。

人可以有追求，但是不能因为追求而失去快乐和健康。

食物有四气五味，四季吃不好会得病

药物有"四气""五味"之分，食物同样有"四气""五味"的不同，由于气和味的特点而作用各异。

所谓"四气"，即食物有寒、热、温、凉四性，"五味"即辛、甘、酸、苦、咸，饮食中的五味，吃好了对身体有益，吃不好还对人体有害，易导致疾病的发生。所以我们要知道食物禁忌的道理，根据自己的身体状况摄取食物，这样才能达到好的效果。

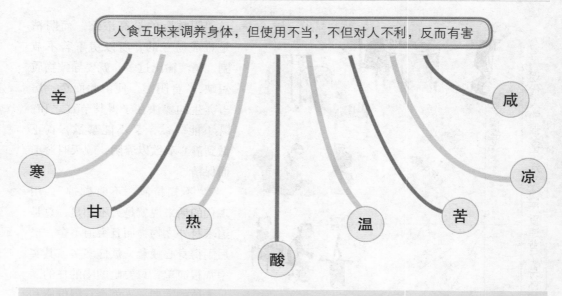

人食五味来调养身体，但使用不当，不但对人不利，反而有害

辛　咸
寒　凉
甘　热　温　苦
酸

寒性或凉性的食品	如绿豆、芹菜、柿子、梨、香蕉、冬瓜、丝瓜、西瓜、鸭肉等都有清热、生津、解暑、止渴的作用，对阳气旺盛、内火偏重的人非常适宜。
热性或温性食物	如羊狗肉、辣椒、生姜、茴香等热性或温性食物，有温中、散寒、补阳、暖胃之功，阳虚畏寒的人食之有益，热病及阴虚火旺的人就应忌食。

　　食性还要与四时气候相适应，寒凉季节要少吃寒凉性食品，炎热季节要少吃温热性食物，饮食宜忌要随四季气温而变化。

生姜能御湿

山药能补五劳七伤

山楂能健胃

苦瓜益气

　　食物除五味外，还有淡味、涩味，习惯上把淡附于甘味，把涩附于咸味。食补要根据人体阴阳偏盛偏衰的情况，有针对性地进补，以达到调整脏腑功能平衡的目的。

　　辛味能行气，通血脉。胃痛、腹痛、痛经患者，可以吃些辣椒、茴香、桂皮等有行气、散寒、止痛作用的食物；外感风寒的人可以吃些有辛辣味的生姜、葱白等食品；风寒湿痹患者则宜饮用白酒或药酒，以辛散风寒、温通血脉。

　　甘味有补益强壮的作用，气虚、血虚、阴虚、阳虚以及五脏虚羸的人比较适宜。甘还能消除肌肉紧张和解毒，但甜食不能过量摄入，否则易发胖。

　　酸味能增进食欲、健脾开胃、增强肝脏功能，提高钙、磷的吸收率。久泻、久痢、久咳、久喘、多汗、虚汗、尿频、遗精、滑精等患者宜食用。

　　苦味具有清泄、燥湿的功能，适宜热证、湿证病人食用。比如苦瓜味苦性寒，用苦瓜佐餐，能达到清热、明目、解毒、泻火的效果，适宜热病烦渴、中暑、目赤、患疮疡及疔肿的患者。茶叶苦甘而凉，能够清利头目、除烦止渴、消食化痰。

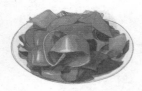
海带去颈部包块

咸味能软坚散结、润下，对结核、便秘患者比较适宜，而具有咸味的食物，多为海产品和某些肉类。如海蜇味咸，可清热、化痰、消积、润肠，对痰热咳嗽、痰核、痞积胀满、小儿积滞、大便燥结者最为适宜。海带味咸，有软坚化痰的功效。猪肉味咸，滋阴润燥，适宜热病津伤、燥咳、便秘的人食用。

"夏病秋发，冬病夏治"

千百年来，中医里一直盛行这样一个理念：夏病秋发，冬病夏治。很多人都非常费解，夏天的病为什么到秋天才发作？冬天生病了为什么要等到夏天才能彻底治好呢？这些看似不合理的事情，却隐含着深厚的养生治病的道理。

1. 酷暑贪凉，夏病秋发

进入夏季以后，人们会因气温高、湿度大、体内的水分难以蒸发而感到炎热难耐，因此，很多人想尽一切办法防暑降温。其实，过于贪凉并不好，会给很多疾病埋下隐患。如果将夏季中猛吹空调、无节制地吃冷饮、经常熬夜等看作发芽的种子，人体是培育这些种子的温床的话，秋季所收获的"果实"则必然是患感冒、胃病、颈椎病、腰肌劳损等疾病。其实就是夏天人们透支了健康，秋天上医院去"还债"。

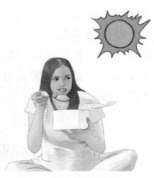
吃大量冷饮消暑会埋下隐患

所以，要预防这些疾病"秋后算账"，就要改变夏天里的一些不良生活习惯。尽量早睡早起，培养依规律生活的习惯，不要一味迷恋冷气，饮食要得当，多运动。身体抵抗力强了，疾病也就离你远远的。

猛吹空调后果苦不堪言

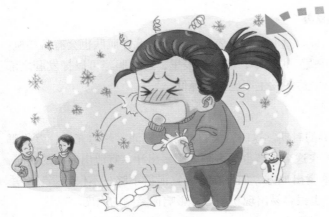
不良习惯极易导致病痛

中医认为："寒则收引"，"风为百病之长"。在炎热的夏季，如果人长期处于以空调、风扇等调节温度的环境，再加上睡得晚，休息不好，身体的抵抗力下降，就极易感受风邪寒邪。肌肉、韧带、肌腱在冷空气下长时间处于收缩痉挛状态，血液循环不能正常流畅，积滞在瘀血中的肌酸、乳酸等代谢产物会刺激血管与神经，产生疼痛影响肌肉的正常活动，就会引发关节、颈椎等方面的疾病。

2. 冬天生的病为什么要夏天治

所谓冬病，一般是指易于在冬季发病或者在冬季病情容易加重的疾病。中医认为，"冬病"主要是人体易于受寒气侵袭的疾病。常见的"冬病"有感冒、支气管炎、支气管哮喘、慢性阻塞性肺气肿、过敏性鼻炎、风湿与类风湿性关节炎、老年畏寒证以及属于中医脾胃虚寒类疾病。这些疾病的发作明显地有季节性，并且在秋冬季发病率高，常反复发作。

所谓夏治就是针对冬季容易发作的疾病，在夏天的时候进行对症治疗，以期通过改善人体的阴阳平衡，达到使冬天发病率降低或减缓病情的目的，坚持数年后，有些疾病甚至可以根治。

以冻疮为例。冬天的时候，不少人手足上长冻疮，一开春就慢慢地自然痊愈。有的医生会建议你在夏天的时候用生姜或者辣椒用力摩擦手足，到了冬天，冻疮就不会复发了。

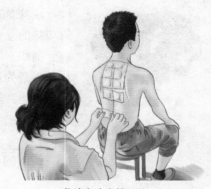

敷贴疗法疗效显著

> "冬病夏治"使用最多的是敷贴疗法。通常采用药物在特定的穴位上进行敷贴，起到鼓舞正气、驱逐宿邪痰饮和瘀血、疏通经络、活血通脉、温经散寒等作用，使人体阳气充沛，抗寒能力增强，经络气血贯通，并可针对个体体质不同，通过益肺、健脾、补肾等药物扶助人体的阳气，纠正虚寒体质，使气血流通顺畅，水谷精微输布正常，从而达到治本的目的。

塑身养颜，也要顺应四季的"生长收藏"

《黄帝内经》中讲道："智者之养生也，必顺四时而适寒暑，和喜怒而安居处，节阴阳而调刚柔。"春生、夏长、秋收、冬藏是生物适应四季气象变化形成的普遍规律。所以，人的各种生理功能，有着与天地自然变化几近同步的节律性和适应外界变化做出自我调整的能力。简言之，就是要法时，养颜亦是如此。违背了大自然的规律，不仅我们的身体会受惩罚，就连容颜也会受影响。

1. 春季养"生"，让容颜与万物一起复苏

春天是肝气最足、肝火最旺的时候。这时候人也容易上火。对此，肌肤也会有所相应，如长几颗痘痘等。那么如何解决是好呢？很简单，肝胆相表里，通过胆经可以抒发肝之郁气，这样还会使肌肤更加光泽红润，痘痘的发生率也大大降低。

2. 夏季养"长"，适当宣泄体内瘀滞

夏季是天地万物生长、葱郁茂盛的时期。这时，大自然阳光充沛，热力充足，万物都借助这一自然趋势加速生长发育。人在这个季节也要多晒太阳多出汗，宣泄出体内的瘀滞，这样才能使气血通畅，为以后的收藏腾出地方。如果在夏天宣泄得不够，不仅到了秋冬季节想进补的话根本就补不进来，脸上也很容易出现粉刺等，影响你美丽的面庞。

冬天养生的法则：衣服要穿暖，多晒太阳，冬天不宜洗冷水澡也不提倡冬泳，以免阳气耗损太大；澡都要少洗，每周一到两次，但可以每天用热水泡脚。这样才能养住体内已经收敛的阳气，所谓"无扰乎阳"。

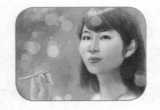

早春天气，乍暖还寒，有时还会倒春寒，所以一定要注意增减衣服，所谓"春捂"，就是说早春要多穿一点儿，不要急于脱冬衣，尤其是不能为了凸显身材和美丽，过早地穿裙装和露脚面的船鞋。

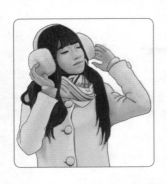

春

冬　夏

秋

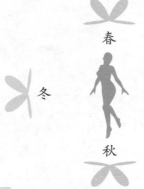

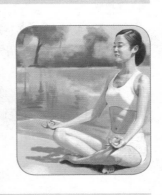

这是秋季养生的法则，如果违背了这个法则，就会伤损肺脏，不仅到了冬季会出现顽固不化的泄泻，供给冬季收藏的物质和能量减少，随之还会出现皮肤紧绷、干燥等肤质问题。

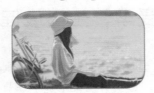

中医认为长夏（农历6月，阳历7~8月间）属土，五脏中的脾也属土，长夏的气候特点是偏湿，"湿气通于脾"，也就是说湿气与脾的关系最大。夏季要养"长"，也是养脾的大好时机。

3. 秋季养"收"，应处处收敛不外泄

秋季的三个月，是万物收获的季节。此时秋风劲急，气温下降，地气内敛，外现清明，人们也应该早睡早起，收敛精神而不外散，以缓和秋季肃杀的伤伐，使神气安定。

4. 冬季养"藏"，养肾防寒是关键

冬季属阴属水，要藏得住才保证春季的生发。因此，冬季一定要养好肾阴，要收敛，多吃温补性食物，这些食物能温暖人身，驱除寒邪，温热性食物主要指温热及养阳性食物如羊肉、牛肉、鸡肉、狗肉、鹿茸等，冬天以炖食最好。其中，冬天羊肉和鸡是冬天温补的主要肉食品。羊肉的膻味可用花椒、料酒及大蒜去除。

四季变迁，房事也应随之调节

一年四季的变化，不仅影响自然界的植物，而且影响人的房事。人的机体也是一个小天地，和自然界一样有四季的变化，而且受自然界变化的影响。人应该根据四季的变迁来调节自己的房事，以适应自然界春生、夏长、秋收、冬藏的变化规律。

春天万物复苏，自然界充满生机，欣欣向荣，人的生殖机能，内分泌机能也相对旺盛，性欲相对高涨。

夏季生物茂盛，由于天气炎热，人体气血运行加速，新陈代谢加快，身体处于高消耗的状态，房事应适当减少。如果这时房事过度，无疑增加能量消耗，损伤阳气，不利于身体健康。

秋季万物肃杀。这时期，减少房事，以保精固神，蓄养精气。

冬季，天气寒冷，万物闭藏，虫蛇冬眠，人的新陈代谢也随之降低，与此相应，适当节制房事，以保养肾阳之气，使精气内守，避免耗伤精血。

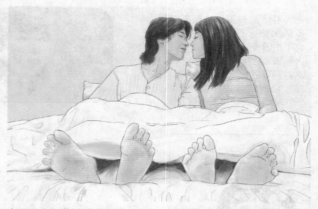

中医认为肾藏精，是人的生命之本。房事不节，会损伤肾精。久而久之，便会使肾气亏损，出现精神萎靡、耳目失聪、面容憔悴、皮肤干枯等未老先衰的症状

最佳季节受孕，生出最健康的宝宝

结婚生子，是人生的两个关键时刻；而适时而为，则是对我们生命的最大护佑。花到了时候会开，果子到了季节会结，人也要顺着自然的这一规律，该要孩子的时候就得要个孩子。那么什么时候是最佳怀孕期呢？

中医认为，最适合女人怀孕的季节是春天和秋天。冬天重在藏精，夏天的时候所有气血都到外面来了，里面的气血是最弱的。如果在夏天和冬天这两个季节里夫妻生活过多，这时候对身体来讲是一种损害。

《黄帝内经》还有一句话叫"冬不藏精，春必病瘟"。就是这时候，正常的夫妻生活可以有，但是一定要注意节制。而春天和秋天的时候，正好是气血最旺盛的时候，气血一个是从外边往里边走，一个是里边向外面走，这时候整个自然界的气候，一个是春花之实，一个是秋收之实，这两个时间，如果要孩子的话，是最好的时候。

至于男女要孩子的最佳年龄，《黄帝内经》里讲女人在28岁的时候身体处于最佳时期，35岁以后身体状况开始衰退。这就是说女人在28岁左右生育是最好的，最晚不能超过35岁。男人在32岁的时候身体状况最好，40岁的时候身体素质开始下滑，所以男人最好在这一时期完成生育。

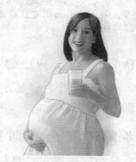

女人最佳的怀孕季节在春季和秋季，怀孕后要注意补充各种营养

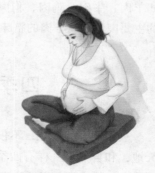

孕妇首先要保证健康快乐的身心，才能生出美丽健康的宝宝

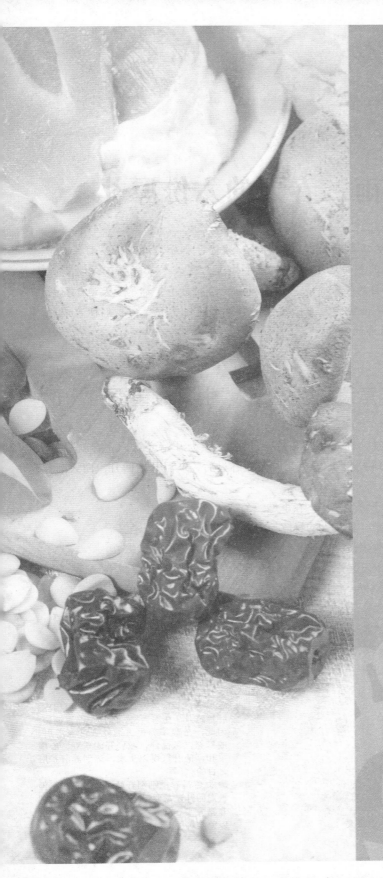

第二篇

欲与天地同寿，养生从春天做起

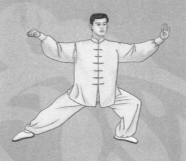

第 1 章

立春到谷雨，春天的六份厚礼

几乎人人都知道，春季从立春开始，历经雨水、惊蛰、春分、清明、谷雨共 6 个节气。然而，却很少有人真正全面地了解它们。要知道，这六个节气并不是被偶然"冠名"的，它们的由来、各自的气象特点、养生和保健的宜忌等，都属于天地运行规律的一部分。掌握了它们的变化规律，选择顺应它们要求的保养方式，我们便可以轻松实现春季预防疾病、延年益寿的目的。

岁首开年春意满，立春养"生"最重要

立春是一年中的第一个节气，在每年的 2 月 4 日，"立"为开始之意，立春就是春天的开始，表明严冬已经过去，万物复苏的春季来临。立春过后，气温开始回升，白天渐长，降水也趋于增多。

在立春时节的养生，要着眼于"生"字，春季是一个万物复苏、充满生机和活力的季节，其实人的身体与大自然是相通的，春季也是人体阳气生发的季节，此时的养生重点就是养好人体的阳气，让它生发起来，使新陈代谢从冬天恢复过来，尽快适应春天的气候，得以正常运行。

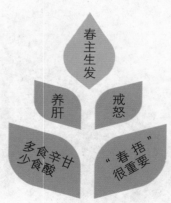

春主生发
养肝　戒怒
多食辛甘少食酸　"春捂"很重要

● 按自然界的属性，春属木，与肝相应。肝主疏泄，在志为怒，恶抑郁而喜调达。因此，在春季养生方面就要注意养肝，戒暴怒，忌忧郁，做到开朗乐观，心境平和，使肝气得以生发，达到养肝护肝之目的。

● 立春是春季刚刚开始，寒冬已过，但气温回升还需要一段时间，所以"春捂"非常重要，不要急于脱掉厚重的冬衣，以免疾病侵袭。

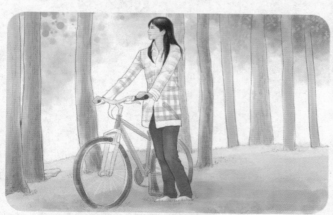

立春气温回升较慢，"春捂"很重要

春时衣着宜"下厚上薄"，《老老恒言》亦云："春冻半泮，下体宁过于暖，上体无妨略减，所以养阳之生气。"

在饮食方面，应考虑这一节气阳气初生的特点，多吃辛甘发散之品，不宜食酸收之味。

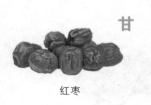

甘

红枣

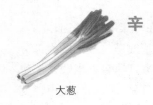

辛

大葱

● 在五脏与五味的关系中，酸味入肝，具收敛之性，不利于阳气的生发和肝气的疏泄，可以多选择大枣、豆豉、葱、香菜、花生等食品。

立春养生中的另一重要方面就是防病保健，初春时节，天气由寒转暖，各种致病细菌、病毒也随之生长繁殖。温热毒邪开始活动，流感、流脑、麻疹、猩红热、肺炎也在此时发生。为避免春季疾病的发生，首先要消灭传染源；其次是要常开窗，保持室内空气清新；还要加强锻炼，提高自身免疫力。

春回地暖草如丝，雨水养生重"脾胃"

雨水是一年的第二个节气，在每年的2月18日前后。雨水以后，冰雪开始融化，雨量开始增多，空气湿润，气温也逐渐回暖。

雨水时节，在养生方面最需要强调的是"调养脾胃"。中医认为，脾胃为"后天之本""气血生化之源"，脾胃的强弱对于人体健康长寿来说至关重要。为什么说雨水节气时要注意调养脾胃呢？这还是要从中医的五行学说讲起。

在五行学说里面，肝属木。木性可曲可直，条顺畅达，有生发的特性。故肝喜条达而恶抑郁，有疏泄的功能。而脾

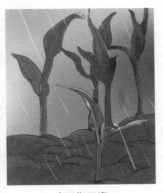

春雨润无声

（胃）属土，土性敦厚，有生化万物的特性；脾又有消化水谷，运送精微，营养五脏、六腑、四肢百骸之功效。总之，为气血生化之源。五脏在病理上是相互联系相互影响的，按照五行的生克理论，木克土，即肝木过旺克伐脾土。也就是说，如果肝木疏泄太过，脾胃就会气虚；若肝气郁结太甚，脾胃则因之气滞。所以，春季养生既要注意养护肝木的生发之机，又要注意不要生发太过而伤及脾胃。

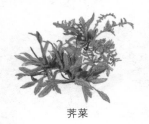

荠菜

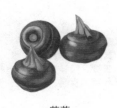

荸荠

● 调养脾胃最重要的就是要从调整日常生活习惯做起：春季气候转暖，又多风干燥，应多吃蔬菜水果以补充人体水分。比较适合春天的食物包括韭菜、香椿、百合、豌豆苗、茼蒿、荠菜、春笋、山药、藕、芋头、萝卜、荸荠、甘蔗等。

神州大地待惊雷，惊蛰养生依体质

惊蛰，一年中的第三个节气，在每年的 3 月 6 日左右。俗话说"春雷一响，惊醒万物"。惊蛰时节，我国的大部分地区都已进入农耕期，有谚语云："雷打惊蛰谷米贱，惊蛰闻雷米如泥"。这是说惊蛰日或惊蛰日后如果听到雷声，就预兆这一年风调雨顺，会是个好年景。

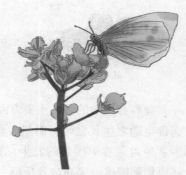

关于惊蛰时的养生，也要根据自然物候现象、自身体质差异进行合理调养。这里所谓"体质差异"，实际上是指体质养生中因人养生的一个方面。在生长发育和衰老过程中，人体由于受先天和后天等多种因素的影响，形成了各具特点的心理、生理功能上的相对稳定特征，这种特征往往又决定着机体对某些致病因素的易感性和病变过程中的倾向性，因此在养生中要视个人体质而定，不能一概而论。

"蛰"是藏的意思，此时天气回暖，春雷开始震响，惊蛰的意思就是，春雷响起，蛰伏的动物感受到了春天的温暖，开始出来活动了

但是，由于外界环境、自身生活状态是不断改变的，一个人的体质也不是一成不变的，只要采取正确的养生方法，保持健康的生活习惯，是可以逐渐纠正体质上的偏颇，达到健康长寿的目的。

一般来说，在惊蛰节气，阴虚体质、阳虚体质、血瘀体质和痰湿体质四类人群应格外注意保养。

1. 阴虚体质

● 这种体质的特点为形体消瘦，手足心热，心中时烦，少眠，便干，尿黄，不耐春夏，多喜冷饮。

● 养生方法：阴虚体质多阴虚火旺，性情急躁，心烦易怒，这种类型的人应多修身养性，加强自我涵养，培养个人冷静沉着处事的能力；这种体质的人多畏热喜寒，应选择环境安静、坐北朝南的房子；在饮食上，阴虚体质的人应多吃清淡食物，如糯米、芝麻、蜂蜜、乳品、豆腐、鱼、蔬菜、甘蔗等，少食燥烈辛辣之品。

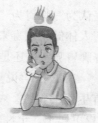

2. 阳虚体质

● 此种体质的人多形体白胖，或面色淡白，手足欠温，小便清长，大便时稀。

● 养生方法：阳气不足的人情绪波动也比较大，因此要善于调节自己的情绪，多参加有益的社交活动；阳虚体质的人畏寒喜暖，冬季要注意保暖，春夏则应多晒太阳，每次至少 15 ~ 20 分钟；在饮食方面，这种类型的人应多吃羊肉、狗肉、鸡肉、鹿肉等壮阳食物。

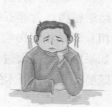

3. 血瘀体质

● 血瘀体质之人多面色晦滞，口唇色暗，肌肤干燥，眼眶黑暗。

● 养生方法：血瘀体质的人应多做有助气血运行的运动项目，如交谊舞、太极拳、保健按摩等；此种体质的人多有气郁之症，因此培养乐观情绪很重要，精神愉快则气血和畅，有利于血瘀体质的改变；在饮食方面，应多吃具有活血化瘀作用的食品，如桃仁、黑豆、油菜、慈姑、醋等，山楂粥和花生粥是很好的选择。

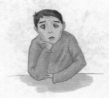

4. 痰湿体质

● 这类体质的人的特征是形体肥胖，肌肉松弛，嗜食肥甘，神倦身重。

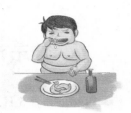

● 养生方法：痰湿之人多形体肥胖身重易倦，故应长期坚持散步、慢跑等活动，通过运动紧实皮肤；饮食方面应多食健脾利湿、化痰祛湿的食物，如白萝卜、扁豆、包菜、蚕豆、洋葱、紫菜、海蜇、荸荠、白果、枇杷、大枣、薏苡仁、红小豆等，少食肥甘厚味之食，少饮酒类等饮品，且每餐不宜过饱。

春来遍是桃花水，春分养生调阴阳

每年的 3 月 21 日左右就是二十四节气中的春分。春分日是春季九十天的中分点，这一天南北半球昼夜相等。春分一到，雨水明显增多，全国平均地温已达 0℃以上。此时，我国大部分地区的越冬作物已进入春季生长阶段，早稻也开始播种，正是春意融融的好季节。

由于春分节气平分了昼夜、寒暑，所以人们在这个节气的养生保健也要注意保持人体内部的阴阳平衡。

现代医学研究证明：人在生命活动的过程中，由于新陈代谢的不协调，可导致体内某些元素的不平衡状态出现，并因此导致早衰和疾病的发生。而一些非感染性疾病都与人体元素平衡失调有关。如心血管病和癌症的发生，都与体内物质交换平衡失调密切相关。平衡保健理论研究认为，根据人不同的生理特点，调整

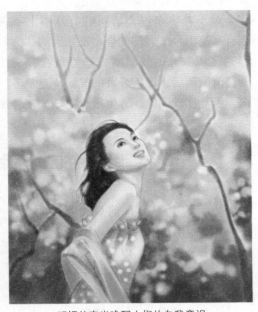

明媚的春光唤醒人们的自我意识

相应的饮食结构，补充必要的微量元素，维持体内各种元素的平衡，会有益于我们的身体健康。

关于保持人体阴阳平衡的方法，《黄帝内经·素问》中谈道："调其阴阳，不足则补，有余则泻。"也就是说，虚则补，实则泄。如益气、养血、滋阴、助阳、填精、生津为补虚；解表、清热、利水、泻下、祛寒、去风、燥湿等则可视为泻实。无论补或泻，都应坚持调整阴阳，获得机体平衡的原则。

四季养生小贴士

春分之时，天地阴阳交合，万物新生，人们可以适当地晚睡早起，在庭院散步，抒发情绪，保养生机。春季也是高血压病多发的季节，易发眩晕、失眠等症，所以人们应该继续秉承"春捂秋冻"的原则，不可骤减衣物，运动出汗后要及时回到室内，换下汗湿衣物。

佳节清明桃李笑，此时养生"补"为道

每年的 4 月 5 日或 6 日为清明节气。清明，乃天清地明之意，此时我国大部分地区的日均气温已升到 12℃ 以上。这个节气自古以来就是人们祭祖扫墓的日子，是中国人一个很重要的日子。

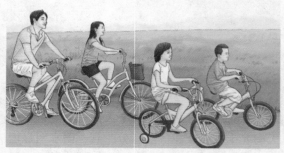

清明时节全家外出踏青是养生健身的不二选择

对于养生来说，清明时节基本上不会有寒流出现了，即使会出现几天的"倒春寒"现象，但气温的大趋势是在升高的。清明前后，比较显著的气候特点是多雨，天气比较阴凉，养生重点应该放在补肾、调节阴阳虚亢等方面。

谷雨青梅口中香，内外环境须统一

每年的 4 月 20 日前后为谷雨时节。谷雨，有"雨水生百谷"之意，是春季的最后一个节气。谷雨以后，气温回升速度加快，雨量开始增多，有利于谷类作物的生长，农业生产也进入到繁忙的时期。

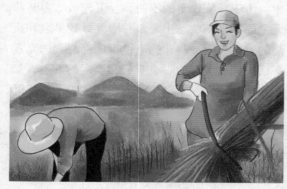

谷雨时节正是中华大地的农忙季节

此时虽然气温回升较快，天气不再寒冷，还是由于雨量较多，早晚还是较凉，因此，早晚出门时要注意增减衣服，避免受寒感冒。

在饮食方面，这个节气应该多吃一些有滋阴养胃、降压降脂、抗菌消炎、清热解毒、祛除风湿、温补养血等功效的食物，例如菊花鳝鱼、草菇豆腐羹、生地鸭蛋汤等。

四季养生小贴士

过敏体质的人，在谷雨时节应重点防花粉过敏及过敏性鼻炎、过敏性哮喘等。此时尽量减少户外活动，避免与过敏源接触。在饮食上减少高蛋白质、高热量食物的摄入，出现过敏反应及时到医院就诊。

第 2 章

乍暖还寒，春季养生保肝为先

从生理学角度，肝脏是人体的"生命塔"。我们的各种代谢和解毒、免疫功能都靠肝脏承担。因此，它也相当于我们人体的代谢核心和"排毒工厂"，既是保护人体的忠臣，更是需要呵护的弱者。中医里明确指出，肝属木，应于春，所以在乍暖还寒的春季，我们一定要先注意保护好自己的肝脏。这也是春季养生的重中之重。

肝者，将军之官，谋虑出焉

《素问·灵兰秘典论》讲道："肝者，将军之官，谋虑出焉。"肝脏相当于一个国家的将军，主管军队，是力量的象征。清代医学家周学海在《读医随笔》中说：医者善于调肝，乃善治百病。由此，我们可以看出肝对人体健康具有总领全局的重要意义。

肝脏的生理特征和功能归纳起来主要有以下三方面：

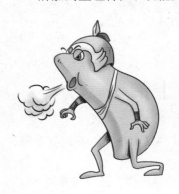

1. 肝主疏泄

疏泄，即传输、疏通、发泄。肝脏属木，主生发。它把人体内部的气机生发、疏泄出来，使气息畅通无阻。气机如果得不到疏泄，就是"气闭"，气闭就会引起很多的病理变化，譬如出现水肿、瘀血、女子闭经等。肝就是起到疏泄气机的功能。如果肝气郁结，就要疏泄理气。此外，肝还有疏泄情志的功能。人都有七情六欲、七情五志，也就是喜、怒、哀、乐这些情绪。这些情志的抒发也靠肝脏。肝还疏泄"水谷精微"，就是人们吃进去的食物变成营养物质后，肝把它们传输到全身。

2. 肝藏血

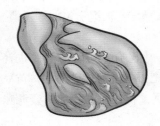

肝脏有贮藏、调节全身血量的作用。当人体活动的时候，机体的血流量增加，肝脏就排出贮藏的血液，以供机体活动的需要；当人体在休息和睡眠时，机体需要血液量减少，多余的血液则贮藏于肝脏。故《黄帝内经》有"人卧血归肝"之说。肝藏血还表现在调整月经方面，血液除了供应机体营养的需要外，其余部分，在女子则下注血海成为月经，因此女子月经正常与否，与肝藏血、司血海的功能密切相关，肝有血海之称，妇科有女子以肝为先天之说。若肝血不足，血液不溶筋则肢体麻木；血虚生风则头摇震颤；若藏血障碍，还可出现衄血、呕血、月经量过多等症。

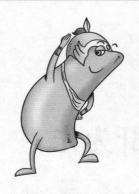

3. 肝主筋膜

筋膜，就是人体上的韧带、肌腱、筋膜和关节。筋性坚韧刚劲，对骨节肌肉等运动器官有约束和保护作用。筋膜正常的屈伸运动，需要肝血的濡养。肝血充足则筋力劲强，使肢体的筋和筋膜得到充分的濡养，肢体关节才能运动灵活，强健有力；肝血虚衰亏损，不能供给筋和筋膜以充足的营养，那么筋的活动能力就会减退，筋力疲惫，屈伸困难。肝体阴而用阳，所以筋的功能与肝阴肝血的关系尤为密切。年老体衰的人，动作迟钝、运动失灵，就是因为肝血衰少，筋膜失其所养。许多筋的病变都与肝的功能有关。如肝血不足，血不养筋，或者热邪炽盛烧伤了肝的阴血，就会引起肝风内动，出现肢体麻木、屈伸不利、筋脉拘急的病症，严重者会出现四肢抽搐、牙关紧闭、手足震颤、角弓反张等症状。

正是由于肝脏具有如此重要的作用，因此一旦出现问题，便严重影响人体其他器官的健康。我们发现，人体的许多常见疾病都与肝脏的功能失常有关：

1.肝开窍于目	肝的精气充足，眼睛明亮，黑白清晰，炯炯有神，七八十岁目不眩花。如果肝火上延，可见双目肿赤；肝虚，则双目干涩、视物不清，重则患青光眼、白内障、视网膜脱落等症。
2.肝主筋，其华在爪	肝的精气充足，方能养筋，筋壮，肢体灵活自如，指甲丰满、光洁、透明，呈粉色；肝虚，筋气不舒，活动迟钝，指甲脆弱，凹陷，不透明，缺少血色。
3.肝气条达，心平气和	肝气条达顺畅，人的精力旺盛，心平气和，与人交往亲和友善。如果肝瘀气滞，则会易生怒火，目光凶灼，脸呈绛色，体内臭气鼓胀，不愿听人讲话。
4.肝阴足，血气旺	肝阴足，身体轻松，内心自信，不温不火；肝阴虚，则会头晕眼花，迎风流泪，腰膝酸软，筋张弛不利，失眠多梦，惊恐不安，烦躁、委屈爱哭，在女性则会表现为过早闭经或经血不止。

养肝即养人，食物滋养为上策

肝脏主管人体的生发，春气通于肝，所以春季最易使肝旺。这个季节，养护好肝脏，才能保养好身体。

在诸多养肝方法中，食物滋养最为普遍，也是最为上策。总体而言，此时最重要的是饮食要清淡，尽量少吃或不吃辛辣、刺激性食物，这些食物会损伤肝气，直接影响到肝。如生姜、辣椒要尽量少吃。要多吃新鲜蔬菜、水果。养成不暴饮暴食或饥饱不匀的好习惯。养肝血，则可以吃枸杞、当归、阿胶等食物。

肝开窍明目，如果肝血不足，则易使两目干涩，视物昏花。中医有一句话："春令进补有诀窍，养肝明目是首要。"丹参黄豆汤是养肝的不错选择，即把丹参洗净放砂锅中，黄豆洗净用凉水浸泡1小时，捞出倒入锅内加水适量煲汤，至黄豆烂，拣出丹参，加蜂蜜调味更好。当然猪肝枸杞子汤和枸杞红枣鸡蛋汤效果也不错。

下面，我们再具体地向大家介绍一下春季养肝的几种方法。

1. 以脏补脏鸡为先

鸡肝味甘而温，补血养肝，为食补养肝之佳品，较其他动物肝脏补肝的作用更强，且可温胃。具体用法是：取新鲜鸡肝3只，大米100克，同煮为粥服食。可治中老年人肝血不足、饮食不佳、眼睛干涩或流泪。此外，老年人肢体麻木者，也可用鸡肝5只，天麻20克，两味同蒸服，每日一次，服用半月，便可见效。

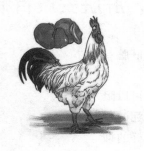

2. 以味补肝首选醋

醋味酸而入肝，具有平肝散瘀、解毒抑菌等作用。肝阳偏亢的高血压老年患者，每日可食醋40毫升，加温水冲淡后饮服；也可用食醋泡鸡蛋或醋泡黄豆，食蛋或豆，疗效颇佳。平素因气闷而肝痛者，可用食醋40毫升、柴胡粉10克冲服，能迅速止痛。

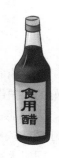

3. 以血补肝食鸭血

鸭血性平，营养丰富，肝主藏血，以血补血是中医常用的治疗方法。取鸭血100克、鲫鱼100克、白米100克同煮粥服食，可养肝血，辅治贫血，同时这也是肝癌患者的保肝佳肴之一。

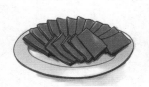

4. 疏肝养血菠菜佳

菠菜为春天的应时蔬菜，它具有滋阴润燥、疏肝养血等作用，对肝气不舒及并发胃病的辅助治疗常有很好的疗效。

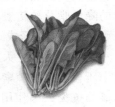

保肝救命，春天来杯三七花

三七花具有保肝明目，降血压，降血脂，生津止渴，提神补气之功效。食用方法简便，可用开水泡饮，或同茶共同泡饮，每次4～6朵。每天一杯三七花，不仅保肝，而且可治疗多种疾病。

（1）高血压病：将三七花、槐花、菊花各10克混匀，分3～5次放入瓷杯中，用沸水冲泡，温浸片刻，代茶饮用。

（2）急性咽喉炎：将三七花3克与青果5克，盛入瓷杯中，冲入沸水泡至微冷时，可代茶饮；每日按此比例泡3次饮用。

（3）清热、平肝、降压：将三七花10克揉碎，用开水冲泡，代茶饮。

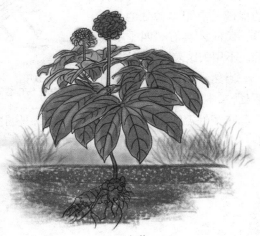

三七花

（4）眩晕：将三七花10克与鸡蛋2个同煮至熟，捞出蛋敲碎壳，再次放入煮至30分钟，食蛋饮汤，可分两次食饮。

（5）耳鸣：将三七花5～10克与酒50克混匀，入锅中放水煮沸，待冷食用；连服1周为1个疗程。

家中不离蒜，肝脏安康百病休

　　大蒜有很好的保健作用，尤其是对肝脏有很好的保护作用。

　　大蒜能诱导肝细胞脱毒酶的活性，可以阻断亚硝胺致癌物质的合成，从而预防癌症的发生。同时大蒜中的锗和硒等元素还有良好的抑制癌瘤或抗癌作用；大蒜的有效成分具有明显的降血脂及预防冠心病和动脉硬化的作用，并可防止血栓的形成。

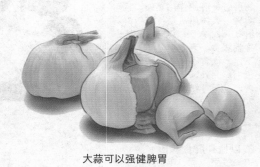

大蒜可以强健脾胃

　　另外，紫皮大蒜挥发油中所含的大蒜辣素等具有明显的抗炎灭菌作用，尤其对上呼吸道和消化道感染、霉菌性角膜炎、隐孢子菌感染有显著的功效。

　　从大蒜的诸多功效可以看出，长期使用大蒜对身体的保健是有很多益处的。所以，民间才会有"四季不离蒜，不用去医院"的说法。

　　当然，大蒜也不是没有坏处，《本草纲目》里记载：

另据研究表明，大蒜中含有一种叫硫化丙烯的辣素，其杀菌能力可达到青霉素的1/10，对病原菌和寄生虫都有良好的杀灭作用，可以起到预防流感、防止伤口感染、治疗感染性疾病和驱虫的功效

大蒜味辛性温，"辛能散气，热能助火，伤肺、损目、昏神、伐性"。《本草经疏》告诫人们："凡脾胃有热，肝肾有火，气虚血虚之人，切勿沾唇。"

两个穴位藏大药，让肝从此不血虚

　　健康的身体是每个人永远追求的目标，但现实生活中往往因某些原因，导致很多人无法实现这个梦想，其中最大的敌人便是肝血虚。一旦肝血虚，随之而来的便是面容憔悴、头昏眼花、心悸失眠、手足发麻、脉细无力等，如不及时治疗，还会让疾病乘虚而入，引发各种肝胆上的大病，威胁身体健康。

　　那么，如何不用吃药就能补血呢？血海和足三里是首选。只要按照正确的方法刺激这两个穴位，就可以使肝脏祥和，气血生辉。

如果能长期坚持，你的肝脏就不会出现大问题。不但气血充足，而且肝上的病症可以得到缓解和好转。

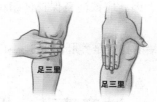

足三里

足三里

足三里在外膝眼下四横指、小腿胫骨外侧约一横指处。刺激它具有调理脾胃、补中益气、通经活络、疏风化湿、扶正祛邪之功能

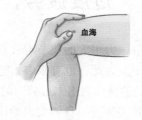

血海

血海穴属足太阴脾经，屈膝时位于大腿内侧，髌底内侧上2寸，股四头肌内侧头的隆起处，是治疗血症的要穴，刺激它具有活血化瘀、补血养血、引血归经之功

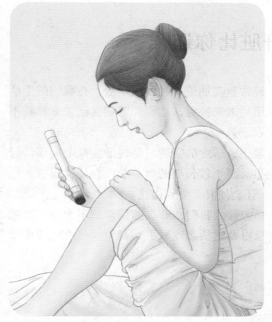

长期坚持按揉和艾灸对应穴位，肝脏就不会出问题

具体做法

● 每天中午饭前和饭后按揉两侧血海2分钟，最好交替进行，饭后按揉两侧足三里3分钟，晚上21～23点分别艾灸血海和足三里，每穴10分钟，根据每个人的耐热程度不同，以能感觉到皮肤发热但不烫为度，艾灸后喝一小杯温开水以补充流失的水分。

● 每天9～11点刺激血海穴最好，因为这个时间段是脾经经气旺盛的时候，人体阳气处于上升趋势，所以直接按揉就可以了；每侧3分钟，力量不要太大，能感到穴位处有酸胀感即可，要以"轻柔"为原则，21～23点再进行艾灸。

想养肝，平时就不要乱发脾气

生活中，我们总能遇到一些脾气大的人，动不动就大发雷霆，即使是鸡毛蒜皮的小事。殊不知，从养生保健角度来讲，快乐可以增加肝血流量，活化肝细胞。而怒气不仅伤肝，也是古代养生家最忌讳的一种情绪。

中医里明确指出，"怒气一发，则气逆而不顺"。肝为"将军之官"，而将军动怒肯定不是什么好事，因此，想要养肝，在平时应尽量保持稳定的情绪。

一般来说，动不动就想发脾气的人，在中医里被归类为"肝火上炎"，意指肝管辖范围的自律神经出了问题。在治疗上，一般会用龙胆泻肝汤来平肝熄火。透过发泄和转移，也可使怒气消除，保持精神愉快。

肝疏泄气机、疏泄情志。如果一个人经常发怒，肯定会影响到肝。当肝气郁结时，人就容易感觉郁闷，忧

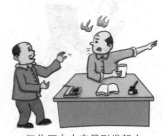

工作压力大容易引发怒火

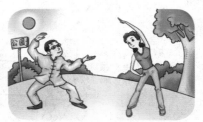

适当的锻炼可以减轻压力

郁症就会接踵而至。因此应该注意保持情绪稳定，遇事不要太激动，尤其不能动怒，否则对肝脏损伤会很大。

因此，保持情绪的稳定是养肝的重中之重。

过度疲劳，肝脏比你还累

在如今这个竞争压力很大的快节奏社会，经常熬夜加班、过度娱乐等，在我们的生活中可谓是司空见惯了。为此，也有很多人想利用周末来补觉，然而却感觉自己怎么都睡不够，殊不知那是我们的身体发出"过劳"的抗议信号。

要知道，疲劳其实是我们身体发出的正常警讯，适度的疲劳只是提醒你晚上应该舒舒服服地躺到床上，好好睡一觉以储备明天的能量。至于较长期的疲劳感，会使你睡很久还是觉得全身乏力。更需要注意的是，过度疲劳，还会使肝脏受到损伤。

所以，对于终日劳碌的我们，肝脏的保养刻不容缓。这就要求我们从日常作息以及生活态度着手，避免因过度疲劳而带来伤害。

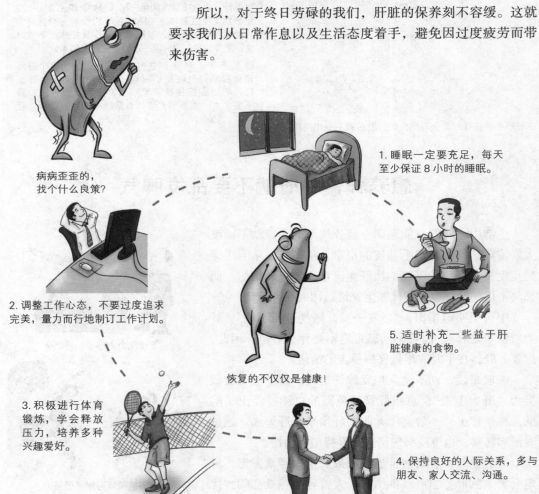

病病歪歪的，找个什么良策?

1. 睡眠一定要充足，每天至少保证 8 小时的睡眠。

2. 调整工作心态，不要过度追求完美，量力而行地制订工作计划。

5. 适时补充一些益于肝脏健康的食物。

恢复的不仅仅是健康!

3. 积极进行体育锻炼，学会释放压力，培养多种兴趣爱好。

4. 保持良好的人际关系，多与朋友、家人交流、沟通。

为肝脏排毒减负，劝君戒酒

中医认为，吸烟喝酒会损害肝脏健康。肝脏是我们人体内最大的化工厂，摄入到体内的酒精有90%以上要通过肝脏代谢。酒精需要肝脏分解、解毒和排泄。如果大量饮酒（每天饮用量大于80克），超过了肝脏的解毒能力，人就容易酒精中毒，甚至引发酒精性肝病。

过量饮酒而引起的肝病，是一个逐步发展的过程。在多数情况下，人们并不知道自己患上了酒精性肝病，等到出现如肝区疼痛、全身无力、消化不良、食欲不振、恶心呕吐、腹胀等症状时，再到医院检查，就会发现肝功能已经出现异常，如转氨酶、转肽酶升高，这已是酒精性肝炎。如果不及时治疗则很容易发展成为酒精性肝纤维化和酒精性肝硬化，危及生命。

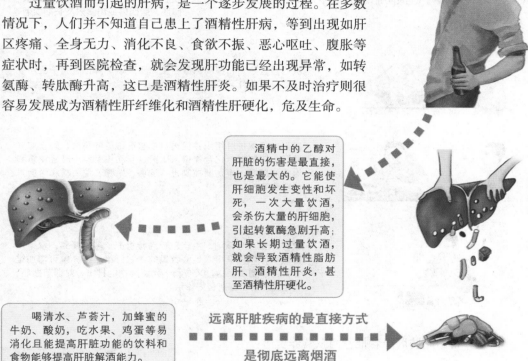

酒精中的乙醇对肝脏的伤害是最直接，也是最大的。它能使肝细胞发生变性和坏死，一次大量饮酒，会杀伤大量的肝细胞，引起转氨酶急剧升高；如果长期过量饮酒，就会导致酒精性脂肪肝、酒精性肝炎，甚至酒精性肝硬化。

喝清水、芦荟汁，加蜂蜜的牛奶、酸奶，吃水果、鸡蛋等易消化且能提高肝脏功能的饮料和食物能够提高肝脏解酒能力。

远离肝脏疾病的最直接方式是彻底远离烟酒

远离肥胖，远离脂肪肝

正常人在摄入结构合理的膳食时，肝脏的脂肪含量占肝脏重量的3% ~ 5%，但在某些异常情况下，肝脏的脂肪量则明显增加。当肝脏的脂肪含量超过肝脏重量10%时，就称脂肪肝。肥胖是造成脂肪肝的重要原因，营养素摄入不足也会引起脂肪肝，还包括酗酒、糖尿病、肝炎病人吃糖过多等原因。脂肪肝前期症状隐蔽，往往在体检时因无触痛性肝大而被发现，但也可因右上腹痛、触痛及黄疸而被发现。常有肝区疼痛或不适、食欲减退、脘腹痞胀、便溏，少数可有轻度黄疸。

预防脂肪肝的食物在我们生活中比比皆是，人们只要稍加注意，应用于饮食之中，就能起到预防脂肪肝的极佳效果。多饮茶可降低血脂和胆固醇水平，增强微血管壁的韧性，抑制动脉粥样硬化。洋葱含前列腺素，有舒张血管、降低血压功能，还可预防动脉粥样硬化。大蒜能降脂并减少血中胆固醇，阻止血栓形成，有助于增加高密度脂蛋白，保护心脏动脉。每天吃3个以上苹果，即能维持满意的血压。此外，牛奶、燕麦、玉米、鱼类、菊花茶等也能很好地预防脂肪肝的生成。

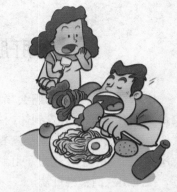

脂肪肝多与进食不当有关，如摄取过多脂肪、胆固醇或甜食以及长期饮酒等

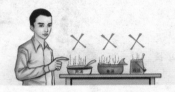

供给适当热量，控制热量会使体重逐渐下降，有利于肝功能恢复。忌用肉汤、鱼汤、鸡汤等。

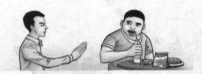

高蛋白可保护肝组织并促进已损害肝细胞的再生，防止脂肪浸润。控制碳水化合物摄入比减少脂肪更有利于减轻体重和治疗脂肪肝。特别要控制进食蔗糖、果糖、葡萄糖和含糖多的糕点等。

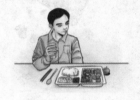

饮食不宜过分精细，主食应粗细粮搭配，多吃蔬菜、水果及菌藻类，以保证摄入足够数量的食物纤维。这样既可增加维生素、矿物质供给，又有利于代谢废物的排出，对调节血脂、稳定血糖水平都有良好作用。

这里，再给脂肪肝患者推荐两款营养食谱：

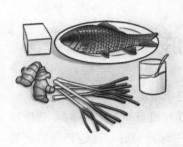

1. 鲤鱼炖豆腐
原料：豆腐100克，鲤鱼1条（约250克），姜、葱、食盐适量。
制法：豆腐切小块，鲤鱼去鳞洗净，入水煮汤，加姜、葱、食盐调味，分2次食完。
功效：舒和肝气有利于肝脏早日康复。

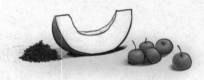

2. 乌龙茶
原料：乌龙茶3克，冬瓜皮10克，山楂10克。
制法：将山楂和冬瓜皮煎汤，去渣，用汤冲泡乌龙茶饮用。
功效：此茶能消脂减肥，对肥胖型脂肪肝患者有良效。

第3章

阳春三月，补好身体全年都健康

人们常说，"民以食为天"。如果饮食有方，就如同有了一位保健医生，时刻帮助你调养身体，抵御外界的各种疾病。阳春三月，饮食的调整可谓是养生的一个重要课题。有些人很好奇，中医主张饮食要应季，可春天虽然万物萌生，粮食却往往到了秋天才成熟，吃什么好呢？很简单——种子等有生发之气的食物！这些能够带给身体生机的食物，在春季可以为我们打下全年健康的坚实基础。

春天多吃甘味食物，滋养肝脾两脏

按照中医"四季侧重"的养生原则，春季应以养肝益脾为先。《千金方》中也说："当春之时，食宜省酸增甘，以养脾气。"

春季肝气当令，肝主阳气。根据五行学说，肝属木，脾属土，木能克土，所以肝气过旺会影响脾脏的运化功能。同时，脾又与胃密切相关，故脾弱则妨碍脾胃对食物的消化吸收。甘味入脾，最宜补益脾气，脾健又辅助于肝气。故春季进补应少吃酸味多吃甘味的食物，以滋养肝脾两脏，对防病保健大有裨益。

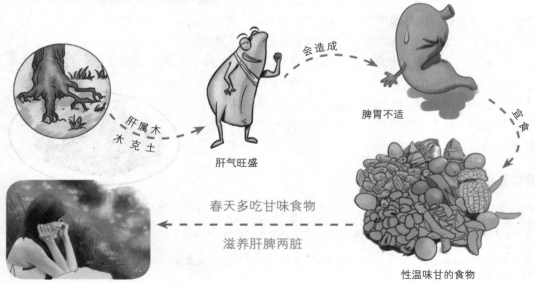

肝属木 木克土

会造成

脾胃不适

宜食

肝气旺盛

春天多吃甘味食物

滋养肝脾两脏

性温味甘的食物

性温味甘的食物首选谷类，如糯米、黑米、高粱、黍米、燕麦；蔬果类，如刀豆、南瓜、扁豆、红枣、桂圆、核桃、栗子，等等。

很多肉鱼类也属甘性，如牛肉、猪肚、鲫鱼、花鲤、鲈鱼、草鱼、黄鳝等。人体从这些食物中吸取丰富营养素，可使养肝与健脾相得益彰。

此外，春日时暖风或晚春暴热袭人，易引动体内郁热而生肝火，或致体内津液外泄，可适当配吃些清解里热、滋养肝脏的食物，如荞麦、薏苡仁、荠菜、菠菜、蕹菜、芹菜、菊花苗、莴笋、茄子、荸荠、黄瓜、蘑菇。这类食物均性凉味甘，可清解里热，润肝明目。

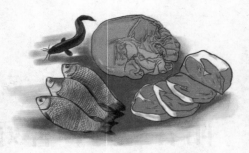

甘性食物

● 新鲜水果虽有清热生津解渴作用，但大多味酸而不宜在春天多食。若需解里热，以吃甘凉的香蕉、生梨、甘蔗或干果柿饼之类为好。

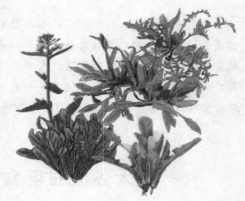

清热明目的食物

春天吃韭菜，助你阳气生发

韭菜的味道以春天时最美，自古以来，赞扬春韭者不计其数。"夜雨剪春韭，新炊间黄粱。"这是唐朝大诗人杜甫的名句。《山家清供》载，六朝的周颙，清贫寡欲，终年常蔬食。文惠太子问他蔬食何味最胜？他答曰："春初早韭，秋末晚菘。"《本草纲目》也记载"正月葱，二月韭"。就是说，农历二月生长的韭菜最适合人体健康。

韭菜又名起阳菜、壮阳菜，是我国传统蔬菜。它颜色碧绿、味道浓郁，自古就享有"春菜第一美食"的美称。这是因为，春天气候渐暖，人体内的阳气开始生发，需要保护阳气；而韭菜性温，可祛阴散寒，是养阳的佳蔬良药；所以春天一定要多吃韭菜。

虾仁韭菜
功效：补肾阳、固肾气、通乳汁。
原料：虾仁30克，韭菜250克，鸡蛋1个，食盐、酱油、淀粉、植物油、麻油各适量。
制法：（1）先将虾仁洗净水发胀，约20分钟后捞出淋干水分待用。
（2）韭菜择洗干净，切3厘米长段备用；鸡蛋打破盛入碗内，搅拌均匀加入淀粉、麻油调成蛋糊，把虾仁倒入拌匀待用。
（3）炒锅烧热倒入植物油，待油热后下虾仁翻炒，蛋糊凝住虾仁后放入韭菜同炒，待韭菜炒熟，放食盐、淋麻油，搅拌均匀起锅即可。

韭菜性温，味甘、辛。具有补肾壮阳、温中开胃、散瘀活血之功效。《食用本草》中说："韭菜性温，味辛、微甘；补肾益胃，散瘀行滞，止汗固涩。"现代医学证明，韭菜有扩张血管，降低血脂，预防心肌梗死的作用；韭菜中含有硫化物和挥发性油，有增进食欲和消毒灭菌的功效；韭菜中含膳食纤维较多，有预防便秘和肠癌的作用。

韭菜性温，一般人都可食用，比较适合阳痿、早泄、遗精、遗尿、高血脂者食用。妇女痛经、不孕及产后乳汁不通者也比较适合食用。但是，凡阴虚火旺、疮疡、目疾等患者及孕妇忌食。另外，夏季不宜过多食用韭菜，因为这个时期韭菜已老化，纤维多而粗糙，不易被吸收，多食易引起腹胀、腹泻。韭菜也不可与白酒、蜂蜜、牛肉、菠菜同食。

春吃油菜，解燥去火真管用

春季，天气干燥，很容易上火，要经常食用一些富含维生素的蔬菜，如早春的油菜，有清热解毒的功效，可防治春天里易发生的口角炎、口腔溃疡及牙龈出血等疾病。

油菜含有钙、铁、维生素 C 及胡萝卜素等多种营养素，其中所含钙量在绿叶蔬菜中为最高，维生素 C 比大白菜高 1 倍多，有助于增强机体免疫能力，且有抵御皮肤过度角化的作用，适合女性作为美容食品食用。油菜还含有能促进眼睛视紫质合成的物质，起到明目的作用。

油菜为低脂肪蔬菜，膳食纤维丰富，能与胆酸盐和食物中的胆固醇及三酰甘油结合，并从粪便排出，从而减少脂类的吸收，可以降血脂。油菜中所含的植物激素，能够增加酶的形成，从而吸附分解某些致癌物质。此外，油菜还能增强肝脏的排毒机制，对上焦热盛引起的口腔溃疡、牙龈出血也有调养作用。油菜

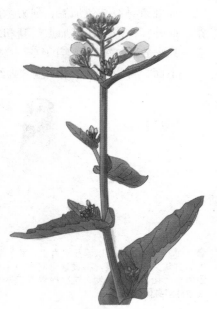

春季佳肴：油菜花苗

中含有大量的植物纤维素，能促进肠道蠕动，增加粪便的体积，缩短粪便在肠腔停留的时间，从而治疗多种便秘，预防肠道肿瘤。

油菜的食用方法较多，可炒、烧、炝、扒等，油菜心可做配料。

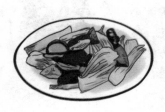

香菇油菜
原料：小油菜、香菇各适量，盐、酱油、白糖、水淀粉、味精各适量。
制法：（1）小油菜择洗干净，控水备用；香菇用温水泡发，去蒂，挤干水分，切成小丁备用。
（2）炒锅烧热，倒入油烧热，放入小油菜，加一点儿盐，炒熟后盛出。
（3）炒锅再次烧热，放入油菜至五成热，放入香菇丁，勤翻炒，加盐、酱油、白糖翻炒至熟，闻到香菇特有的香气后，加入水淀粉勾芡，再放入味精调味。
（4）放入炒过的油菜翻炒均匀即可。
功效：解毒消肿、活血化瘀。

"千金难买春来泄"，祛湿排毒正当时

民间有句老话，叫"千金难买春来泄"。民间智慧还是很博大精深的，这句话就通俗地解释了一个重要的中医理论。因为春天天气潮湿，身体易积聚水分，很容易就将湿气和寒气郁结在体内。同时冬天吃了不少丰脂食物，也在体内积存。这些东西瘀滞在人的体内，就会给五脏六腑带来负担，只有把这些湿气和毒素都泻去了，让我们的身体重新温暖起来，才是"千金难买"的健康生活之道。

祛湿排毒的办法有很多。首先你得多喝水。水是最好的排毒载体。不要以为春天潮湿，就不需要补充水分。身体里没有了水分的话，连厕所都不用去了，还怎么排毒？喝水是最简单有效的排毒办法。

而红茶具有高效加温、强力杀菌的作用，生姜和红茶相结合，就成了驱寒祛湿的姜红茶。此外，冲泡时还可加点红糖和蜂蜜。但患有痔疮或其他忌辛辣的病症，可不放或少放姜，只喝放了红糖和蜂蜜的红茶，效果也不错。

下面，再为大家介绍一款"姜红茶"，对于泻除体内寒湿极有效：

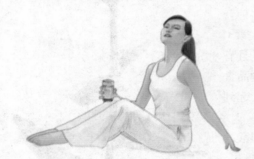

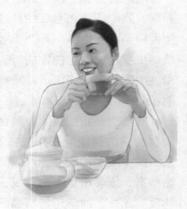

姜红茶
原料:生姜适量，红茶一茶匙，红糖或蜂蜜适量。
制法：将生姜磨成泥，放入预热好的茶杯里，然后把红茶注入茶杯中，再加入红糖或蜂蜜即可。生姜、红糖、蜂蜜的量可根据个人口味的不同适当加入。

● 喝水不要喝凉水，以温开水为宜。早上喝一杯水养生的方法大家都知道，不过这个喝水也不能喝凉水。因为早上阳气刚刚生发，这个时候灌下一大杯凉水，就会打消身体的阳气。

春养阳气，良药十分不如荠菜三分

荠菜，广东叫菱角菜，贵州称为地米菜，中药名叫荠菜花。荠菜是最早报春的时鲜野菜，古诗云："城中桃李愁风雨，春到溪头荠菜花。"李时珍说："冬至后生苗，二、三月起茎五六寸，开细白花，整整如一。"荠菜清香可口，可炒食、凉拌、做菜馅、菜羹，食用方法多样，风味特殊。目前市场上有两种荠菜，一种菜叶矮小，有奇香，止血效果好；另一种为人工种植的，菜叶宽大，不太香，药效较差。

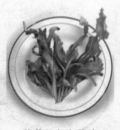

荠菜是盘中美味

在我国，吃荠菜的历史可谓是源远流长，《诗经》里有"甘之如荠"之句，可见大约在春秋战国时期，古人就知道荠菜味道之美了；到了唐朝，人们用荠菜做春饼，有在立春这天吃荠菜春饼的风俗。许多文人名士也对荠菜情有独钟：杜甫因为家贫，就常靠"墙阴老春荠"来糊口；范仲淹也曾在《荠赋》中写道："陶家瓮内，腌成碧绿青黄，措入口中，嚼生官商角徵。"苏东坡喜欢用荠菜、萝卜、米做羹，命名为"东坡羹"。

香椿，让你的身心一起飞扬

香椿又名香椿芽。椿芽是椿树在早春枝头上生长出来的带红色的嫩枝芽，因其清香浓郁，故名香椿。《书经》上称香椿为"杶"，《山海经》上称"种"，《唐本草》称"椿"。我国栽培、食用香椿已有几千年的历史。早在汉朝，我们的祖先就食用香椿，从唐代起，它就和荔枝一样成为南北两大贡品，深受皇上及宫廷贵人们的喜爱。

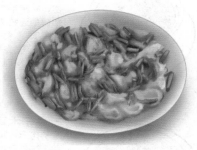

香椿炒鸡蛋
原料：香椿 250 克，鸡蛋 5 个，油、盐各适量。
制法：将香椿洗净，下沸水稍焯，捞出切碎；鸡蛋磕入碗内搅匀；油锅烧热，倒入鸡蛋炒至成块，投入香椿炒匀，加入精盐，炒至鸡蛋熟而入味，即可出锅。
功效：滋阴润燥，泽肤健美，适用于虚劳吐血、目赤、营养不良、白秃等病症。

宋代苏轼曾作《春菜》："岂如吾蜀富冬蔬，霜叶露芽寒更苗。"盛赞："椿木实而叶香可啖。"清代人有春天吃椿芽的习俗，谓之"吃春"，寓有迎新之意。民间有"门前一株椿，春菜常不断"之谚，和"雨前椿芽嫩无丝"之说。

关于香椿的药用功能，据《本草纲目》和《食疗本草》记载，香椿具有清热利湿、利尿解毒之功效，可清热解毒、涩肠、止血、健脾理气、杀虫及固精。

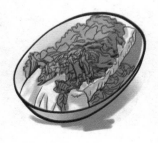

香椿拌豆腐
原料：豆腐 500 克，嫩香椿 50 克，盐、味精、麻油各适量。
制法：豆腐切块，放锅中加清水煮沸沥水，切小丁装盘中。将香椿洗净，稍焯，切成碎末，放入碗内，加盐、味精、麻油，拌匀后浇在豆腐上，吃时用筷子拌匀。
功效：润肤明目，益气和中，生津润燥，适用于心烦口渴、胃脘痞满、目赤、口舌生疮等病症。

四季养生小贴士

现代医学研究表明，香椿含有维生素 E 和性激素物质，有抗衰老和补阳滋阴的作用；香椿是辅助治疗肠炎、痢疾、泌尿系统感染的良药；香椿含有丰富的维生素 C、胡萝卜素等，有助于增强机体免疫功能，并有润滑肌肤的作用，是保健美容的良好食品。

养肝护脾胃，春季就要常喝粥

传统医学认为春季肝气旺，容易损伤脾胃，因此养生要顾肝护脾胃。在饮食上宜清淡，忌油炸肥腻及生冷食物，所以最好经常喝粥。适合春天食用的药粥有：

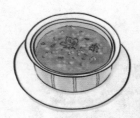

1. 芹菜粥
取大米 250 克，加适量清水，煮至半熟，加入洗净切碎的连根芹菜 120 克，煮熟即可食用。春季肝火旺，是头痛和高血压病的多发时期，食用芹菜粥可以清肝火、降血压、止头晕。

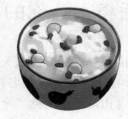

2. 枸杞粥
取枸杞子 50 克，粳米 100 克，水适量，同煮成粥，早、晚随量食用。枸杞子性味甘平，是滋补肝肾的药食两用之品。此粥可以补肝肾不足。

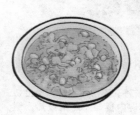

3. 莲子木耳羹
莲子肉 30 克、白木耳 20 克。加入清水适量，文火煮烂，放入冰糖少许，每日清晨食之。莲子肉能补脾胃之虚，白木耳能滋养肺胃之阴，常食此粥，气阴双补。

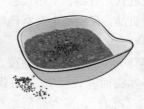

4. 芝麻粳米粥
芝麻 50 克炒熟研末，待粳米 100 克煮成粥后，拌入芝麻末同食。此粥对肝肾功能不足、习惯性便秘等症有良好疗效。

乏力了，快煲一碗药膳靓汤

在春季，许多人都有疲乏无力的感觉。要消除这种感觉，我们可以着重健脾去湿，进行饮食调理。比如不妨为自己做碗药膳靓汤，既美味，又可消除疲乏。

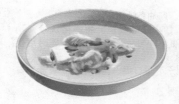

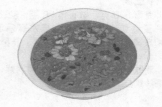

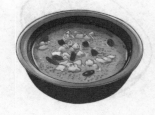

1. 芡实煲老鸭
原料：芡实 100～120 克，老鸭一只。
制法：老鸭宰净，芡实放鸭腹内，加水大火煲滚后，慢火继续煲 2 小时，加少许盐服食。
功效：可滋阴养胃，健脾利水。

2. 陈皮白术猪肚汤
原料：每次可选用陈皮 6 克，白术 30 克，鲜猪肚半个或 1 个，砂仁 6 克，生姜 5 片。
制法：先将猪肚去除肥油，放入开水中去除腥味，并刮去白膜。配料洗净，然后全部放入瓦煲内，煲滚后用慢火煲 2 小时即可。
功效：可健脾开胃，促进食欲。

3. 淮山芡实煲笋壳鱼
原料：淮山、芡实各 50 克，笋壳鱼 500 克，生姜 3 片。
制法：笋壳鱼文火煎至微黄，加水及淮山、芡实，大火煲滚后慢火继续煲 1 小时。
功效：笋壳鱼有健脾益气去湿之功效。

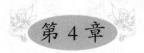

第4章

生活起居追随"春"的旋律

> 春天人体阳气初生，然而有些人总是春困，但又越睡越不清醒；有些人以为春捂好，可是越捂越出毛病；有些老年人非常注意保养却还是经常生病……春季养生，我们不仅应关注饮食营养的摄取和调剂，还应对生活起居予以足够的重视。

"春捂"很重要，但千万别盲目

从古至今许多养生者都十分重视"春捂秋冻"。就是早春季节不要急忙把棉衣脱掉，以免感受风寒；初秋来临，也不要一下子穿得太多，以免气候乍冷乍暖，反而易受凉。

初春气候多变，乍暖还寒，早晚温差较大，且常有寒潮来袭。此时人体代谢功能较弱，不能迅速调节体温，对外界抵抗能力较弱。如果衣着单薄，极易感受风寒。唐代医家孙思邈就主张"春天不可薄衣，令人伤寒、食不消、头痛。"

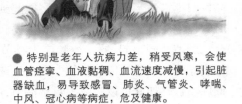

● 特别是老年人抗病力差，稍受风寒，会使血管痉挛、血液黏稠、血流速度减慢，引起脏器缺血，易导致感冒、肺炎、气管炎、哮喘、中风、冠心病等病症，危及健康。

春天穿衣宜"下厚上薄"，以养阳收阴。这种防寒保暖方法，能够维护人体正气，抵御邪气。人体下部的血液循环要比上部差，容易遭到风寒侵袭，因而不能把衣裤鞋袜穿得过于单薄。尤其是老人不要把下身衣服减得太多，还有女性不要过早穿短裙。寒风刺骨入下肢，容易生病。应时备夹衣，根据气候寒热变化，随时添减，以安度早春。

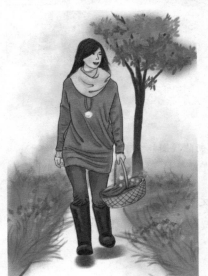

● 春捂重下肢，还要加强下身的锻炼，以促进血液循环。可以采取自己按摩足部等方法进行锻炼。

春眠不觉晓，安睡要趁早

春天是人们最好的睡眠时节，因此人们常说"春眠不觉晓"，又有"春困"之说。一般来说，春天的睡眠质量比较高，也正适合进行调养。但是，还是有些人会因种种睡眠障碍而不得眠。那么，春季要如何睡眠呢？

首先，应该"夜卧早起"。"一日之计在于晨"，早在《黄帝内经》就有精辟论断，"夜卧早起，广步于庭，被毛缓行，以使志生"。就是讲，人要适应自然界的变化，要适当晚睡早起，到户外散步，悠然自得地舒展肢体，使精神活动寄望于大自然中。饭后、睡前闲庭漫步，不仅可消食化气，还可变得无思无虑，使心身得以休养，使人倍感神清气爽。春季睡眠宜"按时入睡，过时不候；午睡一刻钟，能夜补一小时；体脑并用，形与神俱，精神乃治"。

其次，也应注意春木当令，性情亢奋的人易旧病复发。俗话说：黄花黄，疯子忙。但这种情况可通过适当增加睡眠，静心修养，审因辨证治疗，可防治或缓解病情发展。在春暖花开季节，也是花粉过敏患者高发时期，适当远离花粉地带，能起到预防作用。同时，也应注意到，春季睡眠与养生要和运动调养相结合。所谓"闻鸡起舞"，得顺应生物节律习性。经过一夜睡眠，伸展疲倦的身躯，到室外选择适合自己的锻炼项目。如此可以吸收大自然活力，调养精神，炼气保精，增强抗病能力，使自己充满春天般的活力。

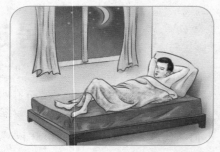

入睡不能太早

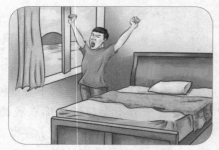

把贪睡的念头打消

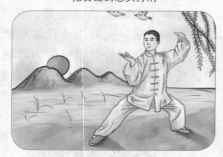

伸展筋骨弯弯腰

四季养生小贴士

在起居上，老年人不要睡懒觉，因为久卧会造成人体的新陈代谢能力下降，气血运行不畅，筋脉僵硬不舒，身体亏损虚弱。所以，老年人在春天要做到早睡早起，既要保证充足的睡眠，又要防止睡眠过多，一般每天睡8小时即可。

此外，睡眠状态有周期性，刚刚睡着时睡得最深，之后又变浅、再变深，周而复始。最初的熟睡关键是枕头，理想的枕头是能够维持颈部与头部之间的自然曲线，不会对颈部造成压力。所以，想要享受好的睡眠，先要给自己选一个合适的枕头。

不想老得快，春天勤梳头

梳头可以疏通气血，起到滋养和坚固头发、健脑聪耳、散风明目、防治头痛的作用。人们平日清晨起来，早已养成洗漱梳理的习惯，为什么还要强调春天梳头呢？这是因为，在春天大自然阳气萌生、升发，人体的阳气也顺应自然，有向上向外升发的特点。具体表现为毛孔逐渐舒展，循环系统功能加强，代谢旺盛，生长迅速。因此人们在春天养生保健中就要求必须顺应天时，考虑人体的生理特征。春天梳头正是符合春季养生强身的要求，能通达阳气，宣行郁滞，疏利气血，当然也能壮健身体了。

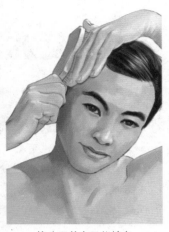

梳头既美容又能健身

头是五官和中枢神经所在，经常梳头能加强对头面的摩擦，疏通血脉，改善头部血液循环，使头发得到滋养，显得乌黑光润，牢固发根，防止脱发；能聪耳明目，缓解头痛；可促进大脑和脑神经的血液供应，有助于降低血压，预防脑溢血等疾病的发生；能健脑提神，解除疲劳，防止大脑老化。由此可见，春季勤梳头能达到延缓衰老的目的。

春天，"泡森林浴"的大好时节

森林中树木散发出来的芳香空气，具有杀菌作用。春天"泡泡森林浴"，能培养人体的正气，达到祛病抗邪的目的。那么，怎样"泡森林浴"呢？

1. 散步
当我们在森林步行，身体的四肢及五脏六腑等都会自动协调，有韵律地活动着，尤其可以促进细胞的新陈代谢。

2. 做体操
在森林中行走、做体操，可以舒展筋骨和肌肉，减缓骨骼的老化过程，从而使人长寿。

3. 仰天长啸
在森林中放开喉咙，昂首挺胸，尽情地有节律地长啸，每间隔半分钟至一分钟吼叫一声，连续10～20声，顿时就会精神振作、轻松愉快、心平气和、胃口大开。

4. 日光浴
森林中由于枯叶的作用，阳光疏密适中，人体能适当地受到紫外线照射且不会灼伤皮肤，从而增强人的体质。

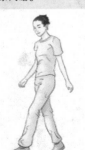
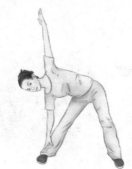
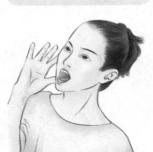
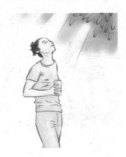

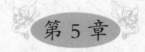

第5章

万物复苏，全身筋骨也要舒展起来

在万物复苏的春天，为什么有的人能永远感觉充满活力，有的人却萎靡不振？为什么有的人总是面色红润，有的人却老气横秋？为什么有的人无论着什么品牌的衣服都能突显好身材，有的人却总是水桶身材？为什么有的人动作非常灵活，有的人却会因一小块石头就让脚踝受伤……这一切答案，就在于合理的科学的运动。知道吗？春季若选择合适的运动，可以使你全身的筋骨都随着春天的生机勃发一起舒展开来，从而让你显得更加灵活、健康。

科学锻炼五原则，增强体质防春寒

一年之计在于春，早春寒冷，但是也要科学地锻炼身体。锻炼身体是为了增进健康，全面发展身体，以求增强体质，科学地锻炼身体才能有效地发展身体、增强人的体质。科学锻炼身体要坚持以下几个原则：

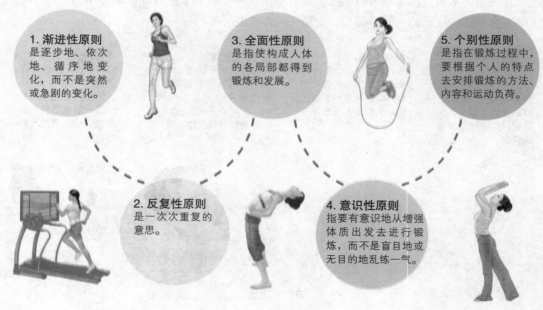

1. 渐进性原则
是逐步地、依次地、循序地变化，而不是突然或急剧的变化。

3. 全面性原则
是指使构成人体的各局部都得到锻炼和发展。

5. 个别性原则
是指在锻炼过程中，要根据个人的特点去安排锻炼的方法、内容和运动负荷。

2. 反复性原则
是一次次重复的意思。

4. 意识性原则
指要有意识地从增强体质出发去进行锻炼，而不是盲目地或无目的地乱练一气。

"走为百练之祖"，春季早晚散散步

春季早晚去散散步，有益身体健康。你可别小瞧散步，走路不仅是人体的基本活动形式，它也是一种锻炼身体、延年益寿的最佳途径。

俗话说"走为百练之祖"。步行的优点是任何人在任何时间、地点都可以进行，而且动作缓慢、柔和，不易受伤；因此，特别适合年老体弱、身体肥胖和患有慢性病人的康复锻炼。

步行是一种有益健康的便捷而有效的运动方式，无须器械、服饰，你可以在每天上下班、上班购物、逛公园时，只要路不太远，都应选择步行。步行看似简单，但坚持步行能帮助你把"坐"掉的健康"走"回来。

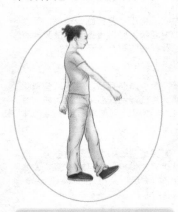
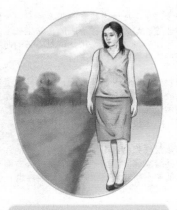
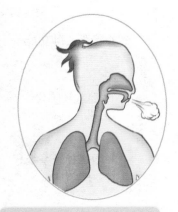

1.调身
就是调整身体，使散步的姿势端正。散步的时候，要抬头、挺胸、收腹，两臂前后自然摆动。眼睛看向远方。头部可以缓慢地左右转动，活动颈部。行走的时候注意用脚的大拇指、脚后跟的内侧有力着地。

2.调心
就是调整心态，使心境处于宁静、喜悦的状态，丢掉一切烦恼和苦闷，轻松愉快地、专心致志地散步。为了做到这一点，可以边走边欣赏风景，看看蓝天、白云、绿树、红花；还可以用手指梳头发，促进头部血液微循环。

3.调息
就是一边走一边调整呼吸。把体内的二氧化碳等废气从口内慢慢吐出来，把新鲜空气徐徐吸进去，不断进行"吐故纳新"。呼吸要注意轻慢深细，不要憋气，不要拼命用力，保持自然、均匀。

慢跑，春天健康的零存整取

几场春雨过后，大自然到处是春意盎然。中医典籍《内经》中提到，春天的三个月，是推陈出新的季节，万物俱荣。

此时，专家建议，人们应根据气候和身体特点进行锻炼，以升发阳气，恢复人体机能。于是，慢跑就成了绝佳的养生运动。

你可能有所不知，早在两千多年前，古希腊的山岩上就刻下了这样的字句："如果你想强壮，跑步吧！如果你想健美，跑步吧！如果你想聪明，跑步吧！"我国民间也有俗话说："人老先从腿上老，人衰先从腿上衰。"跑步是见效最快、锻炼最全面的一种运动。

从科学角度来看，跑步有非常重要的健身作用；而且，跑步作为一项实用技能，运用它锻炼身体，对正在成长的青少年来讲，是发展速度、耐力、灵巧、协调等运动素质，促进运动器官和内脏器官机能的发展、增强体质的有效手段。

足见，在这个春意盎然的时节，没事出去慢跑两圈，对我们的身心大有裨益。

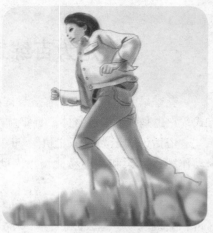

慢跑老少皆宜

跑步的健身作用	1. 增强心肺功能	跑步对于心血管系统和呼吸系统有很大的影响。青少年坚持跑步锻炼，可发展速度、耐力，促进心肺的正常生长发育。中老年人坚持慢跑，就是坚持有氧代谢的身体锻炼，可保证对心脏的血液、营养物质和氧的充分供给，使心脏的功能得以保持和提高。
	2. 促进新陈代谢，有助于控制体重	跑步锻炼既促进新陈代谢，又消耗大量能量，减少脂肪存积。对于那些消化吸收功能较差而体重不足的体弱者，适量地跑步就能活跃新陈代谢功能，改善消化吸收，增进食欲，起到适当增加体重的作用。可见，跑步是控制体重、防止超重和治疗肥胖的极好方法。
	3. 增强神经系统的功能	跑步对增强神经系统的功能有良好的作用，尤其是消除脑力劳动的疲劳，预防神经衰弱。跑步不仅在健身强心方面有着明显的作用，而且对于调整人体内部的平衡、调剂情绪、振作精神也有着极好的作用。

出外放放风筝，尽享春日之乐

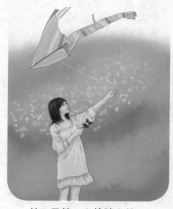

放飞风筝，心情随之放飞

春天放风筝也是一项有益人体健康的体育活动。寒冬，人们久居室内，气血郁积，春季到室外放风筝，可以呼吸到负离子含量高的新鲜空气，清醒头脑，促进新陈代谢。在放风筝时，或缓步，或迅跑，缓急相间，张弛有变，活动周身关节，促进血液循环，是一项很好的全身运动。放风筝时昂首翘望，极目远视，能调节眼部肌肉和神经，消除眼的疲劳，防治近视眼，达到保护视力的目的，对防治颈椎病也十分有利。不过，在这里提醒你的是，放风筝时一定要注意安全，应选择没有车辆、高压线，地势平坦的地区，以防外伤和交通事故。

赏鸟、远眺、视绿，春季养眼三秘方

春天，万物复苏，大地覆绿，又到了出游的好时节。到户外去拥抱大自然，真有一种蛰后初醒、生机盎然的情怀。同时，春游还有防治近视的功效。其观鸟赏鸟、登高远望和踏青视绿的活动对视力最有益。

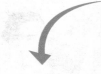

1. 赏鸟消除视疲劳

观鸟赏鸟能在寻觅、追踪飞鸟的过程中，迅速调节视野，变换焦距，对消除视疲劳大有好处。当然不要用望远镜。

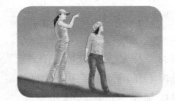

2. 登高远望可防眼肌僵化

只有远近视野不断地交互变换，才能保持眼内调节肌肉的灵活伸缩而不僵化。人们的日常工作、学习、读书都是近视野，到大自然去远望，是防止眼肌僵化的好方法。

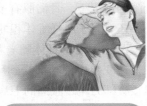

3. 踏青视绿恢复视力

眼睛最怕紫外线，游泳不戴墨镜，或在雪地暴露时间过长，都会招致视力损害。白光、红光对眼睛都有较强刺激，室内灯光，特别是电脑、游戏机、电视荧屏对视网膜均有损害。唯独原野、森林、草地的自然绿色最适于人的视觉，春游到大自然中去踏青视绿，对视力的恢复大有好处。

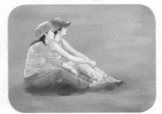

找个玩伴，春天一起来打羽毛球

每当春暖花开的时候，我们总能看到许多单位及团体举行羽毛球比赛。也有不少市民趁着大好的春光，选择羽毛球运动来活动一下腿脚。

其实，羽毛球作为一种易学、有效的健身方法，从养生角度讲，是一项能够让人眼明手快，并使全身得到锻炼的体育项目。尤其适合在春季进行。

现代羽毛球运动1870年起源于英国，后来盛行于

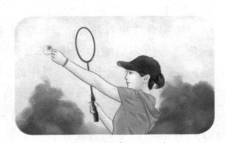

不挑场地的羽毛球运动

西欧及美洲。一开始它是一项贵族运动，但随着后来的逐渐普及，到今天已成为一项大众喜爱的体育项目。

春季练平衡，就荡荡秋千

荡秋千是一种简单的儿童游戏，始于春秋时期。作为春季的一项有趣的健身项目，它涉及复杂的人体平衡。

经常荡秋千的人很少发生晕车、晕船的毛病。荡得越高，时间越长，效果就越好。

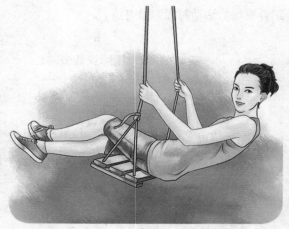

荡秋千的健身效应是全身性的。在不断克服紧张和恐惧心情的同时，可以增强心理承受和自我控制能力；在四肢和头部受限的情况下，骨骼肌有节律地收缩和放松，还有利于肌纤维体积的增大。

秋千是中国具有悠久历史的传统健身项目

荡秋千时，身体随着秋千前后摆动，在快速变化中使腰部受到反复刺激，腹部肌肉也有节律地收缩、放松，不知不觉中就增加了腰腹部力量，腰痛的毛病往往就能不治而愈。

抽空出门钓鱼，养足一年精神

垂钓作为一项时尚的娱乐活动，受到越来越多社会各阶层人士的喜爱。这些人，在风和日丽的春天，天未明便起床，背上行装从城市赶到郊外；或步行几公里，或骑车几十千米赶赴钓场，有时还要翻山涉水，这就像田径运动。

你别看这里有几分辛苦，客观来讲，钓鱼是一项多功能的文体运动，静中见动，集锻炼与娱乐于一身，其中的乐趣只有钓鱼者才能体验到。许多钓鱼爱好者总结了钓鱼的"三乐四得"：独钓有静乐，

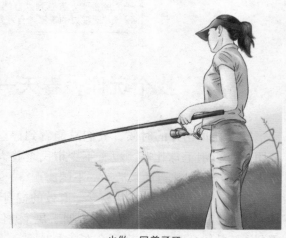

也做一回姜子牙

群钓有同乐，竞钓有比乐；一得精神愉快，身心健康；二得鱼鲜美味，补充营养；三得新鲜空气；四得充实生活。

登山好运动，温馨提示不能忘

一家人或是亲朋好友，利用节假日去爬山登高，可以说是时下非常流行的一种休闲方式。登山是运动量比较大的活动，而且还带有一定的风险性。正因为如此，所以人们称登山是一项"勇敢者的运动"。

那么，如何给自己和家人一次快乐逍遥同时又科学健康的登山之旅呢？首先，必须对这项运动有正确的认识，以避免不必要的损伤及不良后果。

1. 初次登山不宜过高

在那崎岖的山道上，有些人如履平地，但这绝非一朝一夕之功，对于从来不曾爬过山的人，切忌存有一步登天的梦想。首次选择攀登比较低矮的山，经过几次锻炼，以后再渐次增高。

2. 登山不宜赶进度

有些人性子急躁，一遇到登山，总希望能一口气翻越山顶，事实上这既是不易办到的事，又隐藏着较多的危险性。因为当你登山之际，随着高度的不断增加，心脏的负荷也越来越大，具体表现为心率加快、心搏加强，血输出量增多，心脏氧耗量增大。因此，在登山时不必求进度，更不宜互相比赛，须量力而行、适可而止，宁可把登山的时间放宽些，而切勿限时限刻急于求成，如能这样，当可减少许多意外事故的发生。

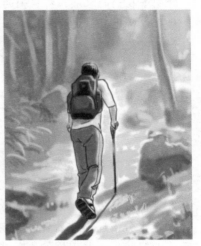

登高应量力而行

有些细节在这里还要提醒大家：

在登山时，一定要事先选择好路线，应尽量选择有山路和栈道的路线登山，没有十分的必要，就不要去另辟登山路线。

走"之"字路。有经验的登山者往往是在石级上呈"之"字形攀登，看起来要多走一些路，实际效果是省力得多，下山也一样。

上山容易下山难。下山走得太快，人体有运动惯性，会产生不能及时减慢或止步的情况，甚至会绊脚摔滚，非常危险。下山时腿部肌肉高度紧张，容易造成痉挛或劳损，其间应多加休息，并用双手按摩小腿。

登山游览买个手杖是很有用的。它在这里不仅仅适用于老年人和行动不便的人，对年轻的登山者，可以用于探索地势高低、土质松硬、惊走蛇虫。

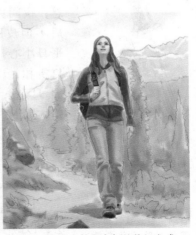

节假日走向山林是良好的休闲方式

第6章

春暖花开，美丽的容颜就此焕发

> 春天就像童话，阳光照着大地，小草暖和得苏醒过来，风姐姐笑呵呵地向人们招手，花儿们穿着五彩缤纷的衣服……然而，岁月却是一条奔腾不息的河流，它不断地冲刷着我们的容颜，将我们的青春年华一点点地溶蚀，不留丝毫情面。对此，我们不能坐以待毙，一定要在这个春暖花开的季节，全面保卫我们的美丽，让容颜与大自然一起焕发生机。

做好面子工作，美丽和春天一起苏醒

挨过了寒冬，气候逐渐转暖，春暖花开，是一年中最美好的季节。然而，此时也是"百草发芽，百病发作"的季节。恼人的春风，不仅卷走水分，还裹挟着花粉、灰尘，袭击娇嫩敏感的肌肤。一些美眉的面部或眼角经常会出现几个小红疙瘩或者一片片红斑，上面有细碎的糠状鳞屑，有的奇痒难忍；夜间更是厉害，抓破后不但皮肤会受到伤害，平日小心打理的形象也大打折扣，让美女们非常苦恼。因此，在春季里如何对抗过敏，做好"面子"工作就成了美眉们的一门必修课。

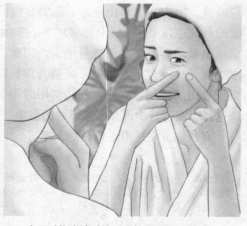

春天对抗皮肤过敏，最好是别伤"面子"

其实，这并不是一件难事，只要做好日常的皮肤护理，再让自己盛开的味蕾畅享一些春日美食，就能帮你轻松解决过敏问题。

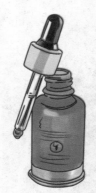

● 在护肤品的选择上，最好使用纯天然植物护肤品。如含海藻灵、甘草精、薰衣草精华或芦荟的护肤品通常具有抗过敏的功效。

1. 做好皮肤日常护理

从外面回来后要及时把落在脸上的花粉、灰尘等过敏性物质洗去，以减少致病的机会；洗脸的时候不要用碱性强的肥皂或洗面奶，以免破坏皮脂膜而降低皮肤抵抗力。注意皮肤的保湿，尽量不化浓妆，如果出现皮肤过敏后，要立即停止使用任何化妆品，对皮肤进行观察和保养护理。

具体可以这样护理：早上洁肤后，除了保湿，还要用敏感皮肤专用的日霜；外出前涂上防晒霜，晚上洗脸后，先用热毛巾覆盖脸2分钟，接着用冷毛巾覆盖1分钟；然后用营养型化妆水涂抹面部，轻轻拍打，让皮肤吸收；最后再涂上保湿防敏型的营养晚霜，轻柔按摩至吸收。

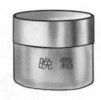

● 在护肤品的选择上，尽量不要用一些特殊功效的护肤品，如祛斑、换肤、强效美白等产品。

2. 春季自制花粥

下面我们为大家推荐几款好吃易做的自制养颜粥，让你在春天里喝出美丽容颜。

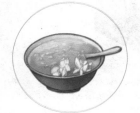

1. 茉莉花粥
每年7～8月，将尚未完全开放的茉莉花采集后经脱水处理制成干茉莉花，既可泡茶，又可熬粥。用新鲜粳米100克煮粥，待粥将好时，放入干茉莉花3~5克，再煮5~10分钟即成。茉莉花粥味甜清香，十分爽口。茉莉花的香气可上透头顶，下去小腹，解除胸中一切陈腐之气。它不但令人神清气爽，还可调理干燥皮肤。茉莉花粥具有美肌艳容，健身提神，防老抗衰的功效。

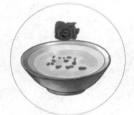

2. 玫瑰花粥
熬玫瑰花粥，最好采用经过脱水处理的尚未开放的小小玫瑰花蕾，所有营养物质都包含在尚未开放的花蕾之中。用新鲜粳米熬制成粥，煮熟后加入适量的小玫瑰花蕾，待粥熬成粉红时，即可食用。常食玫瑰花粥，可悦人容颜，使皮肤更加细腻有致。玫瑰花粥还可治疗肝气郁结引起的胃痛，于情绪方面还有镇静、安抚、抗忧郁的功效。

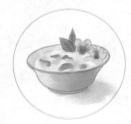

3. 桃花粥
取桃花（干品）2克，粳米100克，红糖30克。将桃花置于砂锅中，用水浸泡30分钟，加入粳米，文火煨粥，粥成时加入红糖，拌匀。每日1剂，早餐1次趁温热食用，每5剂为一疗程，间隔5日后可服用下一疗程。适用于血瘀表现（如脸色暗黑、月经中有血块、舌有紫斑、大便长期干结）者。此粥既有美容作用，又可以活血化瘀。但此粥不宜久服，且月经期间应暂停服用，月经量过多者忌服。如用新鲜桃花瓣效果更好。鲜品每日可用4克。

另外给姐妹们推荐一个简单实用又省钱的好方法：将金银花、野菊花、玫瑰花混在一起煮一锅汤，放在冰箱里，每次洗澡时加一点点进去，这样更能彻底地为身体做一次大扫除，把扰人的病毒全都赶跑。白天最好不要给皮肤太多的负担，平时喜欢化浓妆的美女只用一些基础护理的保养品和隔离霜就可以了，让皮肤也能好好呼吸，做一个温暖春日里的天然美人。

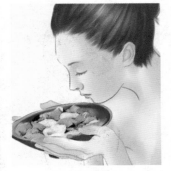

花香袭人伴美颜

由表及里，全面认识你的肌肤

我们的肌肤看上去很简单，只有薄薄的一层，其实它的结构很复杂，我们肉眼看到的肌肤只是整个皮肤的一小部分。正如一株鲜花，展现在外面的总是整体中的一小部分，而根茎埋藏在地下，很少被我们看见。

肌肤也是这样，它由表皮和真皮两大部分组成。表皮就是位于机体表面的肌肤，也就是我们肉眼可以看到那一部分，它相当于植物显露在外的花朵。支撑表皮层的是真皮层，相当于植物根茎的部分。

我们知道，植物是依靠深深扎根在土壤中的根茎，不断吸收水分和营养，才开出美丽的花朵。在真皮层部位，纤维结构交错纵横，不断吸收水分和营养而膨胀起来，以此来支撑表皮层，这样我们才能拥有健康而光滑的肌肤。

25岁之前，我们肌肤的真皮层纤维组织很紧密，能够储存充足的水分和营养。随着年龄的增长，纤维部分变得脆弱，很容易导致水分和营养不足，肌肤就会失去弹性、容易塌陷。这就是肌肤松弛、产生皱纹的原因。由此我们可以看出，要想抗衰防皱，只做表皮护理是不够的，应该同时进行真皮层的护理。

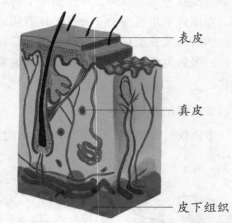

表皮

真皮

皮下组织

皮肤有三层：表皮、真皮、皮下组织。表皮含角质层，可以很有效地抗御外界影响。表皮内层即真皮，含丰富的结缔组织和血管、汗腺，另外还包含感受器和皮脂腺。最内层皮肤便是皮下组织

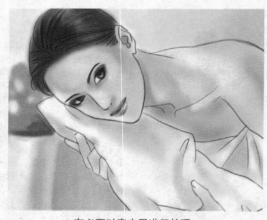

有必要对真皮层进行护理

1. 表皮层护理

如果不做好表皮的护理工作，光滑紧致的肌肤将逐渐离你远去。面膜、角质层护理等需要经常做，还有防紫外线辐射、清洁毛孔等都需要我们认真去对待。

2. 真皮层护理

润泽有弹性又年轻的肌肤是和真皮层分不开的。真皮层会随着年龄的增加而逐渐衰老，而精华液可以带给它活力。精华液可以穿过表皮层，直接渗透到位于肌肤深处的真皮层部分，也就是说可以滋润真皮组织中的骨胶原、弹性蛋白等纤维结构。

暖暖春天，女人要好好地美

春天与美丽永远是如影随形的。春季万物苏醒，肌肤也处于新陈代谢的旺盛期，正是给肌肤补充营养的好时候。可是恼人的春风，不仅会吹走水分，还裹挟着花粉、灰尘，袭击娇嫩敏感的脸颊。但不少美女却不曾受到过春风的侵扰，这是为什么呢？用她们的话说："春天是个特殊的季节，皮肤需要特别的呵护。"显然，她们自有一套春季保养的秘诀。

对于年轻人来说，面部的粉刺、痘痘在春天会有加重的趋势。所以，年轻人在春天每日至少洗 3 次脸，用刺激性小以及香料含量少的香皂，或清爽、能起沫的洁面乳，用温水彻底清洗。

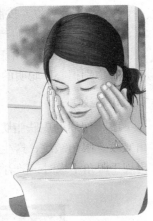

清爽洁净是肌肤健康的保证

洗脸后不妨做个深层清洁面膜，最好是含天然成分的面膜，比如矿物泥类的，可以起到深层洁肤的作用，冬天用的一些油脂类的面膜最好别再用。如果嫌市场上的面膜价格太贵，也可以自制。比如可用珍珠粉加芦荟汁、牛奶、香蕉或绿豆粉制成各种面膜。

春天给皮肤补水非常重要，因为这时干燥的皮肤需要充足的营养。对全身来说，沐浴对皮肤的保养非常有利，沐浴的时候要彻底清洗膝盖与肘部等关节，沐浴后涂抹一些清透滋润的护肤霜，会令皮肤润滑。在选择护肤霜的时候最好用含天然成分的滋润霜。

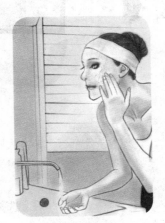

春天肌肤补水非常重要

紫外线是皮肤最大的敌人，如果防晒工作做得不彻底，即使用再多美白产品都无济于事。所以，防晒的护肤品 3 月份就应该用了，不过尽量不要用油性的。晚上临睡前别忘了涂些晚霜，因为晚 10 点到次日凌晨 4 点是皮肤自我修复的时间，所以晚霜能起到防斑的作用。

痤疮的发病机制

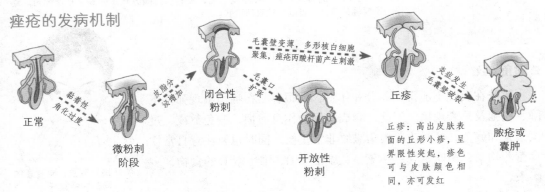

正常

微粉刺阶段

闭合性粉刺

开放性粉刺

丘疹

脓疮或囊肿

黏着性角化过度

皮脂分泌增加

毛囊口扩张

毛囊壁变薄，多形核白细胞聚集，痤疮丙酸杆菌产生刺激

炎症发生毛囊壁破裂

丘疹：高出皮肤表面的丘形小疹，呈界限性突起，疹色可与皮肤颜色相同，亦可发红

对症支招，抚平岁月的"痕迹"

女人过了 25 岁，皮肤就开始逐渐衰老；到 30 岁左右，最脆弱的眼部皮肤开始出现细纹；40 岁后，额头开始产生皱纹；到了 50 岁以后，整个面部就能明显看到岁月雕琢的痕迹。尤其到了春天，由于气候干燥等原因，这些最易泄露女人年龄秘密的皱纹更是猖獗。不过，你别担心，聪明的女人总是有抹平皱纹的办法。

1. 眼角皱纹

眼睛四周的皮肤脂肪含量很少，眼皮是人体最脆弱的皮肤，又易水肿，所以很容易长出皱纹。眼角皱纹，产生的原因不尽相同。眼角干纹主要是由于皮肤的缺水造成的，它常出现于眼角干燥时，随着面部表情的变化时隐时现。

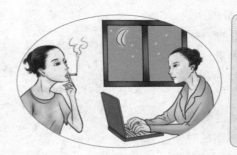

细纹主要是环境因素造成的，如吸烟、熬夜，长期处于密闭空调房间，以及长期在阳光下暴晒等。鱼尾纹是眼角皱纹中最严重的一种，衰老是它最大的原因。

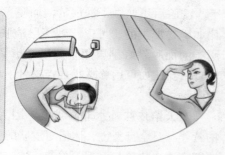

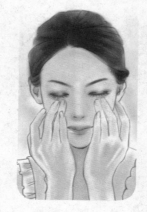

眼部运动可以强化眼部四周肌肤，使之富有弹性。首先尽量睁大眼睛，持续 3~5 秒钟，然后慢慢闭上双眼，到上下眼皮快要接触时再睁开，动作要缓和，连续重复 5 次。这个动作早中晚各做 1 次。

同时要给眼部肌肤供给足够的养分及补充失去的水分，你可以选择一些合适的眼霜。涂眼霜的手法要轻柔。

● 涂眼霜正确的方法是：首先以无名指沾上少许眼霜，用另一手的无名指把眼霜匀开，用"打点"的方式轻轻点在眼皮四周，最后以打圈方式按摩 5 ~ 6 次即可。动作一定要轻，而且不可以拉扯眼部肌肤。

2. 嘴角皱纹

皮肤在夜晚不能得到养分和休息，就很容易在嘴角出现弹性下降、松弛及早衰现象。因此，养成良好的作息习惯，避免熬夜、过度紧张和疲劳，这对改善嘴角皱纹非常重要。同时也要注意日常饮食营养均衡，多吃富含维生素 A、维生素 C、维生素 E 的食物，多喝水。

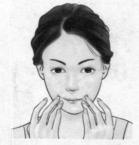

嘴角出现皱纹，要注意休息，同时加强营养

用番茄汁涂擦嘴部皮肤，不仅能增加嘴部皮肤表皮细胞的水分，还能起营养细胞的作用，从而增加其弹性。涂抹的方式是用中指指腹，由下往上以画圆的方式按摩，做 3~5 次。依照嘴角皱纹垂直方向按摩，当皱纹呈横态时，就要纵向按摩；皱纹呈纵态时，就要横向按摩。

3. 法令纹

法令纹出现在鼻子的两旁，像一个大写的"八"字横亘在你的脸庞上，是衰老最明显的标志。要预防和消除法令纹，可以采用这些办法。

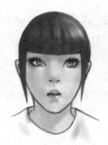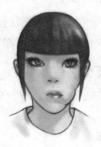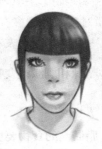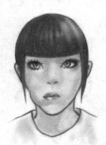

你可以深吸一口气，然后闭紧嘴巴做漱口状鼓张两面颊，就像在嘴里含了一大口水一样。然后用舌头在口内移动并推抵两颊。每天重复这些动作，坚持早中晚各做 1 次

除了改变不良生活习惯，保持乐观开朗的良好心境外，饮食疗法也可起到较好的防皱、消皱作用。

皮肤真皮组织绝大部分是由具弹力的纤维构成的，皮肤缺少了它就失去了弹性，皱纹也就聚拢起来。鸡皮及鸡的软骨中含大量的硫酸软骨素，它是弹性纤维中最重要的成分。把吃剩的鸡骨头洗净，和鸡皮放在一起煲汤，不仅营养丰富，常喝还能消除皱纹，使皮肤细腻。另外多吃蔬菜瓜果，比如丝瓜、香蕉、橘子、番茄、西红柿、草莓等瓜果、蔬菜对皮肤有最自然的滋润、祛皱效果。

另外，除了年龄增长会产生皱纹，一些习惯性小动作也是罪魁祸首。

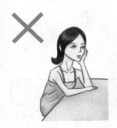 1. 用手托脸：把肘撑在桌子上，用手托着脸，把整个头部重量都集中在接触的部分上。这个动作对脸部的挤压会拉扯脸上的皮肤，很容易出现皱纹。

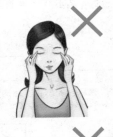 3. 拉扯眼皮：当眼睛感觉不适时、化妆时、涂抹眼霜时都难免拉扯眼皮，会导致眼部肌肤受损。

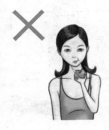 2. 偏侧咀嚼：只用一侧牙齿咀嚼食物，长期会导致脸型左右不对称。

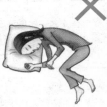 4. 睡眠姿势：如果你经常采用一侧睡眠，很容易压迫那一侧的肌肤。另外午睡习惯用手臂枕着头脸的方式也使皮肤受到挤压，导致皱纹产生。

饮食主内、精油主外，彻底远离头屑

散落在肩上的头屑，既不雅观又不健康。即使你在早上彻底梳了头，而且还把肩上的头屑都清干净了才出门，可是过了不久，那些令人讨厌、小小的白色的碎片又回来了，看起来很不整洁，着实让人烦恼。头屑的产生是新陈代谢的结果。头屑过多，毛孔被堵塞，就造成毛发的衰弱状态，容易使细菌增殖，产生头痒问题。

研究表明，雄激素刺激对头屑的增多有一定的作用，卵状糠疹癣菌的大量繁殖是头屑过多的重要原因。因此，容易出头屑的朋友在饮食上，应注意以下几点：

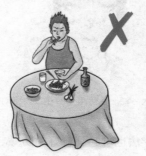

1. 辛辣和刺激性食物要少吃

因为头屑产生较多时，会伴有头皮刺痒，而辛辣和刺激的食物有使头皮刺痒加重的作用，故应少吃或不吃辣椒、芥末、生葱、生蒜、酒及含酒饮料等。

2. 脂肪高的食物要少吃

尤其是油脂性头屑的人更应注意，因为脂肪摄入过多，会使皮脂腺分泌皮脂过多，从而使头屑形成更快，加重头屑的产生。

3. 多吃富含维生素 B_2、维生素 B_6 的食物

维生素 B_2 有治疗脂溢性皮炎的作用，维生素 B_6 对蛋白质和脂类的正常代谢具有重要作用，富含维生素 B_2 的食物有动物肝、肾、心、蛋黄、奶类、鳝鱼、黄豆和新鲜蔬菜等，富含维生素 B_6 的食物除上述外，还有麦胚、酵母、谷类等。

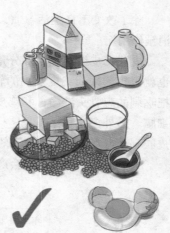

4. 碱性食物应多摄入

头屑过多与机体疲劳有关。疲劳的产生是新陈代谢过程中一些酸性成分滞留在体内，如乳酸、尿酸、磷酸等，这些酸能使血液的 pH 值发生变化，从而造成机体疲劳。多摄入碱性食物，就可中和体内过多的酸性物质，使酸碱达到平衡。

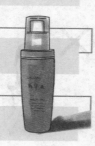

1. 适用精油

杜松、天竺葵、茶树、广藿香、安息香、迷迭香、柠檬、莱姆、桦木、罗勒、百里香、玉桂子、薄荷、尤加利、鼠尾草、胡萝卜子、丝柏、薰衣草均有对抗头皮屑的功用。

2. 魔法配方

洗发配方：迷迭香 6 滴＋百里香 4 滴＋鼠尾草 3 滴＋无香料洗发水 100 毫升。
按摩配方：天竺葵 2 滴＋薰衣草 3 滴＋薄荷 3 滴＋檀香 1 滴＋橄榄油 20 毫升。

3. 使用方法

清洁头发后，用按摩油按摩头皮，能防治头皮敏感、发痒，能治疗干性头屑。
如果没有时间洗护，在梳子上滴 1 滴精油也能抑制头屑生长，保持洁净清爽的形象。

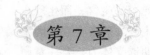

第7章

安养心神，笑口常开过春天

中国有句古话，叫"菜花黄，痴子忙"。什么是痴子呢？就是指那些情绪上出现问题的人们，如牢骚不断、精神分裂、过度焦虑、终日郁闷，等等。于是乎，在这样一个阳光明媚、百花齐放的季节，安养心神便被提到人们养生保健的重要日程上。你可能会觉得很难，情绪问题千万种，哪那么容易心安神宁呢？其实，想要乐呵呵地过个灿烂的春天并不难，因为不同的问题，我们有不同的解决方案。

春天不生气，养肝又养心

现代人都知道气大会伤身，生气不但浪费身体的血气能量，更是人体患各种疾病的原因所在。

长期生气会在人的身上留下痕迹，从外表就能看出来，比如一个人长期脾气火暴，经常处于发怒状态，那他多数会秃顶。一般来说，头顶中线拱起形成尖顶的头形者是比较易怒的，而额头两侧形成双尖的 M 字形的微秃者，也是脾气急躁的典型。

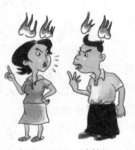

为什么要斤斤计较

生气为什么会造成秃顶呢？中医认为，人发脾气时，气会往上冲，直冲头顶，所以会造成头顶发热，久而久之就会形成秃顶。严重的暴怒，有时会造成肝内出血，更严重的还有可能会吐血，吐出来的是肝里的血，程度轻一点的，则出血留在肝内，一段时间就形成血瘤。这些听起来虽然可怕，但千真万确。

有些人经常生闷气，这会使得气在胸腹腔中形成中医所谓"横逆"的气滞。生闷气的妇女会增加患小叶增生和乳癌的概率。

还有一种人经常处于内心憋着一股窝囊气的状态，他们外表修养很好，在别人眼里从来都是好脾气的人，但心里经常处于生气或着急的状态。这容易造成十二指肠溃疡或胃溃疡，严重的会造成胃出血。这样的人，额头特别高，而且额头上方往往呈半圆形的前秃。

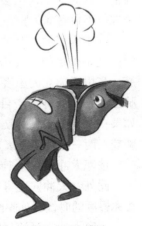

自作自受太糟糕

有些人经常感觉腹部胀痛，很多情况下以为是肠胃的原因，其实是因为其气血较差，一生气，气就会往下沉造成的。

中医认为，怒伤肝，肝伤了更容易生气，而生气会造成肝热，肝热又会让人很容易生气。两者会互为因果而形成恶性循环。因此，不要长期透支体力，要注意调养血气，这样才能使人的脾气变得比较平和。

医院中身体虚弱的病人，有时候一生气就会有生命危险。例如，痰比较多的病人，一生气就会使痰上涌，造成严重的气喘，很容易窒息死亡。

由此可见，生气会使身体出现许多问题，因此，日常生活中一定不要生气。所谓的不生气并不是把气闷住，而是修养身心，开阔心胸，使得面对人生不如意时，能有更宽广的心胸包容他人的过错，根本没有生气的念头。如果生活或工作的环境让人无法不生气，那么可以考虑换个环境。

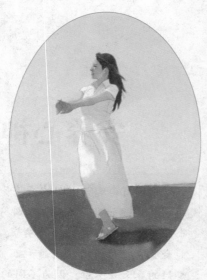

春季要保持心情舒畅

别人生气我不气，我找太冲穴出气

生活中，虽然我们都知道气大伤身的简单道理，但有些时候，我们还是会"情不自禁"地发火、生气。那么，如果实在无法控制生气，如何在生气后将伤害降到最低呢？

最简单的方法，就是生了气后，立刻按摩脚背上的太冲穴。它是肝经的原穴，可以让上升的肝气往下疏泄，这时这个穴位会很痛，必须反复按摩，直到这个穴位不再疼痛为止。

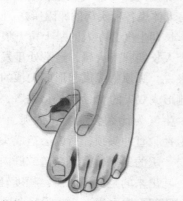

太冲穴在足背第一、二跖趾关节后方凹陷中

在中医里面，肝被比作是刚直不阿的将军，肝脏的阳气是很足的，火气很大，是不能被压抑的。肝主筋，卒中后遗症的患者通常都是手脚痉挛，这证明肝脏已受伤。肝开窍于目，肝血不足眼睛就酸涩，视物不清；肝火太旺，眼睛就胀痛发红。如果一个人整天精神涣散，思想难以集中，魂不守舍，证明其肝气虚弱。有的人夜里总做噩梦，两三点钟便会醒来，再难入睡，这是肝脏郁结的浊气在作怪。

按摩太冲穴有利于疏肝理气，缓解易生气、睡不好、压力大的烦恼心情。

此外，太冲穴还可以在你发热的时候帮你发汗，可以在你紧张的时候帮你舒缓，可以在你昏厥的时候将你唤醒，可以在你抽搐的时候帮你解痉。

按摩太冲穴可治疗感冒：感冒初起，有流涕、咽痛、周身不适等感觉时，先用温水浸泡双脚 10 ~ 15 分钟，而后用大拇指由涌泉穴向脚后跟内踝下方推按，连续推按 5 分钟，然后再用大拇指按摩太冲穴由下向上推按，双脚都按摩，每侧按摩 5 分钟。按摩后，即刻会感到咽痛减轻，其他症状也会随之减轻；坚持按摩几天，病症就能痊愈。

爱发牢骚，你需要自我调节了

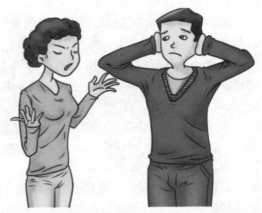

生活中有很多人喜欢抱怨，他们抱怨家人、抱怨朋友、抱怨上司、抱怨同事，仿佛只要与他们有接触的事或人，他们都无一例外地抱怨。他们因为这些抱怨，每天都在灰暗的心情下度过，其实这些抱怨不仅带给他们自身伤害，还会伤害他人。所以，我们要把不满的情绪、抱怨的语言在心中化解；我们要明白生活中不仅有苦难、残缺，还有幸福和美好。

在日常生活中，喜欢抱怨的人常常会陷入人生的低谷，需要从以下方面着手进行自我调适：

抱怨可作为暂时的情绪宣泄，可作为心灵的麻醉剂，但不是心灵的解救方

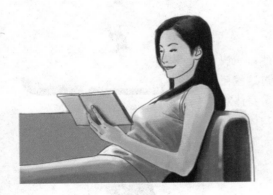

1. 从另一个角度感受你的生活

开始把你的注意力转向事物好的方面，而且每当事情很顺利时要特别提醒自己。例如，今天天气这么好，我真是太有运气了！我住在一个空气清新的地方，真是运气太好了。

迟早，你会感觉自己更幸运，从而不再觉得有什么应该抱怨的。

2. 保持一颗平常心，不被生活中的琐事困扰

有些人的抱怨常常来自生活中的琐碎之事，凡事斤斤计较，常常弄得自己疲惫不堪，烦恼不已，身体机能开始走下坡路，经常会感到不适，睡眠质量下降，莫名其妙地焦虑。

对于日常生活中的种种琐事，不尽如人意之事，要报以一种平和的心态，凡事既积极主动，尽力而为，又顺其自然，不苛求完美，从容而淡定地生活，保养心灵上的舒适度，才能提高身体的强健度。

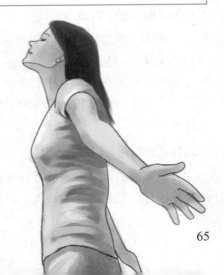

远离焦虑，心中自然无烦恼

焦虑是一种没有明确原因的、令人不愉快的紧张状态。在春天，人们很容易产生这种心态。适度的焦虑可以提高人的警觉度，充分调动身心潜能。但如果焦虑过火，则会妨碍你去应付、处理面前的危机，甚至妨碍你的日常生活。

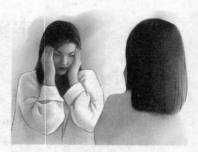

无法预知会出现焦虑症状，但一旦出现这种状况，就要积极面对

处于焦虑状态时，人们常常有一种说不出的紧张与恐惧，或难以忍受的不适感，主观感觉多为心悸、心慌、忧虑、沮丧、灰心、自卑，但又无法克服，整日忧心忡忡，似乎感到灾难临头。在情绪上整天愁眉不展、神色抑郁；记忆力衰退，兴味索然，注意力涣散。在行为方面，常常坐立不安，走来走去，抓耳挠腮，不能安静下来。

心理学研究表明，导致焦虑的原因既有心理的因素，又有生理因素的参与，同时，人的认知功能和社会环境也起重要作用。

如果你是容易焦虑的人，平时可要多加注意调整了。下面就教你几招来化解焦虑：

1. 进行耗氧运动，以振奋精神

焦虑者可通过强耗氧运动，振奋自己的精神，如快步小跑、快速骑自行车、疾走、游泳，等等。通过这些耗氧量很大的运动，加速心搏、促进血液循环、改善身体对氧的利用，并在加大氧的利用量中，让不良情绪与体内的滞留浊气一起排出，从而使自己精力充沛，并进而振作起来，心理困扰由此自然就得到了很大排解。

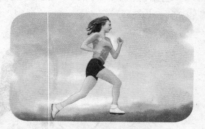

跑步让身心有一种释放感

2. 休闲常听音乐，以改变心境

一个人，不管他的心情多么不好，只要能听到与自己的心境完全合拍的音乐，就会感到无比的舒畅。以音乐来摆脱心理困扰时，要注意选择能配合当时心情的音乐，然后逐步将音乐转换到有利于将自己的心情调整到良好状态的一类。

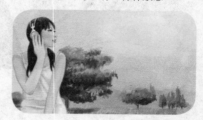

听音乐可随节奏调整心情

3. 选择适宜颜色，以滋养身体

美学家通过研究多人的行为发现，犹如维生素能滋养身体一样，颜色能滋养心气，而且效果还较明显。要

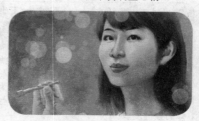

暖色调可引起人的兴奋感

注意选择适宜的颜色，凡是能使心情愉快的鲜明、活泼的颜色以及具有缓和及镇静作用的清新颜色都可采用，这样，可使你的视觉在适宜的颜色愉悦下，产生滋养心气的效果，并使心理困扰在不知不觉中消释。

4. 做 3 分钟放松运动，以缓解焦虑

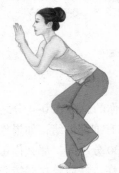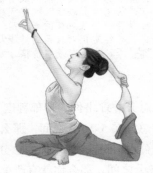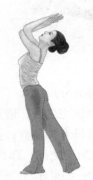

一分钟下蹲——微屈膝盖，以左腿为平衡点，右脚上提，右腿大腿交叉在左腿大腿上。右脚尖勾住左腿小腿，深深下蹲。右臂与左臂肘部交叉，前臂垂直向上，双手合十，肘向上提，肩部下沉。

一分钟触脚趾——屈右膝，将右脚放在左腹股沟处，脚趾外指。左腿向后伸直并屈膝，抬头挺胸。右手向后伸，抓触左脚趾。左臂向前上方伸展，左手做孔雀手。

一分钟伸展脊柱——两腿前后分开站立，重心全部放于前腿，抬头挺胸。双臂交叉于肘部，双手掌心向内，双臂向上划过，头随双臂向上抬起并尽量向后伸展脊柱。

从抑郁中解脱，让快乐永相随

抑郁是一种感到无力应付外界压力而产生的消极情绪，常常伴有厌恶、痛苦、羞愧、自卑等情绪。它不分性别年龄，是大部分人都有的经验。对大多数人来说，抑郁只是偶尔出现，历时很短，时过境迁，很快就会消失。但对有些人来说，则会经常地、迅速地陷入抑郁的状态而不能自拔。当抑郁一直持续下去，愈来愈严重，以致无法过正常的生活，就会变成抑郁症。

抑郁的三大主要症状是情绪低落、思维迟缓和运动抑制。自杀是抑郁症最危险的情况。

美国新一代心理治疗专家、宾夕法尼亚大学的 David D.Burns 博士曾设计出一套抑郁症的自我诊断表"伯恩斯抑郁症清单（BDC）"。这个自我诊断表可帮助你快速诊断出你是否存在抑郁症。

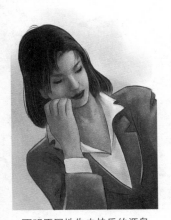
不明原因地失去快乐的源泉

● 评分标准可分为四个等级："没有"计0分，"轻度"计1分，"中度"计2分，"严重"计3分。

（1）你是否一直感到伤心或悲哀？
（2）你是否感到前景渺茫？
（3）你是否觉得自己没有价值或自以为是一个失败者？
（4）你是否觉得力不从心或自叹比不上别人？
（5）你是否对任何事都自责？

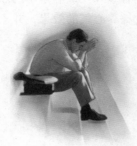

（6）你是否在做决定时犹豫不决？
（7）这段时间你是否一直处于愤怒和不满状态？
（8）对生活丧失兴趣：你对事业、家庭、爱好或朋友是否丧失了兴趣？
（9）你是否感到一蹶不振，做事情毫无动力？
（10）你是否以为自己已衰老或失去魅力？
（11）你是否感到食欲不振，或情不自禁地暴饮暴食？
（12）你是否患有失眠症？或整天感到体力不支、昏昏欲睡？
（13）你是否丧失了对性的兴趣？
（14）你是否经常担心自己的健康？
（15）你是否认为生存没有价值，或生不如死？

评分分析：

测试完之后，请算出你的总分并评出你的抑郁程度：如果你的总分在 0~4 分之间，那么你就没有抑郁症；如果你的总分在 5~10 分之间，那么你偶尔有抑郁情绪；如果你的总分在 11~20 分之间，那么你患有轻度抑郁症；如果你的总分在 21~30 分之间，那么你患有中度抑郁症；如果你的总分在 31~45 分之间，那么你就有严重的抑郁症，并需要立即接受治疗。

抑郁症在现代生活中虽然很普遍，但并不是没有办法医治，下面就介绍几种有效的疗法：

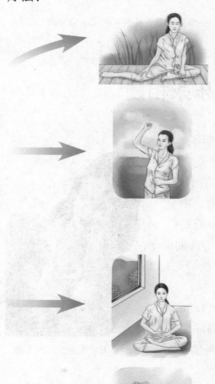

1. 听音乐、解抑郁

音乐能直接进入潜意识领域，所以它是驱除心理疾病的最佳医疗手段。大量的研究表明，音乐的旋律、节奏和音色通过大脑的感应，可以引发情绪反应，松弛神经，从而对心理状态产生影响。

2. 把你的抑郁喊出来

目前正流行的喊叫疗法能从我国的传统气功疗法中找到源头，中医里有个功法属于喊叫疗法，叫哼哈吐纳法。

其步骤是：

（1）找一个空旷处，放松站立，首先深深吸入一口气。在吸气的同时，左、右手握拳，右拳抬起，高过头顶，虎口向自己。

（2）呼气，瞪眼发出哼的声音，尽量延长，同时紧握拳。待气出尽以后，再用最后的力发出哈音，同时两手尽量张开。

（3）第二次呼吸，在吸气同时，手势同上；呼气时，瞪眼，两手尽量张开，同时发哈音。气出尽时，再用最后的力发哼音，同时紧握拳。在做哼哈吐纳的同时，想象那些曾经有过的不愉快的人和事，对其发泄怨恨、不满的情绪。

3. 放松地生活

抑郁的人摆脱躯体和精神所处的警戒状态而安静下来的能力十分缺乏。下列几个简单的步骤能使你身心放松：

（1）选择一句话、一句祷告词，作为入静的口诀。
（2）选择舒服的姿势安静地坐下或躺下。
（3）闭上眼睛。
（4）肌肉放松。
（5）缓慢而自然地呼吸，呼气时默念你选择的口诀。
（6）如果你思想走神，想法回到口诀上来。
（7）坚持练习 10~20 分钟。
（8）每日至少一次，最好做两次。

4. 沐浴阳光

多接受阳光与运动对于抑郁的人非常有利。多活动活动身体，可使心情得到意想不到的放松，阳光中的紫外线可或多或少改善一个人的心情。

控制坏心情，远离情绪"流感"

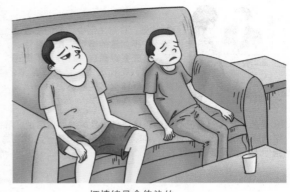

坏情绪是会传染的

病毒、细菌会传播疾病早已众所周知，然而新近研究发现，恶劣情绪与病毒和细菌一样具有传染性，而心血管病、癌症等疾病，无不与不良情绪有关。更值得关注的是，那些不良情绪会像"流感"一样盛行。

根据美国心理学教授盾姆斯·科因一项研究证明，只要20分钟，一个人就可能受到其他人低落情绪的传染。在社会交往中，个人情感对其他人情绪有着非常大的传染作用，如果你喜欢或同情某个人，你就特别容易受那个人的情绪影响。

美国宾夕法尼亚州心理学家卡洛尔·凯乐普的调查表明，如果一个情绪并不低落的学生，和另一个情绪低落的学生同住一间宿舍，这个学生的情绪往往也会变得低落起来。

心理学上有一个著名的"踢猫效应"：

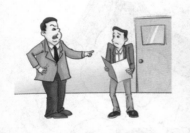

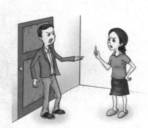

老板骂了员工小王；小王很生气，回家跟妻子吵了一架。

可见，坏情绪是可以传染的，我们的健康也在受其威胁，控制坏情绪其实是在珍惜生命。

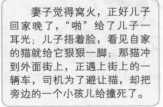

妻子觉得窝火，正好儿子回家晚了，"啪"给了儿子一耳光；儿子捂着脸，看见自家的猫就给它狠狠一脚；那猫冲到外面街上，正遇上街上的一辆车，司机为了避让猫，却把旁边的一个小孩儿给撞死了。

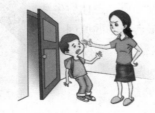

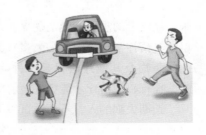

以上症状，在心理学上被称为"不良情绪传染综合征"。这种症状易表现出过于以自我为中心的做法，它会严重破坏和谐的人际关系及家庭环境。其实，这是一种轻微的心理障碍，却是非常值得人们注意的"常见病"。

要知道，办公室内如果有不良情绪在传染，要比环境污染更为严重，它会涣散人们工作的积极性。美国洛杉矶大学医学院的心理学家加利·斯梅尔经过长期研究发现，原来心情舒畅、开朗的人，若同一个整天愁眉苦脸、抑郁难解的人相处，不久也会变得情绪沮丧起来。一个人的敏感性和同情心越强，越容易感染上坏情绪，这种传染过程是在不知不觉中完成的。

那么要如何正确解决不良情绪传染的问题呢？

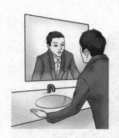

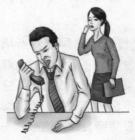

● 首先，日常生活中，我们总会遇到一些不如意的事情。在这种情况下，首先要提高自身修养，不论在单位里，在社会上，还是在家里，都应有群体观念和团队意识，应懂得尊重他人。

● 其次，若看到某人脸色不悦时，则可推断此人目前正处于情绪不佳的状态，最好退避一下。

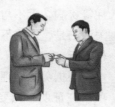

● 最后，其实对自己心理的正确疏导才是关键。俗话说"解铃还须系铃人"，出现不好情绪的原因是什么，是自己的问题吗？如果是，就一定要注意：切不可把自己的坏情绪带给他人，也不要盲目怪罪他人"惹"你。

消解压力，给自己一个酣甜睡眠

有的人躺在床上，十分想入睡，可就是睡不着；于是有人发明了数绵羊的方法，但是失眠者把精力都集中在数绵羊上，数到天亮还没有睡着；这种情况就是失眠。通常春季是高发季节。

长期失眠会使人脾气暴躁，记忆力减退，注意力不集中，精神疲劳。失眠对人精神上的影响容易导致器质性的疾病，还会使人免疫力下降，使人的身体消耗较大。心理治疗在失眠治疗中起着重要作用。

工作上的不顺心、学习上的压力、家庭关系的紧张、经济上的重负、爱情受挫、人际矛盾、退休后生活单调、精神空虚等因素是大多数失眠者失眠的原因。因此，药物及其他疗法只是一种症状治疗，一种辅助措施，唯有心理治疗才能更好地解决问题。

长期失眠的人，不妨试以下方法：

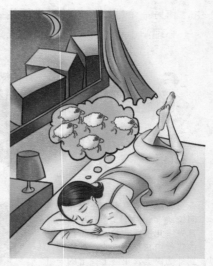

如果数着绵羊还不能入睡，那就该想办法治疗失眠了

（1）保持乐观、知足常乐的良好心态，避免因挫折而致心理失衡。
（2）有规律地生活，保持人的正常睡—醒节律。
（3）创造有利于入睡的条件反射机制，如睡前半小时洗热水澡、泡脚、喝杯牛奶等。
（4）白天进行适度的体育锻炼，有助于晚上的入睡。
（5）养成良好的睡眠卫生习惯，保持卧室清洁、安静、远离噪音、避开光线刺激，避免睡觉前喝茶、饮酒。
（6）限制白天睡眠时间，除老年人白天可适当午睡或打盹外，其他人应避免午睡或打盹，否则会减少晚上的睡意及睡眠时间。
此外，喝牛奶也有较好的催眠作用，不妨在睡前喝一杯热牛奶。

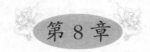

第8章

防治兼行，彻底远离春季疾患

> "阿嚏！"清脆的喷嚏声音，敲开了春天的序幕。俗话说："百草回芽、百病发作"——春天里万物生发，很多疾病也是在春天"苏醒"，流行性疾病、过敏性疾病、上呼吸道感染……还来不及欣赏灿烂的春花，来势汹汹的各种春季常见疾病，已经让人烦不胜烦了。如何有效防治春季多发病、常见病？如何轻松躲过这些疾病的陷阱？这些知识，你一定要知道。

冬去春来话保健，跳过疾患五陷阱

虽然春天给人的感觉是温暖的，但实际并非如此，为了抵御料峭的春寒，人们通常会采取一定的防御和保护措施，比如春天出门戴口罩，喝白酒御寒等，殊不知，这些单凭经验和感觉的做法经常会让你掉进养生的"陷阱"。

陷阱一：有的人认为，只要出门戴上口罩，就可以防止冷空气，从而预防感冒

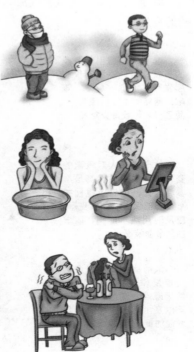

专家分析：鼻黏膜里有丰富的血管，血液循环旺盛，当冷空气经鼻腔吸入肺部时，一般已接近体温。人体的耐寒能力应通过锻炼来增强，若完全依赖戴口罩防冷，会使机体变得娇气，不能适应寒冷的天气，正邪相争于表，从而也会感冒。通过适度的体育锻炼可以提高人体的耐寒能力。

陷阱二：有的人因脸部被寒风吹得麻木，便用热水来洗脸，以迅速使面部恢复常温

专家分析：冬天人的面部在冷空气刺激下，汗腺、毛细血管呈收缩状态，当遇上热水时会迅速扩张，这样容易使面部产生皱纹。建议用比体温稍低的温水洗脸，使气血运行慢慢恢复正常。

陷阱三：饮酒御寒

专家分析：饮酒御寒，酒气上攻，浑身发热，这是酒精促使人体散发原有热能的结果。但发散太过，卫阳不足，容易导致酒后寒积。

陷阱四：手脚冰凉用炉子烤

专家分析：手脚冰凉时用炉子烤，通过热力的作用，能使局部气血流畅，腠理开疏，从而能达到活血祛风的作用。但是当手脚冰凉的时候马上用炉子烘烤，会造成血瘀。当经脉不流通、阳气不畅达时，就容易形成冻疮。所以，冰凉的手脚只能先轻轻揉搓，待皮肤表面变红时，再移到取暖器旁或放入热水中取暖，使其慢慢恢复到正常温度。

陷阱五：皮肤发痒，用手使劲儿抓或用热水烫

专家分析：中医认为"热微则痒"，痒是皮肤的自觉症状。冬天皮肤容易干燥和瘙痒，这是因为风邪克于肌表，引起皮肉间气血不和，郁而生微热所致，或者是由于血虚风燥阻于皮肤，内生虚热而发。浑身发痒时，用手使劲儿抓或用热水烫，不仅容易损伤皮肤，而且这样做也不可能起到根本的止痒作用。正确防治皮肤瘙痒的措施是多饮水，多吃新鲜蔬菜、水果，少吃酸辣等刺激性的食物，同时要经常用温水洗澡，保持皮肤清洁。

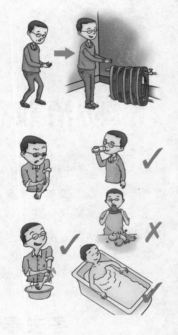

由于在漫长而寒冷的冬季里，人们衣着厚重，吃香喝辣，很少活动，再加上春节期间的大鱼大肉，人体很容易因积滞而发生喉中痰涎增多等各类不良症状。那么就让我们在春季里纠正吧，赶紧行动起来，盘整身心，为新的一年储备能量，应对挑战。

春天发陈，小心旧病找上门

春季是气温、气压、气流、气湿等气象要素最为变化无常的季节。因此常引起许多疾病的复发。

春季是感冒引起肾炎的多发季节，感冒不仅引起发热、流涕、鼻塞、咳嗽、咽痛等上呼吸道炎症，而且极易导致肾炎复发。

关节炎病人对气象的变化甚为敏感，尤其是早春。因此，患者应重视关节及脚部保暖。如果受寒，应及时用热水泡脚，以增加关节血液循环。

风心病主要由风湿热反复发作侵犯心脏引起。常因寒冷、潮湿、过度劳累以及上呼吸道感染后复发或加重。

有人感到鼻、眼奇痒难忍，喷嚏连续不断，流涕、流泪不止，有的人还会出现头痛、胸闷、哮喘等症状，这是接触某种花粉后引起的过敏反应。有过敏体质的人应尽量少赏花，外出时要戴口罩、墨镜等，以减少接触花的机会。

精神病在 3～4 月份是发病的高峰，故民间素有"菜花黄，痴子忙"的说法，即使是老病人也极易复发。因此，应特别注意预防，如保证充足的睡眠，遵医嘱正规治疗，发现有情绪异常者，应及时就医。

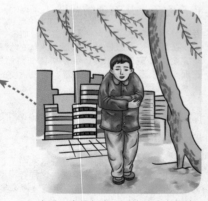

春季旧病易复发，要格外注意保健

哮喘病病人对天气的变化适应性差，抵抗力弱，极易引起复发或使病情加重。

口腔溃疡折磨人，先给身体降降"火"

现代人爱上火，经常口腔溃疡，虽说这不是什么大病，但滋味很不好受，说话吃东西都不方便。所以，从根子上解决爱上火的难题，治疗口腔溃疡是很重要的。

口腔溃疡，在中医看来有很多种原因。口腔溃疡反复发作者，多是因为身体亏虚、体内寒湿较重，这类人要在饮食上忌掉所有的寒凉食物，另外还要用艾叶煮水泡脚，将虚火引下去，一般泡一两次就好了。

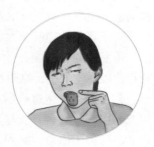

口腔溃疡

胃有火气、肝热的人很容易患口腔溃疡，有时还会伴随口臭。如果想简单地治好口腔溃疡，就每天坚持敲15分钟腿内侧的肝经和腿外侧的胃经。只要肝平了，胃好了，口腔溃疡自然就会好了。

如果是因为吃东西上火引起的口腔溃疡，可以用西红柿来治疗。西红柿是蔬菜、水果中含维生素和矿物质最多的，治疗内热上火效果特别好。

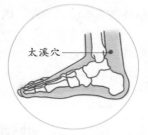

太溪穴

另外，体质阴虚、肝火旺盛的人，当经血下行时，使得阴血亏虚而不能抑制肝火，而致头痛及口腔溃疡，因此平时应注意加强滋阴降火，如使用经络疗法，就需要我们每天按揉太溪和大钟这两个养阴的穴位。

太溪在内踝后方，内踝尖与跟腱之间的中点凹陷处。大钟穴在足内侧，内踝后下方，当跟腱附着部的内侧前方凹陷处

出外"踏青"，小心花粉过敏症

每到春暖花开时节，大家都喜欢到郊外踏青，但是这个时候，有些朋友会出现一些不适，如打喷嚏、头疼、流眼泪、胸闷、哮喘等，这是一种过敏体质常见的症状——花粉症，也叫花粉过敏。所以，当朋友们去郊外踏青、赏花、沐浴春天温暖阳光时，千万要警惕花粉、尘埃等变应原，以免给自己带来不必要的痛苦和不适。

如果你出现没有原因的干咳、胸闷，继而出现典型的喘鸣，持续时间数

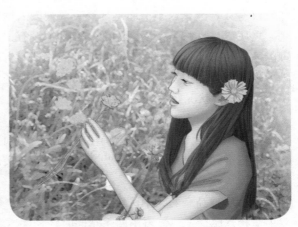

花儿虽美，但要小心花粉过敏

分钟到数小时，随后可咳出少许痰液，哮喘迅速缓解，和正常人一样，就很可能是患了花粉性哮喘。

花粉性哮喘与吸入外界的某些变应原（包括各种风媒花粉、尘埃、螨类）有关，特点是发病有明显的季节性，尤以春季多见。如果不加以正确有效地避免和预防，轻者可导致哮喘病的复发，重者可危及生命。

对于花粉性哮喘，大家要给予足够的重视，去医院接受正规治疗，以防延误治疗时机。

虽然春季性皮炎产生的原因很多，但最主要的是花粉过敏。春季，许多植物开花后，花粉弥漫在空气中，黏附在人体上，与皮肤接触后会产生变态反应。

易在春季发生过敏的朋友，一定要注意皮肤保护，以减少过敏性皮炎的产生，特别是因花粉引起过敏者，应尽量减少外出，更不要到树木花草多的公园或野外；遇干热或大风天气，可关闭门窗，必须开窗时应换纱窗，以阻挡或减少花粉进入；外出要尽量避免风吹日晒，防止紫外线的过度照射，以防破坏皮肤的脂质保护层。产生过敏现象后，千万不要依赖激素类药物治疗，以免形成激素依赖性皮炎，造成更大的痛苦。

春季产生的过敏症状特别严重者应该在医生指导下进行药物治疗，也可自配一些简单易行的抗过敏敷剂，如将剥了皮的香蕉与息斯敏（阿司咪唑）捣烂后混合搅匀，在面部做半小时的面膜，就可达到抗过敏的效果。

对付神经衰弱，拉拉耳垂最有效

每到春天，我们总能听到类似这样的唠叨："一到春天我怎么就睡不好，记忆力也不好，真是奇怪。""春天，我没干什么累活儿，反而很容易就感到累。"想解开这些唠叨背后的谜团，我们就要从"神经衰弱"谈起了。

国外取消了"神经衰弱"这个说法，但这并不意味着没有人神经衰弱了，而是神经衰弱被归入情绪问题。之所以这样归类，是因为神经本身并没有出现生理的病变，有些处于神经衰弱状态的人，担心自己大脑会出问题，是不了解其中的原因所致。解决了其情绪困扰，精神状况自然会好转。

神经衰弱的人一般表现为容易疲劳，烦恼，容易发脾气，很敏感，对光和声音有不适感，经常向别人倾诉，感受到自己摆脱不了，出现睡眠障碍，头部有不适感，肠胃不舒服等。

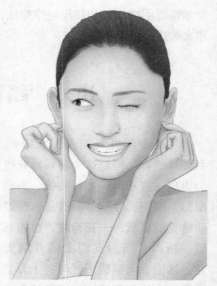

用拉耳垂的方法治疗神经衰弱，常常可以收到意想不到的效果，而保持良好情绪，才是防治神经衰弱的根本

要治疗神经衰弱，中医常用拉耳垂的方法：先将双手掌相互摩擦发热，再用两手掌同时轻轻揉搓对侧耳郭2～3分钟，然后用两手的拇指

和示指屈曲分别揉压对侧耳垂 2 ~ 3 分钟，最后开始向下有节奏地反复牵拉耳垂 30 ~ 50 次，直至耳郭有热胀感为止，这时全身也产生一种轻松、舒适、惬意的感觉。照此法每天锻炼 3 ~ 5 次。

教你三招，预防春天"风温病"

中医所言"风温病"，多指流行性感冒、大叶性肺炎、流脑等疾病。因为此时是由寒转暖，温热毒即开始活动。如果平时身体虚弱，就会因受风热外邪而发生风温病（如流感等）。

预防"风温病"的主要环节是增强"正气"，提高机体防御外邪的能力。下面介绍春季防感冒三招：

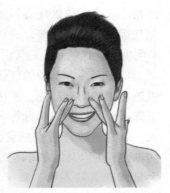
按摩指压法可以有效缓解鼻塞

第一招：按摩指压法

将两手的中指和示指并拢，用指腹从两侧鼻翼起点轻轻擦至鼻根处，每次上下摩擦 20 次，感到温热为止。而后用拇指按压鼻下人中沟，点按 30 次，可促进鼻唇部的血液循环，鼻子不通气时用此法亦很有效。

第二招：冷水洗鼻法

用双手捧起干净冷水，对准鼻孔轻轻吸气，水入鼻孔后随即擤出，如此反复 10 余次，每天早晚各一次，可增强鼻腔耐寒抵抗力。

第三招：牙刷消毒法

人们天天刷牙，牙刷毛常处于潮湿状态，其空隙正好是病毒生长的温床。空气中的病毒一旦落在牙刷上，会很快生长繁殖，人使用时也就容易患感冒。为防止由牙刷引起的感冒，应定期用开水浸烫消毒，并适时换用新刷牙。

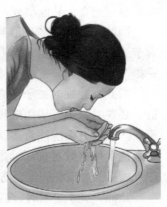
冷水洗鼻可增强鼻腔耐寒抵抗力

四季养生小贴士

风温病乃《温病条辨》所载，属于温病之一。其病因明确，治疗上西医以对症抗感染治疗为主，中医传统以疏风清热解毒为主，但对传变迅速者则差矣。《从肝入手治风温病体会》一文指出，通过对风温病典型病例的分析，总结出此病应卫气营血同治，从肝入手，邪客于何处即治何处为主，并积极配合外治法。

早春"捂一捂"，防止"倒春寒"

春暖花开，阳光和煦，使人有一种"暖风熏得游人醉"的感觉。然而一到傍晚，由于气温明显降低，又常常使人感觉到冬天般的寒冷。今天也许还春风和煦，明天可能就寒气袭人。早春时节，这种气候特点表现得非常明显，这就是人们常说的"倒春寒"。

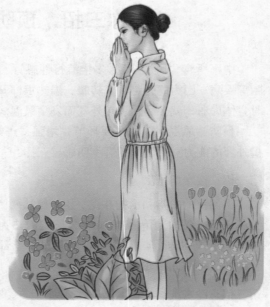

早春寒冷、干燥的气候，直接影响到呼吸道黏膜的防御功能，使机体自身抗病能力下降，导致细菌、病毒等病原微生物乘虚而入。容易造成流行性感冒、流行性腮腺炎、病毒性肝炎以及伤寒等传染病的发生和传播。大量调查资料表明，麻疹、白喉、百日咳、猩红热、气管炎等呼吸系统传染病的发病率在早春远远高于其他季节。

因此，为预防"倒春寒"的威胁，早春时节人们一定要注意防寒保暖，尽量多"捂一捂"，尤其是手、脸等容易遭受冷空气袭击的部位。

春天天气乍暖还寒，还应注意防寒保暖

对此，睡眠时被子应盖得稍厚一点儿，以不出汗为宜。室温控制在 16 ~ 20℃比较合适，必要时家中可采用电暖气等设备取暖。平时应多参加各种室内外健身活动，不宜久坐不动。饮食方面应注意多饮茶，多喝姜汤、食用菌汤，多吃菇类、黑木耳等。因为茶叶中的茶色素可有效对抗纤维蛋白原的凝集，抑制血小板的黏附和集聚；黑木耳中的某些成分能有效降低血液黏稠度，防止血液凝固。这些都有利于机体对抗"倒春寒"的袭击。

此外，春季进餐时，最好喝点食醋，菜肴中宜拌些蒜泥或姜汁，可有效杀菌。

1

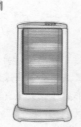

春季为了保暖防寒，该使用保暖设备还要继续使用。

2

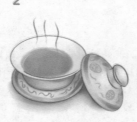

春季饮品以热茶为佳，能够排毒驱寒，清肝明目，茶叶中的茶色素可有效对抗纤维蛋白原的凝集，抑制血小板的黏附和集聚。

3

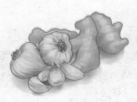

春季应多食辛甘发散之品，如姜、蒜、葱、韭等，能够疏泄肝气，温补阳气。

4

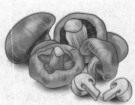

春季宜多食菇类。菇类含有大量的蛋白质和多种氨基酸，通便排毒，提高机体免疫力，还有抗癌功效。

第三篇

夏季生机旺盛，抓住健康命脉

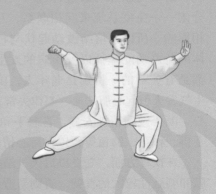

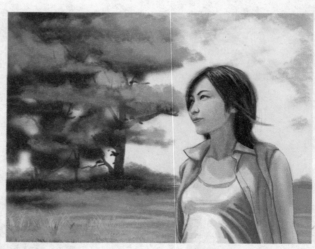

第 1 章

立夏到大暑，夏天送来的六份厚礼

随着立夏的来临，夏天便正式地走进我们的生活。艳阳普照的夏三月，包括立夏、小满、芒种、夏至、小暑、大暑六个节气。其最大的特点就是气温高、湿度高，地热蒸腾，天地之气上下交合，万物生长繁茂，争芳斗艳。由于这个季节对生灵万物的发育成长十分有利，我们在这个时节更应重视养生，应根据不同节气特点，有针对性地进行保养，使体内积蓄充足的阳气，以提高抗病能力。

骤雨当空荷花香，立夏小心"心火旺"

每年的 5 月 6 日是立夏，立夏表示即将告别春天，是夏天的开始。在天气炎热的时候，心里会有莫名的烦躁，人也会变得暴躁易怒喜欢发脾气，这就是气温过高导致心火过旺所致，也是中医"心主神明"的表现。

现代医学研究发现，人的心理、情绪与躯体可通过神经——内分泌——免疫系统来互相联系、互相影响。所以，情绪波动起伏与机体的免疫功能降低以及疾病的发生都是有关系的。特别是老年人，由

夏季到来，人容易心烦气躁，要注意调节情绪

生气发火引起心肌缺血、心律失常、血压升高甚至猝死的情况并不少见。所以，立夏要养心，就要做到精神安静、喜怒平和，多做一些比较安静的事情，如绘画、书法、听音乐、下棋、种花、钓鱼等，以保持心情舒畅。

在饮食方面，立夏以后天气渐热，应多吃清淡、易消化、富含维生素的食物，少吃油腻和刺激性较大的食物，否则易造成身体内、外皆热，而出现上火的痤疮、口腔溃疡、便秘等病症。还应该多喝牛奶，多吃豆制品、肌肉、瘦肉等对"养心"有好处的食品。

立夏以后虽然天气渐热，但毕竟还没到伏天酷热之时，所以不要急于换上单薄的衣服，晚上睡觉也不要盖得过少，以免夜里受寒感冒。老年人更要注意避免气血瘀滞，以防心脏病发作。

轰雷雨积好养鱼，小满养生防"湿"当先

每年的 5 月 21 日左右是小满。从小满开始，大麦、冬小麦等夏收作物已经结果，籽粒渐见饱满，但尚未成熟，所以叫小满，还不是大满。小满时节，我国大部分地区已经进入夏季，南方地区平均气温一般高于 22℃以上，自然界的植物开始茂盛、丰腴，春作物也正值生长的旺盛期。

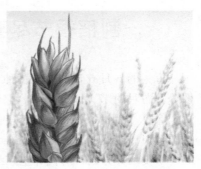

人们常说"小满小满，麦粒渐满"

小满以后，气温明显升高，降雨量也有所增加，温高湿大，如起居不当很容易引发风疹、汗斑、风湿症、脚气等病症。小满养生应注意以下事项：

1. 常吃具有清利湿热作用的食物

小满时节，在饮食方面应常吃具有清利湿热作用的食物，如绿豆、冬瓜、黄瓜、水芹、黑木耳、西红柿、西瓜、鲫鱼、草鱼等。

饮食

2. 房屋应保持清爽干燥

住处的房屋应保持清爽干燥；易患皮肤病的人应勤洗澡勤换衣服，保持皮肤的清洁干爽，有条件的可以经常进行药浴和花草浴。

精神

精神方面，应注意保守内敛，忌郁闷烦躁。

居处

3. 保守内敛

4. 选择较温和的运动方式

古人认为：要想保持身体健康寒暑不侵，就应该提高身体素质，以适应各种气候，杜绝疾病的发生。锻炼是提高身体素质的最好方法，所以在这一节气，应在清晨起床锻炼，并选择一些诸如散步、慢跑、打太极拳等比较温和的运动方式，不宜做过于剧烈的运动，以免大汗淋漓伤阴伤阳，违背"春夏养阳"的养生原则。

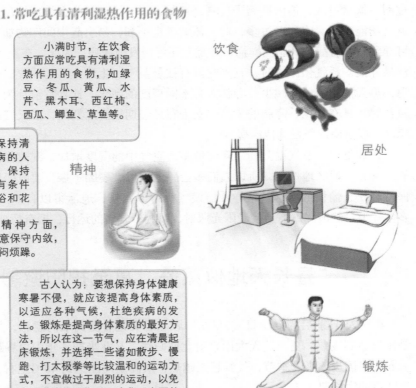

锻炼

79

下面，为大家推荐一款小满进补食疗方：

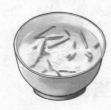

葛根粉粥

原料：葛根粉 30 克，粳米 50 克。

制法：先将葛根洗净切片，水磨澄取淀粉，晒干备用，每取 30 克，与粳米（先浸泡一宿）同入砂锅内，加水 500 毫升左右，以文火煮至米粥稠为度。

功效：清烦热、生津液、降血压。

适用：阴津不足之烦热口渴及高血压、冠心病、心绞痛、老年性糖尿病、慢性脾虚泻痢等。

割稻季节尽喜色，芒种会养身心都清爽

每年的 6 月 6 日前后是芒种，芒种节气是最适合播种有芒的谷类作物，如晚谷、黍、稷等。芒种时节，天气炎热，已经进入典型的夏季。芒种前后，虽然气温升高，但还是要注意保暖。一般中午的时候天气会比较热，人比较容易出汗，为保持身体清爽，应该勤洗换衣服、常洗澡。

饮食调养方面，历代养生家都认为夏三月的饮食宜清补。唐朝的孙思邈提倡人们"常宜轻清甜淡之物，大小麦曲，粳米为佳"。元代医家朱丹溪的《茹谈论》曰："少食肉食，多食谷菽菜果，自然冲和之味。"另外，我们在强调饮食清补的同时，告诫人们食勿过咸、过甜。饮食过咸，体内钠离子过剩，年龄大者，活动量小，会使血压升高，甚者可造成脑血管功能障碍。吃甜食过多，对人体健康也不利，易引起中间产物如蔗糖的积累，而蔗糖可导致高脂血症和高胆固醇症，严重者还可诱发糖尿病。因此，在夏季人体新陈代谢旺盛，汗易外泄，耗气伤津之时，宜多吃具有祛暑益气、生津止渴的饮食。老年人因机体功能减退，热天消化液分泌减少，心脑血管不同程度的硬化，饮食宜清补为主，辅以清暑解热护胃益脾和具有降压、降脂的食品。女士在月经期或产后期间，虽天气渐热，也忌食生冷性凉之品以防由此引发其他疾病。

芒种夏至时节气温升高，降雨增多，空气中的湿度增加，湿热弥漫空气，致使人体内的汗液无法通畅地排出，所以人们多会感觉困倦、萎靡不振。要改变这种情况，首先应该保持轻松、愉快的状态，这样才能使气机得以宣畅，通泄得以自如。另外，要晚睡早起，多多呼吸自然清气，适当接受阳光照射，以利于气血的运行，振奋精神。

昼长天地似蒸笼，夏至护阳避暑邪

6 月 21 日前后为夏至日，"夏至"顾名思义是暑夏到来的意思，从阴阳二气来看，就是阳气达到极致。夏至这天太阳直射北回归线，是北半球一年中白昼最长的一天。从这一天起，我国进入炎夏季节，气候越来越热，最高温度能达到 40℃左右，植物也在此时进入最旺盛的生长期。

从中医理论讲，夏至是阳气最旺的时节，因此养生也要顺应夏季阳盛于外的特点，注

意保护阳气，民间有"夏至一阳生"的说法，就是说在夏至日虽然天气炎热，阳气达到极致，但阴气在这个时候已经开始滋长，此时人体极为脆弱，很容易患上各种疾病。关于这一时节的养生，古人认为：应当调整呼吸，运用气功，使心神安静，想象心中存有冰雪，这样便不会感到天气炎热了。

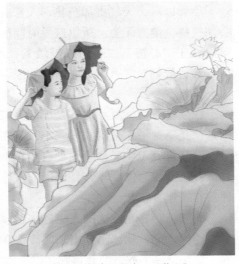

夏季不妨出门做个"采莲人"

饮食调养是夏至养生中的重要一环，应补充充足的蛋白质，这是体内供热的最重要的营养素。夏季在补充维生素方面，要比其他季节至少多一倍，因为大剂量的维生素 B_1、维生素 B_2、维生素 C 以及维生素 A、维生素 E 等，对提高耐热能力和体力有一定的作用。同时，也要补充水和无机盐。水分的补充最好是少量、多次，可使机体排汗减慢，减少人体水分蒸发。而无机盐，可在早餐或晚餐时喝杯淡盐水来补充。还要多吃清热、利湿的食物，如西瓜、苦瓜、鲜桃、乌梅、草莓、西红柿、绿豆、黄瓜等。

夏至以后天气炎热，很多人就减少运动，每天躲在空调屋里，很少出汗，其实这样对身体是没有益处的。有条件的话，夏季应该经常游泳或者到山清水秀比较凉爽的地方游玩，这样既防暑又健身，也可舒缓心情，是非常好的健康养生之道。

在盛夏，由于气温过高，很多人会出现体倦乏力以及头痛头晕的症状，严重者甚至会晕厥。发生这些病症的原因是：

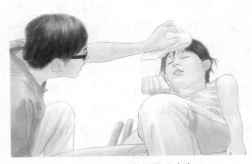

夏季多种原因容易导致头痛

第一，夏季天气炎热，人体大量出汗导致水分流失过多，如果得不到及时补充，就会使人体血容量减少，继而大脑供血不足，引发头痛病症；
第二，人体在排汗时，更多的血液流向体表，使得原本就血压偏低的人血压更低，导致头痛；
第三，有些人是因为睡眠不足，脾胃虚弱、食欲不振导致头痛。

要避免出现这些情况就要注意多喝水，保证体内的充足水分，另外就是应选择适合自己的降温方式避免中暑，不要一味地吃冷饮。

蝉鸣正烦田丰收，小暑静心更要小心

每年的 7 月 7 日左右是小暑，这时候天气已经很热，但还不到最热的时候，所以叫小暑，还不是大暑。时至小暑，很多地区的平均气温已接近 30℃，时有热浪袭人之感，常有暴雨倾盆而下，所以防洪防涝显得尤为重要。农谚就有"大暑小暑，灌死老鼠"之说。

小暑以后，天气更加炎热，人常会感到心烦气躁，倦怠无力。所以这段时间的养生重点在于"心静"二字，以舒缓紧张情绪，保持心情舒畅。常言道"心静自然凉"就是这个道理。

在饮食方面，夏季尤其要提醒大家注意的是：夏季是消化道疾病多发季节，在饮食上一定要讲究卫生，注意饮食有节，不过饱过饥，还要注意饮食丰富，以保证人体对各种营养成分的需求。

天气炎热，吃冷饮的人也越来越多，这里要提醒大家，从冰箱拿出来的冷饮和水果

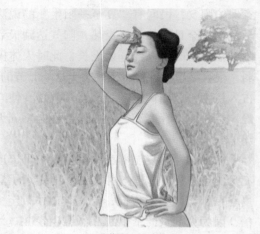

夏季谨防田头中暑

等，要在室温下放一会儿再吃，以免太凉刺激肠胃。其实，最好的消暑食物就是一碗清凉的绿豆汤，既健康又排毒。

大汗淋漓皆是夏，大暑首先防中暑

每年的 7 月 23 日左右是大暑，这是一年中最热的时候。大暑正值中伏前后，在我国很多地区，经常会出现 40℃ 的高温天气，这个节气里雨水也非常多，气候湿热难耐。

这个节气的养生，首先要强调预防中暑，当出现持续 6 天以上最高温度高于 37℃ 的天气状况时，无论在家也好，外出活动也好，应尽量避开中午以及午后的最高气温时间段。

此节气也是心血管疾病、肾脏及泌尿系统疾病患者的一大危险关头，因此这些病症患者更要格外小心。

不过，预防中暑也要讲究方式。有很多人经常在大汗淋漓时就用凉水冲澡，有人会一口气喝下一瓶冷饮，还有人直接把凉席铺在冰凉的地上躺下，这些做法的确会使人很快感觉到凉快，但也有可能会引发"阴暑"。所谓"阴暑"其实也是中暑的一种，致病原因不单纯是暑邪，而是兼有寒和湿的入侵，症状不像常见的中暑那样明朗化和发病急骤，但对身体的影响会更为深远。所以，在消暑时切记太过贪凉，要预防阴暑的发生。

天气炎热的季节是消化不良和胃肠疾病的高发期，饮食更要小心。其实，炎炎夏日自己在家里煲汤喝是很适宜的，选择新鲜的原料，配以清淡的口味，就是盛夏美食。

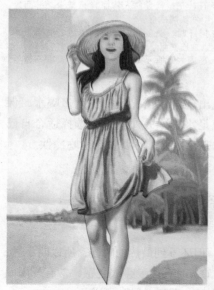

前往海滨是避暑的好选择

第2章

夏季养生先养心，心养则寿长

《素问·六节藏象论》里讲："心者，生之本，神之变也；其华在面，其充在血脉，为阳中之太阳，通于下气。"此处旨在告诉我们，心脏与夏季的关系非常密切。按照中医五行理论，夏季属火，对应的脏腑为"心"。这正如诸多医家所指，"夏主火，内应于心。"所以，养心成为夏季保健的一大关键点。

心是君主，夏季更需好好供奉

《黄帝内经》把人体的五脏六腑命名为十二官，其中，心为君主之官。它这样描述心："心者，君主之官。神明出焉。故主明则下安，主不明，则一十二官危。"君主，是古代国家元首的称谓，有统帅、高于一切的意思，是一个国家的最高统治者，是全体国民的主宰者。把心称为君主，就是肯定了心在五脏六腑中的重要性，心是脏腑中最重要的器官。

"神明"指精神、思维、意识活动及这些活动所反映的聪明智慧，它们都是由心所主持的。心主神明的功能正常，则精神健旺，神志清楚；反之，则神志异常，出现惊悸、健忘、失眠、癫狂等症候，也可引起其他脏腑的功能紊乱。另外，心主神明还说明，心是人的生命活动的主宰，统帅各个脏器，使之相互协调，共同完成各种复杂的生理活动，以维持人的生命活动，如果心发生病变，则其他脏腑的生理活动也会出现紊乱而产生各种疾病。因此，以君主之官比喻心的重要作用与地位是一点儿也不为过的。

在中医理论中，心为神之居、血之主、脉之宗，在五行属火，配合其他所有脏腑功能活动，起着主宰生命的作用。心的主要生理功能有两个：

1. 心主血脉

心主血脉包括主血和主脉两个方面：全身的血，都在脉中运行，依赖于心脏的推动作用而输送到全身。脉，即血脉，是气血流行的通道，又称为"血之府"。心脏是血液循环的动力器官，它推动血液在脉管内按一定方向流动，从而运行周身，维持各脏腑组织器官的正常生理活动。中医学把

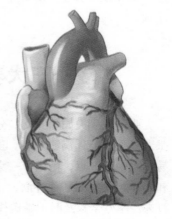

心主血脉

心脏的正常搏动、推动血液循环的这一动力和物质，称之为心气。另外，心与血脉相连，心脏所主之血，称之为心血，心血除参与血液循环、营养各脏腑组织器官之外，又为神志活动提供物质能量，同时贯注到心脏本身的脉管，维持心脏的功能活动。因此，心气旺盛、心血充盈、脉道通利，心主血脉的功能才能正常，血液才能在脉管内正常运行。

2. 心主神志

心对于人体，如同君主在国中处于主宰地位；九窍各有不同的功能，正如百官各有自己的职责一样。如果心能保持正常，九窍等各器官也就能有条不紊地发挥其作用；如果心里充满着各种嗜欲杂念，眼睛就看不见颜色，耳朵就听不见声音。所以说心要是违背了（清静寡欲的）基本规律，各个器官也就会失去各自应有的作用。

另外，在生活中，人们常用"心腹之患"形容问题的严重性，却不明白为什么古人要将心与腹部联系起来。所谓"心"，即指心脏，对应手少阴心经，属里；"腹"就是指小肠，为腑，对应手太阳小肠经，属表。"心腹之患"就是说，互为表里的小肠经与心经，它们都是一个整体，谁出现了问题都是很严重的。

正是因为心脏对人体健康起决定性的作用，所以我们平常要加强对心脏的养护，还要多注意自身的变化，以便尽早发现心脏疾病，心的养生保健方法要以保证心脏主血脉和主神志的功能正常为主要原则。

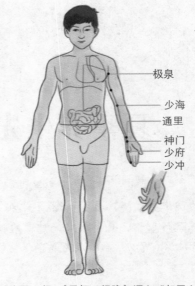

手少阴心经，《灵枢·经脉》谓之"起于心中，出属心系下膈，络小肠。"

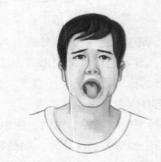

中医认为"心开窍于舌"，"舌为心之苗"，心脏的情况可以从舌的色泽及形体表现出来。心的功能正常，舌红润柔软，运动灵活，味觉灵敏，语言流利；心脏气血不足，则舌质淡白，舌体胖嫩；心有瘀血，则舌质暗紫色，重者有瘀斑；心火上炙，则舌尖红或生疮

夏季三大养心穴：阴陵泉、百会和印堂

张老先生夫妇和儿女们分开住。暑假的时候，女儿、儿子都拖家带口地回来看望爸妈，张老先生和老伴满心欢喜，虽然一下子添了七八张嘴，忙里忙外的，但不亦乐乎。好不容易忙到晚上8点，做出了一桌丰盛的大餐，张老先生的老伴虽然心脏不好，但因为高兴就和儿子、女婿喝了几杯酒，正在高兴的时候，她忽然捂紧胸口，只见她嘴唇发紫，并昏厥过去。幸好全家及时把她送往医院，才把她从心肌梗死的死亡线上抢救来。

夏季，是一年中气温最高的季节，人体的新陈代谢十分旺盛，很多人在炎热的夏天常常出现全身乏力、食欲不振、容易出汗、头晕、心烦、昏昏欲睡等症状，甚至被中暑、呕吐、腹痛、腹泻、心肌梗死等疾病困扰。

夏季养生重在养心。夏季养心就要坚持每天按揉阴陵泉、百会和印堂。因为这三个穴位可以健脾利湿，能保护好心脏。

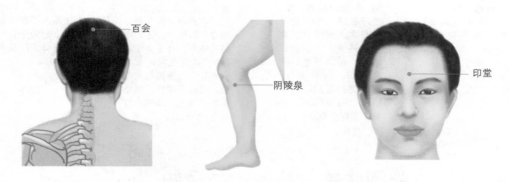

百会　　阴陵泉　　印堂

每天坚持按揉阴陵泉3分钟，可以保持整个夏天脾胃消化功能正常运转，还可以把多余的"湿"去掉，为秋天的健康打好基础。取穴时，将手放到膝盖内侧的横纹上，摸到一个凸起的骨头后，请顺着骨头的下方和内侧继续摸，待触摸到一个凹陷的地方，即为此穴。

每天按揉百会可以大大提升人体的阳气，让人神清气爽。百会位于头顶最上方，也就是两耳往头顶连线的中点处，每天用两手的中指叠压起来按在穴位上3分钟就可以了。

每天按揉印堂可以使大脑清醒，眼睛明亮，它在两眉中间的位置，每天用拇指和示指捏起眉间的皮肤稍往上拉100次，只要每天坚持就能达到养心的目的。

荷叶养心、去火，伴你舒爽一夏

炎炎酷暑，望着满塘碧绿荷叶，我们心中往往会顿觉一片清凉。其实，荷叶岂止看着顺眼，觉得舒服，它还是夏季去火、养心的难得佳品。

荷叶入药首见《食疗本草》。一般六至九月采收，除去叶柄，晒干。新鲜的叶子随时采用。

中医认为，荷叶味苦，性平，归肝、脾、胃经，有清热解暑、生发清阳、凉血止血的功用，鲜品、干品均可入药，常用于治疗暑热烦渴、暑湿泄泻、脾虚泄泻以及血热引起的各种出血症。而荷叶的去火功能更让它成为当之无愧的养心佳品。

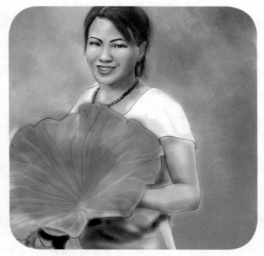

荷叶不仅具有很高的观赏价值，更是烹制佳肴的好食材

荷叶的功用

荷叶入馔可制作出时令佳肴，如取鲜嫩碧绿的荷叶，用开水略烫后，用来包鸡、包肉，蒸后食用，清香可口可增食欲。

荷叶常用来制作夏季解暑饮料，比如荷叶粥，取新鲜荷叶一张，洗净煎汤，再用荷叶汤与大米或绿豆共同煮成稀粥，可加少许冰糖，碧绿馨香、清爽可口、解暑生津。荷叶粥对暑热，头昏脑涨、胸闷烦渴、小便短赤等症有效。

荷叶具有降血压、降血脂、减肥的功效，因此，高血压、高血脂、肥胖症患者，除了经常喝点荷叶粥外，还可以每日单用荷叶9克或鲜荷叶30克左右，煎汤代茶饮，如果再放点山楂、决明子同饮，则有更好的减肥、降脂、降压之效。

荷叶适量，洗净，加水煮半小时，冷却后用来洗澡，不仅可以防止起痱子，而且具有润肤美容的作用。

桂圆味美，补血安神最知"心"

《本草纲目》记载，桂圆味甘，性温，无毒，入心脾二经，有补血安神、健脑益智、补养心脾的功效。桂圆还有补益作用，对病后需要调养及体质虚弱的人有辅助疗效。一般人都可以食用，尤其适合心悸、失眠、神经衰弱、记忆力低下、贫血等患者食用，也适宜于老年人气血亏虚及妇女产后虚弱乏力者食用。因含糖分较高，糖尿病患者当少食或不食；凡外感未清，或内有郁火、痰饮气滞及湿阻中满者忌食龙眼。因龙眼肉中含有嘌呤类物质，故痛风患者不宜食用。

桂圆每次食用不可过量，否则会生火助热。桂圆熬粥煮汤都十分美味，看看下面两道桂圆美食。

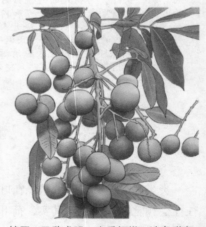

桂圆，又称龙眼，肉质细嫩，汁多甜蜜，美味可口。鲜龙眼制成干果后，即为中药里的桂圆

蜜枣桂圆粥

原料：桂圆、米各180克，红枣10颗，姜20克，蜂蜜1大匙。
制法：红枣、桂圆洗净；姜去皮，磨成姜汁备用。米洗净，放入锅中，加入4杯水煮开，放入所有材料和姜汁煮至软烂，再加入蜂蜜即可。
功效：此粥具有补气健脾、养血安神的作用，能使脸色红润、增强体力，并可预防贫血及失眠。

山药桂圆粥

原料：山药90克，桂圆肉1.5克，荔枝3～5个，五味子3克，白糖适量。
制法：先将山药去皮切成薄片，与桂圆肉、荔枝肉（鲜者更加）、五味子同煮粥，加入白糖适量调味即成。
功效：本品可以补益心肾，止渴固涩。适用于心肾之阴不足而引起的消渴、小便频数、遗精、泄泻、心悸失眠、腰部酸痛等症。

记住：心脏最怕你暴饮暴食

不良饮食习惯会对健康造成损害是众所周知的事情，但当与朋友聚会时，大量的美食放在你的面前，你能把住自己的嘴吗？这时你也许会想，偶尔暴食一顿应该不会给身体带来什么不好的影响吧，于是，就开始大快朵颐。

与朋友聚会，开心地吃喝是难免的，但如果大喜加上暴饮暴食，那就要注意了，因为心脏可能会受不了你的这种行为，从而提出"抗议"。

太高兴会让人心气涣散，又吃了这么多东西，会怎么样呢？这就会出现中医里"子盗母气"的状况了。

所谓的"子盗母气"，是用五行相生的母子关系来说明五脏之间的病理关系。在这里子指脾胃，母指心，就是说脾胃气不足而借调心之气来消化食物。

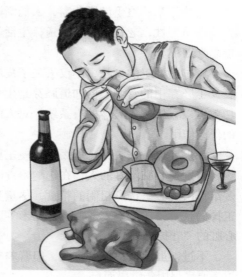

暴饮暴食会给心脏造成严重的负担

如果一个人本来就有心脏病，太高兴心气已经涣散了，然后这个时候又要暴饮暴食，脾胃的负担超负荷了，只好"借用"心气来消化这些食物，心气必然亏虚，因此心脏病患者（特别是老年人）在这个时候往往会突然发生心脏病，这就是乐极生悲了。

所以，不管是在平时，还是在节庆假日里，都要在饮食上有所节制，要把好自己的嘴，千万不要让美食成为生命的威胁。除此之外，日常在餐桌上，还应注意两多、三少：

1. 杂粮、粗粮应适当多吃
杂粮、粗粮营养齐全和维生素 B 族丰富，纤维素有益于心脏，杂粮、粗粮比精米精面含量多，所以，这类食物应多吃。

2. 新鲜蔬菜、大豆制品应多吃
由于维生素 C、纤维素、优质蛋白、维生素 E 等对心血管均有很好的保护作用，所以每顿吃新鲜蔬菜，每天不离豆制品应成为习惯。

3. 高脂肪、高胆固醇食品少吃点
脂肪和胆固醇摄入过多，可引起高血脂和动脉硬化，应少吃，尤其是肥胖者、高血压者、血脂偏高者、糖尿病患者以及老年人，更应少吃。

4. 酒要少喝
少量饮酒特别是少饮些果酒，有益于心脏。但大量饮酒会伤害心脏，尤其是烈性酒，应不喝。

5. 盐要少吃
盐摄入量多可引起血压增高和加重心脏负担，应少吃，把菜做得淡一些是少吃盐的好办法。

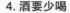
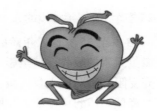

选对粗粮，就是选对身心"守护神"

近些年来，迫于健康所需，人们渐渐认识到粗粮对人体的重要性，老百姓开始知道，生活好了，可是也不能总吃细粮。

经过精加工的食物，不仅丢失了皮中的营养，而且丧失了胚芽中的营养。要知道胚芽是生命的起点，它的功效可以直接进入人体的心系统，对人的心脏有非常好的保健作用。

如果要保护好心脏，那么平时一定要多吃粗制的食物，特别是心脏不好的人，在选购粮食时，一定要记得多给自己的心脏选点粗制的粮食，尽量买胚芽没有被加工掉的粮食，比如全麦、燕麦、糙米等。这些食物都是心脏的"守护神"。

不过，虽然粗粮好处多多，但营养专家指出，吃粗粮还要懂得因年龄段而行。

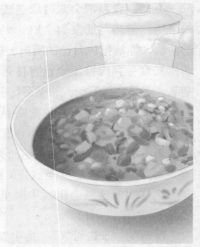

粗粮含有丰富的不可溶性纤维素，有利于保障消化系统正常运转。它能降低血液中低密度胆固醇和三酰甘油的浓度；增加食物在胃里的停留时间，延迟饭后葡萄糖吸收的速度；降低高血压、糖尿病、肥胖症和心脑血管疾病的风险

1. 60 岁以上年龄段的人

60 岁以上年龄段的人容易得癌症、心脏病和中风。而燕麦等粗粮富含的纤维素会与体内的重金属和食物中的有害代谢物结合使其排出体外。所以这个年龄段的朋友，应食用含纤维素较多的黄豆、绿豆等。

2. 45 岁至 60 岁年龄段的人

45 岁至 60 岁年龄段的人，可以通过有目的地食用粗粮调理和补充营养。生活中，这些朋友可以常吃一些燕麦等。如妇女到了绝经时，可多食豆类产品，这能把骨损耗减轻到最低程度。

3. 35 岁至 45 岁年龄段的人

35 岁至 45 岁这个年龄段，新陈代谢率开始放慢，应少食高甜度的食物，宜食用各种干果、粗杂粮、大豆、新鲜水果等。

4. 25 岁至 35 岁年龄段的人

25 岁至 35 岁这段年龄的人，久食多食粗粮就会影响人体机能对蛋白质、无机盐和某些微量元素的吸收，甚至影响到生殖能力。如长期过多进食高纤维食物，会使人的蛋白质补充受阻，脂肪摄入量大减，微量元素缺乏，以至造成骨骼、心脏、血液等脏器功能的损害，降低人体的免疫能力。所以这个年龄段的人，每周吃粗粮天数不要超过三天，或者喝一些粗粮细作的饮料也比较合适。

养心，最好为自己培养一个爱好

中医一贯强调"养生之要，首在养心"。人要有所依托，有一种健康的爱好，这样才能保持对社会、对生活的兴趣，进而使身心健康。

练习书法是非常好的养生方法。练习书法表面看起来挥毫起笔只有手在动，实际上是手指、腕、肘、肩带动全身的运动，将精、气、神全部倾注于笔端。整个过程酷似意力并用，动静结合，既增强了手、脑的协调能力，又锻炼了四肢的功能。可以说，书法不但是一种艺术享受，也是一种健身活动。

除了书法之外，垂钓、养花、下棋、阅读等都是很好的养生方法，大家不妨抽出一些时间来，从中选择一种有意识地加以培养。

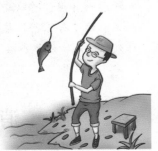

垂钓有益于身心

1. 垂钓

垂钓可谓是一种超然脱俗的活动，静中有动、动中有静。对于净化人的心境、锻炼人的意志有着神奇的作用。钓鱼者要有很强的耐力，这是一种体能的消耗过程，又是心态的调整过程，也是培养毅力的过程。

2. 阅读

越来越多的证据显示阅读的快乐不光是一种休闲的追求，或者一种提高技能和增加社会知识的方式，它对我们的精神和身体健康也有好处。它可以解压、排解孤独、忘记烦恼，可以防止脑老化和大脑疾病。

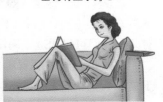

阅读可制造一种宁静氛围

研究者们发现仅仅6分钟的阅读就把压力水平减少了超过三分之二，好过听音乐和外出散步。阅读所需要的注意力被认为能使大脑轻松，松弛紧张的肌肉，降低心率。

3. 养花

养花是一种令人愉快的劳动。劳动强度虽然不大，但可舒筋活络，解除疲劳，增强体内新陈代谢。特别是看到自己亲手培育的花草，发芽吐绿、花蕾绽开的时候，那种愉悦的心情是无法形容的。

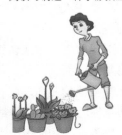

闲暇时养养花草吧

4. 下棋

棋类是被众多人喜爱的一种娱乐活动，也是一种斗智的艺术。茶余饭后，两军对垒，杀上几盘，不仅能调节情绪，增长智慧，还能陶冶性情，锻炼意志，其乐无穷。

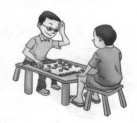

下棋是君子之间对垒

第 3 章

夏季进补，关键在于"清"和"苦"

> 夏季湿气重，再加上饮水多，很容易导致水湿困脾。中医学认为，淡味食物有利水渗湿的作用，所以夏季饮食应多吃些清淡的食物。同时，由于人们平时喜欢吃甜食而不喜欢吃苦味，往往导致营养过剩，若能在夏天吃些带苦味的食物，便可以帮助身体发散阳气，使体内蒸发的湿气干燥起来，裨益健康。

消暑祛病，从正确用膳开始

众所周知，感冒、腹泻、中暑是夏季常见的三种高发病。虽然看似小毛病，但我们一旦被其纠缠，往往又是苦不堪言。对此，我们可以通过正确用膳，来进行预防。

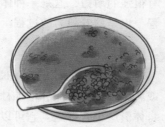

绿豆粥可以祛湿防感冒

中医把夏季的感冒称为热伤风，多由阳气外泄引起。由于夏季人们出汗较多，消耗较大，容易使人体阳气外泄，而且天热了很多人吃饭不规律，造成抵抗力下降，易患感冒。所以，夏季人们应多补充营养，多吃一些祛湿防感冒的食品，如绿豆粥。

对于腹泻，中医认为，夏季是阳气最盛的季节，天气炎热很多人都不想吃东西，营养容易缺乏，而且夏天人体出汗多，能量消耗较大，这时如果能量补充不足，加上不少人在夏天有贪凉的习惯，就容易导致腹泻的发生。每天吃饭时可以吃一两瓣蒜，因为大蒜对于预防急性的肠道传染病是非常有效的。

中暑最常见的是出现突然头冒冷汗、头晕、恶心甚至呕吐，或者突然体力不支等症状。

下面向大家推荐两道夏季防病菜肴：

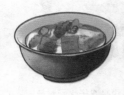

1. 苦瓜瘦肉汤
夏季吃苦瓜可以清热祛暑，提高免疫力功能，从而可以达到清心火、补肾、预防感冒的目的，而且苦瓜还有明目解毒的作用。

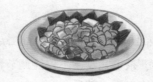

2. 香菇干贝豆腐
香菇中所含不饱和脂肪酸很高，还含有大量的可转变为维生素 D 的麦角甾醇和菌甾醇，对于增强免疫力和预防感冒有良好效果。香菇可预防血管硬化，降低血压。另外，糖尿病病人多吃香菇也能起到一定的食疗作用。

吃得科学营养，过个"清苦"的夏天

人体要适应自然环境、季节气候的变化。夏天的特点是"热"，故以"凉"克之，"燥"以"清"驱之。因此，夏季营养补充的关键之一就在于"清"。

炎夏的饮食应以清淡质软、易于消化为主，少吃高脂厚味及辛辣上火之物。清淡饮食能清热、防暑、敛汗、补液，还能增进食欲。多吃新鲜蔬菜瓜果，既可满足所需营养，又可预防中暑。主食以稀为宜，如绿豆粥、莲子粥、荷叶粥等。还可适当饮些清凉饮料，如酸梅汤、菊花茶等。同时，也不要饮烈性酒，不用过浓的调味品，忌食辛辣食物等。

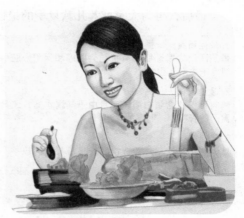

夏季饮食应以清淡为主

饮食清淡还要特别注意少钠多钾。钠主要以盐的方式存在，摄入过多可能诱发诸如高血压、冠心病、中风等多种致命性疾病。一旦提高了人体细胞内的钾含量，削减钠的含量，不仅能降低上述诸病的发病率，而且能纠正细胞变异，甚至促使癌细胞"改邪归正"。一日三餐吃淡一点儿，将每天的食盐量控制在 6 克以下，不仅是夏季的饮食原则，也适用于其他季节。

除了清淡以外，夏季饮食还应该吃点苦味食物。祖国医学认为，夏季人之所以常有精神萎靡、倦怠乏力的感觉，乃是源于夏令暑盛湿重，既伤肾气又困脾胃之故。而苦味食物可通过其补气固肾、健脾除湿的作用，达到平衡身体机能的目的。

另外，夏季酷热，肠胃功能受其影响而减弱，因此在饮食方面就要调配好，有助于脾胃功能的增强。夏天应以青菜、瓜类、豆类等蔬菜为主，辅以荤食。肉类以猪瘦肉、牛肉、鸭肉及鱼虾类为好。老人以鱼类为主，辅以猪瘦肉、牛肉、鸭肉。

夏季要多吃粗粮，一个星期应吃 3 餐粗粮，荤食与蔬菜合理搭配，稀与干要适当安排。

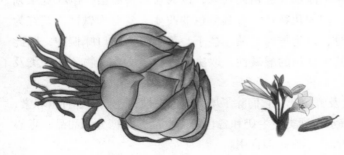

夏季饮食还应该吃点苦味食物，苦瓜、苦菜、蒲公英、莲子、百合等都是佳品，可供选择

夏季三餐以二稀一干为宜，早上吃面食、豆浆，中午吃米饭，晚上吃粥。

夏季要按时进餐，不能想吃就吃、不想吃就不吃，这样会影响脾胃功能的正常活动，使脾胃生理功能紊乱，引发胃病。

夏季要少吃生冷食物，少冷饮，特别是冰。老人脾胃消化吸收能力已逐渐衰退，小儿、儿童消化机能尚未充盈，在夏季又要受到暑热湿邪的侵侮，影响了脾胃的消化吸收功能，如吃生冷食物、喝冷饮，就会损害脾胃。

最后，再为大家推荐几款夏季的绝佳饮食。

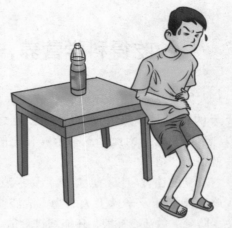

1. 最佳汤肴——番茄汤 番茄汤所含番茄红素有抗前列腺癌和保护心脏的功效，最适合于中老年男性。
2. 最佳肉食——鸭肉 鸭肉不仅富含蛋白质，而且由于其属水禽，还具有滋阴养胃、健脾补虚、利湿的作用。
3. 最佳饮料——热茶 夏天离不开饮料，首选饮品应是极普通的热茶。红茶中富含钾元素，既解渴又解乏。

生冷食物是寒性食物，寒与湿互结，就会使脾胃受损，导致泄泻、腹痛之症发生

碱性食物，夏季均衡膳食必选

由于夏天炎热，人体出汗多，水分和矿物质流失大，同时人体活动增加，对能量的需求也较多。因此，应注意膳食营养摄入的均衡性。

人体正常状态下，机体的 pH 值应维持在 7.3 ~ 7.4 之间，略呈碱性。夏天人体新陈代谢旺盛，体内产生的酸性废物较多，较容易形成酸性体质，容易引发病患。所以，此时特别需要注意多进食碱性食物，以保证人体正常的弱碱性。

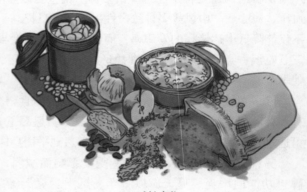

碱性食物

对于酸碱性食物的区分，大家可能都存在错误观念，以为靠舌头品尝，以味觉来判定是酸味或涩味；或取石蕊试纸，按理化特性，看其颜色的改变，变蓝为碱性，变红为酸性；或以平日饮食之经验来区分，以为柠檬、醋、橘子、苹果等食物口味偏酸，因此属于酸性食物。总之众说纷纭。其实食物的酸碱性，取决于食物中所含矿物质的种类及含量。

碱性食物包括新鲜蔬菜、水果及鲜榨汁，它们除了增高体内碱性，还供给各种营养素，非常值得夏季多多进食。而各色汽水、酒类、牛奶和各色奶制食品，含糖分的甜品、点心及肥肉、红肉等，大多属于酸性食品，不宜过多食用。

总之，夏季气温高，人体汗液分泌旺盛，水分流失比较大，因此必须及时补充水分。但是，补充水分光及时还不够，需注意"正确"二字。

"夏日吃西瓜，药物不用抓"

西瓜又叫水瓜、寒瓜、夏瓜，堪称"瓜中之王"，因是汉代时从西域引入的，故称"西瓜"。它味道甘甜、多汁、清爽解渴，是一种富有营养、最纯净、食用最安全的食品。西瓜生食能解渴生津，解暑热烦躁。我国民间谚语云：夏日吃西瓜，药物不用抓。说明暑夏最适宜吃西瓜，不但可解暑热、发汗多，还可以补充水分。

西瓜还有"天生白虎汤"之称，这个称号是怎么来的呢？白虎汤是医圣张仲景创制的主治阳明热盛或温病热在气分的名方。该病以壮热面赤、烦渴引饮、汗出恶热、脉象洪大为特征，一味西瓜能治如此复杂之疾病，可见其功效不凡。

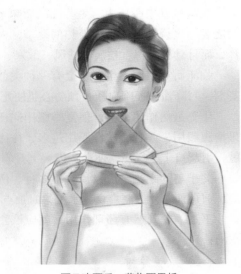

夏日吃西瓜，药物不用抓

《本草纲目》中记载西瓜"性寒，味甘；清热解暑、除烦止渴、利小便"。西瓜含有的瓜氨酸，不仅具有很强的利尿作用，是治疗肾脏病的灵丹妙药，对因心脏病、高血压以及妊娠造成的水肿也很有效果；西瓜可清热解暑，除烦止渴。吃西瓜后尿量会明显增加，由此可以减少胆色素的含量，并可使大便通畅，对治疗黄疸有一定作用。

新鲜的西瓜汁和鲜嫩的瓜皮还可增加皮肤弹性，减少皱纹，增添光泽。因此，西瓜不但有很好的食用价值，还有很经济实用的美容价值。

西瓜除了果肉，其皮和种子中也含有有效成分。比如，治疗肾脏病可以用皮来煮水饮用，而膀胱炎和高血压患者则可以煎煮种子饮用。

但是，西瓜性寒，脾胃虚寒及便溏腹泻者忌食；含糖分也较高，糖尿病患者当少食。

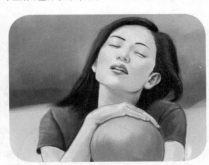

西瓜中含有大量的水分，在急性热病发热、口渴汗多、烦躁时，吃上一块又甜又沙、水分充足的西瓜，症状会马上改善

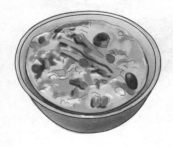

西瓜粳米红枣粥

原料：西瓜皮50克，淡竹叶15克，粳米100克，红枣20克，白糖25克。
制法：（1）将淡竹叶洗净，放入锅中，加水适量煎煮20分钟，将竹叶去之。
（2）把淘洗干净的粳米及切成碎块的西瓜皮及红枣同置入锅中，煮成稀粥后加入白糖即可食用。
功效：对心胸烦热、口舌生疮、湿热黄疸有效。

夏季适当吃姜，非常有益健康

我国传统中医认为，生姜性微而味辛，功能健脾胃、散风寒，有"姜能疆御百邪，故谓之姜"之说。尤其是在炎热的夏季，人体容易内生干燥之气。生姜不仅能够刺激人体发汗，而且具有暖胃、祛痰、祛风、散寒、解毒等功效。

临床研究表明，生姜还会有一种类似水杨酸的有机化合物，相当于血液的稀释剂和防凝剂，对降血脂、降血压、预防心肌梗死，均有特殊作用。

生姜虽然作用很大，但夏季服用同样应该适可而止。由于生姜中含有大量姜辣素，如果空腹服用，或者一次性服用过多，往往容易给消化系统造成很大的压力，还容易刺激肾脏，引起口干、喉痛、便秘、虚火上升等诸多症状。

关于姜的吃法，可以说有很多种。例如，喝姜汤，吃姜粥，炒菜热油时放点姜丝，炖肉、煎鱼加姜片，制扁食、水饺馅时加点姜末，等等。

不过，姜既然有药理作用，就应该注意它的一些用法和禁忌，有两方面问题是应该注意的：

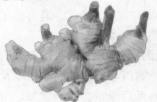

生姜有药理作用

● 第一，姜不要去皮。有些人吃姜喜欢削皮，这样做不能发挥姜的整体功效。鲜姜洗干净后即可切丝分片。
● 第二，不要吃腐烂的生姜。腐烂的生姜会产生一种毒性很强的物质，可使肝细胞变性坏死，诱发肝癌、食道癌等。那种"烂姜不烂味"的说法是不科学的。

消暑佳蔬，当然非苦瓜莫属

盛夏时节，烈日炎炎，用苦瓜做菜佐食，能消暑涤热，让人胃口大开，备受人们欢迎。苦瓜因外皮有瘤状突出，又有"葡萄酒"之称。因苦瓜从不把苦味渗入别的配料，所以又有"君子菜"的美名。

苦瓜营养十分丰富，所含蛋白质、脂肪、碳水化合物等在瓜类蔬菜中较高，特别是维生素 C 含量，每 100 克高达 84 毫克，约为冬瓜的 5 倍，黄瓜的 14 倍，南瓜的 21 倍，居瓜类之冠。苦瓜还含有粗纤维、胡萝卜素、苦瓜苷、磷、铁和多种矿物质、氨基酸等。苦瓜的苦味，

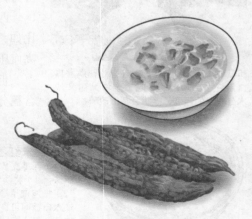

苦瓜深受人们喜爱

含有抗疟疾的喹宁，喹宁能抑制过度兴奋的体温中枢，因此，苦瓜有清热解毒的功效。苦瓜还含有较多的脂蛋白，可促使人体免疫系统抵抗癌细胞，经常食用，可以增强人体免疫功能。

历代医学都认为它有清暑涤热，明目解毒的作用。如李时珍说："苦瓜气味苦、寒、无毒，具有除邪热，解劳乏，清心明目，益气壮阳的功效。"《随息居饮食谱》载："苦瓜青则苦寒、涤热、明目、清心。可酱可腌，鲜时烧肉先瀹去苦味，虽盛夏肉汁能凝，中寒者勿食。熟则色赤，味甘性平，养血滋甘，润脾补肾。"中医认为，苦瓜味苦，性寒冷，能清热泻火。苦瓜还具有降血糖的作用，这是因为苦瓜中含有类似胰岛素的物质。苦瓜也是糖尿病症患者的理想食品。

夏季吃苦瓜可以清热解暑同时又可补益元气，可贵的是苦瓜还有补肾壮阳的功效。

苦瓜可烹调成多种风味菜肴，苦瓜制蜜饯，甜脆可口，有生津醒脑作用，苦瓜泡制的凉茶，饮后消暑怡神，烦渴顿消。

夏季食苦不可过度，且最好搭配辛味的食物（如辣椒、胡椒、葱、蒜），这样可避免苦味入心，有助于补益肺气。另外，脾胃虚寒及腹痛、腹泻者忌食。

"夏天一碗绿豆汤，巧避暑邪赛仙方"

民间广为流传"夏天一碗绿豆汤，解毒去暑赛仙方"这一健康谚语。在酷热难耐的夏天，人们都知道喝绿豆汤以清热解毒。

中国人很早就开始认识到绿豆粥清热解毒的功效。唐朝医家说绿豆："补益元气，和调五味，安精神，行十二经脉，去浮风，益气力，润皮肉，可长食之。"

而《本草纲目》是这样记载绿豆的：用绿豆煮食，可消肿下气、清热解毒、消暑解渴、调和五脏、安精神、补元气。绿豆性味甘寒，入心、胃经，具有清热解毒、消暑利尿之功效。所以是夏季补心安神、清热解毒的佳品。

服食绿豆，最好的方法当然是用绿豆熬汤。制绿豆汤时，不要煮得时间过久，使汤色发红发浑，失去了应有的特色风味。

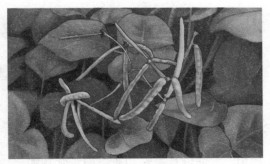

绿豆荚和枝叶

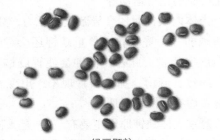

绿豆颗粒

这里就告诉你熬制绿豆汤的正确方法，简单轻松就能熬出美味又解暑的绿豆汤。方法：将绿豆洗净，控干水分倒入锅中，加入开水，开水的用量以没过绿豆2厘米为好，煮开后改用中火。当水分要煮干时（注意防止粘锅），加入大量的开水，盖上锅盖，继续煮20分钟，绿豆已酥烂，汤色碧绿。

凉茶新喝法，盛夏享口福

夏天偏热多湿的气候容易使人上火，而凉茶是去暑败火最直接有效的方法。下面介绍的几款凉茶中，总有一款适合你。

1. 西瓜皮凉茶
可将外皮绿色的那一层利用起来，洗净后切碎去渣取汁，再加入少量白糖搅拌均匀，有去暑利尿解毒之功。

2. 薄荷凉茶
取薄荷叶、甘草各6克放入锅内，加2500克水，煮沸5分钟后，放入白糖搅匀，常饮能提神醒脑。

3. 陈皮茶
将干橘子皮10克洗净，撕成小块，放入茶杯中，用开水冲入，盖上杯盖闷10分钟左右，然后去渣，放入少量白糖。稍凉后，放入冰箱中冰镇一下更好。

4. 荷叶凉茶
将半张荷叶撕成碎块，与中药滑石、白术各10克，甘草6克，放入水中，共煮20分钟左右，去渣取汁，放入少量白糖搅匀，冷却后饮用，可防暑降温。

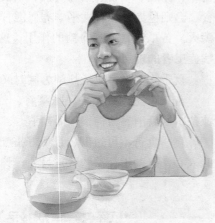

盛夏不妨喝碗凉茶

夏季补钾，多吃海带和紫菜

在人体不可缺少的常量元素中，钾占有重要的地位，正常人体内含钾总量约150克。主要存在于细胞内，它与细胞外的钠协同起着维持细胞内外正常渗透压以及酸碱平衡的作用，并能维持神经和肌肉的正常功能，特别是心肌的正常运动等。

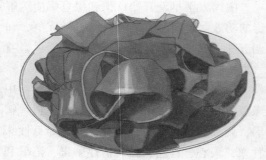

吃海带是补钾的好方法

当体内缺钾时，会导致全身无力、疲乏、心跳减弱、头昏眼花，严重缺钾还会导致呼吸肌麻痹死亡。此外，低钾会使胃肠蠕动减慢，导致肠麻痹，加重厌食现象，出现恶心、呕吐、腹胀等症状。临床医学资料还证明，中暑者均有血钾降低现象。

夏季人体缺钾原因主要有三，一是人体在夏季大量出汗，汗液中除了水分和钠以外，还含有一定量的钾离子。二是夏季人们的食欲减退，从食物中摄取的钾离子相应减少，这样会造成钾的摄入不足。三是天气炎热，人体消耗能量增多，而能量代谢需要钾的参与。

最安全有效的补钾方法是多吃富含钾的食品。紫菜、海带等海藻类食品含钾较多，因此紫菜汤、紫菜蒸鱼、拌海带丝、海带冬瓜汤等，应是夏季菜肴的上品。

第4章

生活起居养好阳，才能生长不生病

科学界和医学界都有这样一个观点：人的寿命取决于体内物质和能量的储备。而三伏天来临，暑热难耐，其季节性气候严重影响我们体内物质和能量的代谢及储备。因此，养生保健要求合理安排生活起居。针对夏天昼长夜短、阳气升发的特点，我们的生活起居重点应放在"耗"上，通过科学的作息、着装等，将体内储备的能量尽量消耗出去，从而实现阴阳平衡，百病不生。

骄阳似火，让阳气随大自然"耗散"吧

"夏三月，此谓蕃秀，天地气交，万物华实。夜卧早起，无厌于日，使志无怒，使华英成秀，使气得泄，若所爱在外。此夏气之应，养长之道也。"这是《黄帝内经》中关于夏季养生之道的论述。

夏三月是指农历的四五六三个月，是天地万物生长、葱郁茂盛的时期，金色的太阳当空而照，向大地洒下了温暖的阳光。这时，气温逐渐升高，并且达到一年中的最高峰，而且夏季雨量丰沛，大多数植物都在此季"疯狂生长"，人体的阳气在这个时候也较为旺盛，因此夏季养生要注意顺应阳气的生长。

因天气炎热，人往往比较烦躁，要避免天气给自己带来的负面影响，就要把酷暑高温拒之门外。

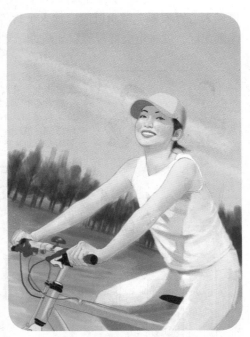

夏季要坚持体育锻炼以加快新陈代谢

在夏天，人容易心火过旺，因此饮食应清淡，尽量少吃油腻食物；在流汗后，不仅要补充水分，还应补充盐分；夏季易中毒，所以要注意饮食卫生，并且不要食用变质食物。

中暑是夏季的常见病，人们可以用多吃防暑食物、保证睡眠等方法来避暑。另外，还

要注意预防支气管哮喘、腹泻、肺气肿、慢性支气管炎等疾病。

夏季要坚持体育锻炼，以加快新陈代谢，祛除体内毒素。在运动后，不要饮用大量的凉开水，也不要用冷水冲澡。

在夏季要抓住治冬病的好时机。许多冬季常发生的疾病或因体质阳虚而发生的病症，可通过在夏天增强人体抵抗力，减少发病率。冬病夏治是抓住了夏季阳气最盛、冬季阴盛阳衰的特点。久咳、哮喘、痹症、泄泻等疾病用冬病夏治的方法治疗效果较好，常用的方法有针灸和进补。

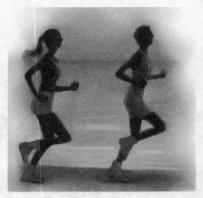

运动要避过高温时间，清晨和黄昏是最好的锻炼时间

走出夏天睡眠误区，做个"仲夏夜之梦"

看过《仲夏夜之梦》的人，肯定对剧中轻松、愉快的情节印象深刻。那么，你有没有想在炎热的夏季做一个美满的"仲夏夜之梦"呢？炎热的夏天是人们最难入眠的季节。

夏季天长夜短，人们白天活动的时间延长，夜间睡眠的时间不足，再加上暑热湿盛，更使人心浮气躁。蚊虫叮咬、他人干扰等，都使人难以入静。其实，只要你能够走出下列睡眠误区，就一定会舒舒服服地睡个好觉，拥有一个恬静的"仲夏夜之梦"。

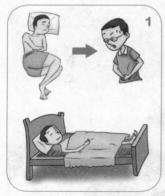

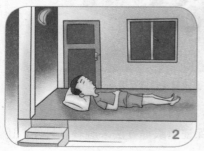

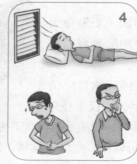

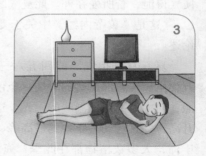

第一，忌袒胸裸腹。尽管夏日天气炎热，在晚上睡觉时仍应穿着背心或薄衬衫，腹部、胸口盖条被单，以避免着凉而引起腹痛、腹泻。对于这一点，老年人、幼儿更应该注意。

第二，忌室外露宿。即使在夏季气温很高的夜晚，也不能因贪图凉快，在廊檐、室外露宿，以防蚊叮虫咬或因露水沾身而发生皮肤感染或头昏脑涨、四肢乏力。

第三，忌睡地板。夏季，有些人只因图一时凉爽，在水泥地或潮湿的地面上铺席而卧。这样很容易因湿气、邪寒袭身，而导致风湿性关节炎、腰酸腿痛或眼睑水肿等病症，损害身体健康。

第四，忌穿堂风。夏季，通道口、廊前虽然风凉，但是"坐卧当风"。在这样的地方睡觉，虽然凉爽，但很容易受凉、腹痛、感冒。

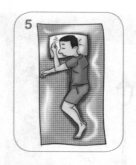
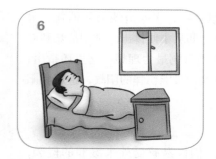
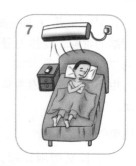

第五，忌睡塑料凉席。塑料制品的透气性差，不能吸汗，水分滞留，不易蒸发。这样一来，不但影响睡眠，还会危害身体健康。

第六，忌不睡午觉。夏季日长夜短，人体新陈代谢旺盛，容易感觉疲劳。午睡可使大脑和身体各系统都得到放松，也可预防中暑。

第七，忌开着空调睡觉。人入睡后血液循环减慢，抵抗力减弱，极易受凉感冒。所以即使开空调睡觉也记得给自己盖一床薄被。

保足阳气，长夏防湿"三注意"

中医称夏末秋初为长夏时期，其气候特点是多湿，所以《理虚元鉴》特别告诫说："长夏防湿。"这个季节多雨潮湿，水汽上升，空气中湿度最大，加之或因外伤雾露，或因汗出黏衣，或因涉水淋雨，或因居处潮湿，以致感受湿邪而发病者最多。

现代科学研究证实，当热环境中空气相对湿度较大时，有碍于机体蒸发散热。空气中大量水分使机体难以通过水分蒸发而保持产热和散热的平衡，出现体温调节障碍，常常表现出胸闷、心悸、精神萎靡、全身乏力。

总体来说，长夏防湿，主要应做到以下几点：

1. 居住环境，避免潮湿

《黄帝内经》提出："伤于湿者，下先受之。"意思是湿邪伤人，最容易伤人下部。这是因为湿的形成往往与地的湿气上蒸有关，故其伤人也多从下部开始，如常见的下肢溃疡，湿性脚气、妇女带下、下肢关节疼痛等，往往都与湿邪有关。

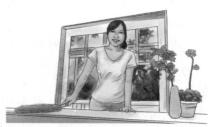

长夏季节，居室一定要避免潮湿，尽可能做到空气流通，清爽、干燥

2. 饮食清淡，易于消化

中医认为，湿为阴邪，易伤阳气。因为人体后天之本——脾喜燥而恶湿，所以，长夏季节湿邪最易伤脾，一旦脾阳为湿邪所遏，则可导致脾气不能正常运化而气机不畅，可见脘腹胀满、食欲不振、大便稀溏、四肢不温、口甜苔腻脉濡等症。若影响到脾气升降失司，还会出现水液滞留，常见水肿形成、目下呈卧蚕状，也可见到下肢肿胀。因此，长夏应多吃清淡易于消化的食物。

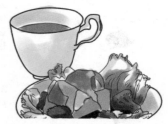

长夏季节最好少吃油腻食物，多吃清淡易于消化的食物。更要注意饮食卫生，不吃腐烂变质食物，不喝生水，生吃瓜果蔬菜一定要洗净

长夏季节最好少吃油腻食物，多吃清淡易于消化、清热利湿的食物，使体内湿热之邪从小便排出。常用清热利湿食物以绿豆粥、荷叶粥、红小豆粥最为理想。这里还指出，饮食也不应过凉，因为寒凉饮食最能伤脾的阳气，造成脾阳不足。

3. 避免外感湿邪

由于长夏阴雨连绵，人们极易感受外来湿邪的侵袭，出现倦怠、身重、嗜睡等症，严重者还会伤及脾阳，出现呕吐腹泻、脘腹冷痛、大便稀薄的症状。因此，长夏一定要避免湿邪侵袭，做到外出带伞、及时避雨。若涉水淋雨，回家后要立即服用姜糖水。有头重、身热不扬等症状者，可服藿香正气水等。此外，由于天气闷热，阴雨连绵，空气潮湿，

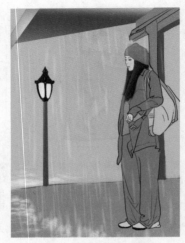

长夏应尽量避免外感湿邪

衣物极易发霉，人也会感到不适。穿着发霉的衣物，容易感冒或诱发关节疼痛，因此，衣服要经常晒一晒。

养生专家告诉你：夏季睡眠有四忌

夏季的炎热让有些人想出了一些睡眠措施，比如在室外露宿、吹穿堂风，等等。事实上，这些人们在睡觉时习惯性使用、一些自以为聪明的"小技巧"，往往很可能伤害到自身的健康。

养生专家指出，夏季养生，四大睡眠禁忌万万不容忽视。

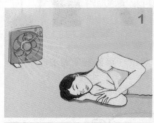

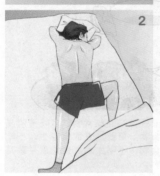

1. 忌开着电风扇、空调睡觉：入睡后人体的血液循环减慢，抵抗力减弱，开着电风扇、空调吹风，极易受凉而引起感冒。

2. 忌光着膀子睡觉
人体是靠皮肤上温度的不断变化来保持恒温的，腹部和胸部皮肤上的温度几乎不变。所以天气再热也要将被单盖在胸腹部，以免受凉而生病。

3. 忌躺在地上睡觉：易引发感冒、风湿性关节炎等疾病。

4. 忌睡前在地上泼水：这会使得空气比浇水前更浑浊，对人身体十分不利。

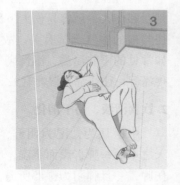

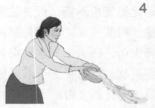

睡前摇扇消暑纳凉又健身养性。摇扇子能使手臂、手腕不断运动，可促进血液循环，舒筋活络，可防止血压突然升高；摇扇子时头部经常活动，对防止颈部骨质增生有一定的作用。檀香扇不仅可用其摇动生风，而且闻其芳香，可爽精神。檀香属于天然香料，对嗅觉神经可产生较强的良性刺激，特别是神经衰弱者，对此刺激特别敏感，能起到镇静安神的作用。

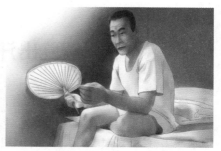

摇扇子对健康有益处

想凉快，夏季除热有良方

夏天气温接近人体的温度，人体散热方式以汗蒸发为主，所以用热来除热才是比较好的养生方法。

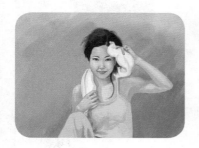

热毛巾擦身

夏天，人的脸面和躯干难免多汗，及时擦汗可促使皮肤透气，但必须用热毛巾，才能适应人体降温节律。

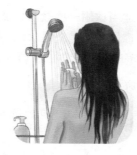

洗热水澡

夏天洗冷水澡会使皮肤收缩，洗后反觉更热，而热水洗澡虽会大量出汗，但能使毛细血管扩张，有利于机体排热。

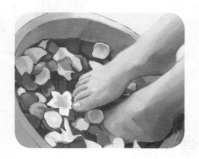

热水洗脚

脚有第二心脏之称，人的脚上分布有全身的代表区和五脏六腑的反射点。古人云："睡前洗脚，胜似补药。"夏季也不例外。当时虽然感觉有点热，但事后反而会带来凉意和舒适。

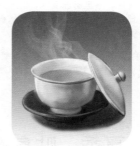

喝热茶

冷饮只能暂时解暑，不能持久解热、解渴，而喝热茶却可刺激毛细血管普遍舒张，体温反而明显降低，这是简便易行的绝妙良方。

另外，加强耐热锻炼，提高体温调节功能，热适应能力增强，不但可增强体质，还可有效地防止中暑和其他热证发生。

在阳光的暴晒下，车窗紧闭的汽车内部温度可能会急剧升高至五六十摄氏度甚至更高，高温对于仪表板、真皮座椅都有损害。这时，你就应该为自己选择一个合适的遮阳板。它能挡住80％的太阳强光，使用它不至于使你进入车内时有灼热感。遮阳板的使用方法很简单，只要将其打开，把吸盘吸在玻璃上即可。

盛夏出汗，千万别马上冲凉

炎炎夏日，大家几乎都有这样的体验：动不动就出一身汗，黏糊糊的，甚是不爽。这时，如果能立刻冲个凉水澡多好啊？停！千万别这样么想。

养生专家指出，盛夏出汗千万不能立即洗冷水澡。这是因为，夏天气温高，锻炼刚结束时，人体仍处于代谢旺盛、皮肤血管扩张的状态，这时如果立即洗冷水澡，皮肤受到冷水刺激，会通过神经反射引起皮肤血管收缩，结果可使出汗散热受阻，反而会使散热困难、体温升高。同时，皮肤血流量减少使回心血量突然增加，会增加心脏负担。

夏季锻炼后应适当饮用一些盐水，然后休息1小时左右再洗澡。当然，最好还是洗温水澡。汗液中含有较多的氯化钠，出汗多应该补充食盐和钙。

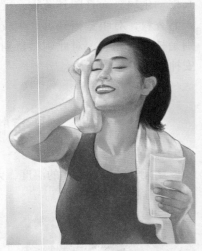
夏季容易出汗，光擦擦解决不了问题

天再热，也别让脚着凉

● 夏季，很多人赤足，穿鞋托、凉鞋。但你可能有所不知，如果不注意很容易使脚受寒，而这会影响内脏，引起胃疼、腰腿痛等。

● 医学研究证明，脚距离心脏最远，供血最差，脚的脂肪层薄，保温差，所以脚掌皮肤温度最低，极易受寒。一旦脚部受凉，可反射性地引起上呼吸道黏膜内的毛细血管收缩，使抵抗力显著下降。此时，原来潜伏在鼻咽部的病毒、病菌就会乘虚而入，引起感冒等多种疾病。

● 脚上的感觉神经末梢受凉后，正常运转的血管组织收缩，时间长了会导致血管舒张功能失调，诱发肢端动脉痉挛、关节炎和风湿性疾病等。所以夏天要注意脚的防护。

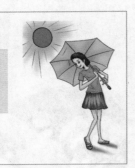

夏季，贴身衣物勿忘经常洗洗

人的皮肤每平方厘米有1000多条汗腺，全身表皮分布着几百万个毛孔，它们存在于表皮细胞间隙中，人体通过毛孔不断排汗。汗中含有尿素、盐分等废物，留在衣服上的"汗渍"就是这些废物的痕迹。特别在夏天，因为出汗多，衣服更容易脏。

另外，紧挨在毛囊附近的皮脂腺，分泌油腻状物质，每天分泌20～40克皮脂，均匀地在全身表面形

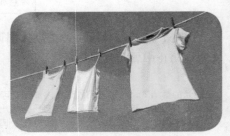
勤洗澡，常换洗衣物

成薄薄的一层分泌物，起着滋润、保温、护肤的作用。但这些皮脂分泌物是高级脂肪酸和胆固醇酯，它们可以和汗液、表皮脱屑、灰尘等同时混合附着在衣服纤维里，如果不及时清除，可使衣服逐渐被酸化而变黄。

皮肤的表皮细胞在不断地新陈代谢，衰亡细胞与角质皮层，经常从表皮脱落下来，加上身上汗毛脱落，两者与皮脂、污垢黏附于贴身的衣服上，会使衣服变脏。因此，我们必须经常换洗贴身衣服。

体弱者着装，要遵循安全防暑指南

夏天的特征是昼长夜短，炎热难耐，而体弱者耐受力比较弱，适应性也比较差，所以他们想要安全地度夏，就应注意保健。

盛夏季节人的火气一般都比较旺盛，因此体弱者在精神、心理等方面就应息其怒，静其心，安其神，使神经系统处于宁静状态，不能烦躁激动。

体弱者衣服要勤换勤洗，衣服的颜色以浅色为主，通风散汗性能要好，外出时要带上遮阳帽或打遮阳伞，不要在紫外线最强的时间段外出。

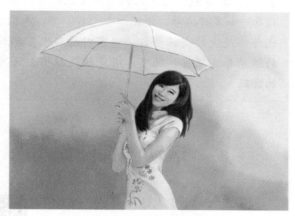

浅色着装和浅色伞能有效防紫外线

体弱者所住的居室应该有防止阳光直射的装置，可以在窗外搭个凉棚或挂上带网眼的窗帘，在室内吹空调或电扇时，风口不要正对着自己，以防受风着凉。

在夏天，体弱者的消化功能一般比较差，因此应以温软易消化、清淡有营养的食物为主，少吃油腻厚味之物，以防生痰、生热、生湿。尤其应该忌食生冷食物，如冰砖、冷水、凉粉、冷菜等，以免损伤脾胃，诱发疾病。

晚上睡觉时，体弱者不能贪凉而卧，睡于露天、窗前等处，更不能迎风而卧，避免风邪侵入人体，引起头痛头晕、腹痛腹泻、关节酸痛和面神经麻痹等症状。

四季养生小贴士

体弱者，如在酷暑天气出现头昏头痛、口渴多汗、全身疲乏、心慌等中暑先兆症状时，应立刻脱离中暑环境，及时转移到阴凉通风处休息，并采取相应的治疗措施。同时，体弱者若出现血压急剧升高，心慌气短、头昏头痛加重，精神萎靡，走路步态不稳、手足不灵活等异常表现时，家人需及时送其到医院就诊。

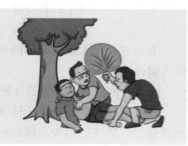

第 5 章

夏日运动，讲究一个"轻"字

由于紫外线比较强，气温高，很多运动项目并不适宜在夏天进行。可是，"生命在于运动"，我们总不能怕热就变成木头人吧？对此，养生专家为我们进行了科学的指导——夏日运动，讲究一个"轻"字。人们应以攀登楼梯代替登山，以简单小动作代替幅度大的高强动作，以室内活动代替剧烈运动，等等。从事这种以"轻"为主的运动养生项目，既可以避免阳气损伤，又可以促进人体血液循环，还能享受醋甜的睡眠。

运动"挥汗如雨"，小心损伤阳气

到了夏天，不少人认为，平时做事情或锻炼时，动到大汗淋漓纯属正常，无须多虑。然而，事实却并非如此。

我们知道，汗为心之液，在人体属阴，适度地宣泄可以使身体处于阴阳平衡的状态，而如果出汗过多，就会导致阴液亏损过多，阴不足以涵阳人体健康就会出轨。由此可见，即使夏季酷热灼人，我们也不可过度出汗。

中国古人锻炼也不主张大量出汗，而以微微汗出为宜，这叫"沾濡汗出"，出

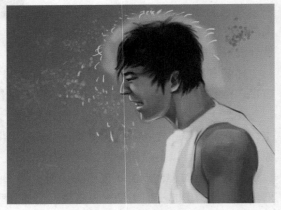

凡事有个度，锻炼身体也一样

一层细汗，对人体是最有好处的。所以在锻炼时，我们一定注意保持这个原则，不要过度出汗。

有时候几个人进行同样的运动后，有人出汗多，有人出汗少，这是因为出汗的多少是因人而异的。

（1）汗液取决于汗腺的分泌，而汗腺的数量，不仅有性别差异，还有个体差异。

（2）出汗多少还取决于体液含量。有些人体液较多，运动时出汗就多；反之，运动时出汗就少。体液的多少由体脂的含量决定，因为脂肪组织中含水量比较少，所以胖人的体

液相对比瘦人少。尽管运动时胖人出汗多，但耐受水分丢失的能力却比较差，也就是说，运动时间不长，胖子就会因代谢失调而过早出现疲劳。

（3）运动前是否饮水对出汗也有影响，如果运动前大量饮水，会导致体液增多而增加出汗量。

（4）还要看个人的身体素质。体质强壮的人，肌肉与运动器官都比较健康，即使进行强度较大的运动，也毫不费力，出的汗自然就少；相反，体质差的人稍稍活动，就会大汗淋漓。

因此，出汗越多并非锻炼效果越好。酷热的夏日，人们在运动后为了"舒服"各有高招，但有些做法却是过激的，会对身体造成损害。只有合理运动，才能保证健康。

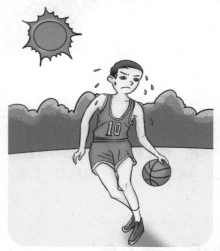

阳光暴晒下，裸露的皮肤容易受到伤害

运动时皮肤不宜过露

赤膊或露背只能在皮肤温度高于环境温度时，才能通过增加皮肤的辐射、传导散热起到降温的作用。而酷暑之日，最高气温一般都接近或超过37℃，皮肤不但不能散热，反而会从外界环境中吸收热量，因而夏季赤膊或露背会感觉更热。而且，在太阳下露背进行活动，强烈的紫外线直接照射在皮肤上，还会引起皮肤疾病。

运动后不宜过快降温

运动后大汗淋漓，急忙到风扇前揭开衣服猛吹，或在过冷的空调下直吹，以及拧开水龙头，让冷水直冲身体，这种"快速降温"的方法常常会快活一时，然后难受几天。因为运动后毛孔处于扩大状态，经过突然的冷刺激，毛孔迅速缩小。这对身体极其不利，容易受寒邪的侵扰，甚至引起各种疾病。

运动后不宜补充纯水

因为纯水中几乎不含人体出汗排出的盐分及矿物质等。人在高温下进行剧烈运动时，身体大量出汗，造成机体里水分和盐类丢失。若大量饮水而没有及时补充盐分，血液中的氯化钠浓度就会降低，肌肉兴奋性增高，易引起肌肉痉挛和疼痛。因此在训练前，应补充足够的水分和盐分；在运动时注意全身各肌肉群交替进行活动，避免仅运动局部肢体，使局部肢体负荷过重。

运动中喝水不宜过猛

如果喝水过猛，会引起胃部肌肉痉挛、腹痛等症状，应该在剧烈运动后间隔几分钟再适当补充水分。

30分钟"轻运动"，健康快乐过一夏

进入夏季，人们往往在酷热的侵袭下一动都不想动，即使那些很多喜欢运动的朋友，也会突然不知道该如何健身了。

对此，养生专家指出，夏季更适合"轻运动"，而且运动量最好控制在半个小时左右为宜。此外，运动后还必须注重科学补水。

所谓"轻运动"，就是体能消耗少、技术要求低、时间要求松的运动养生方式。选择适合自己的"轻运动"方式，我们可以避免因为过度运动对身体造成伤害。

例如，上下班的时候，大家可以不乘坐交通工具，而是采取步行的方式。只要时间控制在 1 小时内，没有让身体感觉过度疲惫，就可以了。除此之外，练瑜伽、健美操等也是不错的选择。

你可能会问，那么"轻"，能达到运动量吗？能起到锻炼的作用吗？要知道，在夏季的高温天气中，人体本身的热量消耗就很大，一旦健身时过量，很容易使人体的血糖偏低、抵抗力下降，严重的则会导致昏厥，所以夏季过量运动对健康反而不利。具体来讲，我们在夏季，应尽量避开在阳光下进行户外运动。对一般的普通人而言，每天坚持 30~45分钟的运动就可以，30 分钟的运动时间最佳。

再有，由于夏季气温高，人体消耗大，大量运动会加速体内水分流失，因此一定要注意对身体消耗的水分进行及时的补充，所以在运动前的半个小时，至少要喝两杯水。

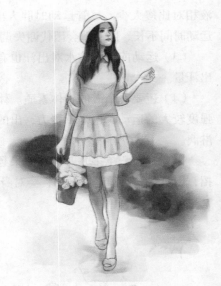

运动前做好细致的准备工作

如果户外运动时间超过半个小时，一定要带瓶水，最好是能够补充盐分的生理盐水或淡盐水。此外，运动后大量饮水，不但不利于血液循环系统、消化系统，还会给心脏增加负担。而且大量饮水还会导致出汗更多，而盐分也会进一步流失，并容易引发痉挛、抽筋。因此，运动后补水一定不可过量。

游泳健身又美体，做条快乐"美人鱼"

游泳是一项人体在一定深度的水的特定环境中，凭借肢体运动，利用水的浮力而进行的技能活动。它是古代人类在同大自然的斗争中，为生存而产生的，并随着社会的不断发展而发展，逐渐成为一项现代竞技体育运动的重要竞赛项目。

游泳对身心健康能起到很好的作用。

（1）可使心脏得到很好的锻炼，使心肌逐渐发达，收缩能力增强，更好地促进机体的新陈代谢。

（2）游泳运动是所有运动项目中对呼吸系统影响最大的一个项目。

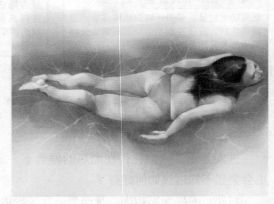

学学游泳技巧

（3）坚持游泳锻炼，还能使神经系统功能增强，可使动作敏捷，反应灵活，并使关节得到锻炼，动作协调、敏捷。

（4）可以有效地锻炼全身的肌肉和关节，使肌肉发达，可以减肥，保持体型健美，并在力量、速度、柔韧、耐力等身体素质方面有明显提高。

（5）可以强身健体，预防疾病。

（6）可以延缓衰老，使人青春常驻。

与此同时，游泳健身中有七个方面，我们一定要注意：

第一，锻炼前应检查身体。有严重的心血管疾病、皮肤病和传染病者不宜参加游泳锻炼。

第二，下水前做好准备活动。应做 3 ~ 4 分钟臂、腿、腰部弯曲伸展运动。

第三，水温不宜过低。初练者最好从夏天开始，这样容易适应。

第四，运动量要适宜。初练者游程不要太长，每 50 米应停下来休息片刻，速度不宜过快。

第五，注意自我监督。如游泳后头晕、恶心、疲劳不适，应减少活动量或暂停锻炼。

第六，注意安全。要结伴而行，互相照料保护。不要到有急流、旋涡的地方游泳，也不要到水草密集区去游泳，以免发生意外。

第七，游泳动作宜慢，不要猛然跳下水。要先用水浇冲一下肩部、胸部，徐步走向游泳区域。初学者不要急于求成，应先熟悉水性，再循序渐进学习技术动作；先将整套动作分解，分开来练；在此基础上，再做整套动作的协调配合练习。老年体弱者更要注意量力而行，动作稳妥，不宜过于剧烈运动。

举手之劳，起床前小动作让你精力充沛

夏季来临，每天早晨起床之前若能坚持做几个简单的养生小动作，会使你全天精力充沛，而且有利于增强体质、促进健康。

你一定很想知道这些小动作是什么吧？别急，下面我们就一一介绍给大家。

1. 搓脸

早晨起床后，先用双手的中指同时揉搓两个鼻孔旁的迎香穴数次。然后上行搓到额头，再向两侧分开，沿两颊下行搓到颏尖汇合。如此反复搓脸 20 次，有促进面部血液循环、增强面部肌肤抗风寒的能力、醒脑和预防感冒的功效。长期坚持，还能减少面部皱纹，改善容颜。

2. 转睛

运转眼球，宜不急躁地进行，先左右，后上下，各转 10 次，能提高视神经的灵活性，提高视力。

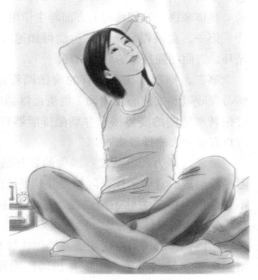

早晨起床前也有养生操

3. 叩齿

轻闭嘴唇，上下牙齿互相叩击36次，间宜旋舌，以舌尖舔顶上颚数次。能促进口腔、牙齿、牙床和牙龈的血液循环，增强唾液分泌，从而起到清除污垢、提高牙齿抗龋能力和咀嚼功能等作用。

4. 挺腹

平卧，伸直双腿，做腹式深呼吸。吸气时，腹部有力地向上挺起，呼气时放松。反复挺腹十余次，可增强腹肌弹性和力量，预防腹部肌肉松弛、脂肪积聚，且能健胃肠、利消化。

5. 提肛

聚精会神地提紧肛门十余次，可增强肛门括约肌力量，改善肛周血液循环，预防脱肛、痔疮、便秘等。

6. 梳头

坐在床上，十指代梳。从前额梳到枕部，从两侧颞颥梳到头顶，反复数十次。可改善发根的营养供应。减少脱发、白发、促进头发乌亮，且能醒脑提神、降低血压。

7. 弹脑

坐在床上，两手掌心分别按紧两耳，用示指、中指和无名指轻轻弹击后脑，反复3～4次，可解疲乏、防头晕、强听力、治耳鸣。

8. 猫身

趴在床上，撑开双手，伸直并拢双腿，翘起臀部，像猫拱起脊梁那样用力拱腰，再放下臀部。如此反复数十次，可锻炼腰背、四肢的肌肉和关节，促进全身气血通畅，防治腰酸背痛。

练习瑜伽，赶走浮躁、净化心灵

瑜伽是一套完整的体系，包括体格技巧、健康饮食、个人卫生、静坐运气、自悟冥想。它也是最安全、最有效率的运动形式，能消除忧虑，调节内分泌，促进排泄。

具体来讲，瑜伽具有七方面养生作用。

第一，血液循环：瑜伽运动可加速心跳和富氧血的循环，进而加强身体的血液循环。

第二，排毒：几乎所有的瑜伽课程都能让你流汗、练习深呼吸和加速心脏律动（促进血液循环），而且能透过扭转和弯曲的姿势按摩并刺激排泄器官。定期瑜伽练习具有非常大的排毒功效。

第三，体力和灵活度：瑜伽的姿势是经过数千年练习经验形成的身体动作，能加强并延展肢体的结缔组织。不管你的身体是柔软还是僵硬，是虚弱还是强壮，瑜伽都能改善你的身体和心志，给你带来健康。

第四，释放压力：定期练习瑜伽能够让身心更平静，增强免疫系统的功能，更能排出因压力所产生的毒素。很多学员都认为瑜伽是对一天辛劳工作所带来的压力的

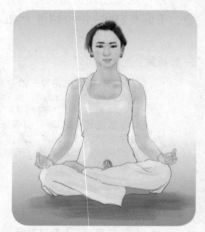

在夏季的诸多运动项目中，瑜伽不仅仅能放松身心，更是一种净化心灵的生活方式

完美释放。

第五，自信心：瑜伽让我们觉得健康、强健及柔软，更能提高我们外在及内在的自信。

第六，呼吸管理：呼吸质量往往直接影响我们的心灵及身体，当我们学习如何控制及缓和我们的呼吸时，会发现我们能更有效地控制我们的身体和心灵。瑜伽能帮助我们学会掌控心灵的状态，减轻日常生活中所面临的压力。

第七，减重：定期练习瑜伽后，不会感到特别饿，所选择的食物也较健康。能够帮助新陈代谢和减少想大吃一顿的念头，达到减肥的目的。

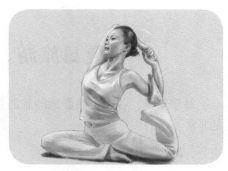

健康本身就是快乐与满足的源泉

网球：温文尔雅的有氧运动

网球是一项优美而激烈的运动，它的由来和发展可以用四句话来概括：孕育在法国，诞生在英国，在美国开始普及和形成高潮，现在盛行于全世界。网球运动能够提高人的体育意识，培养人们运动健身的兴趣和习惯，对增强练习者的体质有良好的作用。近年来，随着人们生活水平的提高，人们的健康意识逐渐增强，越来越多的人加入到网球运动的行列中。

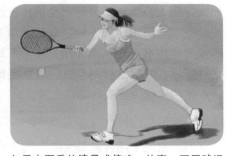

如果在夏季的清晨或傍晚，从事一下网球运动，可以起到很好的保健养生作用

不过，早晨在打球前最好不要吃早餐，也不要空腹，最好喝一杯牛奶。晚上打球应在饭后 1 小时，或者打球再进餐。

关于网球运动的养生作用，主要可以体现在三方面：

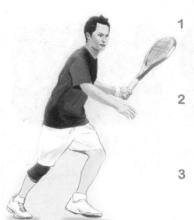

1 网球是一种户外有氧运动，网球运动能促进血液循环系统的改善，消耗多余热量，使心肺功能得到提高，也可以增强人体免疫能力，提高抗病能力和病后康复速度，达到增进健康、增强体质、强化身心的目的。

2 网球运动是疏解压力、调节免疫力的最佳运动之一。在网球运动中，要全神贯注，排除一切杂念，快速地奔跑击球、大力扣杀，这样可以把一天的疲劳、困扰等挥洒得干干净净，使身心得到放松，释放你的压力和情绪。

3 网球有助于培养人的综合素质。业余活动中的网球比赛大多是无裁判下的信任制比赛，运动员一定要诚实，把好球说成出界或把出界说成好球都是不诚实的表现。诚信品质的体现贯穿于整个网球活动的全过程。还有助于培养人乐观、团结、自信的素质。

夏日旅游，消暑养生兴味盎然

每年夏季，各个避暑胜地的旅游景点总能吸引无数游客。夏日旅游选择到山区和海滨是非常不错的主意。

第一，海滨与山区气候凉爽。

山区海拔高，气温相对较低；海滨气候又称海洋气候，海洋由于它固有的特性，形成与陆地上显著不同的气候。所以，夏日里内陆已是烈日炎炎，但山区和海滨却凉风习习。例如，你住在山区或其附近，无论沿斜坡上、下山，还是拾级而上，都会是一种兴味盎然的锻炼。

第二，海滨与山区的环境宜人。

生活在海边的朋友都会有这样的感受，海滨地区风向在一昼夜里会呈现有规律的变化。白天日出后，有凉风从海上吹向陆地，送来清新的空气，尤其炎夏暑日，清凉的海风拂面而来，使人顿觉爽快，倦意全消；夜晚来临时，风向也随之转成从陆地吹向水面，送走污浊的空气。而山区里，峰峦起伏，山涧蜿蜒，绿树成荫，山花烂漫，草木散发出的芳香性挥发性物质有一定杀菌作用；清泉汇成壮观的瀑布、飞溅的水滴使周围阴离子富集，空气格外清新，呼吸这样的空气，可稳定情绪，预防哮喘发作，还能改善肺的换气功能。这些特点使两地成为盛夏的绝佳去处。

第三，海滨与山区空气宜人。

海滨空气中碘含量是大陆空气含碘量的 40 倍，不仅能补充人体生理需要，还有杀菌作用。而山上气温、气压较低，风速较大，太阳辐射尤其是紫外线含量充沛，有助于钙、磷代谢和机体免疫力的提高。

夏日旅游，既是一种消夏避暑的好途径，也是一种健康的夏季运动方式。

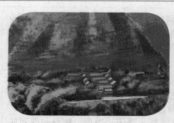 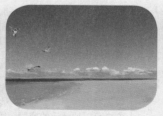 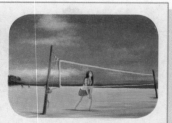

山地气候昼夜温差大，前往旅游要注意着装保暖。山地环境对人体健康较为有利的高度范围在海拔高度为 500～2000 米的区域，而过高的海拔因氧气不足，对人体会有一定的伤害

海边宽广松软的沙滩，为人们进行日光浴和海水浴提供了天然场所

夏季旅游最好去海滨或山区度假10 天左右，这样非常有益于身心健康

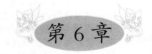

第6章

酷热夏季，掀起适合你的美容季风

很多女性都喜欢过夏天，因为这个季节是展示自己性感身材的最佳时节，穿超短裙、吊带背心，既性感又凉爽。然而，夏季是一个火旺、细菌泛滥、阳光暴晒的季节，不仅容易使人上火、心情烦躁，而且很容易使皮肤出现晒伤、出油过多及长色斑等问题。因此，我们对夏季肌肤护理要特别重视，除正确选用安全、合适的护肤产品外，更要通过最天然、最科学的方法掀起适合自己的美容季风。

滋阴去火，夏季美容养颜之根本

朱丹溪在《格致余论》中说："四月属巳，五月属午，为火大旺，火为肺金之夫，火旺则金衰；六月属未，为土大旺，土为水之夫，土旺则水衰。"故夏季应当滋养阴气，以助阳之化生。丹溪翁也说："古人于夏必独宿而淡味，兢兢业业于爱护也。"一些好发于冬天的慢性病，如老慢支等，也常常需要在夏季调养。

那么，如何滋阴去火，达到养生美容的目的呢？具体来说，要注意以下几方面：

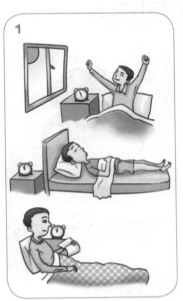

1. 晚睡早起

夏季养生要顺应自然界阳盛阴衰的变化，也就是说每天早点起床，以顺应阳气的充盈与盛实；晚些入睡，以顺应阴气的不足。由于夏季晚睡早起，相对睡眠不足，因此夏日午睡是夏季养生健身的重要方法。这时午睡既能补偿夜间睡眠的不足，又能顺应人体生理特点的养护需要。午睡时间一般以1小时为宜，并注意睡眠姿势，可平卧或侧卧，并在腹部盖上毛巾被，以免腹部受寒。

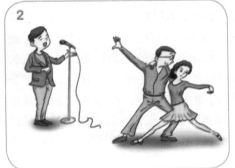

2. 重调精神

酷暑，腠理张开，汗液外泄，汗为心之液，心气最易耗伤，所谓"壮火食气"。要做到神气调养，就必须做到快乐欢畅，胸怀宽阔，使心神得养。因此，应多参加一些文娱活动。

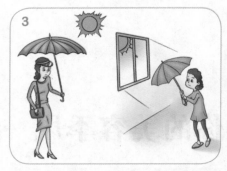

3. 防晒护肤

夏季是阳光照射较强的季节，因而夏季防止紫外线对皮肤的损伤，是防止皮肤衰老的重要环节。外出时要戴遮阳帽或打遮阳伞，对紫外线敏感的人最好穿长袖衣服。同时还要注意饮食，如不要吃野菜、香椿、芹菜、香菜等过敏性蔬菜，少吃海鲜及杧果、菠萝等易使皮肤过敏的食物。

仅使用遮蔽阳光器具，如遮阳伞、遮阳帽等还不足以遮蔽紫外线，因为地面、水面、沙滩等均可以反射紫外线。因此，夏季使用防晒霜非常重要。

防晒还要注意以下两点：一是即使在室内也要注意防晒，因为玻璃只能隔绝紫外线 B 射线，紫外线 A 射线还是能轻松穿过玻璃到达室内；二是阴天也要注意防晒，因为云层是没有办法完全阻挡紫外线的，即使阴天与下雨也有高达 80% 以上的紫外线，让人更容易受伤。

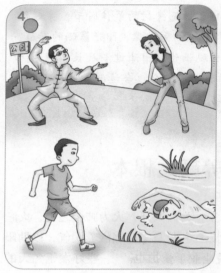

4. 巧运动

夏天天气炎热，人体体能消耗较大，若长时间在阳光下锻炼可能引起中暑，所以，最好在清晨或傍晚天气凉爽时，到公园、河岸、湖边或庭院，选择合适的项目锻炼，如太极拳、太极剑、广播操、慢跑、散步等。去江河湖海进行游泳锻炼，更有利于调节情志，增进健康。

5. 防中毒

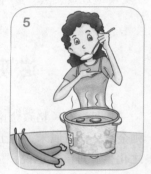

夏季养生要注意饮食卫生，防中毒、中暑。盛夏细菌繁殖迅速，70% 的食物中毒发生在夏季。老人、小孩儿胃肠功能薄弱，抵抗力差，发病后极易导致脱水而危及生命，故应做好预防工作。

控油兼补水，做一个夏日平衡小美人

夏天是皮肤最爱出问题的季节。女人们想尽各种办法进行控油和防晒，而忽略了补水。其实，夏季护肤在控油的同时还要注意补水。

这是因为，大部分的油性肌肤都有缺水的现象，而这种旺盛的油脂量往往会掩盖肌肤缺水的事实，给人造成错觉。如果你只控油、吸油，不补充水分，身体内的平衡系统就会自然启动，不断分泌更多的油脂以补充大量流失的油脂，形成"越控越油"的恶性循环。并且，油脂分泌过程中要消耗肌肤内的大量水分，高温导致的大量流汗，都会使皮肤处于缺水状态。很快，就出现了脸上最严重的水油失衡现象。所以，夏季护肤，在控油的同时，更要补水。

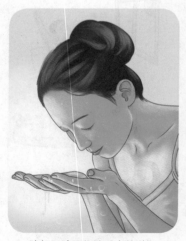

脸部肌肤不能缺乏水的滋润

肌肤缺少水分，油脂分泌才会过量，因此爱美的女性朋友需要通过补水来抑制油脂分泌过剩，保持"水油平衡"。那么，具体应该如何做呢？

据《本草纲目》记载："珍珠味咸，甘寒无毒，镇心点目。涂面，令人润泽好颜色，涂手足，去皮肤逆胪，坠痰，除面斑，止泄。除小儿惊热，安魂魄。止遗精白浊，解痘疗毒。"

女性朋友们可以试试用珍珠粉来美容：

（1）珍珠粉4克，加少量的牛奶和蜂蜜，调匀后敷面，20分钟后洗净。

（2）珍珠粉4克，鸡蛋清适量，调匀后敷面，不但可以补水，还可以祛痘。

（3）将珍珠粉与日常的护肤品调和抹在脸上，可使皮肤滋润、有光泽且自然增白。

（4）一根香蕉去皮捣烂，加入2勺奶粉、适量浓茶和0.3克珍珠粉，调匀后涂面，10～20分钟后用清水洗净，可补水祛皱，保持肌肤光泽。

要想知道自己的皮肤是否属于油性，可以自己测试一下。洗脸之后什么都不要涂抹，两个小时之后用手掌触摸肌肤。如果这时手掌上油油的，那么就说明你是油性肌肤。如果不是，就没有必要特别在意油脂的问题。

空调房里，吃出水润白皙的肌肤

有些女性，特别是职业女性，常年待在空调环境下，皮肤很容易在不知不觉中失去水分。此时，如果注意保湿，补充肌肤的滋润度，可以达到镇静肌肤、防止发炎的作用。

《本草纲目》中有"百合具有泽肤祛斑之效用"，常在空调环境中工作的女性可以利用百合来保湿润肤。百合可以做成粥、汤或茶，配料可以根据自己的口味来选择，如百合红枣粥可以保湿补血，百合南瓜粥可以润肺补血等。

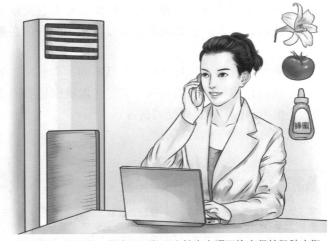

常食百合、西红柿、蜂蜜可以帮助女性在空调环境中保持肌肤水润

其实能达到保湿效果的除了百合，还有西红柿、蜂蜜、肉皮、三文鱼、海带等。

长期处于空调环境中的女性要保湿，除了依靠食物本草外，还得视个人肤质采取不同的保养方式。油性肌肤者在控油的同时，还要注意补水，平时使用清爽型的乳液即足够。混合性肌肤者，只要在脸颊等较干的部位重点涂抹即可。干性肌肤者就得整脸涂抹保湿乳液，以防止肌肤过于干燥，这一类肌肤可选择较滋润的、保湿效果较佳的乳液。

最后，为大家推荐一款绿茶保湿面膜，非常适合夏季保养肌肤。

原料：

绿茶粉1小匙、蛋黄1个、面粉一大匙半。

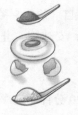

制法： 在面粉中加入蛋黄搅拌后，再加入绿茶粉混合即可。

功效：

使用富含维生素C的绿茶粉自制面膜，对肌肤有很好的美白效果。《本草纲目》中记载："绿茶甘寒无毒，作枕明目。"所以与同样富含维生素C的柠檬比，绿茶不含酸性，不会刺激皮肤。

用法：

将做成的绿茶面膜涂在整个脸部，再铺上一层微湿的面纸，停留在脸上5～10分钟后，用冷水或温水洗净。请勿立即上妆。

远离小毛病，夏日肌肤问题三攻略

进入夏天，我们的皮肤往往会出现许多小毛病：晒斑、蚊虫叮咬、痱子、皮肤癣、被太阳晒得发红发烫的脸和胳膊，等等。科学地讲，如何解决这些皮肤问题是很有讲究的，所以护肤也就成了夏日生活中的一门必修课程。

夏日的护肤工作与其他季节有所不同，你必须了解夏日护肤过程中的种种问题和对策，才能确保娇容不会因为不恰当的保养方式而受到伤害。

夏季常见的三种皮肤问题：

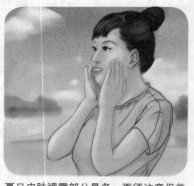

夏日皮肤裸露部分最多，更须注意保养

蚊虫叮伤

夏季是蚊虫活跃的季节，大量的蚊子、跳蚤等害虫伤害着我们的皮肤。《本草纲目》言：大蒜"其气熏烈，可通五脏，达诸窍，祛寒湿，辟邪恶，消痈肿，化症积肉食，此其功也"。在夏天的时候可多吃些大蒜，这是因为大蒜在体内代谢后，散发的气味可让蚊子远离你。另外也可用蒜汁涂于被蚊子叮咬处以止痒。

晒斑

在阳光下暴晒后，皮肤会发红发热，这时用冰毛巾冷敷有镇定肌肤、减少刺激的作用。用冰毛巾敷脸后，再将新鲜芦荟切成薄片，贴在脸上，可以更好地缓解日晒对皮肤的伤害。芦荟可是美容的佳品，它有清热通便、保湿、治晒斑等功效。所以夏季使用既可清热解毒，又可护肤保湿。

痱子

遇到高温闷热、出汗多、蒸发不畅的天气，小水疱、丘疹似的痱子常在额头、颈部、胸背、肘与腋窝等部位出现。出现这样的问题，我们可以利用苦瓜去痱。《本草纲目》中有苦瓜生则性寒，熟则性温，生食消暑泻火，涤热除烦，熟食养血滋肝、润脾补肾的记载。在夏季常用苦瓜煮水洗涤可以除痱子。除此之外，我们可以在洗澡水中滴点花露水，或者洗澡后涂点痱子粉均会见效。居室和工作场所要适当通风，避免温度过高。不过，切忌出了汗直接洗冷水浴，汗孔突然闭塞最易得病。

常饮夏季清补靓汤，养颜纤体一举两得

炎热的夏季，美眉们都换上了凉爽的衣裙，可是，如果肌肤不好、身材欠佳，再好的衣服也穿不出效果来啊，怎么办呢？不要着急，现在就为姐妹们推荐几款夏季清凉滋补汤，一来可以调理身体，二来养颜美容还能纤体，一举两得。爱美的你赶快来试试，过一个清凉滋补的夏天吧！

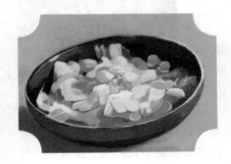

1. 绿豆银耳汤

原料：绿豆 60 克、银耳 15 克、冰糖 1 大匙。

制法：绿豆洗净泡水 2 ~ 3 小时，银耳用水泡发，去掉黄蒂。锅中置 600 毫升水，放入所有材料，用中火煮开后，改用小火继续煮 30 ~ 40 分钟加入冰糖即可。

功效：消暑解毒、益气补血。

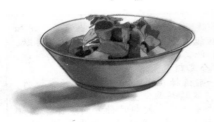

2. 胡萝卜炖牛肉

原料：胡萝卜 200 克、牛腱 200 克、红枣 8 颗、姜 2 片、水 1500 毫升、酒少许、盐适量。

制法：将牛腱洗净，切成条块状备用；将胡萝卜洗净后切块备用；将牛腱汆烫后捞起备用。把水煮开后，放入牛腱、胡萝卜、红枣及姜片，以中火炖煮一个半小时，然后再加入调味料调味即可。

注意：牛腱一定要选择新鲜的，煮出来的汤味道才会鲜美。牛肉含丰富的脂肪、蛋白质、铁质。铁质对女性补血很有助益，而蛋白质则能增强人体的抵抗力。

功效：活血明目、抗氧防皱。

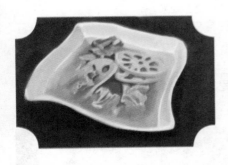

3. 莲藕排骨汤

原料：莲藕 500 克、排骨 400 克、章鱼干 2 片、老姜 3 片、水 3500 毫升、盐适量。

制法：将章鱼干先用温水泡 20 分钟。将莲藕去皮，以刀背拍过后切片备用。将排骨汆烫后备用。将所有食材一起放入水中，以中火煮一个半小时后熄火，再加盐调味即可。

需要注意的是，以刀背拍打莲藕的目的，是为了增加其烹煮后松酥的口感。最好不要中途加水，若是煮到水量过少非得加水时，则可添加热水，以节省烹调时间。

功效：养颜抗老、活血润肤、促进新陈代谢。

四季养生小贴士

放慢吃饭的速度，每进一口食物应尽量多嚼几口，慢慢咽下去，这样可以使大脑有时间形成"饱"的信号，刺激下丘脑饱中枢，以消除饥饿感。当血糖升高到一定浓度时，饱中枢就会发出停食信号。如果狼吞虎咽，只用几分钟就把饭菜吃了，饱中枢还没来得及发出信号（一般需要 20 分钟才发出信号），就会吃过量了还不知道。因此，慢食是一种很好的减肥方法。

常按神阙穴，激活元神永远不老

神阙穴，就在肚脐眼这个位置上，每天按压这个穴位对于养生和疗病都大有助益，能激活元气和元神。

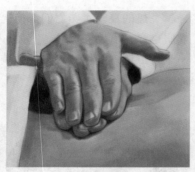

古人从很早就非常重视这个穴位的养生和保健功能，知道通过灸神阙穴可以延缓衰老，治疗慢性腹泻和四肢无力等症。所以在日常生活中我们应该注意保护好神阙穴这个部位。

揉腹还可以减少腹部脂肪的堆积。这是因为按揉能刺激末梢神经，通过轻重快慢不同力度的按摩，使腹壁毛细血管畅通，促进脂肪消耗，防止人体大腹便便，从而收到满意的减肥效果。

神阙穴是人体任脉上的要穴

经常按揉腹部，还有利于人体保持精神愉悦。睡觉前按揉腹部，有助于入睡，防止失眠。对于患有动脉硬化、高血压、脑血管疾病的患者，按揉腹部能平息肝火，使人心平气和，血脉流通，起到辅助治疗的良好作用。

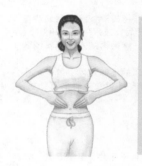

现代医学则认为，揉腹可增加腹肌和大小肠平滑肌的血流量，增加胃肠内壁肌肉的张力及淋巴系统功能，使胃肠等脏器的分泌功能活跃，从而加强对食物的消化、吸收和排泄，明显地改善大小肠的蠕动功能，防止和消除便秘，排出体内毒素，令容颜生色。

腹部按揉的具体操作方法：一般选择在夜间入睡前和起床前进行，排空小便，洗清双手，取仰卧位，双膝屈曲，全身放松，左手按在腹部，手心对着肚脐，右手叠放在左手上。先按顺时针方向绕脐揉腹50次，再逆时针方向按揉50次。按揉时，用力要适度，精力集中，呼吸自然，持之以恒，一定会收到明显的健身效果。

娇嫩百合，让容颜放慢衰老的脚步

夏天，是百合的收获季节，采摘下的新鲜百合可以洗净剥开，晾晒风干，制成百合干，既便于保存，又方便人们在一年四季中都能吃到它。将百合加工成百合粉、百合精冲剂或者百合饼干，成为老幼咸宜的药食佳品。

这里我们着重介绍一下百合的美容功效：

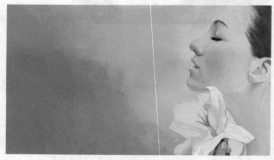

百合花因百合的奇特疗效受到众人的喜爱

1. 润肺止咳	百合鲜品富含黏液质，具有润燥清热的作用，中医用之治疗肺燥或肺热咳嗽等症常能奏效。
2. 宁心安神	百合入心经，性微寒，能清心除烦，宁心安神，用于热病后余热未消、神思恍惚、失眠多梦、心情抑郁、喜悲伤欲哭等。
3. 美容养颜	百合洁白娇艳，鲜品富含黏液质及维生素，对皮肤细胞新陈代谢有益，常食百合，有一定美容养颜作用。
4. 防老抗衰	百合中所含的蛋白质、B族维生素、维生素C、粗纤维、多种矿物质以及蔗糖、果胶、胡萝卜素、生物碱等物质，对防止皮肤衰老和治疗多种皮肤疾病，都有很好的效果。并且可以舒展皮肤，逐渐消除面部皱纹。

百合常用来制作羹汤，可以与绿豆、莲子、肉类、蛋类等不同食物同煮成汤，各具风味，在一饱口福的同时，还能达到养颜美容的效果。单用一味百合，加糖煮烂制成百合羹也相当爽口，可谓美容佳肴。

柠檬为伴，唱响你的时尚美白主打歌

柠檬可以说是天然美容品中，名气最大、最深入人心的。柠檬生食味极酸，口感不佳，但若用得好，实用价值极大。作为唾手可得的美容水果，柠檬受到越来越多美女的关注，其美容作用可以概括为以下几方面：

（1）减少色素生成，使皮肤白皙。

（2）营养护肤作用。

（3）消毒去垢、清洁皮肤的作用。

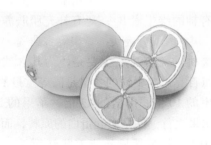

柠檬富含维生素C，被誉为"柠檬酸仓库"

柠檬的使用方法有很多，爱美的你知道吗？为了美白肌肤，你是不是经常会大片大片地敷柠檬片或喝柠檬汁呢？现在告诉你，这样做非常危险，不正确地使用柠檬，可能会无法达到你想要的效果。因为柠檬中含大量有机酸，对皮肤有刺激性，因此，切莫将柠檬原汁直接涂面，一定要稀释后或按比例配用其他天然美容品才能敷面。

如果是做柠檬面膜的话，切忌用整个柠檬，在有其他成分混合的情况下，使用的柠檬果肉原汁最多不超过3汤匙（要用咖啡小汤匙）。

另外，用柠檬进行美容护理最好选在晚上进行。日晒前应避免用柠檬、芹菜等敷脸，或饮用柑橘类果汁。

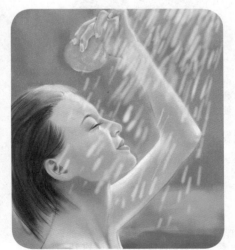

柠檬可以去除老死细胞，美容效果奇佳

千年"美容果"，让你的肌肤水嫩光滑

夏日里，颜色鲜红可爱、味道甘美的樱桃一直受到美女们的青睐，其实不仅外形非常吸引人，樱桃的美容功效也是备受推崇的。

自古以来，含铁量高、滋润皮肤的樱桃就被叫作"美容果"。经现代科学提取发现，樱桃含有减缓衰老的维生素 A；有活化细胞、美化肌肤，令双眼有神的维生素 B_2；还有补充肌肤养分的维生素 C，堪称女性最完美的"美容宝典"。

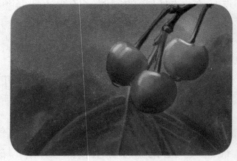

中医称樱桃能"滋润皮肤""令人好颜色，美态"，常吃能够让皮肤更加光滑润泽

樱桃的美容功效主要是因为其含铁量非常丰富，每百克果肉中铁的含量是同等重量的草莓的 6 倍、枣的 10 倍、山楂的 13 倍、苹果的 20 倍，居各种水果之首。铁是血红蛋白的原料，而妇女又以阴血为本，因此樱桃除能美肤红颜外，还有助于治疗孕妇、乳母贫血及月经过多、崩漏等多种妇科病症。

除去美容功效，樱桃还有药用价值，能治疗多种疾病，特别是具有能促进血红蛋白再生的作用，对贫血患者有一定补益。

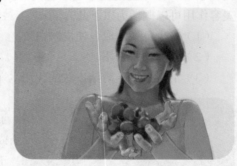

樱桃中丰富的维生素 C 还能滋润嫩白皮肤，有效抵抗黑色素的形成。樱桃中所含的果酸还能促进角质层的形成

樱桃汁外涂还可以治疗冻疮。在生冻疮的地方，用成熟的樱桃汁涂抹，同时按揉并晾干，24 小时后洗去，坚持一个月，明年冬天冻疮就不会再复发了。

需要注意的是：樱桃性温热，不宜多食；特别是有溃疡症状者、上火者、虚热咳嗽者及糖尿病者一定要忌食。最后介绍一个樱桃美容方：

补血养肝，护肤养颜

鲜樱桃 60 克，龙眼 20 克，枸杞子 20 克，白糖适量。龙眼肉切块，樱桃去核，切碎块，在干净的锅中放入适量清水，倒入龙眼肉、枸杞子，旺火烧沸，去浮沫，再用小火煮 30 分钟，再放入樱桃，煮约 15 分钟，待汤汁稠浓后加入白糖和匀，即可食用。注意：此羹须用小火煮。

第7章

闷热多雨，养心调神常保好心情

闷热、多雨，几乎是人们所公认的夏季两大特色。也正因如此，一到夏天，我们的心情似乎永远都有着拨不开的灰暗色调。心火旺盛、烦躁不安、脾气暴躁、情绪压抑，等等，总是与我们纠缠不休。那么，在这些闷热潮湿的日子，我们如何能让自己每天都拥有好心情呢？答案只有四个字——养心调神。

"精神内守，病安从来"

夏天到了，阵阵热浪袭来，很多人都会不约而同地唠叨这类话：天气异常地热，心情也跟着烦躁；打不起精神说话，安安静静的还待不住；想忙碌起来干点活，却一动也不想动……

其实，虽然夏季的炎热湿闷很容易影响人的心情，但我们心境的好坏却对养生至关重要。

在中医的养生之道中讲究"养心调神"，这与《黄帝内经》中的论述是一致的。扁鹊也是养心调神养生论的支持者，他非常提倡淡泊名利，不求闻达，追求心灵的内在平衡与和谐。

但是要做到"养心调神"却是非常不容易，首先要保持良好的情绪。人的情感活动和心理健康与身体的健康有着十分密切的关系。从某种意义上说，心理精神因素对身体健康的影响

在海边，可以听浪、观日出，可以静默、练瑜伽

《黄帝内经》在谈到真正的长寿之道时说："恬淡虚无，真气从之，精神内守，病安从来。"也就是说要学会掌控自己的身体和欲望才是长寿的不二法门。在生活中，我们很难看见哪个斤斤计较、心事重重、杂念丛生、心胸狭窄的人是能够长寿的。

更大，甚至超过了生理因素。医生在就诊的病人中发现，一些机能性疾病是由精神心理因素造成的，如神经官能症、偏头痛、消化不良等，可以称之为心因性疾病。某些器质性疾病，如溃疡病、高血压、冠心病的产生和加重，也与心理因素有密切的关系，有时甚至造成危及生命的严重后果。

天热易心烦，就练中医导引术

夏季天气炎热，暑气入心，容易使人烦躁不安、疲倦乏力。由于人体心血管功能对气温变化最为敏感，因此夏季也是心血管疾病高发的季节。中医导引术不仅能调节情绪，还可以养护心脏。

这里，我们为大家介绍两种简单易行的导引法：

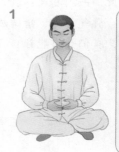

1 闭目盘腿而坐，静坐调息，令呼吸均匀悠缓，且两眼向下注视鼻端，以保持清醒状态。然后默数呼吸次数，要自然轻数，绵绵不断，呼吸要深、细、长、匀。数至数百，则心火下降，气爽神清。

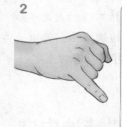

2 采取自然站立或坐姿，身体放松。一手握拳，小指伸直，其余四指握拢，然后小指用力向掌心屈伸81次。两手交替。中医经络学说认为，运动小指可刺激神经系统，强心健脑，防止视神经萎缩，故经常屈伸小指有循经强心之效。

精神萎靡，用精油点燃你的活力

盛夏的夜里，睡眠质量不好或者加班到深夜而导致睡眠时间不足，早上起来一定精神萎靡，缺乏活力和工作热情。

这时，泡个芳香浴或者用精油做个简单的局部按摩能促进血液循环，有效唤醒你的活力。

1. 适用精油

迷迭香可保持头脑清醒，鼠尾草、杜松则有舒缓压力和提振精神的功效。此外，葡萄柚、雪松、茉莉、柠檬、洋甘菊、薰衣草、莱姆、黑胡椒、马鞭草、丝柏都有提神醒脑、振奋精神的作用。

2. 精油配方

吸嗅配方：洋甘菊1滴＋薰衣草1滴＋葡萄柚1滴

泡澡配方：鼠尾草3滴＋杜松或柠檬3滴

按摩配方：柠檬2滴＋乳香1滴＋荷荷芭油5毫升

3. 使用方法

吸嗅：将调配好的精油滴在手帕或制成小瓶喷

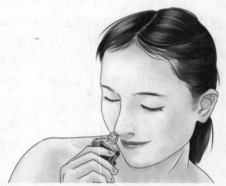

闻吸芳香可振奋精神

剂随身携带，随时吸嗅，能振奋精神，唤醒活力。单方精油亦有此效果。

泡澡：在放满水的浴缸中加入 5~6 滴调制的沐浴精油，泡澡 15~20 分钟，有良好的振奋作用。

按摩：取调制好的按摩精油 3~5 滴，按摩耳后根及颈部，提神、振奋、缓解疲劳的效果不错。如果时间充足，按摩肩膀和背部效果更好。

4. 使用须知

持久充沛的精力来自良好的休息和充足的营养，精油能提神醒脑，但不能代替休息和营养。长期依赖精油而不注意休息对健康不利。

养花种草，放松你的心情

人们爱花、养花、赞花，是对美的向往和追求。花草，不仅是美化生活的大使，给人以美和艺术的感受，更是改善环境、陶冶情操、增进健康的益友。对现代人来说，夏天一到，在紧张的工作之余，养些花草，不仅能调节生活，放松心情，还有助于调节人体生理功能，稳定情绪，有益于身心健康。

"园艺健身"是有其科学道理的。当你置身于绿色之中进行健身锻炼时，当你置身于亲手种植的花草丛中时，看着绽开的朵朵花蕾，闻着沁人心脾的花香，在劳动中得到美的享受与喜悦，心情也会得到极大的安抚和放松。现代的科学研究表明，花草树木地带的负离子含量是一般场所的四五倍或更多，负离子有"空气维生素"之誉，对人体健康非常有益，有人甚至称其为"天然的保健医生"。

花草树木地带的负离子含量是一般场所的四五倍，对人体健康非常有益

并且，悠闲的园艺劳动还增加了你的身体活动量，调节了情绪，对慢性疾病，诸如神经官能症、高血压、心脏病患者，有着改善心血

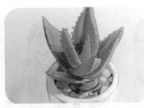

芦荟易于栽种，是深受大众喜爱的观赏植物

有的植物更有防止污染的作用，如芦荟、菊花等，可以减少居室内苯的污染；雏菊、万年青等，可以有效消除三氟乙烯的污染；月季、蔷薇等，可吸收硫化氢、苯、苯酚、乙醚等有害气体。在室内养虎尾兰、龟背竹、一叶兰等叶片硕大的观叶花草植物，能吸收空气中 80% 以上的多种有害气体，堪称室内的"治污能手"。

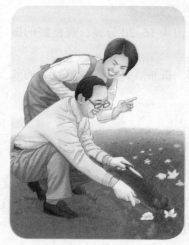

周末同家人在花园里除除草，在花香中放松心情

管系统功能，降低血压，缓解紧张情绪，改善大脑皮质机能的功效。美国旧金山有一家医院，还专为一些慢性病人开辟了一片空地，让他们在此从事花草和蔬菜的种植。澳大利亚的一家疗病所，根据病人的不同症状，让他们分别在田野里拔草、剪枝、施肥、松土、浇水；结果这些病人康复得很快。

此外，很多花草对身体还有着直接的益处：如桂花香味可以使人舒心畅志；丁香、茉莉可使人放松，有利于睡眠；薄荷香味使人思维清晰；玫瑰、紫罗兰可使人精神愉快，有发奋工作的欲望；石榴、菊花有吸收硫、氟化氧、汞等毒气的作用；仙人掌、文竹、常青藤、秋海棠气味有杀菌抑菌之力；丁香还有镇痛之功效；天竺葵花香可使人安定镇静；薰衣草的芳香可治疗精神性心动过速，等等。

四大妙招，拯救你压抑的内心

夏三月，每当天气闷热的时候，尤其是看到那种大雨欲下又止的灰暗天儿，我们总是会感到心情非常压抑。此时若再出现一些其他不顺心的事情，心里就会更不好受，健康当然也会受到影响。

其实，压抑心理是一种较为普遍的病态社会心理现象。它存在于社会各年龄阶段的人群中，它与个体遭受的挫折及产生的失意心理有关，由此继而引起自卑、沮丧、自我封闭、孤僻等病态心理行为。挫折与压抑感之间互为因果，形成一个恶性循环。

疏导压抑情感宜结合心理疗法，自己努力或寻求他人的帮助。具体方法如下：

1. 运动法

当我们处于压抑的情绪状态时，做一些能消耗体力又能转移自己思想的体育运动能够让你的心情重新明朗起来。

2. 眼泪法

哭，也是释放积聚能量、调整机体平衡的一种方式。痛哭一场之后，觉得畅快淋漓，压抑的心情也会随着泪水的流落而减少许多。

3. 倾诉法

倾听不仅能使听者真正理解一个人，对于倾诉者来说，也有奇特的效果。他会感觉到他终于被人理解了，内心有一种欣慰之感进而使压抑感得到缓解。

4. 宣泄法

当人们把自己的压抑情绪体验宣泄出来时，不仅能减轻宣泄者心理上的压力，也能减轻或消除他们的紧张情绪，容易使发泄者恢复到平静的心情。

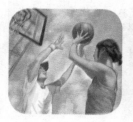

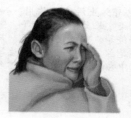

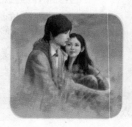

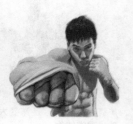

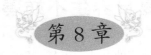

第8章

养到实处，让夏季疾患销声匿迹

很多朋友都好奇，每到夏季，为什么稍不小心就会不知不觉地中暑？为什么离不开空调的凉爽，却又不能长时间耐受空调的凉爽？为什么天气不冷颈椎病反而容易发作？为什么天天洗澡，结果还是染上皮肤病？还有痱子，总时不时地悄然找上门来……其实，由于夏天气温高、湿度大，细菌也很容易滋生，无论男女老少，都会面临很多季节性高发疾患。这就要求我们在做好防暑降温的同时，更要注意夏季多发疾病的预防和保健。

孩子中暑了，快给他"掐三穴"

在炎热的夏季，不要经常让孩子吹空调，但是不吹空调又很容易中暑，一旦中暑怎么办呢？做父母的不要着急，也不要慌张，在这里向大家推荐一种急救方法——掐三穴，即掐人中穴、合谷穴、内关穴。

在夏季，如果本来活泼爱动的孩子突然不爱动了，精神也不好了，还会出现头晕、头疼、面色苍白、恶心、动作不协调等状况，说明孩子可能中暑了。这时要赶紧把孩子转移到阴凉通风处，掐孩子的人中穴（位于人体鼻唇沟的中点）、内关穴（位于手腕内侧6~7厘米处）以及合谷穴（位于双手大拇指与示指的分叉处），这种方法对于大汗虚脱的孩子能起到很好的作用。

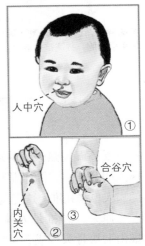

人中穴、合谷穴、内关穴

另外，还可以通过按摩穴位让孩子舒服些。方法很简单，找到孩子后颈部大筋两旁凹陷处，与耳垂平行处的风池穴，用食、中指一起按摩，可以达到放松颈肩部肌肉、缓解头晕头痛、生津止渴的效果。

同时，最好给孩子喝点盐水，但不能过量饮水，尤其是热水。因为过量饮用热水会使孩子大汗淋漓，造成体内水分和盐分进一步大量流失，严重时还会引起抽搐。一般两三岁的孩子每隔一小时饮用30~50毫升即可。但是，如果孩子出现高热，即体温达到38℃以上，就必须尽快送医院就医。

以热防热，夏日养生不妨凑凑"热"闹

众所周知，以毒攻毒是一种治病的办法，可是，你知道吗？在夏天，以热防热也是一种不错的养生方法，要想身体好，不妨来凑凑"热"闹。

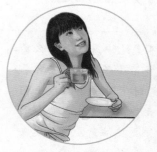

用热茶降温

饮一杯热茶可以在9分钟后使体温下降1～2℃，所以盛夏每天喝2～3杯（约2000毫升）、温度在40～50℃的热茶，不仅能够刺激皮肤毛细血管扩张，促进散热，还能帮助食物的消化吸收。此外，茶叶中的茶碱成分有利尿作用，排尿也可带走一部分热量，使人感到凉爽。

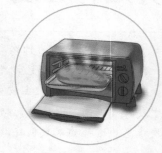

三餐要加热

在夏季，吃面条是许多人的所爱。但老年人要注意以下几点：一是面条煮熟后最好不要过凉水；二是面汤温度要适宜，不能过热以防烫伤食道。另外，夏天还可适量用些大葱、生姜、花椒之类的调味品，这些性味辛温的调料，可以助阳气，除湿邪。

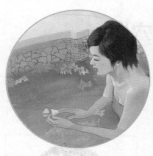

常洗热水澡

夏天洗热水澡虽然会出很多汗，但热水会使毛细血管扩张，有利于人体的散热。水温控制在40℃左右，每次10～15分钟即可。少用或不用香皂，可用带润肤成分的沐浴露来清洁皮肤。还可以用柔软的毛巾轻擦胸背部，这样能刺激、活化处于"休眠"状态的人体免疫细胞，提高抗病能力。

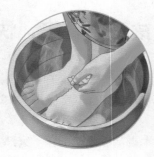

用热水泡脚

热水泡脚、按摩等良性刺激，对于神经系统功能失调引起的头昏头痛、失眠，消化系统的腹泻、腹胀、食欲低下等病症，以及泌尿生殖系统的尿频、尿痛、遗精、痛经等疾病，能起到良好的治疗作用。

夏季，要保护好脆弱的颈椎

受高温闷热天气的影响，医院里各种因高温患病的病人明显增多，除了常见的心脑血管患者，颈椎不舒服的病人也来扎堆。这究竟是怎么回事儿呢？

原来，颈椎是人体器官中最脆弱的器官。人的颈椎由七块骨头构成，是头部的支架。而人的头部有七八斤重，需要前后、左右旋转活动，这么多功能和压力都要这区区七块骨头来承受，颈椎就像是一段弹簧，如果承受的压力过重，或者是长期处于紧张状态，就容易疲

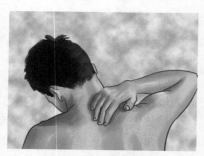

夏季是颈椎病的高发期

劳，失去弹性。

颈椎保卫着一条我们人体最重要的高速路——神经传导，当颈部感到不适的时候，中枢传出的不适反射可以牵涉到头、眼睛、耳朵、心脏，甚至上臂。连接上下椎骨的弹性纤维中间有一粒黄豆大小的果胶样物质，称作椎间盘髓核。它含有丰富的水分，使椎骨间的活动更为灵活圆润。当各种急性或者慢性损伤造成骨结构变化时，椎间盘会继发损伤变性，向周围膨胀，一旦压迫到神经根，就会造成"神经根型颈椎病"，它发病率最高，占颈椎病的60%。随着压迫部位不同，人的感觉也有差别。

当你出现这些症状：旋颈后加重眩晕等症状；不明原因的吞咽困难；经常感到手指发麻；后枕部频频出现疼痛；下肢发软或全身出现"电击式反应"。

如果出现以上几种症状，小心颈椎病的蔓延！

如何保养你的颈椎呢？下面是一些建议：

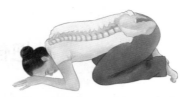

在颈椎中间的空腔里，脊髓在这里穿过。大脑发出的种种神经支配信息，是从这里输送到全身各躯干，全身也通过这里向大脑发送神经信息。在颈椎前部，还有血管、呼吸道、食管等复杂的生理器官。可以说颈椎是全身的交通枢纽，牵一发而动全身

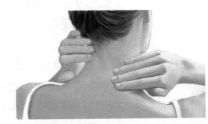

人类的颈部发病率远远高于其他动物是因为在我们直立行走的转变过程中，颈部骨与软组织的应力发生了改变。不过除此之外，苦苦纠缠办公室白领的颈椎综合征，还是可以从我们自己身上找到一些原因

1. 让颈肩肌肉放松

预防颈椎病，最重要的是要减少颈椎的外伤和劳损。如长时间伏案、低头、操作电脑等动作易引起颈肌疲劳，时间久了会造成颈椎的损伤，导致颈椎病的发生。因此，工作时要保持既不抬头又不低头的舒适姿态。固定一段时间后要活动头颈部，使颈部韧带肌肉得到休息。也可以做如下锻炼：头向前低，使下巴触胸点头，然后仰头看天，每次5分钟，每天3次，以改变颈肩长时间固定位置。

2. 走好每一步

正确的走姿应该是：站立时全身从脚心开始微微上扬，即收腹挺胸；双肩撑开并稍向后展；双手微微收拢，自然下垂；下颌微微收紧，目光平视，头顶如置一碗水或一本书；后腰收紧，骨盆上提，腿部肌肉绷紧、膝盖内侧夹紧，使脊柱保持正常生理曲线。从侧面看，耳、肩、髋、膝与踝应于一条垂线。随着呼吸的调节，应找到一种在微微的绷紧中放松的自信、自如的感觉。

3. 睡姿良好

对脊柱的保健十分重要。人体躯干部、双肩及骨盆部横径较大，侧卧时，脊柱因床垫的影响而弯曲，如果长期偏重于某一侧卧位，脊柱会逐渐侧弯，轻者醒后腰背僵硬不适，需要起床活动方可恢复正常，重者可发展成脊柱病。睡眠应以仰卧为主，侧卧为辅，要左右交替，侧卧时左右膝关节微屈对置。俯卧、半俯卧、半仰卧或上、下段身体扭转而睡，都属不良睡姿，应及时纠正。脊柱病患者应以木板床为宜，弹簧床对脊柱生理平衡无益。

4. 用枕适当

枕头的高低软硬要能保持颈椎的生理曲线。枕头要有弹性，枕芯以木棉、中空高弹棉或谷物皮壳为宜。仰卧位时，枕头的下缘最好垫在肩胛骨的上缘，不能使颈部脱空。枕头不合适，常造成落枕，反复落枕往往是颈椎病的先兆，要及时诊治。

5. 颈部保暖

颈部受寒冷刺激会使肌肉血管痉挛，加重颈部板滞疼痛。在秋冬季节，最好穿高领衣服；天气稍热，夜间睡眠时应注意防止颈肩部受凉；炎热季节，空调温度不能太低。

6. 避免损伤

颈部的损伤也会诱发本病，除了注意姿势以外，乘坐快速的交通工具，遇到急刹车，头部向前冲去发生损伤。因此，要注意保护自己。颈椎病急性发作时，颈椎要减少活动，尤其要避免快速地转头，必要时用颈托保护。

枇杷佳品，美味又止咳

民间有"天上王母蟠桃，地上三潭枇杷"之说，枇杷与樱桃、梅子并称为"三友"。祖国医学认为，枇杷性甘、酸、凉，具有润肺、化痰、止咳等功效。《本草纲目》中说：枇杷"止渴下气，利肺气，止吐逆，主上焦热，润五脏"，"枇杷叶，治肺胃之病，大都取其下气之功耳，气下则火降，而逆者不逆，呕者不呕，渴者不渴，咳者不咳矣"。

现代医学认为枇杷中含有苦杏仁苷，能够润肺止咳、祛痰，治疗各种咳嗽；枇杷果实及叶有抑制流感病毒作用，常吃可以预防四时感冒；枇杷叶可晾干制成茶叶，有泄热下气、和胃降逆的功效，为止呕的良品，可治疗各种呕吐呃逆。

尤其对于一些喜欢咳嗽的小孩子，试用以下两道枇杷佳品，既美味又止咳。

味甘、酸，性平，无毒。止渴下气，利肺气，止吐逆，退上焦热，润五脏

1. 枇杷冻

原料：枇杷500克，琼脂10克，白糖150克。

制法：将琼脂用水泡软；将枇杷洗净，去皮，一剖为二，去核。锅置火上，放入适量清水、糖和琼脂，熬成汁；将枇杷放入碗中，倒入琼脂汁，晾凉，放入冰箱内冷冻即成。

2. 秋梨枇杷膏

原料：雪梨6个，枇杷叶5片，蜜糖5汤匙，南杏10粒，蜜枣2颗，砂纸1张。

制法：先将5个雪梨切去1/5做盖，再把梨肉和梨心挖去。把枇杷叶、南杏和蜜枣洗净，放进梨内。余下的1个梨削皮、去心、切小块，将所有梨肉和蜜糖拌匀，分放入每个雪梨内，盖上雪梨盖，放在炖盅里，封上砂纸，以小火炖2小时，即成。

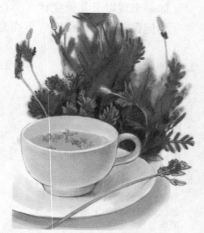

枇杷冻。需要注意的是，脾虚泄泻者忌食枇杷。另外，因为枇杷含糖量高，糖尿病患者也要忌食。而枇杷仁是有毒的，千万不可食用

天热便秘，莴笋为你解忧

夏季天气炎热，人体排汗频繁，水分流失较多，导致肠道干燥，就容易造成便秘。特别是本来就患有便秘的患者，在这一季节就更容易加重病情。

在对付便秘的诸多方法中，一种最简单又无副作用的方法，那就是吃莴笋。

中医认为，莴笋能够利五脏、通血脉。《本草纲目》中记载，李时珍曾用莴笋加酒，煎水服用来治疗产后乳汁不通。现代医学表明，莴笋中含有的大量纤维素，能够促进人体的肠壁蠕动，可以治疗便秘。另外，莴笋中还含有铁、钙等元素，如果儿童经常吃莴笋的话，对换牙、长牙是很有好处的。

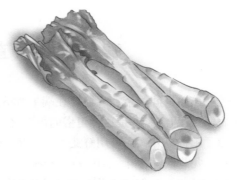

莴笋营养丰富，是蔬中美食，古人称之为"千金菜"，有语曰："呙国使者来汉，隋人求得菜种，酬之甚厚，故名千金菜，今莴笋也"

具体说来，莴笋的功效有以下几方面：

1. 开通疏利、消积下气

莴笋味道清新且略带苦味，可刺激消化酶分泌，增进食欲。其乳状浆液，可增强胃液、消化腺的分泌和胆汁的分泌，从而增强各消化器官的功能，对消化功能减弱和便秘的病人尤其有利。

2. 利尿通乳

莴笋有利于体内的水电解质平衡，促进排尿和乳汁的分泌。对高血压、水肿、心脏病患者有一定的食疗作用。

3. 宽肠通便

莴笋含有大量植物纤维素，能促进肠壁蠕动，通利消化道，帮助大便排泄，可用于治疗各种便秘。

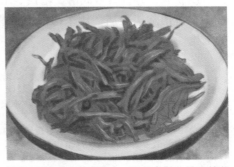

莴笋还有开胃消食之功，这里介绍一款凉拌莴笋丝：莴笋削去叶子和外皮，切成细丝；擦好的细丝放入大碗中，加入适量香醋、糖、盐、鸡精、香油，拌匀

有姜汤补暖，轻松远离空调病

炎热的夏季，室外气温很高，人体衣着单薄，进入空调房间后处在低温环境中，生物钟的运转突然发生改变。当冷的感觉传递到大脑体温调节中枢时，大脑便指令皮肤外周血管收缩，分布在全身的汗腺减少分泌，以减少热量的散发来保持体温。同时冷的感觉也促使交感神经兴奋，导致分布在腹腔器官上的血管收缩，胃肠蠕动减弱，因而出现了肢体麻木、皮肤干燥、胃肠不适等相应症状。女性更易出现这种情况，因为女性对冷的刺激比较敏感。

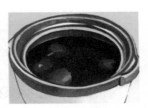

姜和大枣熬汤，生姜补暖，大枣补益，二者搭配服用可以和胃降逆止呕，对治疗由寒凉引起的不适非常有效

中医认为，空调病症状属暑湿症。夏天气候炎热，人体腠理开泄，若长时间处在空调环境中，则容易引发此病。那么，有没有什么既简单又有效的办法来对付"空调病"呢？

最简便有效的东西是用我们厨房里常用的生姜。研究表明，适量喝姜汤不仅能预防"空调病"，而且对由吹空调受凉引起的一些症状也有很好的缓解作用。

端午来一次草药浴，百毒不沾身

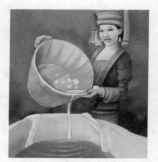

按照民间习俗，人们要在端午节举办一些保健活动以预防疾病。"草药浴"就是这种习俗的内容之一。端午传统的"草药浴"除了用香草外，还可用鲜艾草、菖蒲、银花藤、野菊花、麻柳树叶、九节枫、荨麻、柳树枝、野薄荷、桑叶等煎水沐浴。

草药浴不但可消除疲劳、清洁皮肤、增强皮肤的血液循环，还可预防和治疗痱子、各种皮肤瘙痒、汗斑、狐臭、老年斑、皮炎等皮肤病，并且具有润滑、增白、增香等作用。如用草药汤来洗头，可消除头皮屑；用来浴面，可清除暗疮，防止"青春痘"的滋生。

"草药浴"是端午节的一项传统活动

● 香草具有芳香开窍、温气血、散寒湿、消毒、防腐之功效。艾叶浴对毛囊炎、湿疹有一定疗效。
● 菖蒲叶及根芳香化湿，可治恶疮疥癣。水浸剂对皮肤真菌有抑制作用。外用能改善局部血液循环，对消除老年斑、汗斑有一定作用。
● 新鲜的桑叶性味苦、甘、寒，具有疏风清热、清肝明目等功能，用它煮水洗澡，可使皮肤变细嫩。薄荷挥发油有发汗、解表及兴奋中枢的作用，外感风热、咽喉肿痛的病人洗浴特别有用，还能麻痹神经末梢，可消炎、止痒、止痒，有清凉之感。夏季常用此沐浴，可防治湿疹、痱子等皮肤病。
● 黄菊花清热解暑、美容肌肤，最宜脑力劳动者洗浴。
● 银花藤有清热解毒、通经络的作用，沐浴后，凉爽舒畅，可败毒除燥，治痱效果最理想。
用桉树叶、麻柳叶、九节枫、柳叶、荨麻等草药沐浴，具有祛风除湿、活血消肿、杀虫止痛、止痒嫩肤等功效。

小儿痱子，药浴法让宝贝清爽度夏

中医认为，长痱子是因天气闷热、汗泄不畅、热不能外泄、暑湿邪蕴蒸肌肤所致。故外治当以清暑解表、化湿止痒为主。

酷热的夏季，如果孩子长了痱子，不要惊慌，下面介绍的药浴法可让孩子清爽度夏。

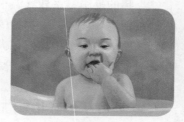

宝贝长痱子了无须惊慌

1. 痱子草浴
以痱子草为主洗浴治痱子。该方既能清暑化湿，又能解表而通畅汗路，为治痱子良方。

配方用法：取痱子草30克，配苦参、黄柏、苍术各20克，薄荷6克，藿香15克。每日1剂，水煎洗浴，一日2次。一般当天即可止痒，连洗5～7天即愈。

2. 薄荷浴
薄荷含挥发油，油中主要成分为薄荷脑、薄荷酮及乙酸薄荷脂等，在防治痱子方面也有特效。

配方用法：可用鲜薄荷150克，煎水洗澡，老少皆宜。

3. 复方苦芩浴
苦参、黄芩、白芷、薄荷、防风各30克，红花20克。
用法是：将上述材料用纱布包好，多加些水煮沸，待凉至温度适宜后给小儿洗浴。每剂可用1～2天，每天洗浴2～3次。

轻松解头痛，四大妙法任你选

头痛是现代人的一种常见病，尤其是在夏季。临床调查和现代医学研究表明，夏季的高温、闷湿、雷雨、大风、天气骤变常常会诱发或加重头痛。

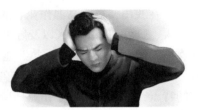

很多人靠止痛药来缓解头痛，殊不知，长期使用止痛药会给身体带来毒副作用，为其他疾患埋下病根。其实中医就有很多治疗头痛的简单方法，效果也很好。

夏季头痛的发生率较高

1. 精神疲惫导致头疼，就找印堂和神庭

当人们用脑过度、精神疲惫的时候，往往会不由自主地按揉前额，或者用拳头轻轻地敲打，其实，这就是在刺激头部的两个重要穴位"印堂"和"神庭"。

印堂穴是人体经外奇穴，《达摩秘功》中将此穴列为"回春法"之一，可见其重要地位。

神庭穴属人体督脉，对神经系统有治疗作用。按压这两个穴位对消除头痛头昏、恢复大脑的活力有异曲同工之妙，同时按摩，互相补益，则效果更佳。

印堂穴在两眉连线的正中间，按摩时将中指放在印堂穴上，用较强的力点按 10 次，然后顺时针揉动 20 ~ 30 圈，逆时针揉动 20 ~ 30 圈即可。

神庭穴在印堂穴上面，发际正中直上半寸左右，按揉方法与印堂穴相同。

2. 治头痛的简单方法：热水泡手

头疼往往会让我们感觉心烦意乱，这里有一个简单的方法可以缓解：热水泡手。因为手上的经络通达头部，手受热刺激后就会打通经络，通则不痛。具体方法如下：头痛发作时，把双手伸到热水里（水温以把手放进去能感觉到烫为宜），然后赶快抽回来，再放入水中，再抽回来，如此反复，直到手指感到麻木，头痛就能缓解。

3. 滴鼻法治头痛

将生白萝卜洗净，榨成汁，然后用棉棒蘸汁滴入鼻孔，每次 2 滴（两鼻孔都要滴），一日 2 次，连用 4 ~ 5 天，可治头痛。需要注意的是，在治疗期间，一定不要吃花椒、胡椒。

4. 自我按摩，解决头疼

感觉头部沉重疼痛时，你可以像平时洗头时那样，用指尖抓挠或者用天然鬃毛硬刷或木齿梳子梳头进行头部按摩。具体方法是：从鬓角朝额头向后脑勺缓慢进行圆周运动，按摩后会感觉头部轻松舒服，头疼也能得到缓解。

四季养生小贴士

有些人在气温突升的初夏和气温超过摄氏 37 度的酷暑时段，就会经常头痛并伴有食欲不振、低热和全身乏力的症状。入秋凉爽之后就不治即愈。这种头痛是因自主神经功能紊乱引起，大多发生在身体虚弱、气血不足者身上。对于这些朋友来说，预防措施主要是注意环境降温，保证一定的睡眠时间，饮食以清淡为主，多吃蔬菜、水果。

高温作业，别让温度夺走你的健康

在我国，夏季高温作业者的比例不占少数，如环卫工人、夏收夏种期间的农民、建筑工人、野外训练的军人以及炼钢工人等，都需要格外注意保护自己的身体健康。概括来讲，在高温情况下，提高抗"热"能力，是人体内调系统处于平衡状态的关键要素。

高温作业是指在高气温或在强热辐射的不良气候条件下进行的生产劳动。按气候条件的特点，可分为干热型作业环境、湿热型作业环境和夏季露天作业环境三种类型，这三种类型的高温作业环境在石油行业工作中均可遇到。

高温作业时，人体会出现一系列生理功能改变，这些变化在一定限度内是适应性反应，但如超过限度，则会产生不良影响，甚至引起病变。

1. 对循环系统的影响	2. 对消化系统的影响	3. 对泌尿系统的影响	4. 对神经系统的影响
高温作业时，皮肤血管扩张，大量出汗使血液浓缩，造成心脏活动增加、心跳加快、血压升高、心血管负担增加。	高温对唾液分泌有抑制作用，使胃液分泌减少，胃蠕动减慢，造成食欲不振。大量出汗和氯化物的丧失，使胃液酸度降低，易造成消化不良。此外，高温可使小肠的蠕动减慢，形成其他胃肠道疾病。	高温下，人体的大部分体液由汗腺排出，经肾脏排出的水盐量大大减少，使尿液浓缩，肾脏负担加重。	在高温及热辐射作用下，肌肉的工作能力、动作的准确性、协调性，大脑反应速度及注意力会降低。

高温下，人体热量消耗大，出汗多，易有食欲不振、恶心、头晕、体力下降等，甚至发生抽筋或中暑，所以要做好卫生防护。一般应做到以下几点：

1. 加强个人防护。个人防护用品包括：隔热或防晒的工作服、工作帽、手套、面罩、鞋盖、防护服等，应正确使用及佩戴。	2. 做好医疗预防保健工作。高温作业工人上岗前及入暑前要进行体格检查。有高温禁忌证的工人，不宜从事高温作业。	3. 合理安排劳动和休息时间，保证有充足的睡眠与休息。	4. 正确执行操作规程，加强体育锻炼，增强对高温的适应能力。
5. 一些高温地区经水传播的疾病较多，其原因是地下水位高，工作环境构造简陋，污水易渗入；在水网地区河流交错，难分上下游。因此，在钩端螺旋体病和血吸虫病流行地区野外作业，不仅要做好饮水消毒工作，而且对生活用水的选择和处理也须十分注意，涉水过河时要做好个体防护，预防感染。	6. 平时要准备一些中暑急救品（如一片丹、人丹、十滴水、清凉油）、抗疟药、止泻药、避蚊剂、消毒剂（如净水片）、蛇药、碘药、碘酒、氨水等。中暑药、避蚊药、净水片、蛇药片可随身携带。

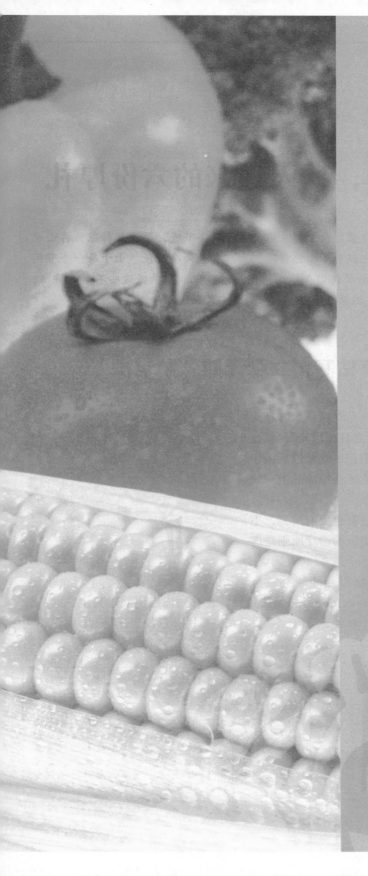

第四篇

平定内敛，收获
大自然的金秋祝福

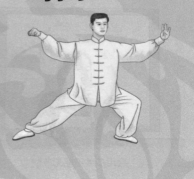

第1章

立秋到霜降，秋天送来的六份厚礼

秋季包括立秋、处暑、白露、秋分、寒露、霜降六个节气，是由热转凉，再由凉转寒的过渡性季节，气候变化经历了由热转凉、由凉转寒两个阶段。由于每一个节气都有属于自己的特征，这就要求我们在养生保健的过程中，要根据这些不同的特征，有针对性地进补、调摄起居、运动，等等，从而达到"天人合一"的最佳境界。

凉来暑退草枯寒，立秋谨防"秋老虎"

每年的8月8日左右是立秋，立秋预示着秋天的到来。民间有谚语说，"立秋之日凉风至"，就是说：立秋是凉爽季节的开始。但是，立秋以后由于盛夏余热未消，秋阳肆虐，通常还会继续热上一段时间，民间亦有"秋老虎"之说。

秋天是进补的好时节，但进补也要有讲究，不能无病进补和虚实不分滥补。中医的治疗原则是虚者补之，不是虚证病人不宜用补药。虚病有阴虚、阳虚、气虚、气血虚之分，对症服药才能补益身

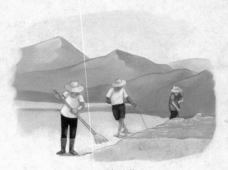

立秋时节

体，否则适得其反；而且药补不如食补，忌以药代食。食补则以滋阴润燥为主，如乌骨鸡、猪肺、龟肉、燕窝、银耳、蜂蜜、芝麻、豆浆、藕、核桃、薏苡仁、花生、鸭蛋、菠菜、梨等。

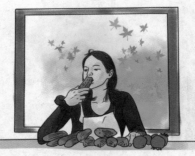

食用瓜果不能无节制

立秋以后，各种瓜果开始陆续上市，但民谚有"秋瓜坏肚"的说法，就是指立秋以后如食大量瓜类水果易引发胃肠道疾病。

人们在夏天食用了大量瓜果，立秋以后如果再这样吃下去，就会损伤肠胃，导致腹泻、下痢、便溏等急慢性胃肠道疾病。因此，立秋之后应慎食瓜类水果，脾胃虚寒者尤应禁忌。在饮食方面，多吃赤小豆、萝卜、竹笋、薏米、海带、蘑菇等低热量食品。

度过炎热的夏季，秋高气爽的天气也会让人胃口大开，所以立秋养生还要注意防止秋膘上身导致肥胖。对于一些"苦夏"的人来说，秋季适当地"增肥"是可以的，但对于本身就肥胖的人来说，秋季则应该注意减肥，选择低热量食品。还应提高热量的消耗，有计划地增加活动量，以达到减肥目的。

立秋以后，因秋燥而起的疾病也会困扰一些人，在养生方面就要注意滋养津液，多喝水、淡茶等，并吃些能够润肺清燥、养阴生津的食物，如萝卜、藕、秋梨等。

这一时节起居方面应该早睡早起，多呼吸新鲜空气，在清晨安静广阔的空间里宣泄情绪，对身体都是有好处的。

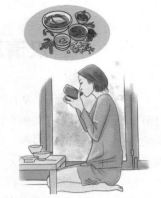

秋天是进补的好时节，但不能无病进补和虚实不分滥补

伊人去处享清秋，处暑注意缓"秋乏"

每年的8月23日左右是处暑节气，"处"有躲藏、终止的意思，处暑的意思就是暑天将近结束，民间也有"处暑寒来"的谚语。但此时天气还没有明显的转凉，晴天午后的炎热亦不亚于暑夏之季，但早晚比较凉爽。

处暑以后，气温会逐渐下降，这时候人体容易出现的情况就是"秋乏"，人们经常会有懒洋洋的疲劳感，所以这个节气的养生首先是要保证睡眠充足。晚上尽量在10点以前上床睡觉，并要早睡早起，中午最好要有一定的午休时间，以减轻困顿感。

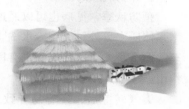

处暑

在饮食方面，处暑时依然应该保持饮食清淡，少吃油腻、辛辣及烧烤类食物，如辣椒、生姜、花椒、葱、桂皮等，多吃蔬菜水果，多喝水，多吃鸡蛋、瘦肉、鱼、乳制品和豆制品等。

为缓解秋乏，处暑时除了养成良好的生活习惯，还要加强锻炼，如登山、散步、做操等，以强健身心，减轻身体在季节交替时的不适感。

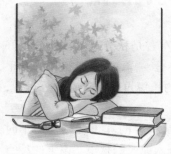

俗话说"春困秋乏夏打盹"，刚进入秋天人们常会感到疲劳瞌睡

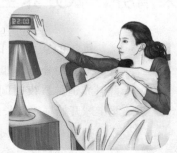

秋季起居应开始"早卧早起，与鸡俱兴"

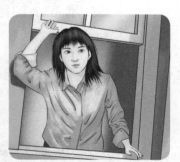

早卧以顺应阳气之收敛，早起为使肺气得以舒展

碧汉清风露玉华，白露保暖多防病

每年的 9 月 7 日至 9 日为白露，白露时节，支气管、哮喘发病率很高，要做好预防工作，排除诱发因素，过敏体质的人应注意花粉、粉尘、皮毛、牛奶、鸡蛋、鱼、虾、螃蟹、油漆、药物等，尽量避免与之接触。另外，调整身体和精神状态，避免情绪压抑、过度劳累对缓解咳嗽、气喘、心悸等症状也有帮助。在饮食上也要慎重，少吃或不吃鱼虾海鲜、生冷炙烩腌菜和辛辣酸咸甘肥的食物，多吃青菜、萝卜、葡萄、柿子、梨、芝麻、蜂蜜等润肺生津、养阴润燥的食物。

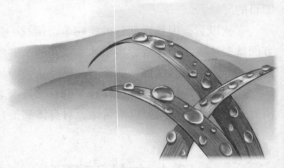

白露过后，天气渐凉，空气中的水蒸气夜晚时常在草木等物体上凝成白色的露珠，因此得名

预防秋季常见病也可以通过体育锻炼增强体质。另外每天用冷水洗脸、洗脚甚至洗擦全身，对这些疾病也有极好的预防作用。

天气转凉后，还容易导致胃部抽搐，引起腹泻、恶心等症状，尤其是那些平时肠胃就不好的人，胃部的保暖非常重要。要少吃生、凉食物，多吃熟食和暖食。

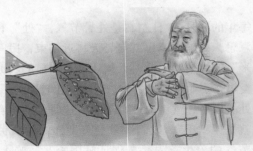

白露时昼夜温差很大，白天比较温和，但早晚较凉爽，在穿衣方面要多注意保暖。白露时节可以选择如打太极拳、练气功等比较舒缓的运动方式

所以，白露以后要注意保暖，特别是一些年轻的女性，不要舍不得换下夏天单薄的裙子。

凉意舒情果清芬，秋分养生先调阴阳

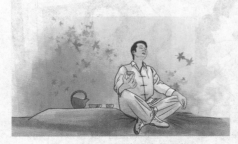

秋高气爽，是养生的良好时机

每年的 9 月 23 日左右是秋分节气，秋分正好是秋季的中分点，如春分一样，秋分这天阳光几乎直射赤道，昼夜时间的长短再次相等，秋分过后，北半球开始昼短夜长。

在我国，秋分才是秋天的真正开始，这个时节，大部分地区已经进入凉爽的秋季，南下的冷空气与逐渐衰减的暖湿空气相遇，产生一次次的降水，气温也一次次地下降，所以有"一场秋雨一场寒"的说法。

关于秋分养生有与春分养生相似的地方，就是要顺应四时变化，保持体内阴阳平衡，具体方法就是保证良好睡眠，保持乐观的生活和精神状态，这样可以避让肃杀之气，适应秋天的平容之气。

这个时候，秋燥还是没有结束，不过这时的"燥"，已经不是刚刚立秋时的温燥，而是凉燥。可以煮些健胃健脾，补肾强骨，而且软糯甜香，非常适口的栗子粥。百合粥、菊花粥，也是不错的选择，不仅可以温补身体，还可以缓解秋燥。

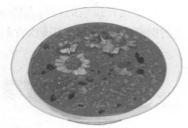

百合粥、菊花粥对润肺、清火、制燥咳、通便秘很有效

天高云淡雁成行，寒露"养收"保阴精

每年的 10 月 8 日左右是寒露，因"露气寒冷，将凝结也"而得名。寒露季节冷热交替，此时人体阳气慢慢收敛，阴精开始潜藏于内，故养生也应以保养阴精为主。

在人体五脏中，肺对应秋，肺气与金秋之气相应，此时燥邪之气易侵犯人体而耗伤肺的阴精，如果调养不当，人体就会出现咽干、鼻燥、皮肤干燥等秋燥症状。因此，寒露时节的养生应以滋阴润肺为宜，多食用芝麻、糯米、粳米、蜂蜜、乳制品等柔润食物，少食辣椒、生姜、葱、蒜等易损伤阴精的辛辣之食。

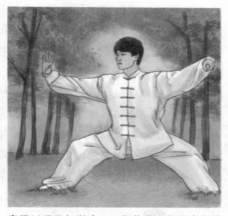

寒露以后天气渐冷，万物萧落，是热冷交替的季节

寒露以后，由于气温下降较快，感冒也成为此时的流行病，而在日常养生中，首先要做到适时添加衣物，不要盲目坚持"秋冻"，还要多加锻炼，增强体质。

对于老年人来说，寒露时节可谓"多事之秋"，其中最需警惕的便是心脑血管病。

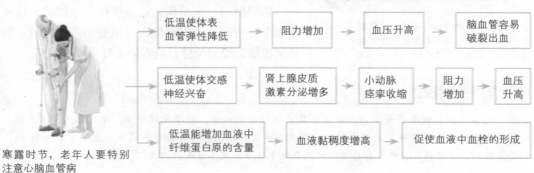

寒露时节，老年人要特别注意心脑血管病

低温使体表血管弹性降低 → 阻力增加 → 血压升高 → 脑血管容易破裂出血
低温使体交感神经兴奋 → 肾上腺皮质激素分泌增多 → 小动脉痉挛收缩 → 阻力增加 → 血压升高
低温能增加血液中纤维蛋白原的含量 → 血液黏稠度增高 → 促使血液中血栓的形成

135

心脑血管疾病的高危人群或有病史的患者，在这个时节尤其要注意防寒保暖，进行适当的御寒锻炼，合理安排饮食起居，并保持良好心境。

梅映红霞报晚秋，霜降一定要防寒

每年的 10 月 23 日左右是霜降，这是秋季的最后一个节气。霜降，顾名思义就是：由于天气寒冷，露水已经凝结成霜了。这个时候在北方的清晨，我们时常可以看到包裹在干枯树枝上的雾凇，大自然在用这种方式告诉我们：冬天就要来了。

霜降是秋冬气候的转折点，也是阳气由收到藏的过渡。这个时节天气渐冷，很多人手脚易凉，后背易冷，但心里有燥热的感觉。这是气血遇寒循环不畅所致，因此养生就要注意做到"外御寒、内清热"。要依气候变化及时增减衣物，以免被寒气所侵或者导致热伤风。对内则要清郁热、祛邪气，可以吃些生的白萝卜块。白萝卜皮白而不透者肉味偏辣，只能熟吃；皮色透明，肉不辣而甜者，可以生吃。生吃白萝卜一是下气，解腹胀；二是白萝卜入肺。肺应秋季，白萝卜可以加强肺的"肃降"功能，既止咳，又促大肠运动，"肺与大肠相表里"。可以吃甜食的人吃些白梨；老弱病者则吃些白木耳。

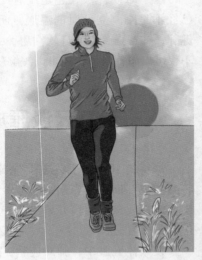

深秋之际保持良好心态，宣泄积郁之情，保持乐观豁达的心态也是养生保健的一项重要内容

小孩子和身体好的人，心里觉得燥热时可以吃些冷饮，但要少吃。

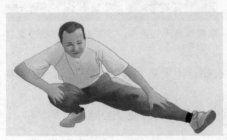

除了注意身体的局部保暖外，常做健身小运动对防治各种慢性病有着重要的辅助作用。但运动要循序渐进，持之以恒

天气逐渐变冷，风湿病、老寒腿、慢性胃病又成了常见病，防治这些病主要是注意身体的局部保暖。老年人要适当地多穿些衣服，膝关节有问题的可以穿上一副护膝，晚上睡觉时也要注意保暖。除了养护身体以外，加强锻炼也必不可少，应注意不要运动过量，外出活动以颐养身心为宜。

霜降时节，正是枫树、黄栌树等植物的最佳观赏季节，可以在天气晴朗时外出登山观赏美景，但秋风凉燥，要避免感冒或者染上呼吸系统疾病。

四季养生小贴士

喝水益肺：秋季最简单的养肺方法就是积极补充水分，秋季气候干燥，使人体大量丢失水分。据测算，人体皮肤每天蒸发的水分约在 600 毫升以上，而鼻腔呼出的水分也不下 300 毫升，要及时补充这些损失，秋天每日至少应比其他季节多补充 500 毫升以上。

第2章

金秋时节，滋阴润肺最为先

秋季给我们的感觉常是清肃、干爽。然而，我们此时最容易出现肺部疾病，常见的有感冒、咳嗽、哮喘等，若不小心医治很容易使症状加重。近年临床死因资料表明，感染是引起死亡的主要原因，其中绝大多数为肺部感染。因此，秋季养生重在养肺，滋阴润肺、防治肺气虚衰是秋季养生的当务之急。

养肺防衰，重在多事之秋

秋季不仅是肺部疾患高发季节，更是养肺防衰的关键时节。下面是一些秋天养肺的要点：

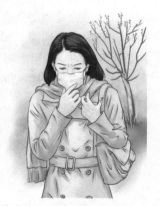

1. 笑能清肺

中医认为"笑能清肺"，笑能使胸廓扩张，肺活量增大，胸肌伸展，笑能宣发肺气、调节人体气机的升降、消除疲劳、驱除抑郁、解除胸闷、恢复体力，使肺气下降、与肾气相通，并增加食欲。清晨锻炼，若能开怀大笑，可使肺吸入足量的大自然中的"清气"，呼出废气，加快血液循环，从而达到心肺气血调和，保持人的情绪稳定。

2. 作息有规律

秋季养肺首先要注意作息有规律。应该早卧以避风寒，早起以领略秋爽，使精神安定宁静，才能不受秋天肃杀之气的影响。

许多人一到秋天，呼吸系统疾病就开始发作

3. 精神内守

在心态情绪方面要使精神内守，不急不躁，这样在秋天肃杀的气象中，仍可得到平和，肺呼吸正常，这是秋天的养生大道。

4. 食疗润肺

在饮食方面，由于秋天燥邪为盛，最易伤人肺阴，此时可以通过食疗达到生津润肺、补益肺气之功。

5. 加强补水

补水是秋季养肺的重要措施之一。一个成年人每天喝水的最低限度为1500毫升，而在秋天喝2000毫升才能保证肺和呼吸道的润滑。因此，每天最好在起床和临睡之前饮水200毫升，白天两餐之间饮水800毫升，才可使肺脏安度金秋。

6. 经常沐浴

在秋季经常沐浴也能起到养肺的作用，沐浴有利于血液循环，使肺与皮毛气血相通。一般秋季洗澡的水温最好在25℃左右，洗浴前30分钟，先喝淡盐开水一杯，洗浴时不宜过分揉搓，以浸浴为主。

　　古代医书中提到："形寒饮冷则伤肺"，就是说如果没有适当保暖、避风寒，或者经常吃喝冰冷的食物、饮料，则容易损伤肺部机能而出现疾病。因此饮食养肺应多吃玉米、黄豆、黑豆、冬瓜、番茄、藕、甘薯、猪皮、贝、梨等，但要根据个人体质、肠胃功能酌量选用。

> ● "通腑气"是改善肺功能、防止肺病的一个有效途径。古人常说："若要长生，肠中常清。"肺与大肠相表里，大肠不通就会影响气的肃降，导致肺气上逆，气道不利。临床上大多数慢性支气管炎患者都有大便秘结的症状，而通过通大肠不仅能降肺气、泄浊阴，还有利中焦、调脾胃之效。在生活中则应常吃猪血，因为猪血里的血浆蛋白质经人体胃酸和消化液中的酶分解后，可产生滑肠作用，能与侵入人体的粉尘、有害金属微粒等结合并随大便排出体外。新鲜蔬果、蜂蜜等富含纤维素的食物，不仅可润肠通便，还能治肺补肺。

鱼际、曲池、迎春，护肺的三大宝穴

　　在中国的传统医学观念里，秋气与人体的肺脏相通，肺脏开窍于鼻，而其表现在皮毛。秋天，秋高气爽也带着燥气，若肺气失调，则容易出现鼻干口燥、干咳、喉咙痛等上呼吸道疾病。所以，秋季养生要注意呼吸系统的维护，特别要注意肺部的调养。

　　在刚刚过去的夏天里，人们喝冷饮，穿衣盖被都尽量轻薄，使得脾胃虚寒，而脾又为"肺之母"，脾受凉必然会对肺有影响。中医还有"肺为娇脏"的说法，就是说肺既怕冷也怕热，既怕干也怕湿。即使在其他季节里没有注意养肺，在秋季也要对肺特别关注，因为在适合养肺的季节里多呵护肺，可能会收到事半功倍的效果。

　　秋季护肺，按揉穴位是一个很好的选择，这些穴位包括鱼际、曲池和迎香穴。

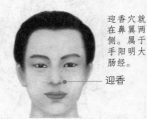

迎香穴就在鼻翼两侧。属于手阳明大肠经。

迎香

"不闻香臭从何治，迎香二穴可堪攻"。顾名思义，如果鼻子有毛病，例如鼻腔闭塞，以致不闻香臭，治本穴有直接效果。每天双手按在两侧迎香穴上，往上推或反复旋转揉2分钟，鼻腔会明显湿润、通畅很多。

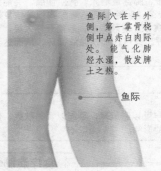

鱼际穴在手外侧，第一掌骨桡侧中点赤白肉际处。能气化肺经水湿，散发脾土之热。

鱼际

鱼际可以不拘时地进行按压，每天最少3～5分钟，并要长期坚持。

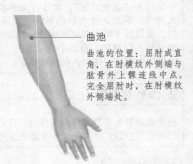

曲池

曲池的位置：屈肘成直角，在肘横纹外侧端与肱骨外上髁连线中点。完全屈肘时，在肘横纹外侧端处。

曲池有很好的清热作用，每天下午1～3点按揉这个穴位最好，因为这段时间是阳气最盛的时候，按揉此穴位可以使阳气降下来。

四季养生小贴士

　　秋季护肺除了要按揉以上三个穴位之外，还要注意饮食。人们在饮食中还要注意少吃刺激性的食物，甜酸苦辣咸都不要过分。除了温肺外，还应尽量吃些润肺的东西，如杏仁、桃仁等干果，对肺都有滋润作用。

每天按掐合谷穴，肺部从此不阴虚

中医上常说的肺阴虚主要是指阴液不足而不能润肺，从而导致干咳、痰少、咽干、口燥、手足心热、盗汗、便秘等一系列生活中常见的症状。

中医有"肺为娇脏"之说，指出肺是娇嫩，容易受邪的脏器。肺既恶热，又怕寒；它外合皮毛，主呼吸，与大气直接接触。外邪侵犯人体，不论从口鼻吸入，还是由皮肤侵袭，都容易犯肺而致病。

因此，在平时，我们一定要注重肺的保养。肺不阴虚了，抵抗力强了，这些病症也就自愈了。在人体的经穴中，合谷穴是调养肺阴虚的最佳穴位。

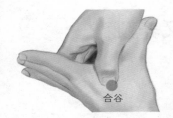

合谷

合谷穴在手背，第1、2掌骨间，第2掌骨桡侧的中点处。只要坚持每天按摩两侧合谷穴3分钟。就可以使大肠经脉循行之处的组织和器官的疾病减轻或消除，胸闷气短、多咳多痰、爱发高热、多出虚汗等症状慢慢消失。但要注意的是体质较差的病人，不宜给予较强的刺激，孕妇最好不要按摩合谷穴。

花生是宝，大补脾胃和肺脏

花生具有健脾和胃、利肾去水、理气通乳、治诸血症之功效。主治营养不良，食少体弱，燥咳少痰，咯血，齿衄鼻衄，皮肤紫斑，脚气，产妇乳少等病症。

现代研究表明，花生能有效降低人体内胆固醇，降低心脑血管发病率；高含量的锌元素能促进儿童大脑发育，增强大脑的记忆，延缓人体过早衰老。

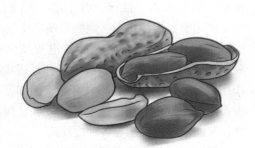

花生营养丰富，老少皆宜

下面，就向大家推荐几款大补脾胃和肺脏的花生美味。花生含钙量丰富，可以促进儿童骨骼发育，并有防止老年人骨骼退行性病变发生的功效。花生中含有丰富的脂肪油和蛋白质，对产后乳汁不足者有养血通乳作用。

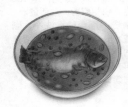

花生小豆鲫鱼汤
原料：花生米200克，赤小豆120克，鲫鱼1条。
制法：将花生米、赤小豆分别洗净，沥去水分；鲫鱼1条剖腹去鳞及肚肠；将花生米、赤小豆及洗净的鲫鱼同放碗中；加入料酒、精盐少许，用大火隔水炖，待沸后，改用小火炖至花生烂熟。

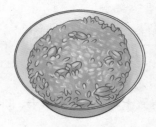

花生粳米粥
原料：花生 50 克，粳米 100 克，冰糖适量。
制法：将花生与粳米洗净加水同煮，沸后改用文火，待粥将成。放入冰糖稍煮即可。

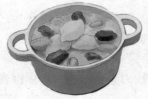

红枣花生衣汤
原料：红枣 50 克，花生米 100 克，红糖适量。
制法：红枣洗净，用温水浸泡，去核；花生米略煮一下，冷后剥衣；将红枣和花生衣放在锅内，加入煮过花生米的水，再加适量的清水，用旺火煮沸后，改为小火再煮半小时左右；捞出花生衣，加红糖溶化，收汁即可。

杏仁是宝贝，补肺、润肠又养颜

中国人称名中医，就叫他"杏林高手"，此语出于三国。当时名医董奉常为人免费治病，病人家里为酬谢他，就在其宅旁种杏树一株，数年后，蔚成杏林，号称"董仙杏林"。从此，杏林即成为中医界的誉称。

而杏的种子杏仁，又名苦杏仁。《本草纲目》记载，杏仁味苦、性温、有小毒，入肺、大肠经，有止咳定喘、生津止渴、润肠通便之功效。

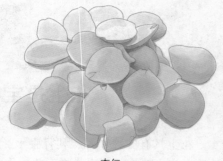

杏仁

杏仁还有美容功效，能促进皮肤微循环，起到润泽面容，减少面部皱纹形成和延缓皮肤衰老的作用，另外用其制成粉霜乳膏涂于面部，可在皮肤表面形成一层皮脂膜，既能滋润皮肤，保持皮肤弹性，又能治疗色素痣等各种皮肤病。

我们平时如果偶感风寒，咳嗽不止，也可以试试喝这杯杏仁茶和百合杏仁粥。

杏仁的种类	
苦杏仁	甜杏仁
苦杏仁能止咳平喘、润肠通便，可治疗肺病、咳嗽等疾病。	甜杏仁和日常吃的干果大杏仁偏于滋润，有补肺美容的作用。

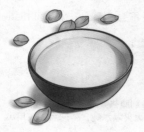

杏仁茶
原料：甜杏仁、糯米面、白糖各适量。
制法：将甜杏仁磨细备用，锅中加清水适量煮沸后，放入甜杏仁及糯米面调匀，再下白糖，煮至熟即可服食。

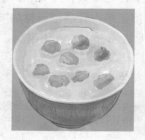

百合杏仁粥
原料：新鲜百合球根 100 克，杏仁粉 20 克，米 100 克，白胡椒粉、盐适量。
制法：百合球根洗净，剥成小瓣，加在米中与适量的水熬煮成粥。起锅前，再加入杏仁粉及调味料，拌匀即可。

人参补气助阳，健脾又益肺

人参是举世闻名的珍贵药材，在人们心目中占有重要的地位，中医认为它是能长精力、大补元气的要药，更认为多年生的野山参药用价值最高。对于气虚体质的人来说，人参可以说是保命强身的良药。

据《本草纲目》记载，人参性平，味甘，微苦；归脾、肺、心经。其功重在大补正元之气，以壮生命之本，进而固脱、益损、止渴、安神。故男女一切虚证，阴阳气血诸不足均可应用，为虚劳内伤第一要药。既能单用，又常与其他药物配伍。

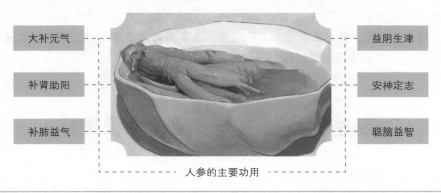

大补元气		益阴生津
补肾助阳		安神定志
补肺益气		聪脑益智

人参的主要功用

● 一味人参，煎成汤剂，就是"独参汤"。不过，这种独参汤只用在危急情况，一般情况下切勿使用。常常需要与其他药物配伍使用。如：提气需加柴胡、升麻；健脾应加茯苓、白术；止咳要加薄荷、苏叶；防痰则要加半夏、白芥子；降胃火应加石膏、知母，等等。

润肺消痰避浊秽，首选茼蒿

据《本草纲目》记载，茼蒿性温，味甘、涩，入肝、肾经，能够平补肝肾，宽中理气。主治痰多咳嗽、心悸、失眠多梦、心烦不安、腹泻、脘胀、夜尿频繁、腹痛寒疝等病症。需要注意的是，茼蒿辛香滑利，胃虚泄泻者不宜多食。

现代医学也证明茼蒿各种医疗作用：

1. 促进消化
茼蒿中含有带特殊香味的挥发油，有助于宽中理气、消食开胃、增加食欲，并且其所含粗纤维有助肠道蠕动，促进排便，达到通腑利肠的目的。
2. 润肺化痰
茼蒿内含丰富的维生素、胡萝卜素及多种氨基酸，性平、味甘，可以养心安神、润肺补肝、稳定情绪，防止记忆力减退；气味芬芳，可以消痰开郁，避秽化浊。
3. 降血压
茼蒿含有一种挥发性的精油，以及胆碱等物质，具有降血压、补脑的作用。

第 3 章

水润少辛，吃掉"多事之秋"

东北有一个"抢秋膘"的习俗，就是人们到了"立秋"这一天，要吃点肉，长点膘。而华东地区则流行另一种习俗，即人们在"立秋"这一天一定要吃点西瓜。不难看出，前者像是展望未来：天气将冷，身上不多些脂肪，怎么御寒？后者像是回首往事：那么燠热又漫长的夏季，是怎么熬过来的？其实，从真正的健康角度讲，秋季饮食应以水润少辛为原则，从而实现滋阴润肺、呵护脾胃的养生目的。

秋季饮食，少辛多酸、合理进补

秋季饮食，宜贯彻"少辛多酸"的原则。所谓少辛，是指少吃一些辛味的食物。因为，肺属金，通气于秋，肺气盛于秋。少吃辛味，可有效防止肺气太盛。

具体来讲，一方面可食用芝麻、糯米、蜂蜜、荸荠、葡萄、萝卜、梨、柿子、莲子、百合、甘蔗、菠萝、香蕉、银耳、乳品等食物，也可食用人参、沙参、麦冬、川贝、杏仁、胖大海、冬虫夏草等益气滋阴、润肺化痰的保健中药制作的药膳；另一方面要少吃葱、姜、韭菜、辣椒等辛味之品，而要多吃酸味的水果和蔬菜。

同时，根据中医"春夏养阳，秋冬养阴"的原则，虽然进入秋季是进补的大好时节，但进补不可乱补，应注意五忌：

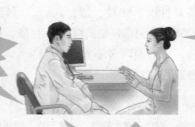

一忌无病进补。无病进补，既增加开支，又害自身。

五忌以药代食。重药物轻食物是不科学的，药补不如食补。

二忌慕名进补。认为价格越高的药物越能补益身体，人参价格高，又是补药中的圣药，所以服用的人就多。

三忌虚实不分。中医的治疗原则是虚者补之，不是虚证病人不宜用补药。

四忌多多益善。任何补药服用过量都有害，因此，进补要适量。

此外，秋季养生可以分为初秋、中秋和晚秋 3 个阶段。

初秋之时，欲食之味宜减辛增酸，以养肝气。古代医学家认为，秋季，草木零落，气清风寒，节约生冷，以防疾病，此时宜进补养之物以生气。《四时纂要》说："取枸杞浸酒饮，耐老。"中秋炎热，气候干燥，容易疲乏。此时首先应多吃新鲜少油食品。其次，应多吃含维生素和蛋白质较多的食物。晚秋临近初冬，气候愈渐寒凉，这时秋燥易与寒凉之邪结合而侵袭人体，多见凉燥病症。这时应多吃微温或性平味甘酸的食物，以养肺强身抗凉燥；少吃或不吃寒性之品，以免雪上加霜。

立秋后，要学会全面防"燥"

不知不觉中立秋了。立秋即秋季的开始，人们在享受秋高气爽的同时，也别忘了它还带来了时令主气——燥。秋燥对人体会产生什么影响，具体该怎么应对呢？

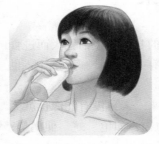

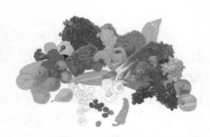

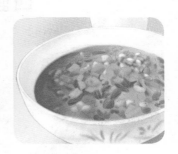

多补充水分

秋燥最容易伤人的津液，应多喝开水、淡茶、果汁饮料、豆浆、牛奶等，以养阴润燥，弥补损失的津液。喝水或喝饮料时，以少量频饮为佳，并且要少喝甜味饮料。

多吃新鲜蔬菜和水果

梨、橙子、柚子、黄瓜、萝卜、藕、银耳等水果、蔬菜有生津润燥的功效，要多食用。另外，还应多吃些蜂蜜、百合、莲子等清补之品，以顺应肺脏的清肃之性。少吃辛辣、煎炸食物，多食皆会助燥伤阴。

多吃粗粮

粗粮能够促进排便。因为如果大便不通畅，积在肠内时间过长就会化火，从而减少体内津液，所以，促进排便也是防止秋燥的一个重要方法。

滋阴润燥，麦冬、百合少不了

由于夏天出汗过多，体液损耗较大，身体各组织都会感觉缺水，人在秋季就容易出现口干舌燥、便秘、皮肤干燥等病症，也就是我们常说的"秋燥"。

所以，要防止秋燥，用麦冬和百合最适宜。至于如何用麦冬和百合来滋阴润燥，还有一些小窍门。

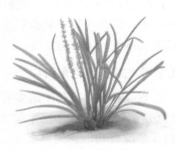

麦冬，又名麦门冬

1. 西洋参麦冬茶

秋季需要护气，尤其是肺气和心气，如平时应尽量少说话。不过，那样也只能减少气的消耗，而真正需要的是补气，而补气佳品非西洋参麦冬茶莫属。

原料：西洋参 10 克，麦冬 10 克。

制法：泡水，代茶饮，每天 1 次。

2. 蜜蒸百合

关于百合具体的吃法，《本草纲目》中记载了这样一个润肺的方子。

原料：百合 200 克，蜂蜜适量。

制法：用新百合加蜜蒸软，时时含而吞津。

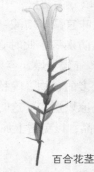
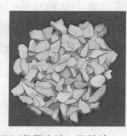

百合花茎

《本草纲目》里说，麦冬可以养阴生津、润肺清心，适用于肺燥干咳、津伤口渴、心烦失眠、内热消渴及肠燥便秘等。而百合入肺经，补肺阴，清肺热，润肺燥而止，对"肺脏热，烦闷咳嗽"有效

西蓝花，滋阴润燥的秋季菜

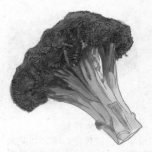

常吃西蓝花还可以抗衰老，防止皮肤干燥，且对保护大脑、视力都有很好的功效。西蓝花是营养丰富的综合保健蔬菜

经过漫长而炎热的夏季，我们的身体能量消耗大而进食较少，因而在气温渐低的秋天，就有必要调补一下身体，也为寒冬的到来蓄好能量。

我们知道没有能源汽车跑不起来，人体没有能源也就无法生存。大家看一看那些长寿的动物，如龟、蛇、仙鹤等，它们的长寿和喜静、注重能源的储存有很大关系。《素问》有句名言："善养生者，必奉于藏。"或者说："奉阴者寿。"所以人要想健康长寿，在秋季也应该像那些动物一样，注意养阴，蓄积能量。

对此，营养学家提倡，秋季要多吃西蓝花，因为这时西蓝花花茎中营养含量最高。西蓝花有润喉、开音、润肺、止咳的功效，还可以减少乳腺癌、直肠癌及胃癌等癌症的发病率，堪称美味的蔬菜良药。

此外，任何一种疾病到来之前，都会客气地和你打招呼，而并不是我们惯常所说的"不懂礼貌的不速之客"。我们的身体就像是一台精密仪器，设有"故障警告器"，当运行过程中有故障发生时，就会产生"警告信号"。那么，哪些警告信号提醒我们该滋阴了呢？

1. 喜欢吃味道重的东西

现在社会上有越来越多的"吃辣一族"，很多人没有辣椒就吃不下饭。这在中医上怎么解释呢？一般有两个原因：一是人的脾胃功能越来越弱了，对味道的感觉也越来越弱，所以要用厚味的东西来调自己的肾精，来帮助自己将元气提上

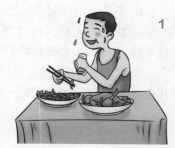

来，以助运化，这说明元气已经大伤，肾精已经不足。另外一个原因就是现代人压力太大，心情太郁闷了，因为味厚的东西有通窜力，而吃辣椒和大蒜能让人心胸里的瘀滞散开一些。总而言之，如果发现自己越来越爱吃味道重的东西，就表示身体虚了。

2. 年纪轻轻头发就白了好多

走在大街上我们会发现，很多年轻人就已经有了白头发，这是怎么回事儿呢？中医认为，发为肾之华。华，就像花朵一样，头发是肾的外现，是肾的花朵。而头发的根在肾，如果你的头发花白了，就说明你的肾精不足，也就是肾虚了，这时候就要补肾气了。

3. 老年人小便时头部打激灵

小孩儿和老人小便时有一个现象，就是有时头部会打一下激灵。但是老人的打激灵和小孩儿的打激灵是不一样的。小孩子是肾气不足以用，肾气、肾精还没有完全调出来，所以小便时气一往下走，下边一用力上边就有点空，就会激灵一下；而老人是肾气不足了，气血虚，下边一使劲儿上边也就空了。所以，小便时一定要咬住后槽牙，以收敛住自己的肾气，不让它外泄。

4. 下午5点到7点发低热

有些人认为发高热不好，实际上发高热反而是气血充足的表现。气血特别足，才有可能发高热。小孩子动不动可以达到很高的热度，因为小孩子的气血特别足。人到成年之后发高热的可能性就不大了，所以，发低热实际上是气血水平很低的表现，特别在下午5点到7点的时候发低热，这实际上是肾气大伤了。

5. 成年了还总流口水

我们知道，小孩子特别爱流口水，中医认为，涎从脾来，脾液为"涎"，也就是口水。脾属于后天，小孩儿脾胃发育尚弱，因此爱流口水。但是如果成年人还总是流口水，那就是脾虚的表现了，需要对身体进行调养。

6. 迎风眼睛总是流眼泪

很多人都有迎风流泪的毛病，因不影响生活，也就不在意。在中医里，肝对应泪，如果总是迎风流泪的话，那就说明肝有问题了。肝在中医里属厥阴，迎风流泪就说明厥阴不

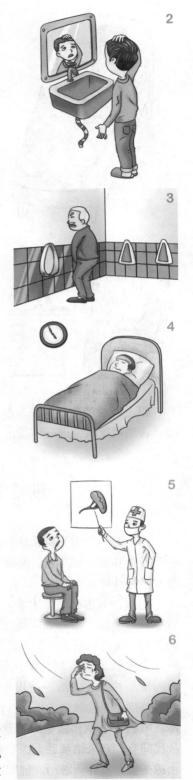

145

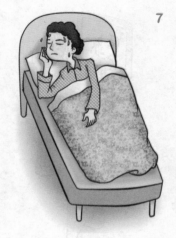

7

收敛，长时间下去，就会造成肝阴虚，所以遇到这种情况，要及时调理，以免延误病情。

7. 睡觉时总出汗

睡觉爱出汗在医学上称为"盗汗"。中医认为，汗为心液，盗汗多由于气阴两虚，不能收敛固摄汗液而引起，若盗汗日久不愈，则更加耗伤气阴，从而危害身体健康。尤其是青年人，工作、家庭压力较大，体力、精力透支明显，极有可能导致人体自主神经紊乱，若在日常生活中不注意补"阴"，则必然受到盗汗症的"垂青"。

8. 坐着时总是不自觉地抖腿

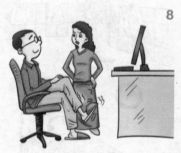

8

有些人坐着的时候总是不自觉地抖腿，你也许会认为这是个很不好的毛病，是没有修养的表现，但其实说明这个人的肾精不足了。中国古代相书上说"男抖穷"，意思是男人如果坐在那儿没事就抖腿，就说明他肾精不足。肾精不足就会影响到他的思维；思维有问题，做事肯定就有问题；做事有问题，就不会成功；做事总是不成功，就会导致他的穷困。所以，中国文化强调考察一个人不仅要听其言，还要观其行。

以上所说的这些现象，都是阴不足的表现，都是在警告我们要对身体状态做出相应调整，否则情况就会进一步恶化，疾病也就会趁"虚"而入。

秋令时节，新采嫩藕胜太医

秋令时节，正是鲜藕应市之时。鲜藕除了含有大量的碳水化合物外，蛋白质和各种维生素及矿物质也很丰富。其味道微甜而脆，十分爽口，是老幼妇孺、体弱多病者的上好食品和滋补佳珍。

莲藕含有丰富的维生素，尤其是维生素 K、维生素 C、铁和钾的量较高。它常被加工成藕粉、蜜饯、糖片等补品。莲藕的花、叶、柄、莲蓬的莲房、荷花的莲须都有很好的保健作用，可做药材。

中医认为，生藕性寒，甘凉入胃，可消瘀凉血、清烦热、止呕渴。适用于烦渴、酒醉、咯血、吐血等症，是除秋燥的佳品。而且妇女产后忌食生冷，唯独不忌藕，就是因为藕有很好的消瘀作用，故民间有"新采嫩藕胜太医"之说。熟藕，其性也由凉变温，有养胃滋阴，健脾益气的功效，是一种

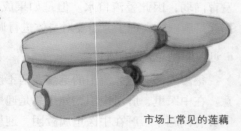

市场上常见的莲藕

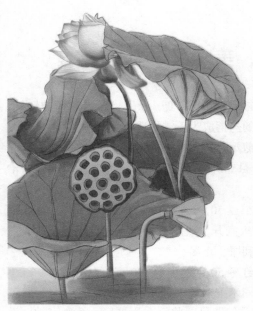

莲蓬同荷叶、花茎

很好的食补佳品。而用藕加工制成的藕粉，既富有营养，又易于消化，有养血止血，调中开胃之功效。

具体说来，莲藕的功效有以下几种：

（1）莲藕可养血生津、散瘀止血、清热除湿、健脾开胃。

（2）莲藕含丰富的单宁酸，具有收缩血管和降低血压的功效。

（3）莲藕所含丰富的膳食纤维对治疗便秘，促进有害物质排出十分有益。

（4）生食鲜藕或挤汁饮用，对咯血、尿血等症有辅助治疗作用。

（5）莲藕中含有维生素 B_{12}，对防治贫血病颇有效。

（6）将鲜藕 500 克洗净，连皮捣汁加白糖适量搅匀，随时用开水冲服，可补血、健脾开胃，而且对治疗胃溃疡出血效果颇佳。

秋天，亲近茶就是亲近健康

近年来，人们不断发现茶叶所含的营养成分及其药理作用，其保健功能和防治疾病的功效得到肯定。秋天喝茶可治病，如能根据自身体质选用适宜疗方，对增进健康、增强体质大有好处。

下面，教大家两种可以自己在家操作的天然茶饮，秋天常喝是一种美好又健康的享受。

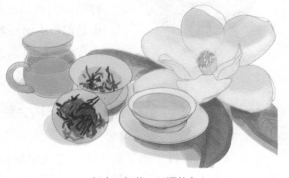

饭余一杯茶，可调养身心

银耳茶

原料：银耳 20 克，茶叶 5 克，冰糖 20 克。

制法：先将银耳洗净加水与冰糖（不要用绵白糖）炖熟；再将茶叶泡 5 分钟取汁和入银耳汤，搅拌均匀服用。

功效：有滋阴降火、润肺止咳之功，适用于阴虚咳嗽。

姜苏茶

原料：生姜、苏叶各 3 克。

制法：将生姜切成细丝，苏叶洗净，用开水冲泡 10 分钟代茶饮用。每日 2 剂，上下午各温服 1 剂。

功效：有疏风散寒、理气和胃之功，适用于风寒感冒、头痛发热，或有恶心、呕吐、胃痛腹胀等肠胃不适型感冒。

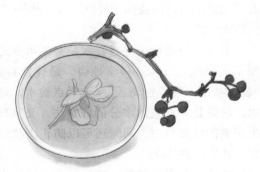

银耳茶

147

秋天进补多喝粥，美味又滋补

许多人因"苦夏"而致的身体消瘦状况会在秋天渐渐转变，秋季，胃口和精神转好，是进补的最佳季节。由于气候干燥，美味而滋补的药粥成为不错的选择。

菊花粥：菊花 60 克、米 100 克。先将菊花煎汤，再同米煮成粥。具有散风热、清时火、明目等功效，对秋季风型感冒、心烦口燥、目赤肿痛等有较好的治疗功效。同时对治疗心血管疾病也有较好的防治作用。

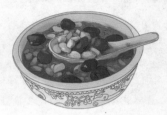

赤小豆粥

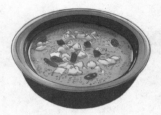

红枣小米粥

赤小豆粥：赤小豆 50 克、米 100 克、白糖少许。赤小豆和米同放锅中，大火煮开，改用文火熬煮，食用时，放入白糖即可。可清热、利尿、止渴。

红枣小米粥：红枣 50 克、小米 150 克、白糖适量。红枣用水泡软洗净后，同米下锅大火煮开，然后用文火慢慢熬煮，待黏稠时，放白糖调匀即可。此粥香甜可口，补血安神，滋养肌肤。

对于胃肠功能衰退的老年人来说，饮食清淡很重要，因此，粥成为老年人的首选食物。专家指出，为了健康，老年人不宜经常喝粥。因为粥毕竟以水为主，"干货"极少，在胃容量相同的情况下，同体积的粥在营养上距离馒头、米饭，还是差得不少。老年人长期喝粥，必将导致营养不良。同时，水含量偏高的粥进入胃里后，会稀释胃酸，这对消化不利。

多喝蜂蜜少吃姜，安然度清秋

入秋以后，以干燥气候为主，空气中缺少水分，人体也缺少水分。为了适应秋天这种干燥的特点，我们就必须经常给自己的身体"补液"，以缓解干燥气候对人体的伤害。

不过，虽然秋天进行补水是必不可少的，但对付秋燥不能只喝白开水。科学地讲，最佳饮食良方应该是："朝朝盐水，晚晚蜜汤。"白天喝点盐水，晚上则喝点蜜水，这既是补充人体水分的好方法，又是秋季养生、抗拒衰老的饮食良方，同时还可以防止因秋燥而引起的便秘，真是一举三得。

蜂蜜具有强健体魄、提高智力、增加血红蛋白、改

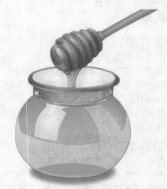

蜂蜜主要成分是葡萄糖和果糖，两者含量达 70%，此外，还含有蛋白质、氨基酸、维生素 A、维生素 C、维生素 D 等

善心肌等作用，久服可延年益寿。蜂蜜对神经衰弱、高血压、冠状动脉硬化、肺病等，均有疗效。在秋天经常服用蜂蜜，不仅有利于这些疾病的康复，而且还可以防止秋燥对人体的伤害，起到润肺、养肺的作用。从而使人健康长寿。

秋燥时节，尽量不吃或少吃辛辣烧烤之类的食品，这些食品包括辣椒、花椒、桂皮、生姜、葱及酒等。这些食品属于热性，又在烹饪中失去不少水分，食后容易上火，加重秋燥对我们人体的危害。

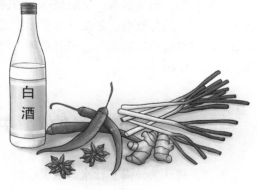
辛辣食品

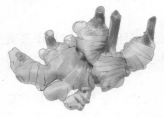
生姜味辛，不可长期吃

　　比如生姜，它含挥发油，可加速血液循环；同时含有姜辣素，具有刺激胃液分泌、兴奋肠道、促进消化的功能；生姜还含有姜酚，可减少胆结石的发生。生姜虽有利，但也有弊。因此不可多吃。尤其是在秋天最好少吃，因为秋天气候干燥、燥气伤肺，再加上吃辛辣的生姜，更容易伤害肺部，加剧人体失水、干燥。古代医书有记载："一年之内，秋不食姜；一日之内，夜不食姜。"

热性食物助长干燥，秋天一定小心吃

现代人口味很重，很多人喜欢调味料放得特别足的食物，油炸、麻辣食品是很多人的最爱。大三女生小张最喜欢吃学校附近小摊上的麻辣鸡翅。这家的鸡翅味道特别重，葱、姜、蒜、八角、茴香等放得特别多，很合附近大学生的口味。

这年秋天，小张觉得特别干燥，经常口干舌燥、皮肤脱屑，嘴唇干枯起皮，还时不时地便秘。她只得去看医生，医生询问了她的生活习惯，发现小张基本上每天都要光顾这家小店吃麻辣鸡翅，于是告诉她，让她"干燥不堪"的元凶就是麻辣鸡翅这类热性食物。

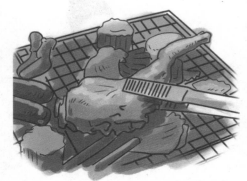
热性食物虽然美味，但助燥伤阴

　　原来，热性食物本来就会助长干燥，而到了秋天，赶上"秋燥"，情况就会更严重了，如此下来就会伤阴。而调理的方法就要从饮食上着手，少吃辛辣、煎炸的热性食物，多喝白开水，并且吃一些养阴、生津、润燥的食物。

　　《本草纲目》里说，椰子汁可祛风热，椰子瓤令人面色光泽。女性喝椰子汁，吃些由椰子制作的食品，既能养颜，又能健体。柿饼润心肺，清心肺热，经常吃可去面斑。枣润心肺，调荣卫。另外百合、冬瓜、杏仁、木瓜、荸荠、天门冬、蜂蜜、梨等都有对抗秋燥的功效。将新鲜椰肉、红枣、莲子、荸荠、鹌鹑蛋等煮熟制成美食，加冰、椰子水或蜂蜜食用，可养阴润燥。

"饥餐渴饮"，并不适合秋天养生

很多人都认为，渴了饮水，饿了吃饭，这是天经地义的事情。但是，我们却不能用它来指导秋季养生。你肯定会好奇地问："这是为什么呀？"

这是因为秋燥，即使不渴也要喝水。因为秋季的主气为燥，它又可分为温燥和凉燥。深秋季节凉燥尤重，此时天气已转凉，近于冬寒之凉气。燥的结果是耗伤阴津，导致皮肤干燥和体液丢失。

正常人体除三餐外，每天需要另外补充1500毫升的水。天热出汗多时，饮水还要增加。"不渴也喝水"对中老年人来说尤为重要。如果中老年人能坚持每天主动喝进适量的水，对改善血液循环、防治心血管疾病都有利。

秋凉不能不吃早餐。有些人贪图清晨的凉爽，早上起床晚，又要赶着上班，早餐不是不吃就是吃不好。长时间不吃早餐，除了会引起胃肠不适外，还会导致肥胖、胆石症、甲状腺机能障碍，甚至还会影响到一天的心绪。

总之，秋季养生要有积极的心态，科学地调配自己的饮食，这样才能增强体质，预防各种疾病。

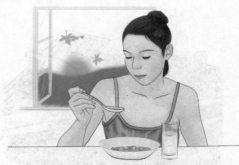

秋季，每天三餐要按时按量，不能饥餐渴饮

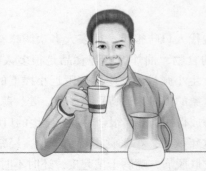

秋季，中老年人补水要"不渴也喝水"

四季养生小贴士

深秋天气渐凉，人们的胃口普遍变好，但也会有一部分人由于季节性情感障碍的缘故，变得"悲秋"，而后者又与饮食互为因果，即营养不良或饮食不当可以诱发季节性情感障碍。季节性情感障碍又会影响到人的脾胃功能，引起厌食或食欲亢进症状。从养生的角度上讲，入秋后应当抓住秋凉的好时机，科学地摄食，不能由着自己的胃口，饥一餐饱一顿。三餐更要定时、定量，营养搭配得当。

第4章

早睡早起多注意，秋季健康很容易

很多朋友非常不喜欢秋天，因为在这个季节，中午烈日当头，早晚却凉风瑟瑟，气温很难让人适应。同时，由于"秋乏"，人们总是感觉很累，经常连觉都睡不好。你可能会说："管那么多干吗，前人不是告诉我们要'秋冻'吗？秋天只要少穿点就养生了！"可事实上，我们稍有不慎，又很容易被冻着，不仅起不到养生的作用，反而损伤身体。对此，中医指出，秋季是人体阳消阴长的过渡时期，日常起居及相关生活细节对保健养生非常重要。

秋三月，生活起居要有节律

"秋三月，此谓容平，天气以急，地气以明。早卧早起，与鸡俱兴，使志安宁，以缓秋刑，收敛神气，使秋气平，无外其志，使肺气清。此秋气之应，养收之道也。"

这是《黄帝内经》中关于秋季养生之道的论述。秋三月是指农历七八九三个月，这个季节表现在天地之气上，特点是降大于升，收敛过于生发，天气下降，地气内敛，外现清明，所谓秋高气爽就是指的这个气象。秋季属金，在人体是属肺经，肺脏娇贵，十分怕燥，因此，秋季要滋养肺阴。人在秋季也要由夏季的散发状态转入收敛，应该早睡早起，与鸡同步，使肾之志安宁稳定，以缓和秋气的肃杀；令心之神气收敛内藏，使秋气得以平和。秋季"养收"要义：

起居主要是指生活作息及日常生活的各个方面。要保持身体健康，就必须注意起居调摄，妥善安排工作和生活中的各个细节，使其更加符合自然规律和自身的生理特点。

宇宙间存在着有规律的周期性变化，人生活于自然环境中，必然与之息息相关。因此，人们的作息安排只有与自然界的变化规律相适应，才能有益于健康。人们应该养成按时作息的习惯，使生理功能保持稳定平衡的良好状态。

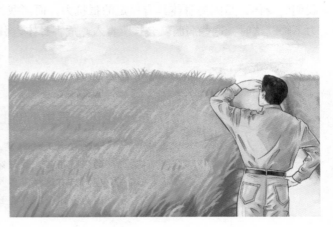

中医学认为，人类依天地而生，一年之中，四季的自然气候变化对人体的影响十分明显，人们应该根据季节变化和个人的具体情况制订出符合生理需要的作息制度。

四季运动的注意事项	春季夜间缩短，白昼渐长，风和日暖，人们应早起，增加户外活动，沐浴温暖阳光，以应春天的生机而养生，避免睡眠过多，使人困倦、头昏；
	夏季作息，宜晚些入睡，早些起床，以顺应自然界阳盛阴衰的变化；
	入秋后，白昼渐短，夜晚延长，可以早些就寝，早些起床活动；
	冬季昼短夜长，晚间宜早卧，早晨可稍迟起身，待日出再外出活动，以避开严寒。

秋夜凉，别让身体着了凉

在夏天的时候，因为天气炎热，所以许多人都喜欢开着窗户、光着膀子、什么也不盖睡觉。到了初秋的时候，虽然气温开始下降，但是下降的幅度不是很大，而且当微风吹进室内时，能带给人一种清新凉爽的感觉，因此有些人仍然延续着夏天的习惯，睡觉时什么也不盖。

人的肚脐部位没有脂肪组织，表皮角质层比较薄嫩，所以肚脐的屏障功能很差，是腹壁薄弱处之一。而初秋时节正是

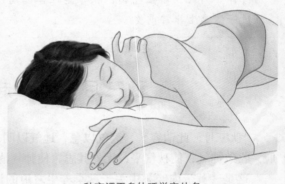

秋夜裸露身体睡觉害处多

寒暖交替、冷热交锋的时候，前半夜暑去爽来，让人感到非常凉爽，后半夜寒邪下注，室内暑湿上蒸，二者相交在一起，这时寒邪就很容易从没有盖着的肚脐进入到人体内，导致人体经脉阻滞、气血不通，出现腹部疼痛、呕吐、不思饮食、腹泻等症状。

另外，在我们的鼻腔、口腔黏膜周围，存在着各种各样的细菌，它们之所以不能危害我们的身体，是因为身体具有一定的抵抗力，而当我们受凉的时候，就会导致身体的抵抗力下降，这时，这些病菌就会长驱直入，危害身体，引发疾病。

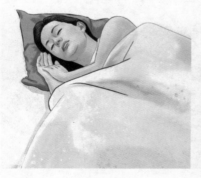

四季养生小贴士

在秋天的时候，我们在睡觉时一定要盖上被子之类的保暖用品，最好穿上一件贴身背心，以防止寒湿之邪入侵。只有这样，当入夜或清晨秋凉袭来时，我们才不至于因为身体受凉而染上疾病。

把握冷暖度，"秋冻"好过冬

老百姓常说"春捂秋冻"，意思是说春天棉衣要晚脱一段时间，以免受凉生病；秋天则相反，厚衣服要晚些穿，多经受寒冷的刺激，从而增强机体抵抗力。不过，不同的人群、人体的不同部位，都应区别对待，一味地秋冻就会把身体冻坏。

"秋冻"要因人而异：年轻人血气方刚，对外界寒冷的适应及抵御能力都比较强，可以冻一冻；而老年人大多肾阳衰微，禁不起太冷的刺激；还有一部分慢性病患者，如心血管和哮喘病人，他们对寒凉的刺激更加敏感，稍不注意就会引起疾病发作。因此，这些人不仅不能"秋冻"，还应采取一些保暖措施。

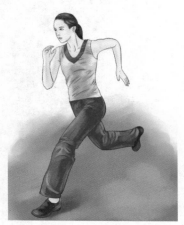

入秋后要适量进行耐寒锻炼

要领悟"秋冻"内涵。对于"秋冻"的理解，不应只局限于未寒不忙添衣，还应从广义上去理解，诸如运动锻炼，也要讲求耐寒锻炼，增强机体适应寒冷气候的能力。不同年龄可选择不同的锻炼项目。无论何种活动，都应注意一个冻字，切勿搞得大汗淋漓，当周身微热，尚未出汗，即可停止，以保证阴精的内敛，不使阳气外耗。

"秋冻"，四个身体部位要区别对待

腹部，上腹受凉容易引起胃部不适；下腹受凉易诱发女性痛经和月经不调。	脚部是人体各部位中离心脏最远的地方，血液流经的路程最长，又汇集了全身的经脉，因此不能受凉。	颈部受凉，向下容易引起肺部症状的感冒；向上则会导致颈部血管收缩，不利于脑部供血。	肩部，肩关节及其周围组织相对比较脆弱，容易受伤。

秋季洗手，别太频也别太热

生活中，手部不仅要从事繁杂的工作，还经常暴露在日光下，每天频繁清洗，或是经常使用含消毒杀菌成分的香皂，都会对我们的手部造成损伤。如果洗手不当，最容易造成损害的是手掌心，这个部位角质层厚，皮脂腺稀少，稍不注意就会粗糙、干裂，甚至脱皮；手背皮肤柔软、细嫩，比脸颊的皮肤还薄，也极易老化、松弛。

正确方法是洗手完毕，用干净、柔软的毛巾擦手，在皮肤未干时，涂抹具有保湿功能的护手霜，以及时锁住皮肤内的水分。

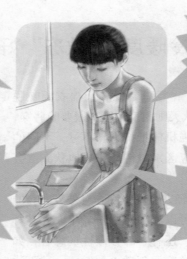

第一，避免频繁洗手，在清洗衣物时，不要让双手长时间浸泡在水中。

第二，洗手时水温不应过热，否则会破坏手部表面的皮脂膜，促使角质层更加干燥甚至皲裂，最佳水温应该在 20～25℃之间。

第三，洗手时应选用无刺激性的中性洗手液，最好含有维生素 B_5、维生素 E 或羊毛脂、芦荟等滋润型护肤成分，尽量不使用肥皂等碱性较强的清洁用品。

第四，手洗干净后，不能任其自然风干，因为在干燥的空气中，手部皮肤内的水分，会伴随未擦干的水分一起蒸发掉。

气候干燥，起居要防静电伤身

在气候干燥的秋季，我们常常会碰到这种现象：晚上脱衣服睡觉时，黑暗中常听到噼啪的声响，而且伴有蓝光；见面握手时，手指刚一接触到对方，会突然感到指尖针刺般疼痛，令人大惊失色；早上起来梳头时，头发会经常"飘"起来，越理越乱……这就是人体的静电对外放电的结果。

人体活动时，皮肤与衣服之间、衣服与衣服之间互相摩擦，便会产生静电。随着家用电器增多以及冬天人们多穿化纤衣服，家用电器所产生的静电荷会被人体吸收并积存起来，加之居室内墙壁和地板多属绝缘体，空气干燥，因此更容易受到静电干扰。

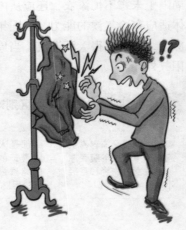

静电常常让人乍然一惊

由于老年人的皮肤相对比年轻人干燥，以及老年人心血管系统的老化、抗干扰能力减弱等因素，因此老年人更容易受静电的影响。心血管系统本来就有各种病变的老年人，静电更易使病情加重或诱发室性早搏等心律失常。过高的静电还常常使人焦躁不安、头痛、胸闷、呼吸困难、咳嗽等。

为了防止静电的发生，室内要保持一定的湿度，要勤拖地、勤洒水或用加湿器加湿；要勤洗澡、勤换衣服，以消除人体表面积聚的静电荷。发现头发无法梳理时，将梳子浸入水中片刻，等静电消除之后，便可以将头发梳理服帖了。脱衣服之后，可用手轻轻摸一下墙壁，摸门把手或水龙头之前也要用手摸一下墙，将体内静电"放"出去，这样静电就不会伤你了。对于老年人，应选择柔软、光滑的棉纺织或丝织内衣、内裤，而且尽量不穿化纤类衣物。

第 5 章

秋高气爽，让你的全身动起来

夏季，天气炎热，人们喜欢躲在房间里不外出运动。然而，立秋之后，早晚凉爽，户外湛蓝的天空和习习秋风都让人有到外面活动活动筋骨的想法。没错，这个时节确实是让人全身活动舒展的好时节，但我们要是没有掌握正确的锻炼原则，没有选择适合自己的锻炼项目，或在锻炼中伤了自己，恐怕是得不偿失了。因此，我们每个人都应该根据自己的个人情况，在氧气充足、空气清新的地方选择适合自身的体育锻炼。

初秋，耐寒锻炼正当时

养生专家指出，初秋适当进行一些耐寒锻炼，有助于提高人对环境变化的适应能力，提高心血管系统的功能。这样做，也可以更好地度过冬天。

一般来说，耐寒锻炼包括：登山、步行、太极拳、骑自行车，等等。我们可以根据自身的健康状况、兴趣，来选择具体的项目。

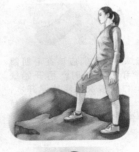

1. 登高

登高，不仅是一项有益的体育锻炼，也是一种有情趣的"秋游"活动。它能够增强心肺功能，促进血液循环，增进食欲，改善睡眠，安定情绪，加速新陈代谢。同时，在登山的过程中，随着海拔高度的增加，气压逐渐降低，可以促进人体生理功能的一系列变化，对哮喘等疾病起到辅助治疗的作用，并对降低血糖、增高贫血患者的血红蛋白和红细胞数同样具有很好的作用。现代研究表明，新鲜空气可以清肺健脾，攀峰越岭能够舒筋骨，以防关节老化。此外，站在高处凝眸远眺，还可以推迟视力的退化。

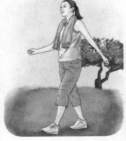

2. 快步行走

每天 10 分钟快步行走，不但对身体健康极有裨益，还能保持精神愉快。快步走路能促进血液循环，有利于提高氧气的消耗，增加心脏的收缩力。而且可以有效地防治肥胖症、糖尿病、下肢静脉曲张等，对身体也不会有损害。对防止大脑老化，预防痴呆有着积极作用。

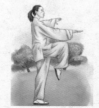

3. 太极拳

太极拳是我国的国粹，它适合任何年龄、性别、体型的人练习。它集练气、蓄劲、健身、养生、防身、修身于一体，是一种适合经常锻炼的养生功法。秋季经常练习太极拳，对于身心健康有意想不到的收获。

太极拳手足并用，动作连贯柔和，心与意、气与力、手与脚能有机结合，具有健身、防病、改善生理机能和延缓衰老的功效。

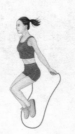

4. 骑自行车

曾有这样一句流行的话：每天骑车一小时，健康工作五十年，幸福生活一辈子！其实，在丹桂飘香、层林尽染的秋天，以骑自行车代替坐车，不仅能节约能源，不污染周围的环境，而且可以强身健体。

自行车运动应当坚持并有规律地进行，最好能使自行车成为你日常生活的一部分。为了能真正从自行车运动中获得好处，你应当坚持每天骑行 15 ~ 20 分钟，保持为16 千米 / 小时的车速最佳。

5. 跳绳

跳绳是一项极佳的秋季健体运动，能有效训练个人的反应和耐力，有助保持个人体态健美，从而达到强身健体的目的。

建议初学者可以选择较长一点儿的绳子，摆动的幅度较大、速度较慢，之后再慢慢提高要求，缩短绳子的长度，同时也增加运动的强度。

体重较重者宜采用双脚同时起落，上跃也不要太高。剧烈的跳绳运动后不要立刻停止下来，应继续以比较慢的速度跳绳或步行一段时间，待血液循环恢复正常后，才可以停止下来。

秋季锻炼须知

　　需要注意的是，秋季人体的柔韧性和肌肉的伸展度下降，运动前要热身以舒展肢体，同时运动中不应突然加大运动量。

　　锻炼应循序渐进，由少而多。在进行运动的过程中，衣服应该一件一件地减少，千万不要穿得单薄，仅靠运动产热来升温。

　　锻炼后要记得补水。秋天气候干燥，体内容易丧失水分，从而加重身体因缺水而引发的各种燥症。因此，进行耐寒锻炼后，要给身体补水。

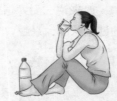

耐寒锻炼后，我们应该在心脏跳动感觉稍微平稳时，再开始缓慢、小口、多次地喝些温开水，每喝一小口的频率最好能大概与心跳频率相近

　　锻炼前，先要学会健康呼吸的方法：吸气时收缩腹部；呼气时，让肚子放松，自然下垂。这叫作腹式呼吸。它强迫你用横膈膜而不是依赖于柔弱的胸肌进行呼吸，能充分利用肺容量呼出废气，吸进更多的氧气。

　　为了增强效果，你可以这样做：①站定，放松，花几分钟时间进行腹部呼吸。②双臂弯曲，肱三头肌与地板平行，将手指置于肩膀上。③头朝上，通过鼻孔呼吸。两肘向外侧伸展，吸气时，肘向后拉。两臂展开有助于扩张胸腔。④用口呼气，两肘交于胸前，低头，下巴至胸。

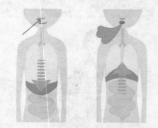

健康呼吸的方法是腹式呼吸，腹腔的横膈膜随着呼吸做上下运动，吐故纳新

第6章

秋"收"，容颜也要跟着收获

到了秋天，你是否常为这些问题而烦恼：不知不觉皮肤就干得不得了，甚至有些起皮，一张漂亮的脸蛋顿时失去了光泽；明明已经擦了美白、水润的护肤产品，可肌肤仍然暗淡无光；和往常一样洗发、护发，但头发却变得干枯毛躁；还有嘴唇干裂，手脚干裂，等等。其实，秋季是收敛的季节，气候干燥，就是极易引发身体和皮肤上的问题。对此，我们从头到脚，都要做好美容保养的工作，让容颜也随着大自然一起收获。

秋日养肌肤，先从排毒开始

在夏天转为秋天之后，肌肤的新陈代谢开始转慢，盛夏的骄阳和潮湿让一些问题潜藏起来，慢慢堆积在肌肤表面排不出去，或者排出的速度较慢；在进入秋天之后，这些问题就显现出来，例如肤色暗沉、干燥缺水，甚至出现色斑，手感也比夏季要粗糙很多，这说明你的肌肤需要排毒了。

直接食用有利于排毒的水果或蔬菜是美容排毒的关键。排毒要多食地瓜。紫菜含丰富的蛋白质、碳水化合物以及多种维生素、碘和其他微量元素。豆腐则可清热解毒。多喝紫菜豆腐汤可以润体解热，排毒。

此外还要多吃些石榴、燕麦片、苹果、地瓜、胡萝卜、木耳等。当然，在补充排毒食品时，要避免油炸、烧烤、饼干、罐头等容易堆积毒素的食物。

另外，秋季排毒，洗脸、沐浴、运动也是不可少的。

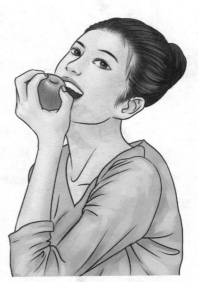
水果有利于排毒，可以适当多吃

在清除了体内大部分的毒素之后，才能安心进补保养，我们的肌肤才能安然度过这一年中最冷的冬季。可以自测一下你的肌肤是不是有以下的症状：

①肤色不是很黑，但暗沉发黄。②天气转凉，脸部的肌肤出油量更多。③坚持用眼霜，但黑眼圈和眼袋依然明显。④皮肤变得干燥，摸上去很粗糙。⑤皮肤抵抗力下降，容易出现过敏现象。

如果以上现象中你占3个以上，说明"中毒"的症状在你身上有所突出，要赶快着手排毒了。

据肤质，量身打造自己的保湿方案

秋季空气湿度降低，皮肤角质层不能及时调节足够的保湿因子，而油脂腺的活跃能力也在减低，脸上的油分便会减少，因此皮肤就容易绷紧，甚至在眼下及鼻旁更会出现细纹。于是，保湿就成了护肤养颜的重中之重。

不过，爱美的女士一定要注意了，不同肤质的人保湿方法也不尽相同。

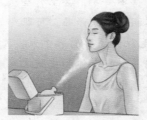

干性皮肤可选用蒸汽洁面

1. 干性皮肤

干性皮肤会使人有紧绷的感觉，易起皮屑，易过敏，还可能伴有细小的皱纹分布在眼周围。这类皮肤的抗衰老护理尤为重要，除了要以保湿精华露来补充水分之外，还要每周敷一次保湿面膜。另外，因为干性肌肤本身油脂分泌得就不多，如果频繁洗脸，会让干燥的情况更为严重。因此，每天洗脸最好不要超过两次，且最好以清水洗脸，尽量避免使用洗面皂。洗完脸后应选用含有透明质酸和植物精华等保湿配方的滋润型乳液。干性皮肤随着角质层水分的减少，皮肤易出现细小的裂痕，在给皮肤补水的同时还要适当补充油分，高度补水又不油腻的面霜也是不错的选择。

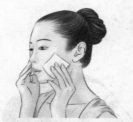

油性皮肤须彻底清洁和保湿

2. 油性皮肤

许多人认为油性皮肤不会有干燥的问题，其实不然。这样的皮肤即使有天然丰沛的油脂保护，也可能留不住水分，从而导致皮肤干燥和老化。因此，对于这种缺水不缺油的皮肤，彻底地清洁和保湿是延缓衰老最重要的步骤。选择保湿护肤品时，最好挑选质地清爽、不含油脂，同时兼具高度保湿效果的产品。使用亲水性强的控油乳液、保湿凝露，配合喷洒矿泉水或化妆水，水分不易蒸发，能保持长时间滋润，同时，也不会给油性的皮肤造成负担。

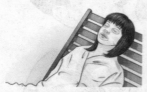

混合性皮肤最好每周使用保湿面膜敷一次脸

3. 混合性皮肤

对于混合性的皮肤，由于出现局部出油而又经常干燥脱皮的现象，除了保湿乳液外，保湿面膜也是必不可少的。最好每周使用保湿面膜敷一次脸，或是用化妆棉蘸化妆水，直接敷在干燥部位来保湿。

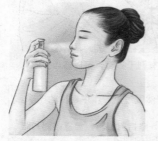

中性皮肤可适度向脸部喷水保湿

4. 中性皮肤

中性皮肤既不干也不油，肤质细腻，恰到好处，只需选择一些与皮肤 pH 值相近的保湿护肤品，配合喷洒适度的脸部矿泉水。尽量不要在晚上睡前使用太过滋润的晚霜，以防止过多的油脂阻塞皮肤的正常呼吸而导致皮肤早衰。

享受牛奶盛宴，拥有牛奶般的肤质

虽然大家都觉得过期的牛奶扔掉太可惜，但很少有人知道过期牛奶会产生乳酸，可以软化角质，是既经济又有效的护肤佳品。当然，如果牛奶已经结块就不要再使用了。

《本草纲目》中有牛奶可以治反胃热、补益劳损、润大肠、治气痢、除黄疸的记载。对于女人而言，牛奶则可以润泽肌肤、增加皮肤弹性、缓解皮肤干燥。在干燥的秋季，给皮肤做做牛奶保养，效果一定很好。

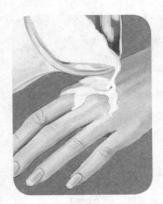

手部牛奶浴

手是女人的第二张脸。秋季里除了使用护手霜外，用牛奶洗手也会使双手滋润起来。尤其在忙完家务后双手会变得粗糙、油腻，而牛奶不但能除去油腻，还能滋养手部肌肤。

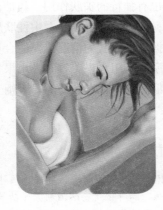

牛奶护发让头发靓丽

牛奶中含有酵素，可促进皮肤表面角质的分解。热牛奶洗头能够令头发顺滑靓丽、有光泽。洗后可涂抹一些有香气的护发用品，以消除奶腥味。但切记勿使用过期牛奶。

我们知道，秋季眼部皮肤是很容易松弛和出现皱纹的，尤其是在熬夜后，眼部疲劳、水肿、黑眼圈等问题都来了。不要发愁，用适量牛奶和醋加开水调匀，然后在眼皮上反复轻按 3~5 分钟，再以热毛巾敷片刻，就可以缓解眼部疲劳，能瞬时消除眼部水肿。

最后，再为各位朋友推荐一道牛奶大枣补血养颜汤。很简单，先准备牛奶 500 毫升、大枣 25 克、大米 100 克。然后先将大米与大枣同煮成粥，再加入牛奶，烧开即可服用。

水果护肤，让肌肤告别秋燥

秋季干燥的气候让美女们损失了大量的津液，肌肤缺水成了大问题。为此，有的美女不惜"重金"购买昂贵的护肤品，其实，这大可不必。因为秋天是水果大丰收的季节，有很多利于肌肤补水的水果，如苹果、梨、柑橘，等等，我们完全可以一边吃美味的水果，一边完成补水的美容功课。

对抗秋季干燥不光靠吃，还可以把这些水果捣烂或榨汁后敷在脸上，这样内外兼养，享了口服，也美了容颜，两全其美。

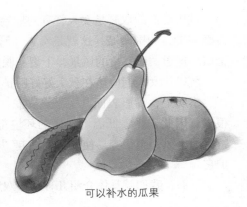

可以补水的瓜果

将一个苹果去皮捣烂，加一茶匙蜂蜜，再加少许普通乳霜，敷于洗干净的脸上，20分钟后用温水洗净，再用冷水冲洗一下，然后涂上适合自己的面霜。这个方法很适合皮肤干燥的女性。

另外，用捣烂的香蕉敷脸，也能柔化干性皮肤。过20分钟后用温水洗干净，涂上面霜，方便快捷。

对于油性皮肤的女性来说，可将榨好的柠檬汁加少许温水，用来擦脸，这有助于去除脸上死掉的细胞。

其他一些水果也有独特的护肤作用：西柚汁对毛孔过大有收敛作用；橙比柠檬温和，对中性肤质特别适合。姐妹们可根据自己肌肤的情况选择适合自己的水果。需要提醒大家的是用水果美容时，水果一定要选新鲜的，不能用催熟的、含有农药的，否则美容效果就会大打折扣。

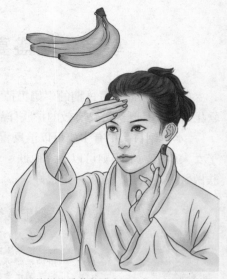

用捣烂的香蕉敷脸也是很好的护肤手段

四季养生小贴士

《本草纲目》中记载：梨可以清热解毒、润肺生津、止咳化痰；柑橘有生津止咳、润肺化痰、醒酒利尿等功效；石榴有生津液、止烦渴的作用；荸荠有清热生津、化湿祛痰、凉血解毒等功效。我们可以把梨洗净去核切片，加水煮沸30分钟，然后加少许冰糖煮成梨汤喝，酸酸甜甜，既过嘴瘾又可除秋燥，真是不错。当然，你也可以把梨、苹果、香蕉混在一起榨成果汁，这样什么营养都有了。

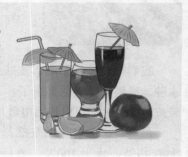

金秋润唇有方，绽放甜美微笑

健康红润的双唇是女人特有的标签。大嘴美女舒淇就是用那双美丽的红唇倾倒了大众，微微一笑，倾国倾城，这就是女人"唇"情的魅力。可是，秋天到了，一些小小的瑕疵就会破坏这道"唇"情的风景，干裂、脱皮的嘴唇会让最甜美的微笑变得干涩。

所以，女人们应该在秋天好好呵护自己的双唇，绽放最灿烂的笑容。

事实上，嘴唇表面其实不算皮肤，它只是一层黏膜，表皮非常薄，其中的黑色素含量很少，因此干燥、低温、冷风的环境都会损伤到嘴唇。尤其是空气干燥、气温低的时候，特有的干风甚至很容易使得唇上翘起"干皮"。因为嘴唇如此娇弱，所以我们更要特别地呵护它。

下面，我们就具体介绍几种呵护双唇的方法：

1. 去唇面干皮

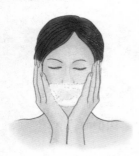 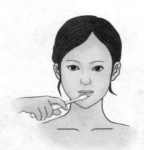 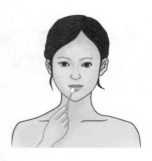

第一步：把毛巾用热水沾湿后，轻轻敷在双唇上约 2 分钟。此步骤用来软化唇面的干皮。注意水温不可过烫，以免让嘴唇受伤。

第二步：用儿童型软毛牙刷刷掉死皮。顺着皮肤纹理的方向，动作要轻柔。这一步可以去除大范围的死皮。

第三步：把卫生棉签沾湿温水，在唇面上滚动，去除残留的细微部分的死皮。

2. 自制唇膜给你深层滋润

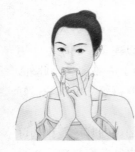

唇膜可以为你的嘴唇补水，也能起到营养滋润的作用，就像面膜一样。唇部发干、脱皮严重时，可以每星期做 2 ~ 3 次，滋润效果可是立竿见影哦。

第一步：彻底卸唇妆，去干皮。

第二步：将双唇热敷 5 分钟。

第三步：涂抹含有维生素 E 的护唇油。

第四步：把一块保鲜膜剪成可以覆盖嘴唇的大小，然后将双唇包裹起来，敷约 10 分钟的时间。可以使得护唇油上的精华被嘴唇彻底吸收。

3. 唇部上妆之前先涂抹护唇膏

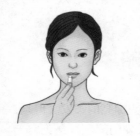

彩妆对唇部的娇嫩肌肤是有伤害的，但为了明艳动人的双唇，女人们又难以舍弃璀璨的唇彩产品，所以要尽量把对唇部的伤害减至最小。在涂抹口红，或者唇彩之前，先涂抹一层含有滋润、抗皱成分的护唇膏，这就像为双唇加了一层保护膜，阻隔了外来的直接伤害。

肌肤暗淡，紫色食物来帮忙

有的美眉不爱长痘痘，不爱长斑，偏偏脸色总是灰灰的，整个人看上去也很没精神，只能靠化妆来掩盖。其实，肌肤暗淡多是身体内部的问题，要解决这个问题，也要从内部入手，比如多吃一些紫色的食物。

紫色蔬果中含有特别的物质——花青素，具备很强的抗氧化能力，经常食用不仅可以延缓衰老，养颜美容，还可以预防高血压、减缓肝功能障碍、改善视力、预防眼部疲劳等。

具体来说，紫色食物主要具备以下优点：

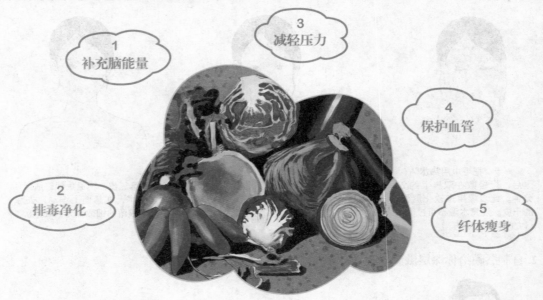

1 补充脑能量

2 排毒净化

3 减轻压力

4 保护血管

5 纤体瘦身

可以用来养颜的紫色食物有很多，如紫葡萄美颜护肤，食用时可以连子一起吃下，用紫葡萄酿制的葡萄酒能暖腰肾，驻颜色；茄子性寒凉，夏天食用有助于清热解暑。此外，紫玉米、紫洋葱、紫扁豆、紫山药、紫甘蓝、紫辣椒、紫胡萝卜、紫芦笋等，也都是很好的紫色养颜食物。

在众多紫色食物中，蓝莓是花青素含量之冠，紫色胡萝卜、紫葡萄位列其后。我们可以在超市购买蓝莓果酱或其他蓝莓味食品，也可以直接购买新鲜蓝莓自制蓝莓蛋糕、水果沙拉、蓝莓点心等佳肴。

"三千烦恼丝"，秀发问题全攻略

对于一个合格的美女来说，不仅要身材好、容颜美丽，还要有一头漂亮的头发。但是，"三千烦恼丝"，问题也是一大把，油腻、头屑、烫染损伤……这些头发的问题真是无穷无尽。不过，再复杂的问题总有解决之道，让我们"从头开始"，各个击破。

1. 头发油腻

（1）经常洗头。秋冬季节可以隔天一洗，出汗较多的夏季要坚持天天洗头。
（2）饮食上注意减少吃油腻食品，尽量多吃一点儿水果和蔬菜，而且要比一般人多喝水。
（3）洗发根。用一个带喷嘴的小瓶，将一份抗油香波与四份温水混合在小瓶中，用喷嘴直接喷到干的发根处，使香波冒一冒泡，然后冲掉。从发根流向发梢的香波已足够用来将头发洗净。

2. 头皮屑

（1）陈醋去头屑：用陈醋洗头后再用清水洗干净，坚持数次即可除头屑。
（2）洋葱去头屑：将一个捣烂的洋葱头用干净的纱布包好，用它反复揉擦头皮，使洋葱汁渗入其间，待24小时之后，再用温水洗头，既可止头痒又能去屑，连用几次可见效。

（3）啤酒去头屑：先用啤酒将头发打湿，15分钟后用水冲洗，再用洗发露洗净。每天2次，3天为一个疗程。两三个疗程后，头皮屑会明显减少。

3. 烫染损伤

（1）烫发的护理

洗发用品选择质量较好、碱性低的洗发水，然后用护发素加以养护。每隔一个月最好对头发做一次营养护理。两次烫发的时间最好间隔半个月以上。

（2）染发的护理

从染发前1~2周开始，避免使用洗护合一的洗发水，也不要使用毛鳞片修护液、护发剂或润发素。染发前两天，洗头时应尽量避免抓伤头皮，以免染发时色素进入皮肤，带来更大损害。

如果是第一次染发，事先必须做个"贴肤试验"。即将染剂抹在手腕上或耳后，观察2~3天，局部无红肿反应才能染发，以免导致接触性皮炎。

秋季养发，五大方面要做到

对此，在秋季日常生活中，我们就要注意头发的保养了。具体可从以下五方面做起：

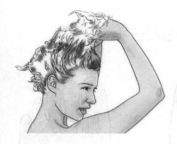

1. 每天按摩头皮

头皮上有很多经络、穴位和神经末梢，按摩头皮有利于头发的生长。可以在每日的早、晚，用双手手指按摩头皮，从额骨攒竹穴开始按摩，经神庭穴位、前顶穴位到后脑的脑户穴位，手指各按摩数十次，直至皮肤感到微微发热、发麻为止。

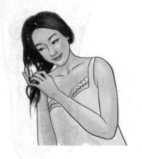

2. 千万不要像搓衣服一样洗头发

日常生活中，我们可以发现很多长发女性像洗衣服一样洗头发，殊不知，这样洗发后头发会绞结成一团，不用护发素根本无法理顺。而且，像洗衣服一般扭搓揉洗的手法，很容易使头发绞结、摩擦而受损，甚至在拉扯中扯断发丝。

正确的洗发步骤是：洗发前先用宽齿梳将头发梳开、理顺，用温水从头皮往下冲洗头发，洗发水挤在手心中，揉出泡沫后均匀抹在头发上，然后用十指指肚轻柔地按摩头皮几分钟，再用手指轻轻捋发丝，不要将头发盘起来或搓成一团，保持发丝垂顺。

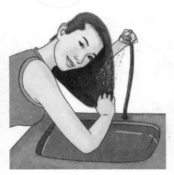

3. 头发还是水洗的好

干洗头发是发廊流行的洗头方式，直接将洗发产品挤在头发上，然后喷少许水揉出泡沫，按摩十几分钟后冲洗掉。很多人觉得这样既享受舒服，又能洗得更干净，这种想法和做法是大错特错的。干燥的头发有极强的吸水性，直接使用洗发剂会使其表面活性剂渗入发质，而这一活性剂只经过一两次简单的冲洗是不可能去除干净的，它们残留在头发中，反而会破坏头发角蛋白，使头发失去光泽。

另外，按摩使头部的皮肤松弛、毛孔开放，并加速血液循环，而此时头上全是冰凉的化学洗发水，按摩的直接后果就是吸收化学洗发水的时间大大延长，张开的毛孔也使头皮吸收化学洗发水的能力大大增强，同时寒气、湿气也通过大开的毛孔和快速的血液循环进入头部。由此可见，洗头发还是水洗的好，同时在洗头时不要做按摩。

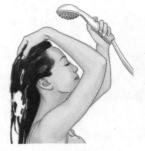

4.护发素要正确涂抹

洗发后使用护发素会让头发变得柔顺，所以很多女性在使用护发素时毫不吝啬，厚厚地涂满头，特别是在发根处重点"施肥"，可是久而久之，头发却出现油腻、头屑多等"消化不良"症状。其实头发不比植物，更何况植物的根吸收过多营养尚且会发育不良，在发根使用过量的护发素只会阻塞毛孔，给头发造成负担。其实，发梢才是最易受损、需加强保护的部位，使用护发素时，应先涂抹在发梢处，然后逐渐向上均匀涂抹。

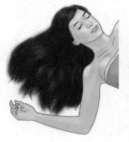

5.把头发散开，让它也休息休息

人工作了一天，晚上要睡觉休息，头发也一样，扎了一整天，晚上一定要散开来，尤其春天是生发的季节，不管是晚上还是白天，都不要把头发扎成马尾辫，而是要让它散开，这样才能让它的生发之机起来。

这些都是很简单的头发护理方法，也是最基本的头发护理要点。每一个渴望拥有美丽秀发的女人都不能忽略其中的任何一步，只有从最基础做起，长期坚持下来，头发才会健康靓丽。

上一堂秋天护足课，让你举步生春

受秋季气候的影响，足部很容易干燥、裂口、长茧，如何保护好足部，让自己举步生春呢？

足部干裂、长茧，其原因是秋季汗腺分泌减少，皮肤干燥，同时由于角质层增厚，失去弹性，再加上外力牵扯、挤压，所以形成裂缝。因此双足护理重在预防。

在日常洗足时，特别在天气寒冷的季节，不要用太多的碱性强的肥皂和药皂。可常用热水泡足，较简易的保健泡脚法是用花椒煎汤泡洗，它不仅祛除里寒，而且扶助阳气。在杀菌、消毒、止痛、止痒、消肿方面效果理想。

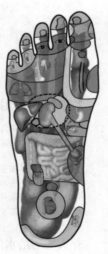
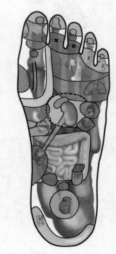

足部反射区对应图

还可用消毒好的刀片削去容易发生裂隙部位的粗糙皮肤，再涂上凡士林、植物油或润肤霜等。也可口服维生素 A、维生素 E 以及多食新鲜蔬菜、水果等。

最后，为大家总结一下秋季护足的六个步骤：

第一步，检查脚趾关节是否长硬茧，趾甲周围有无起皮或倒刺。

第二步，双足在倒入足浴露的温热水中浸泡 10 分钟，擦干后按摩脚趾。

第三步，充分按摩脚面，脚两侧，并用大拇指按压足底。

第四步，易干裂的脚后跟是应重点护理的部位，反复按摩，使血液更流畅。

第五步，选择保湿效果好的滋润护脚霜，均匀涂于脚部，不要遗忘细小的地方。

第六步，在脚后跟多涂抹些保湿类的护足霜，这里应给予特别的滋润。

纤纤玉手，你需要这样呵护

手是人的第二张脸，拥有一双美丽的手，对女性来说是相当重要的。尤其是初次见面与人握手时，如果自己的双手非常漂亮，不但可以显现出魅力，还能给对方以美的享受。而在秋天，由于气候干燥等原因，我们更要对其进行格外的呵护。

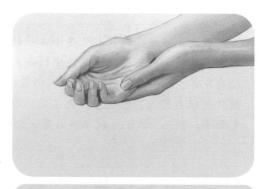

拥有一双美丽的手，对女性来说非常重要。

羊乳自古就被视为极佳的营养补品，现代医学研究证明它还是美容的佳品。《本草纲目》说羊乳可益五脏、补劳损、养心肺、利皮肤，所以，女性朋友可以多喝些羊奶。另外，《本草纲目》里说牛奶有"返老还童"之功效。我们可以在喝完牛奶或酸奶后，将剩在包装里的奶抹到手上，约15分钟后用温水洗净双手，这时你会发现双手嫩滑无比。另外，还可以取鸡蛋清，加入适量牛奶、蜂蜜调和均匀后敷在手上，15分钟左右洗净双手，再抹护手霜。每星期做一次，有祛皱、美白的功效。

如果你想让自己的手变得柔嫩健美，可以这样做：用温肥皂水洗手，擦干后浸入温热盐水中约5分钟，擦干后再浸入温热的橄榄油中，慢揉5分钟，再用肥皂水洗净，接着再涂上榛子油或熟猪油。过10～12小时后，双手会变得柔软细嫩。

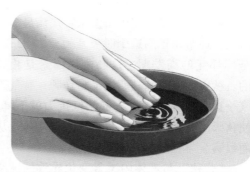

坚持用淘米水洗手，可收到意想不到的好效果。煮饭时将淘米水贮存起来，临睡前用淘米水浸泡双手几分钟，再用温水洗净、擦干，涂上护手霜即可。

女性在秋冬季节应选用多脂香皂洗手。很多人夏天喜欢使用洗手液，但秋冬季节应尽量使用多脂性香皂或是含有油性的洗面奶洗手，洗手后用清洁的毛巾擦干，涂上护手霜。有时间可以轻轻按摩手部让护手霜更好地吸收。

利用周末做一做手部特殊护理，是养护纤纤玉手的好方法。可以选择晚上睡觉前，将双手放在热水中浸泡20分钟，然后进行10～20分钟的手部按摩。这样做能加速血液循环，促进皮脂腺分泌。再将润手霜或乳液放在微波炉内，用低度微微加热，涂在双手上，戴上薄棉手套睡觉。这样坚持下去，手部就不会干裂，而且会长期保持滋润的感觉。

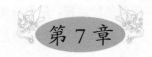

第 7 章

调情养志，让"秋悲"渐行渐远

　　秋天，万物凋零，却又是个丰收的季节。这使得人们沉浸在丰收的喜悦中时，放下收获的粮食，又要饱尝秋风中的寂寞与悲凉。正如刘禹锡在《秋词》所言："自古逢秋悲寂寥，我言秋日胜春朝。"人们在秋天的心情，就是这样充满矛盾。客观来讲，虽然秋天凉爽宜人，但气温变化不定，冷暖交替，确实容易给人的心理、生理上带来一定影响。因此，我们在秋季一定要注意调情养志。

从点滴开始，让"悲秋"走出你的生活

　　秋末冬初是一年中诱发精神疾病最多的时期，通常每年的这个时节开始至 12 月初，是抑郁症的高发期，这和生理因素是相关的。秋天内应于肺，悲忧最易伤肺；肺气脾气一虚，机体对外界病邪的抵抗力就下降，使秋天多变的气象诸要素更易入侵人体，从而致病。

　　"悲秋"与人体内激素变化导致的情绪感受密切相关。在大脑中有一个似豌豆大小的腺体——松果体，被称为人体的"生物

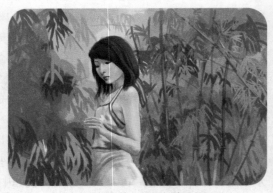

秋末冬初会使人的抑郁情绪加重

钟"，它分泌的褪黑激素会使人情绪低落、悲哀伤感或昏昏欲睡。其分泌受昼夜自然规律的控制，秋天若光照不足，会使松果体分泌的褪黑激素明显增多。于是人体细胞极不活跃，新陈代谢相对减慢，人的情绪也就抑郁消沉、郁郁寡欢，科学家称之为"季节性情感障碍症"。

　　如果三个星期以内出现悲伤抑郁情绪，还构不成病。若持续两三个月，则要找心理咨询师进行疏导。若超过三个月，则属于抑郁症，需要药物治疗。

　　"悲秋"，除了会造成心理障碍外，还会引发高血压、心脑血管疾病。

　　为消除生理和心理上出现的问题，首先必须进行心理上的自我调节。此外，还要适当补充碳水化合物，少吃高脂类的食品，如蛋糕、奶酪等。肝气郁结者，可以服用疏肝理气

的药。要保持良好的睡眠习惯，做到静心。尽量多晒太阳，以抑制松果体分泌过多的褪黑激素。

其次，多进行户外体育锻炼，从初秋起即进行耐寒锻炼，以加强对季节变换、气候变化的适应能力。运动项目宜选择慢跑、户外散步、太极拳、跳舞等。

经常放松，让身心保持舒坦平和的状态。放松可以降低交感神经的冲动，平抚情绪、安定心神，更能有效帮助睡眠。打哈欠、伸懒腰、深呼吸等都是人体自动的放松机制。

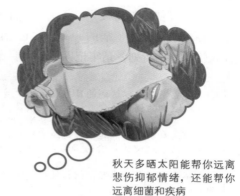

秋天多晒太阳能帮你远离悲伤抑郁情绪，还能帮你远离细菌和疾病

容易忧郁，十三项注意须牢记

通常，忧郁的人脾气暴躁，而且，常试着用睡眠来驱走忧郁或烦闷，或者他们会随处坐卧、无所事事。大部分人所患的忧郁症并不严重，他们仍和正常人一样从事各种活动，只是能力较差，动作较慢。

一个人情绪低落、轻度抑郁或者患上抑郁症，原因是多方面的。一般说来，生活紧张、胃不舒服、头痛以及任何严重的身体伤害等都有可能引起一段特定时间的情绪抑郁。对于那些真正意义上的抑郁症患者来说，患病的原因通常有以下几种情况。

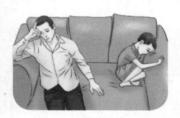

1. 遗传：遗传是忧郁症的一个重要因素。50%经常患忧郁症的人，他们的父亲或母亲也曾患有此病。

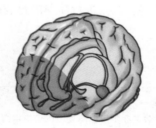

2. 大脑中的神经传导物失去平衡：忧郁症起因于脑部管制情绪的区域受干扰。大部分人都能处理日常的情绪紧张，但是当此压力太大，超过其调整机能所能应付的范畴时，忧郁症可能由此而生。

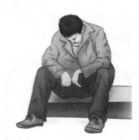

3. 性格特质：自卑、悲观、完美主义者及依赖性强者较易得忧郁症。

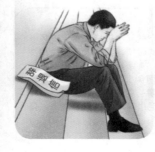

4. 环境或社会因素：一连串的挫折、失落、慢性病或生命中不受欢迎的重大决定，也会引发忧郁症。

5. 饮食习惯：研究已发现食物显著地影响脑部的行为。饮食是最常见的忧郁原因，例如，饮食习惯差及常吃零食。脑中负责管理我们行为的神经冲动传导物质会受我们所吃的食物影响。

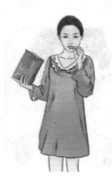

忧郁症使人觉得疲累、无力、人生没有意义、绝望，甚至会想要放弃生命。但是，这些负面的想法只是疾病的一部分，它会随着治疗和效果消失，如果你想要尽快脱离或避免加入忧郁症的行列，请牢记以下各大要点：

（1）不要定下难以达到的目标或承担太多责任。
（2）把巨大的任务区分成好几个小项目，分优先顺序，尽力而为。
（3）不要对自己期望太高，这将会增加挫折感。
（4）设法和别人在一起，避免经常独处。
（5）参与能够使你欢愉的活动。例如：轻松的运动、打球、看电影、参加宗教活动或社交活动，不要太劳累。
（6）不要做重大的决定，例如转行、转业或离婚，专家建议把重大的决定延到忧郁症的病情改善为止。
（8）切记不要接受负面的想法，它只是病情的一部分，而且会随着治疗而消失。
（9）当你自己觉得忧郁现象日趋严重时，不必害臊，要立刻去找心理医生或精神科医生。
（10）家人或朋友出现忧郁现象且日趋严重时，要鼓励他们去看心理医生或精神科医生。
（11）如果出现轻微的忧郁，休个假、享受自己的嗜好、从事剧烈运动或宗教活动，通常可以得到改善。
（12）愈早治疗，效果愈好。
（13）要慎防自杀或杀人的举动。

三种按摩术，养出秋季好心情

进入秋季以后，天气逐渐凉爽干燥，这样的气候虽然会使人有秋高气爽的舒适感觉，但干燥也会对人体产生一定的危害。在家进行简单的自我按摩，能有效防止"秋燥"对人的侵害。

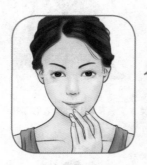

第一种，压揉承浆穴。
承浆穴在下唇凹陷处，以示指用力压揉，口腔内会涌出津液。糖尿病患者用力压揉此处 10 余次，口渴感即可消失，在不缺水的情况下，可不必反复饮水。这种津液不仅可以预防秋燥，而且含有延缓衰老的腮腺素，可使老人面色红润。

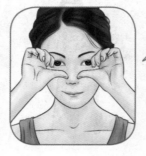

第二种，按摩鼻部。
中医认为，肺开窍于鼻。不少人鼻黏膜对冷空气异常敏感，秋天冷风一吹，就会伤风感冒，经久难愈。所以在初秋的时候，我们就应坚持用冷水洗脸，并按摩鼻部，有助于养肺。方法为：①摩鼻：将两手拇指外侧相互擦擦，有热感后，用手指在鼻梁、鼻翼两侧上下按摩 50 次，可增强鼻的抗寒力，亦可治伤风，鼻塞等。②浴鼻：每日早、晚将鼻浸于冷水中，闭气不息，换气后再浸入；也可以用毛巾浸冷水后敷于鼻上，坚持至寒冬。

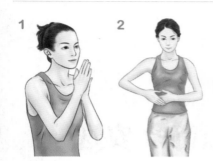

第三种，揉腹排便。

秋季气候干燥，大便也会干结难排，有许多人甚至数日一解或用药物来维持大便通畅，结果造成习惯性便秘。按摩是一种简单易行的通便方法，这种方法可在晚上睡觉前或清晨起床前进行。具体操作方法是：先将两手掌心摩擦至热，然后两手叠放在右下腹部，按顺时针方向按摩，共按摩 30 圈。

听音乐，最时尚的调心美容大法

有人曾说，真正的音乐是人类情感最有效的表达方式，是人类爱和智慧的升华，是人类对未来的憧憬与呼唤。音乐把人类微妙的感情和曲折丰富的经验，化成了无形的音符，冥冥之中回响，抚摸你的心灵，叩动你的心扉，让你为之痴醉……

从养生保健角度看，听音乐其实是最时尚的调心美容大法。此刻你可能很怀疑，音乐真的能美容？关于这种说法目前的确没有科学的理论进行证实，但是大家应该都有这样的体验：心情不好的时候，听一首欢快的歌就会觉得舒服一点儿，这就表明音乐的确能调节人的情绪，而心情好了，人的脸色就好看，自然也就变漂亮了，所以我们说音乐是最时尚的调心美容大法。

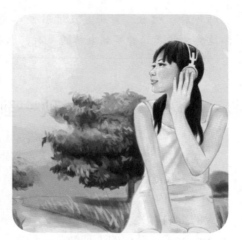

听音乐是非常好的调心美容方法

不过，听音乐也是有讲究的，不是随便听哪种音乐都会让人情绪好转、变得更漂亮的，因为有些音乐反而会助长你的坏情绪。

1. 生气忌听摇滚乐

人生气时，情绪易冲动，常有失态之举，若在怒气未消时听到疯狂而富有刺激性的摇滚乐，无疑会火上浇油，助长人的怒气。

2. 听音乐要适时适地

在早晚起床或就寝时，可以用养生音乐作为背景音乐；亦可在闭目养神时静心体味音乐。在欣赏音乐时，最好离开音响设备 2 米左右，并且置身于音响的正前方，这样可以比较好地接收音乐声波且左右均衡，对听觉最有利。

3. 空腹时不要听进行曲

人在空腹时，饥饿感很强烈，而进行曲具有强烈的节奏感，加上铜管齐奏的效果，人们听了受到步步向前的驱使，会进一步加剧饥饿感。

4. 吃饭时不要听打击乐

打击乐一般节奏明快、铿锵有力、音量很大，吃饭时欣赏，会导致人的心跳加快、情绪不安，从而影响食欲，有碍食物消化。

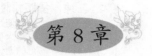

第8章

丰收季节，远离疾患静享安逸

比起夏日的潮湿闷热，秋天在让人感到清爽的同时，也为我们带来一片燥情。而且秋季天气变化明显，时风时雨，忽冷忽热。这些，使得秋天的防病祛病、自我保健变得极其重要。养生专家指出，在这个丰收的季节，对秋乏、中风、肺结核、气管炎、肺气肿、咳嗽、胃肠炎及过敏性鼻炎等高发病，我们务必要做好防与治的双向工作，这样才能真正静享到金秋的美丽，拥有健康的身体。

金秋一到，先防"秋乏"

常言道"春困秋乏"，很多人都好奇，为什么人到了秋天会感觉倦乏呢?

《黄帝内经》认为，秋乏的产生，与夏季气候环境对人的影响有关。盛夏季节，天气炎热，持续的高温使机体产生了一系列的生理变化。如大量出汗导致体内水盐代谢失调；胃液分泌减少，胃肠功能减弱，食欲不振；神经系统兴奋度增高，新陈代谢加速。人们在夏天由于缺乏充足的睡眠和足够的营养，过度消耗的能量没能得到及时补偿。

秋天到来后，随着天气转凉，日照时间逐日缩短，人体各系统也相应发生了变化。如出汗减少，水盐代谢恢复平衡，消化功能恢复常态，心血管系统的负担得到减轻，人体能量代谢相对恒定。这时机体进入了一个生理性的休整阶段。因为秋日气候凉爽，适宜睡眠，所以人们总有睡不够的感觉。

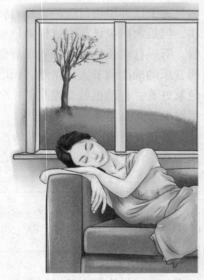

室内空气不够新鲜，特别容易导致秋乏

秋乏是机体在秋季的气候环境中得以恢复体力的保护性措施。补偿盛夏带给人体的超常消耗。当然，不能把秋乏单纯理解为多吃多睡，解决秋乏主要有两方面的措施：一方面要使机体得以休整，注意饮食、多休息，加强营养，劳逸结合；另一方面要使身体适应季节变化，应多到户外做运动，呼吸新鲜空气。

新鲜又美味，水果为你解"秋燥"

入秋以后，空气干燥，中医把这种气候特点称为"燥"。秋燥是外感六淫的病因之一，人体极易受燥邪侵袭而伤肺，出现口干咽燥、咳嗽少痰等各种秋燥病症。而多吃一些水果，有很好的润燥作用。

这个季节刚好有许多新鲜水果上市，这些水果具有滋阴养肺、润燥生津之功效，是秋季养生保健的最佳辅助食品。《本草纲目》中记载了一些适合秋季的水果。

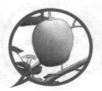

1. 梨

梨是滋阴润肺的首选。梨肉香甜可口，肥嫩多汁。《本草纲目》记载它有清热解毒、润肺生津、止咳化痰等功效。梨肉生食、榨汁、炖煮或熬膏，对肺热咳嗽、麻疹及老年咳嗽、支气管炎等症有较好的治疗效果。

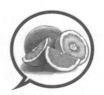

2. 柑橘

《本草纲目》说柑橘性凉味甘酸，有生津止咳、润肺化痰、醒酒利尿等功效，适用于身体虚弱、热病后津液不足口渴、伤酒烦渴等症，榨汁或蜜煎，治疗肺热咳嗽尤佳。

3. 柿子

柿子有润肺止咳、清热生津、化痰软坚之功效。《本草纲目》说鲜柿生食，对肺痨咳嗽、虚热肺痿、咳嗽痰多、虚劳咯血等症有良效。红软熟柿，可治疗热病烦渴、口干唇烂、心中烦热、热痢等症。

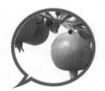

4. 石榴

《本草纲目》说石榴性温味甘酸，有生津液、止烦渴作用。凡津液不足、口燥咽干、烦渴不休者，可作食疗佳品。石榴捣汁或煎汤饮，能清热解毒、润肺止咳、杀虫止痢，可治疗小儿疳积、久泻久痢等。

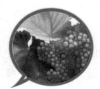

5. 葡萄

葡萄营养丰富，酸甜可口，《本草纲目》说葡萄具有补肝肾、益气血、生津液、利小便等功效。生食能滋阴除烦，捣汁加热蜜浓煎收膏，开水冲服，治疗烦热口渴尤佳。经常食用，对神经衰弱和过度疲劳均有补益。葡萄干的铁和糖的含量相对增加，是儿童、妇女和体弱贫血者的滋补佳品。

6. 大枣

枣是《本草纲目》中最常提到的一种水果，具有很好的滋补作用。大枣能养胃和脾、益气生津，有润心肺、补五脏、治虚损等功效。中医常用其治疗小儿秋痢、妇女脏燥、肺虚咳嗽、烦闷不眠等症，是一味用途广泛的滋补良药。

7. 荸荠

荸荠可煮熟食用，《本草纲目》言其具有清热生津、化湿祛痰、凉血解毒等功效，可治疗热病伤津、口燥咽干、肺热咳嗽、痰浓黄稠等症，与莲藕榨汁共饮效果更佳。

四季养生小贴士

吃水果忌不卫生。食用开始腐烂的水果，以及没彻底洗净消毒的果品，如草莓、桑葚、剖片的西瓜等，容易引发痢疾、伤寒、急性胃肠炎等消化道传染病。

初秋，当心脑中风来袭

初秋是老年人心脑血管疾病发病率大幅上升的时节，特别是患有高血压、动脉硬化的中老年人，初秋一定要当心脑中风。

专家认为，在日常生活中采取下列措施，可有效预防或减少脑中风的发生。

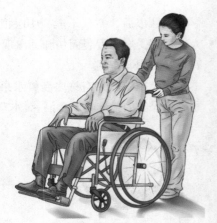
脑中风是老年人多发病之一

1. 早晚喝杯救命水

脑中风的发生与老年人血液黏稠度增高有关。人们经过一夜睡眠、出汗和排尿后，人体水分减少，血液黏稠度会升高。所以夜晚入睡前及早晨起床后，应喝下约200毫升白开水，可以降低血液黏稠度，起到预防中风的作用。

2. 每天吃 2 根香蕉

研究发现，每天吃 1 ~ 2 根香蕉，可使中风发病率减少 40%。香蕉中含有丰富的钾盐，钾对于增强心脏的正常舒缩功能具有重要作用，还可抗动脉硬化，保护心血管。此外，香蕉中还含有降血压、润肠通便的物质。

3. 保持大便畅通

老年性便秘不仅会延长排便时间，还会因排便用力导致心脏负担加重和血压升高，甚至诱发脑中风。为保持大便通畅，应常吃红薯、菠菜、竹笋、芹菜、大白菜等富含粗纤维的食物，促进肠道蠕动，同时应养成定时排便的良好习惯。必要时可服用一些如润肠丸、果导片等药物。

4. 早晚散步

散步是老年人最安全的有氧代谢运动，长期坚持可使血压下降、血糖降低，起到预防心脑血管疾病的作用。夏天锻炼时间最好选在清晨和黄昏，宜在平坦的地面行走。每次30 ~ 40 分钟，距离为 1.5 千米。可以进行做操、打太极拳等运动不剧烈的体育锻炼。

防治哮喘，秋天不可松懈

著名中医大师晁恩祥指出，咳嗽型哮喘是由过敏引起的，且有季节性，4月和10月属于多发季节。

哮喘的发病原因是体质过敏，吸入过敏性抗原微粒，如花粉、灰尘、霉菌及其他致敏性物质等，造成细支气管平滑肌发生痉挛，黏膜充血，水肿和分泌增加。病人发病时出现胸闷、气急、哮鸣、气喘、咳嗽和咳痰等症状。

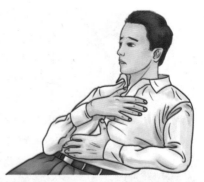

哮喘的国内发病率占人群中的 1% ～ 2%，20% 的病人有哮喘的家族史，每年约有 10000 人因哮喘而死亡

中医理论认为哮喘最初多是由感冒引起，外邪犯肺，必先于表。如不用宣肺的辛温、辛凉解表医治，往往不能彻底治疗，使外邪不断传里未能透达，损伤肺气（破坏了气管内壁纤毛上皮），气机失调；以致肺气不能下行归肾，肾不能摄纳来自上部的肺气。所以由最初感冒症状的恶寒、流鼻涕、头痛、咳嗽发热等"肺卫表证"的正常反应、抗病反应，而转入以喘为主"肺脾肾里症"状态的过敏反应、变态反应，即功能亢进的抗病反应，因此形成哮喘。

要治疗哮喘必须着眼于恢复人体抗病能力，恢复支气管功能。恢复的办法，不能经常用扩张支气管的方法暂时止喘。因为长期扩张，支气管弹力消失，则支气管的正常"清除"和"防卫"功能更会减弱，痰越发不能排出，此时支气管不但达不到"清除"功能，反而会变为"痉挛"，哮喘症状更会加深。

哮喘患者要注意减少诱发哮喘的因素，一旦确认相关的致敏物质，就应减少接触。

尽量避免吸烟以及在有烟雾的环境内逗留。其他的室外和室内的致敏物质如机动车的废气、工作场所的致敏物也应该避免。

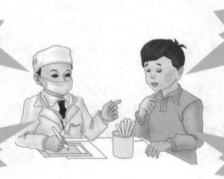

忌食可诱发哮喘的食物，比如螃蟹、虾、生奶。少吃油腻、煎炸、生冷的食物或雪糕、冷饮寒食等。

哮喘虽然无法治愈，但可以预防，坚持规律性的预防诊疗是哮喘控制的关键。

哮喘病人必须学会自我管理，制订一个渐进的方案；必须明确地诊断从而选择合适的药物，确定并避免导致哮喘发作的诱因；必须进行长期的监测，并不断调整哮喘的治疗方案。

咳嗽，肺经上自有解救大药

肺脏是一个特殊的器官，喜欢湿润的环境，对干燥比较敏感。所以秋季干燥的天气对一些身体抵抗力差、肺脏本身有哮喘等基础病或身体阴虚的人来说，就很容易诱发燥咳。

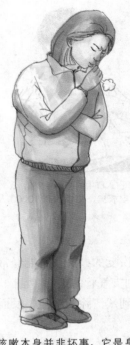

虽然咳嗽是日常生活中最常见的症状之一，但由于咳嗽不仅源于肺，而且"五脏六腑皆令人咳"，所以很难治愈。久咳伤肺，因久咳会破坏肺脏的正常生理结构。这时，我们需要及时去修补受损的肺脏，而刺激肺经就是最便捷的方法。

肺经的左右两侧各11个穴位，经脉从胸走手，起于中府，止于少商。这些穴位都可治咳嗽。

首先是云门穴，中线任脉旁开6寸，锁骨下缘处。两手叉腰时，此处会有一个三角窝。云门穴止咳平喘效果很好，还可治肩臂痛麻，颈淋巴结炎等。

中府，在云门下1寸，是治疗支气管炎及哮喘的要穴，也是肺脾两经的会穴。可治脾虚腹胀、气逆痰多、食欲不振诸症。若与后背肺俞穴同时点按，可有即时止咳之效。

天府，在腋下3寸。两臂张开，掌心相对平伸，用鼻尖点臂上，点到处就是此穴。此穴可治鼻炎，不论过敏性鼻炎，还是慢性鼻炎，经常按摩此穴即可改善。

尺泽（合水穴），在肘横纹桡侧凹陷中。本穴可清肺热，不但治热性咳嗽，还对咽喉炎和扁桃体炎有特效。尺泽为肺经合穴，对因饮食不洁引起的上吐下泻也非常有效。

咳嗽本身并非坏事，它是身体的一种自然保护反应。通过咳，排出肺中痰浊，以宣畅气机

另外，此穴还可治疗鼻衄、遗尿、腰扭伤、高血压等症。

孔最，"孔"为孔窍，"最"为第一，也就是说此穴是人体诸窍的统领。凡窍之病，皆可用此穴调治，如耳痛、耳鸣、鼻塞、鼻衄。此穴还是治疗痔疮的要穴。另外，孔最还可调毛孔的开合，以及治疗急性咽炎、咳嗽、扁桃体炎。

太渊（腧土穴），此穴为肺经母穴，可治一切肺虚之症，对虚寒咳嗽、脾虚咳嗽，特别是咳声无力、遇寒即咳、口吐清稀白痰者，最为对症。太渊还是脉之总会，可治疗各种心脏虚弱病症及各种与动静脉有关之症。

鱼际穴，在大拇指下肉肚最高点。此穴为肺经荥穴，对清肺热，利咽喉，滋阴凉血有特效，适合热证，对咽喉疼痛、咳嗽痰少者效果最好。鱼际还是治疗哮喘的要穴，经常按压此穴，对哮喘有很好的预防功效。另外，每次小儿消化不良时，点揉鱼际穴5分钟即可。

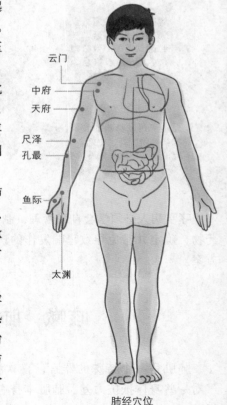

肺经穴位

云门
中府
天府
尺泽
孔最
鱼际
太渊

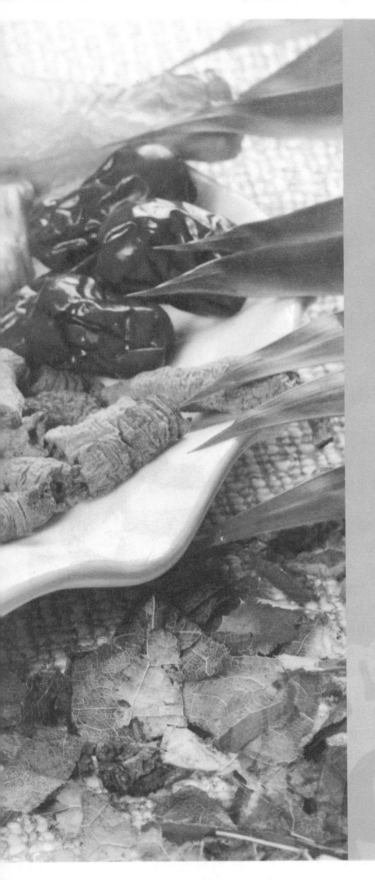

第五篇

养精蓄锐，冬季滋补身心

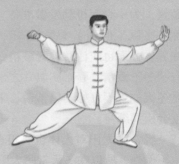

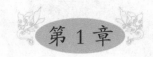

第1章

立冬到大寒，冬天送来的六份厚礼

走过生机勃勃的春天，熬过酷热难耐的盛夏，经过凉风瑟瑟的金秋，我们的身体消耗了大量的元气，迫切需要固本培元。而冬季的六个节气，正是大自然送给人们养阳敛阴，休养生息的好时节。从立冬到大寒，每个节气都有寒冷干燥的气候，但是他们又各有不同。所以，我们养生必须区别对待每一个节气，通过选择合适的食物和运动等最好的方式，来好好接纳大自然送给我们的这六份厚礼。

万物收藏梅开红，立冬最宜补身体

每年的 11 月 8 日前后是立冬，这是冬季的第一个节气。在民间，立冬是进补的好时节，认为只有这样才足够抵御严冬的寒冷。

中医学认为，立冬到来时阳气潜藏，阴气盛极，草木凋零，蛰虫伏藏，万物活动趋向休止，以冬眠状态，养精蓄锐，为来春生机勃发做准备。人类虽然不冬眠，但到了冬季人体阳气潜藏，在养生方面也应注意补肾藏精，中医就有"冬不藏精，春必病温"之说，意思是冬天如果不好好养精蓄锐，来年春天就会疾病缠身。

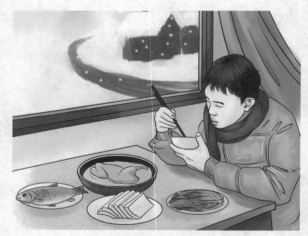

立冬最适合补身体

经常晒太阳对人体也有很多益处，特别是冬季，大自然处于阴盛阳衰状态，人体内部也不例外，所以在冬天常晒太阳，能起到壮人阳气、温通经脉的作用。

在饮食方面，冬季也是进补的最好季节，民间有"冬天进补，开春打虎"的谚语。要少食生冷，有的放矢地食用一些滋阴潜阳、热量较高的膳食为宜，同时也要多吃新鲜蔬菜以避免维生素的缺乏，例如牛羊肉、乌鸡、鲫鱼，多饮豆浆、牛奶，多吃萝卜、青菜、豆腐、木耳等。

保暖增温雪初降，小雪要有好心情

每年的 11 月 22 日或 23 日是二十四节气中的小雪节气。小雪是指初冬，北方开始出现降雪，但还不到大雪纷飞的程度。小雪过后是制作腊肉的最好时节。

小雪前后，天气经常是阴冷晦暗的。一些容易受天气影响的人就会觉得郁闷烦躁，特别是本身就患有抑郁症的人还可能会加重病情。所以在这个节气要着重调养心情，保持开朗豁达，尽量少受天气的影响。也可以多参与一些户外活动、在晴朗的时候多晒太阳以增强体质，预防疾病。

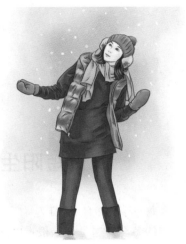

小雪不妨做做户外活动

冬季天气寒冷，在饮食方面应适当多吃些热量较高的食物，提高碳水化合物及脂肪的摄入量。全麦面包、稀粥、糕点、苏打饼干等均属碳水化合物，这些食物的摄入既有助于御寒，其中所含的微量矿物质硒还可以振奋精神。要注意增加维生素的供给，多吃萝卜、胡萝卜、辣椒、土豆、菠菜等蔬菜；以及柑橘、苹果、香蕉等水果。动物肝、瘦肉、鲜鱼、蛋类、豆类等食品也可以保证身体对维生素 A、维生素 B_1、维生素 B_2 等的需要。

朔风怒吼飞瑞雪，大雪就要综合调养

每年的 12 月 7 日前后是二十四节气中的大雪。大雪，顾名思义，就是说此时已经到了雪花漫天飞舞的时节，民间有"瑞雪兆丰年"之说，可见大雪节气的到来，预示着来年能否丰收。

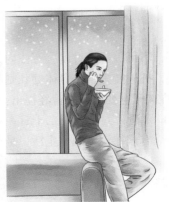

雪花纷飞综合进补

关于大雪节气的养生，从中医的角度来看，此时已到了"进补"的大好时节。这里的进补并不是一般狭义理解上的随便吃些营养价值高的食品，或者用点壮阳的补药。进补其实是养生学的一个分支内容，具体来说是要通过养精神、调饮食、练形体、慎房事、适温寒等综合调养达到强身健体益寿的目的。

但是进补要有讲究，首先要注意适度原则，不可太过，不可不及。如若稍有劳作则怕耗气伤神，稍有寒暑之异便闭门不出，食之唯恐肥甘厚腻而节食少餐，这样不仅无异于补养，甚至会损害健康。所以，即使是补养也要注意动静结合、劳逸结合、补泻结合、形神共养，不可失之偏颇。

此外，大雪节气的养生还要注意以下几个方面：

1. 保暖　　2. 注意脚部保健　　3. 早睡晚起　　4. 调养情绪

5. 常通风　　6. 多喝水　　7. 多喝粥

日短阳生炉火旺，冬至保养要全面

每年的 12 月 22 日左右是二十四节气中的冬至，这是一个很重要的节气。冬至这一天的白天是一年中最短的一天，过了冬至后，白天的时间逐渐变长，夜晚逐渐变短，俗话说：吃了冬至饭，一天长一线。冬至的到来是阴气盛极而衰、阳气开始萌芽的时候。早在汉代曾把冬至作为公定节日，文武百官皆可放假一天。在我国台湾则有"冬至过大年"的说法，他们把这一天看得跟过年一样重要。冬至之受重视，由此可见一斑。

首先要做到静神少虑、畅达乐观、讲究生活情趣，适当进行锻炼，防止过度劳累。精神调养不论在任何节气都是养生的

冬至阴极而阳生，首先要做到静神少虑、畅达乐观、讲究生活情趣，适当进行锻炼。在养生学上，冬至是一个重要的节气，在《易经》中有"冬至阳生"的说法，冬至过后体内的阳气开始萌芽，这个时候人们应该顺应这一身体机能的变化，从各方面对身体进行调养

重点，拥有一个好的心态对于保持身体健康是很有益处的。

其次是节欲保精。每个人都应根据自身实际情况节制房事，不可因房事过度，劳倦内伤，损伤肾气。因为肾为先天之本，肾精充足，五脏六腑皆旺，抗病能力强，身体健壮则人能长寿；反之，肾精匮乏，则五脏虚衰，多病早夭。孙思邈在《千金要方》中曾经提出："人年二十者，四日一泄；三十者，八日一泄；四十者，十六日一泄；五十者，二十日一泄；六十者闭精勿泄，若体力犹壮者，一月一泄。"这说明严格而有规律地节制性生活，是健康长寿的必要保证。

最后是饮食调养。按照传统中医理论，滋补通常可分为四类：即补气、补血、补阴、补阳。

冷风寒气冰天地，小寒更要合理锻炼

每年的 1 月 5 日前后是小寒节气。民间有句谚语：小寒大寒，冷成冰团。小寒表示寒冷的程度，从字面上理解，大寒冷于小寒，但在气象记录中，小寒却比大寒冷，可以说是全年二十四节气中最冷的节气。

俗话说"冬练三九"，小寒正处于三九天，是一年中天气最冷的时候，所以此时正是人们加强锻炼、提高身体素质的大好时节。但此时的锻炼也要讲究方式、方法。

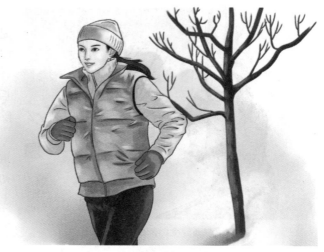

寒冬天气慢跑几圈好处很多

首先，锻炼之前应做好充分的准备活动。因为冬天气温低，体表血管遇冷收缩，血流缓慢，肌肉的黏滞性增高，韧带的弹性和关节的灵活性降低，如准备活动不充分易发生运动损伤。

其次，冬季运动过程中，宜采取鼻吸口呼的呼吸方式。吸气时用鼻是因为鼻腔黏膜有血管和分泌液，能对吸进来的空气起到加温和过滤作用，抵挡住空气里的灰尘和细菌，对呼吸道起保护作用。随着运动量的增大，只靠鼻吸气感到憋闷时，可用口帮助吸气，口宜半张，舌头卷起抵住上腭，让空气从牙缝中出入。

最后，若遇到大风、大雾等天气，则不适宜进行露天锻炼。而且，老年人在冬天不应起得过早，最好在日出后出门锻炼。锻炼时的衣着，既要保暖防冻，又要轻便舒适，有利于活动。最初活动时由于气温较低，应多穿些衣服，待做些准备活动，身体暖和后，再脱掉厚重的衣物进行锻炼。锻炼后要及时加穿衣服，避免寒邪入侵。

寒冷的冬天有一种简单的健身方法——搓手。搓手的做法很容易：双手抱拳，从虎口接合，捏紧，再移动双手转动，在转动过程中使手的各部分互相摩擦。搓手的时间没有限制，时间稍长，两只手都会感到暖暖的。经常搓手，可以预防冻疮的发生，使手指更加灵活自如，同时对大脑也有一定的保健作用；对于经常待在室内的人，经常搓手，还能促进血液循环和新陈代谢，预防感冒。

此外，在严冬季节，人们经常一进屋就把冻僵的手脚放到取暖器旁边烤，或插入热水中取暖。其实这样对手脚皮肤保健非常不利，日后很容易生冻疮。正确的方法是在距取暖器不远的地方，将裸露的手脚互相搓擦，使手脚的温度自然回升，待皮肤表面变红时，再移到取暖器旁或放入热水中取暖。

银装素裹腊梅飘，大寒养生宜温补防寒

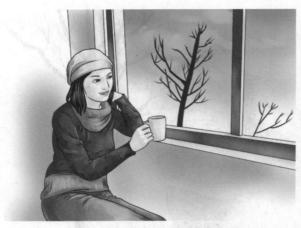

大寒时天气还较冷，衣着要注意保暖

每年的 1 月 20 日左右是大寒，这是一年中的最后一个节气，在气象记录中虽不像大雪到冬至、小寒期间那样酷冷，但仍处于寒冷时期。大寒过后，特别是在农村，人们便开始忙着除旧布新，腌制年肴，准备年货。

大寒期间有一个对于北方人非常重要的日子——腊八，即阴历十二月初八。在这一天，人们用五谷杂粮加上花生、栗子、红枣、莲子等熬成一锅香甜美味的腊八粥。民间又把腊八节叫小年，意指其为春节的序幕，以这天为开始，人们就准备过年了。总之，大寒是二十四节气之尾，也是冬季即将结束之季，大地回春的迹象已经隐约可见。

关于大寒节气的养生，依然要以温补为主，这是年尾调养身体的重要时刻，以养精蓄锐迎接新的一年。大寒虽然已经不像小寒那样酷寒，但天气还是比较寒冷，所以在衣着上还是要注意保暖，早晚天气较冷时尽量减少在户外的时间。

饮食仍然是温补的重要途径，不妨多吃红色蔬果及辛温食物，如红辣椒、红枣、胡萝卜、樱桃、红色甜椒、红苹果等蔬果能为人体增加热能，使体温升高，多吃还能抵抗感冒病毒，加速康复，是冬季的首选食物。此外，一些辛温食物如紫苏叶、生姜、青葱、洋葱、花椒、桂皮等，也对风寒感冒具有显著的食疗功效。

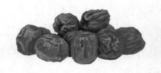 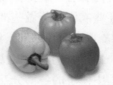 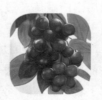 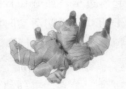

大寒要多吃红色蔬果及辛温食物

一些根茎类食物，如芋头、番薯、山药、马铃薯、南瓜等具有丰富的淀粉及多种维生素、矿物质，也可快速提升人体的抗寒能力。

若无尿酸高、肾脏病、糖尿病、高血压等疾病，可在大寒之时喝一点儿酒，如米酒、葡萄酒等，有助于气血循环，睡前小酌 1 杯，更能提高睡眠质量。

冬末气候寒冷干燥，许多人还容易出现嘴唇干裂、口角炎等问题，这主要是缺乏维生素 B_2 所致，可多食酸乳酪、花粉、酵母粉等，症状很快就会有所改善。

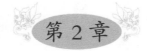

第2章

冬季养好肾，健康根基才牢固

现代生活节奏日益加快，越来越多的人感到体力透支、精力日下。其中很大程度上是因为人们没有好好照顾自己的肾，致使肾虚，肾作为先天之本，生命之根。如今越来越多的人认识到补肾的重要性，补肾能使男人更健壮，使女人更美丽。人体衰老与寿命的长和短在很大程度上取决于肾气的强弱，冬属水，其气寒，主藏。故冬天宜养精气为先，对性生活有节制，以益长寿。如何才能在冬季保养好自己的肾呢？食补为重。好好在冬季滋补自己的肾吧！

避咸忌寒养好肾，唱响冬季健康歌

冬天气候寒冷，万物肃杀，是寒冷当令季节。中医古籍《黄帝内经》云："冬者，天地闭藏，水冰地坼。"其性寒冷，寒与肾相应，最易耗伤肾的阳气。保养宜以抗寒为中心，重在补肾，以闭藏为主导，以温补为大法。

肾，俗称"腰子"，作为人体一个重要的器官，是人体赖以调节有关神经、内分泌免疫等系统的物质基础。肾是人体调节中心，人体的生命之源，主管着生长发育，衰老死亡的全过程。它对人体的意义非凡，具体功能如下所示：

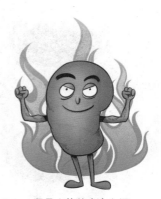

肾是人体的生命之源

肾藏精，主生长发育和生殖

《内经·上古天真论》云："女子……七七，任脉虚，太冲脉衰少，天癸竭，地道不通，故形坏而无子也。丈夫八岁，肾气实，发长齿更……五八，肾气衰，发堕齿槁……而天地之精气皆竭矣。"在整个生命过程中的生、长、壮、老的各个阶段，其生理状态的不同，决定于肾中精气的盛衰。故《素问》说："肾者主蛰，封藏之本，精之处也。"因此，平素应注意维护肾中精气的充盛，维护机体的健康状态。

肾主纳气，与肺司呼吸的功能相辅相成

《医碥》中记载："气根于肾，亦归于肾，故曰肾纳气，其息深深。"《类证治裁·喘证》中说："肺为气之主，肾为气之根。肺主出气，肾主纳气，阴阳相交，呼吸乃和。若出纳升降失常，斯喘作矣。"肾的纳气功能正常，则呼吸均匀而调；如果肾不纳气，则会出现动辄气喘，呼吸浅表，呼多吸少的病象。冬季是呼吸系统疾病高发季节，养肾有助于肺气呼吸，应预防此类疾病。

肾主骨

《素问·痿论》说："肾主身之骨髓"。《病机沙篆》指出："血之源在于肾。"《侣山堂类辨》认为："肾为水脏，主藏精而化血"。这里髓包括骨髓、脊髓、脑髓。老年人常发生骨质疏松，就与肾虚、骨骼失养有关。中医认为血液的生成，其物质基础是"精"和"气"，精包括水谷精微和肾精，气是指自然之清气。慢性肾衰患者常出现肾性贫血，就与肾虚密切相关。

肾主管水液代谢

肾主管水液代谢。《素问·逆调论》："肾者水脏，主津液。"这里的津液主要指水液。《医宗必读·水肿胀满论》说："肾水主五液，凡五气所化之液，悉属于肾。"中医学认为人体水液代谢主要与肺、脾、肾有关，其中肾为最关键。肾虚，气化作用失常，可出现遗尿、小便失禁、夜尿增多、尿少、水肿等症状。尤其是慢性肾脏病的发生发展与肾密切相关。

既然肾对人体的作用如此重要，那我们冬季应该怎么养护它呢？

下面就介绍几个中医治疗肾衰的食疗方：

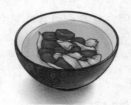

参枣汤

1. 参元汤

人参（或西洋参）功能益气健脾，桂圆肉功能养血安神；以人参6g加桂圆肉10枚，共煮内服，对慢性肾功能不全病人贫血、心悸怔忡者，有养血安神之功效。

2. 参枣汤

人参（或西洋参）功能益气健脾，红枣功能健脾和胃，以人参6g加红枣6枚，共煮内服。对慢性肾功能不全病人贫血者，有提高血红蛋白作用。

3. 山药粥

小米、大枣、赤小豆、山药（鲜）各适量，加水共煮成粥，熬时加适量食碱；经常服用；慢性肾功能衰竭病人贫血服用，有健脾利水、和胃养血的功效。

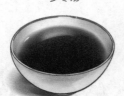

桑葚蜜膏

4. 桑葚蜜膏

桑葚有养血补肾作用，蜂蜜可润燥养血，以鲜桑葚100g（或干品500g），浓煎，加蜂蜜250g收膏，用于慢性肾功能不全肾阴不足、失眠烦躁者。

5. 五汁饮

鲜藕功能清热凉血、鲜梨功能清心润肺化痰，鲜生地功能清热凉血，生甘蔗功能助脾健胃，以上诸品各500g，切碎，以消毒纱布拧汁，用于慢性肾功能不全病人有鼻出血者，分2～3次服完。

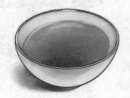

五汁饮

板栗，男人的"肾之果"

板栗又称毛栗、栗子等，性甘糯爽口、营养丰富，素有"干果之王"的美誉。在国外，它还被称为"人参果"。它对人体有着很强的滋补功能，可与人参、黄芪、当归等媲美，故又被称之为"肾之果"。

中医认为，栗子能养胃健脾，壮腰补肾，活血止血。历代著名中医都认为栗子味甘，性温，无毒，入脾、胃、肾三经，功能为补脾健肾、补肾强筋、活血止血，适用于脾胃虚寒引起的慢性腹泻，肾虚所致的腰膝酸软、腰肢不遂、小便频数以及金疮等症。唐代孙思邈说："栗，肾之果也，肾病宜食之。"《本草纲目》中指出："治肾虚、腰脚无力，以袋盛生栗悬干。每日吃十余颗，次吃猪肾粥助之，久必强健。"因而，肾虚者不妨多吃栗子。

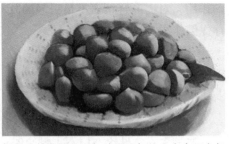

板栗是补肾佳品，但脾胃不好的人生食不宜超过5枚。栗子富含柔软的膳食纤维，血糖指数比米饭低，只要加工烹调中没有加入糖，糖尿病人也可适量品尝

但是板栗的吃法也有讲究。我国民间用板栗补养、治病的方法很多，但多数人都是熟吃，殊不知，生食板栗补肾的效果更好。早在唐代，医药学家孙思邈就在《千金方·食治》中说："（板栗）生食之，甚治腰脚不遂。"强调了"生吃"这一方法。

唐宋八大家之一的苏辙，有首诗中写道："老去自添腰腿病，山翁服栗旧传方，客来为说晨兴晚，三咽徐妆白玉浆。"这其中所提到的"服栗旧传方"就是指把新鲜的栗子放在口中细细咀嚼，直到满口白浆，然后再一次又一次地慢慢吞咽下去。这也正是食栗补肾的科学方法。

常食"黑五类"，肾脏安康底气足

虽然大家都向往皮肤越白越好，但营养学家却推荐，吃的食物越黑越健康。祖国的传统中医学，把不同颜色的食物或药物归属于人体的五脏：红色入心，青色入肝，黄色入脾，白色入肺，黑色入肾。所以，多吃黑色食物可以对肾起到很好的滋养和呵护作用，这点也已经受到了专家的肯定。

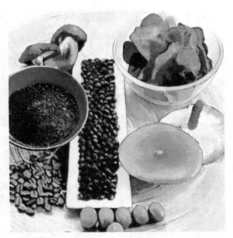

"黑五类"个个都是养肾的"好手"，如果这五种食物一起熬粥，更是难得的养肾佳品

黑色食物一般含有丰富的微量元素和维生素，如我们平时说的"黑五类"，包括黑米、黑豆、黑芝麻、黑枣、核桃，就是最典型的代表。如果仔细研究"黑五类"的营养，就会发现，其中个个都是养肾的"好手"。米中的珍品——黑米，也被称为"黑珍珠"，含有丰富的蛋白质、氨基酸以及铁、钙、锰、锌等微量元素，有开胃益中、滑涩补精、健脾暖肝、舒筋活血等功效；豆被古人誉为肾之谷，黑豆味甘性平，不仅形状像肾，还有补肾强身、活血利水、解毒、润肤的功效，特别适合肾虚患者；有"营养仓库"之称的黑枣性温味甘，有补中益气、补肾养胃补血的功能；核桃则有补肾固精、利尿消石、润肠通便、温肺定喘的作用，常用于肾虚腰痛、尿路结石等症；黑芝麻性平味甘，有补肝肾，润五脏

的作用，对因肝肾精血不足引起的眩晕、白发、脱发、腰膝酸软、肠燥便秘等有较好的食疗保健作用。

手脚冰凉，冬天要好好补肾了

一到冬天，许多人白天手脚冰凉，穿得再厚身上都暖和不起来；晚上睡觉，被子盖得比别人多，被窝却通宵冷冰冰的。这种怕冷的感觉让人一整个冬天都显得缩手缩脚，感冒不断，老病也易复发和加重。中医认为，怕冷是由于体内阳气虚弱所致，其实说白了就是肾虚。

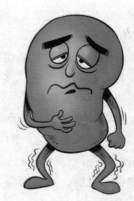

肾虚会导致手脚冰凉

人体肾阴、肾阳是相互依存、相互制约的，不是一成不变的。到了冬天过度怕冷说明身体当中阳气不足，也就是我们说的肾阳不足。造成肾阳不足的原因首先是脾虚，脾气虚弱之后，消化食物的功能必定降低，我们体内没有足够的食物运化之血来滋养五脏六腑，致使肢体末端血流不畅、血运不足、失其温运，导致手脚冰冷。

要改善脾、胃功能，首先要补足肾阳。肾阳不足，人体就像没有汽油的汽车一样，无论外观怎样，也不能发挥功能。肾的阴阳是会变化的，病人不能根据一种症状断言是肾阴虚还是肾阳虚，所以在治疗和调节中很容易把肾阳虚当肾阴虚来治疗，或是把肾阴虚当成肾阳虚治疗，结果越治症状越严重。

中医认为，要治疗手脚冰凉，主要在于疏通经络、活血化瘀、改善血液循环和新陈代谢。如果经常按摩涌泉、劳宫、气冲、肾俞四穴，往往能起到较好的疗效。

另外，食疗对于改善阳气虚弱的状况也能起到一定作用。如常用的大枣红糖汤（大枣10个、生姜5片、红糖适量，每晚煎茶喝）对改善手脚冰凉的疗效颇佳。冬季手脚冰凉，还可适当吃些羊肉、狗肉等，暖中补虚、开胃健脾、益肾养肝、御寒去湿，同时也要做好身体的保暖工作。

揉搓涌泉穴： 涌泉穴位于脚心部，用手掌快速揉搓，直到有热感为佳，每天早晚揉搓涌泉穴100下，接着揉搓各脚趾100下。中医学认为，人体诸多经脉都汇集于足底，与全身各脏腑、组织、器官都有密切关系。尤其是刺激涌泉穴，有益于补肾壮阳、强筋壮骨。坚持揉搓此穴会促使手脚冰凉症状减轻。

揉搓劳宫穴： 劳宫穴位于手心部。一手握拳，揉搓另一只手的手心部，直到感到手心微热，再换另一只手，交替进行。

按揉气冲穴： 气冲穴位于大腿根里侧，此穴下边有一根动脉。先按揉气冲穴，后按揉动脉，一松一按，交替进行，一直按揉到腿脚有热气下流的感觉为佳。

按揉、拍打肾俞穴： 肾俞穴位于两边腰眼，轻轻用力，两边各拍打100余次。

没事练几招，巩固肾气、强筋壮骨

中医认为，适宜的运动能改善体质，强壮筋骨，活跃思维，有利于营养物质的消化和吸收，从而使肾气得到巩固。因此，保护肾气就要适当地运动。以下专为肾虚患者介绍几种运动：

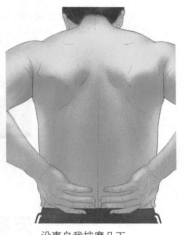

没事自我按摩几下

1. 缩肛功
平卧或直立，全身放松，自然呼吸。呼气时，做排便时的缩肛动作，吸气时放松，反复进行 30 次左右。早晚均可进行。本功能提高盆腔周围的血液循环，促进性器官的康复，对防治肾气不足引起的阳痿早泄、女性性欲低下有较好的功效。

2. 刺激脚心
经常按摩涌泉穴，可益精补肾。按摩脚心对大脑皮层能够产生良性刺激，调节中枢神经的兴奋与抑制过程，对治疗神经衰弱有良好的作用。方法是：两手掌对搓热后，以左手擦右脚心，以右手擦左脚心。每日早晚各 1次，每次搓 300 下。

3. 强肾操
两足平行，足距同肩宽，目视前端。两臂自然下垂，两掌贴于裤缝，手指自然张开。脚跟提起，连续呼吸 9 次不落地。

再吸气，慢慢曲膝下蹲，两手背逐渐转前，虎口对脚踝。手接近地面时，稍用力抓成拳（有抓物之意），吸足气。

憋气，身体逐渐起立，两手下垂，逐渐握紧。

呼气，身体立正，两臂外拧，拳心向前，两肘从两侧挤压软肋，同时身体和脚跟部用力上提，并提肛，呼吸。以上程序可连续做多次。

4. 自我按摩腰部
两手掌对搓至手心热后，分别放至腰部，手掌分别上下按摩腰部，至有热感为止。

两手握拳，手臂往后用两拇指的掌关节突出部位，自然按摩腰眼，向内做环形旋转按摩，逐渐用力，以至酸胀感为好，持续按摩 10 分钟左右，早、中、晚各一次。

女人补肾，四个穴位足够

"男怕伤肝，女怕伤肾"，古话说得一点儿没错！补肾就是女人美容的新革命，只有肾健康了，才能拥有"气血两旺，容颜焕发"的状态，胜过你频繁地去美容院，或是买名贵的化妆品。古今保健专家都把冬令视为进补的大好时机。

而且现在很多女性有尿频的毛病，最明显的特征就是"量少次多"。中医学认为，这是由于当身体素质下降时，尤其是到了冬季天冷的时候，女性肾气出现虚亏，膀胱会表现出气化无力，膀胱平滑肌的肌纤维张力就会下降，使得膀胱的伸缩性降低，肾关不固，就像大门关不严，所以会出现尿频和尿失禁现象。简单地说，女人尿频也是肾虚惹的祸。要治好尿频的毛病，补肾是关键。

祖国传统医学认为，肾为先天之本，生命之源，有藏精主水、主骨生髓之功能，所以肾气充盈则精力充沛，筋骨强健，步履轻快，神思敏捷；肾气亏损则阳气虚弱，腰膝酸软，易感风寒，生疾病等。冬季肾脏机能正常，可调节机体适应严冬的变化，否则，会使新陈代谢失调而引发疾病。所以，冬季注意对肾脏的保养是十分重要的，女人更应注意。这里介绍最简单易行的按摩穴位补肾这一招，特别是丹田、关元、太溪和肾俞这四穴，更是女人护肾的法宝。下面就介绍按摩方法：

1. 揉按丹田

丹田，分上、中、下三处，这里指的是下丹田，在肚脐附近。两手搓热，在腹部丹田处按摩 30 ~ 50 次。此法常用，可强肾固本，延年益寿。

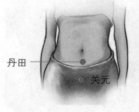

丹田

关元

肾俞

2. 按揉关元、太溪和肾俞

每天晚上临睡前，先泡脚 1 小时，然后按揉两侧太溪穴（在足内侧，内踝后方，当内踝尖与跟腱之间的凹陷处），每穴 5 分钟，然后艾灸关元（在前正中线，脐下 3 寸处）5 分钟，再艾灸两侧肾俞（在腰部，当第 2 腰椎棘突下，旁开 1.5 寸）5 分钟。

太溪

天寒地冻，饮对了最养肾

补肾的方法也很多，但如果论食补的话，还是喝汤、粥这些饮品比较好，因为这些饮品更容易被身体吸收。下面就为大家介绍几款方便又实用的补肾良方：

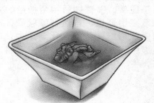

1. 人参核桃饮

原料：人参 5 克，核桃肉 3 个。

制法：将人参切片，核桃肉掰成蚕豆大，把两者放入锅中加水适量文火熬煮 1 小时即可。

功效：代茶饮，可长期服用。此饮具有益气固肾的作用，常用于肾气不足而出现的头昏健忘，耳鸣失眠，须发早白，神疲乏力，汗多气短等。

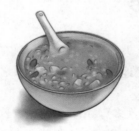

2. 枸杞莲药粥

原料：枸杞 30 克，莲子 50 克，新鲜山药 100 克，白糖适量。

制法：新鲜山药去皮洗净切片；枸杞、莲子淘洗干净；将以上三物加清水适量置于文火上煮熬成粥，加糖食用。

功效：每日早晚温服，可长期服用。常喝枸杞莲药粥可补肾健脾，养心安神。此粥适用于脾肾虚弱而致的健忘失眠，心悸气短，神疲乏力等症。

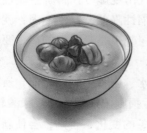

3. 鲜栗子鸡肉汤

原料：光鸡半只（约 500 克），鲜栗子肉 500 克，冬菇 30 克，生姜 2 片。

制法：鲜栗子肉用开水烫。稍浸后剥去衣。冬菇用水浸软，去蒂，洗净，光鸡洗净，斩件；将鸡、栗子、姜片一齐放入锅内，加清水适量，武火煮沸后，文火煲 1 小时，再加冬菇煲 20 分钟，调味供用。

功效：食肉和汤。此汤具有益气养血，滋阴补肾的功效。用于食欲欠佳，倦怠乏力的脾胃虚弱，肝肾不足导致的消瘦，体虚及老年人患的慢性支气管炎。

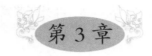

第3章

温补一个好身体，寒冬无情食有情

> 现在的人都知道，好身体是养出来的，其中以食养为根本。俗话说："民以食为天"，在养生中也是以食疗为本。冬季万物萧条，不宜出行，却是进补的大好时机。食物也分寒性热性，冬季自然以热性食物为主。像狗肉、羊肉、萝卜、白菜、腊八粥，都是祖传下来的冬季滋补良品。但是美味却不可贪食，而且在进补的时候要特别注意搭配和禁忌。也不是所有的人都需要补，而且补的时候也要对症进补。

冬季滋补，饮食为先

人们往往习惯于冬季进补，为什么要冬季进补呢？因为冬三月，是养精蓄锐的大好时期，这时人的皮肤肌腠比较致密，汗出较少，摄入的营养物质也容易贮藏起来，况且在冬令季节里，人的食欲也比较旺盛，所以这时是进补的最好时节，冬至以后尤为相宜。

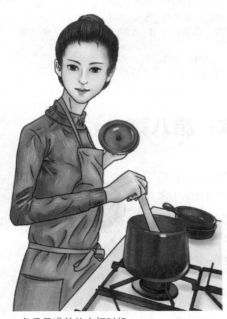

冬季是进补的大好时机

虽说冬季是进补的大好时机，但到底吃什么最好呢？

首先应该注意，对于一般无病而体弱者，冬补还是以"食补"为主，兼有慢性病者，则需食补加药补。有许多食品，为"药食两兼"物品，因此食补和药补并无严格区别，关键在于合理调配，对症施补。

而且在进补中要坚守四个原则：

一是多补充热源食物。

因为冬季比较寒冷，膳食中应多补充产热营养素，如碳水化合物、脂肪、蛋白质，以提高机体对低温的耐受力。尤其应考虑补充富含蛋白质的食物，如瘦肉、鸡鸭肉、鸡蛋、鱼、牛奶、豆类及其制品等。

二是多补充含蛋氨酸的食物。

因为蛋氨酸通过转移作用可提供一系列耐寒适

应所必需的甲基。寒冷气候使得人体尿液中肌酸的排出量增多，脂肪代谢加快，而合成肌酸及脂酸、磷脂在线粒体内氧化、释放热量都需要甲基。因此，在冬季应多摄取含蛋氨酸较多的食物，如芝麻、葵花子、酵母、乳制品、叶类蔬菜等。

三是适量补充无机盐。

医学研究表明，人怕冷与饮食中无机盐缺少很有关系。专家建议冬季应多摄取含根茎的蔬菜，如胡萝卜、百合、山药、藕及青菜、大白菜等，因为蔬菜的根茎里所含无机盐较多。钙在人体内含量的多少可直接影响人体的心肌、血管及肌肉的伸缩性和兴奋性，补充钙可提高机体御寒能力。含钙较多的食物有：虾皮、牡蛎、花生、蛤蜊、牛奶等。

四是多吃含维生素 B_2、维生素 A、维生素 C 的食物。

寒冷气候使人体氧化功能加强，机体维生素代谢也发生了明显变化，饮食中要及时补充维生素 B_2（核黄素），以防口角炎、唇炎、舌炎等疾病的发生。维生素 B_2 主要存在于动物肝脏、鸡蛋、牛奶、豆类等食物中。维生素 A 能增强人体的耐寒力，应多吃些富含维生素 A 的肝脏、胡萝卜、南瓜、白薯等食物。维生素 C 可提高人体对寒冷的适应能力，对血管具有良好的保护作用，应注意摄取新鲜蔬菜和水果。

现在的人们在选择补品的时候往往存在一个误区，那就是越贵重越好，其实不然，因为补品的价值和价格根本不成正比。"药症相符，大黄亦补；药不对症，参茸亦毒。"因此，李时珍认为，药无贵贱，对症即可。下面介绍的这些食品并不贵重，但只要合理搭配，对症进补，就能起到"贵重药"的效果。

（1）补气类：具有补益脾胃、益气强身的作用，适用于脾胃虚损、气短乏力者。如小米、糯米、莲心、山药、扁豆、鸡肉、大枣、鹌鹑、鲫鱼等。
（2）补血类：具补益气血、调节心肝之效。如龙眼、枸杞、葡萄、牛羊肝、猪心、带鱼等。
（3）补阴类：具滋阴润肺、补脾胃和益气之效。适于阴虚火旺、体弱内热者。如黑豆、百合、芝麻、豆腐、梨、甘蔗、兔肉、蜂蜜等。
（4）补阳类：具补肾填髓、壮阳强身之效。如核桃肉、狗肉、羊肉、韭菜、虾类等。

寒冬最离不开的美味：腊八粥

冬季是各种疾病的多发季节，因此，保健就显得至关重要，喝粥是既方便又有营养的选择。而我国自古就有喝腊八粥的习俗，腊八粥的原料没有规定，所有的五谷杂粮都可以入粥。冬天喝腊八粥可畅胃气、生津液，温暖滋补，可以祛寒。所以，腊八粥不应该仅仅成为腊八节的节日食品，而应该成为老百姓冬季餐桌上的不可或缺的美食。

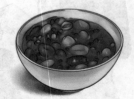

营养美味的腊八粥

最早的腊八粥是以红小豆和糯米熬煮，后经演变，加之地方特色，逐渐丰富多彩起来。现在可以根据各人的口味和身体状况的不同而做成各种各样的腊八粥。

冬食萝卜保健康，不用医生开药方

都说"冬吃萝卜夏吃姜，不劳医生开药方。"这里的萝卜是指大白萝卜。中医认为，冬天阳气向里向内，人的机体容易出现"阳气在里，胃中烦热"的情况，易生痰热，出现咳嗽、哮喘、胃部不适等症状。而白萝卜生吃具有止渴、清内热作用，熟食可消食健脾。随着气温的下降，人们的户外活动减少，热性食物进食较多，比如羊肉等，容易让人体产生内热而引起消化不良。此时多吃白萝卜，也有助于消化。此外，冬吃白萝卜还可保暖防寒，温中健胃。

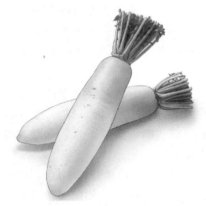

《本草纲目》中记载，萝卜可消积滞、化痰、下气宽中、解毒，所以萝卜可以用来消解油腻、去除火气，又利脾胃、益中气。多吃一些萝卜，温中健脾，对健康大有裨益

如果每晚睡觉前吃 30 克白萝卜，不但能消食化积，清热解毒，还可延年益寿。一般情况下，儿童在冬季也应该多吃一些白萝卜。因为多数幼儿感冒时会出现喉干咽痛、反复咳嗽、有痰难吐等上呼吸道感染症状，多吃点白萝卜可滋养咽喉，化痰顺气。

萝卜含有各种水溶性维生素，钙、钾、镁含量较多，并含有胆碱、葫芦巴碱、淀粉酶、苷酶等。特别是它富含抗坏血酸和胆碱，能降低血脂和预防脂肪肝。萝卜含膳食纤维也较多，尤其是其中的木质素，能使大便通畅，从而使食物中的毒物提早排出，可起到防癌的作用。而且，萝卜含有能诱导人体产生干扰素的多种微量元素，可增强机体免疫力，并能抑制癌细胞的生长，对预防癌、抗癌有重要意义。近来有研究表明，萝卜中所含的微量元素和膳食纤维在生吃时才能发挥最好的效果。所以，冬天养生最好最简单的方法就是生吃白萝卜。

不过需要注意的是，吃萝卜也有一些禁忌。现代医学研究证明，萝卜不能与橘子、柿子、梨、苹果、葡萄等水果同食，因为萝卜与这些水果一同摄入后，产生的一些成分作用相加形成硫氰酸，会抑制甲状腺，从而诱发或导致甲状腺肿。此外，萝卜性凉，脾胃虚寒者不宜多食。萝卜也经常用作食疗，以下是一些萝卜食疗方：

（1）治扁桃体炎：萝卜汁 100 毫升（用鲜萝卜制成），调匀以温开水送服，每日 2 ~ 3 次。
（2）治哮喘：萝卜汁 300 毫升，调匀以温开水冲服，每次服 100 毫升，每日 3 次。若与甘蔗、梨、藕汁同饮，则效果更佳。
（3）治偏头痛：鲜萝卜捣烂取汁，加少许冰片调匀滴鼻，左侧头痛滴右鼻孔，右侧头痛滴左鼻孔。
（4）治咳嗽多痰：霜后萝卜适量，捣碎挤汁，加少许冰糖，炖后温服，每日 2 次，每次 60 毫升。
（5）治咽喉痛：萝卜 300 克，青果 10 个，共煎汤当茶饮，每日数次。
（6）健脾理气：猪或羊肉 300 克切块，加橘皮少许入锅炖熟，酌加盐、胡椒等，吃肉喝汤。注意不要加酱油、花椒、大料、姜、桂皮等辛温发散之物少许。

大白菜，冬季养生的"看家菜"

大白菜是冬季上市最主要的蔬菜种类，有"菜中之王"的美称。由于大白菜营养丰富，味道清鲜适口，做法多种，又耐贮藏，所以是人们常年食用的蔬菜。

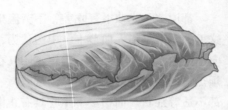

大白菜曾是老百姓的当家菜

大白菜的营养价值很高，含蛋白质、脂肪、膳食纤维、水分、钾、钠、钙、镁、铁、锰、锌、铜、磷、硒、胡萝卜素、烟酸、维生素 B_1、维生素 B_2、维生素 C 还有微量元素钼等多种营养成分。

正因为大白菜营养丰富，所以对人体有很好的保健作用。《本草纲目》中说大白菜"甘渴无毒，利肠胃"。祖国医学认为，大白菜味甘，性平，有养胃利水、解热除烦之功效，可用于治感冒、发热口渴、支气管炎、咳嗽、食积、便秘、小便不利、冻疮、溃疡出血、酒毒、热疮。由于其含热量低，还是肥胖病及糖尿病患者很好的辅助食品；含有的微量元素钼，能阻断亚硝胺等致癌物质在人体内的生成，是很好的防癌佳品。

除此之外，大白菜还是一款美容佳蔬，它含有丰富的纤维素，不仅可以促进肠蠕动，帮助消化，防止大便干燥，还可用来防治结肠癌。特别值得推崇的是，大白菜中维生素 E 的含量比较丰富，可防治黄褐斑、老年斑，是一种经济健康的美容美颜蔬菜。

虽然大白菜的营养价值很高，但是吃起来也要注意。北方地区的居民经常把大白菜腌制成酸菜，但是专家提醒，经常吃酸菜会对健康不利，特别是大白菜在腌制 9 天时，是亚硝酸盐含量最高的时候，因此腌制白菜至少要 15 天以后再食用，以免造成亚硝酸盐中毒。有的人食用大白菜还喜欢炖着吃，而实际上各种蔬菜都是急火快炒较有营养，炖的过程中各种营养素尤其是维生素 C 的含量会损失较多。另外，有慢性胃炎和溃疡病的人，大白菜要少吃一些。下面介绍两个大白菜食疗的方法：

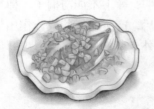

栗子炖白菜
原料：生栗子 200 克，白菜 200 克，鸭汤、盐、味精各适量。
制法：栗子去壳，切成两半儿，用鸭汤煨至熟透，白菜切条放入，加入盐、味精少许，白菜熟后勾芡即可。
功效：健脾补肾、补阴润燥。

海米白菜汤
原料：白菜心 250 克，海米 30 克，高汤 500 克，火腿 6 克，水发冬菇 2 个，精盐 3 克，味精 2 克，鸡油 6 克。
制法：先将白菜心切成长条，用沸水稍烫，捞出控净水，海米用温水泡片刻，火腿切成长条片，把冬菇择洗净，挤干水后，切两半儿。然后在汤勺内加高汤、火腿、冬菇、海米、白菜条、精盐烧开，撇去浮沫，待白菜烂时加味精，淋上鸡油即成。
功效：排毒养颜、预防感冒。

香菇伴你过一冬，来年疾病去无踪

香菇又名香蕈，是冬令的滋补食品。香菇性味甘平，中医书中多有记载。《本草求真》中说："香蕈味甘性平，大能益胃助食，及理小便不禁。"

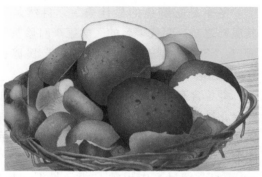

香菇每100克干品中含有蛋白质20克，膳食纤维31.6克，糖类30.9克，胡萝卜素20克微克和亚油酸、海藻糖、腺嘌呤、各种维生素及微量元素

《日用本草》中说："益气，不饥，治风破血。"香菇具有益气补虚，健脾胃、去痘疹的功效，适用于久病体虚、食欲不振、小便频数、高血压、糖尿病、贫血、肿瘤、动脉硬化等病症。

近年证实香菇中含有干扰素诱生物，可以诱导体内产生干扰素，具有预防感冒的作用。香菇中含有的麦角固醇，可以在人体内转化成维生素D，预防小儿佝偻病。香菇中的多糖物质具有抗癌作用。在癌症手术后可用槐蕈10克，水煎服，每日1次，为辅助治疗方法。此外，香菇中还含有一种核酸类物质，能抑制血清及肝脏中的胆固醇升高，阻止血管硬化及降低血压，是高血压、动脉硬化及糖尿病患者的食疗佳品。

冬季是疾病多发的季节，香菇中含有提高免疫力的真菌多糖，多吃有助于增强免疫力，可防冬季病的发生。

香菇与野生毒菇易混淆。毒菇有80多种，含有毒蕈碱、毒蕈溶血素等，食后会中毒，甚至死亡，应严格区分。

下面教大家几个简单鉴别香菇的方法：

第一，看香菇的外表形状和颜色。优质的香菇，肉厚，菇盖边缘向内卷成"铜锣形"，菇的盖面无皱褶，有明显裂纹或花斑，菌褶呈米黄色或舨白色，菌柄不超过菌盖直径的一半。

第二，闻香菇的气味。一般情况下，香菇应有其独特的清香，无腐烂、发霉味道。

第三，用手指按压。手指甲压菌盖上部及菌柄，如果坚硬、稍留有指甲痕，则说明水分基本符合要求。

第四，检查香菇中是否有虫蛀、发霉、烤焦以及非食用菌等杂物混入。

双笋烩香菇

"双笋烩香菇"的菜肴适宜冬季食用。原料为芦笋、香菇、玉米笋、姜，调料是盐、味精、胡椒粉、淀粉、色拉油。先将芦笋切段，和其他原料一起用沸水焯一下，锅内放油，下入姜片炒香，放入全部原料，调味后翻炒，勾芡，即成。芦笋中丰富的纤维素可有效促进肠道废物排出。玉米笋当中含有丰富的木聚糖和阿拉伯聚糖，不仅能促进肠道蠕动，还能包裹结合食物中的污染物质，从肠道排出。这道菜堪称食品中可溶性膳食纤维、不溶性膳食纤维、活性多糖类的大聚会，可以有效提高人体的抗污染和抗病能力。需要注意的是，香菇不要反复洗泡，洗净后用少量水发开即可，以免损失其中宝贵的真菌多糖。

冬季鲫鱼最肥美，温补身体正合时

冬季是吃鲫鱼的最佳季节，自然是看好其温补之功。明代著名的医学家李时珍赞美冬鲫曰："冬月肉厚子多，其味尤美。"民谚也有"冬鲫夏鲤"之说。

鲫鱼含有丰富的蛋白质，不仅质优，而且齐全、易于消化吸收，是肝肾疾病、心脑血管疾病患者的良好蛋白质来源，常食可增强抗病能力。

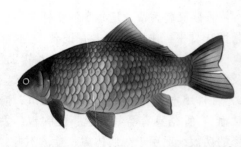

鲫鱼又名鲋鱼，为鲤科动物，产于全国各地。《吕氏春秋》载："鱼火之美者，有洞庭之鲋。"可知鲫鱼自古为人崇尚。鲫鱼肉嫩味鲜，尤其适于做汤，具有较强的滋补作用

《本草纲目》中记载："鲫鱼性温，味甘；健脾利湿、和中开胃、活血通络、温中下气。"对脾胃虚弱、水肿、溃疡、气管炎、哮喘、糖尿病患者有很好的滋补食疗作用；产后妇女炖食鲫鱼汤，可补虚通乳；先天不足，后天失调，以及手术后、病后体虚形弱者，经常吃一些鲫鱼都很有益；肝炎、肾炎、高血压、心脏病、慢性支气管炎等疾病的患者也可以经常食用，以补营养，增强抗病能力。另外，鲫鱼子能补肝养目，鲫鱼脑有健脑益智的作用。

吃鲫鱼时，清蒸或煮汤营养效果最佳，若经煎炸则上述的功效会大打折扣。冬令时节食之最佳。鱼子中胆固醇含量较高，故中老年人和高血脂、高胆固醇者应忌食。

下面就介绍几种鲫鱼的食疗制法：

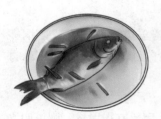

清炖鲫鱼汤
原料：新鲜大鲫鱼一尾，生姜、香葱、花椒、蒜片。
制法：将鲫鱼刮鳞、剖肚、去鳃，放入适量沸水中；加诸料慢慢地炖十几分钟，待汤汁白亮浓稠之后，加入适量精盐、陈醋；再稍炖片刻熄火，撒入香菜、味精，滴上少许香油便可食用。
功效：此汤可健脾利湿，促进血液循环，增进食欲，更具有通乳、下奶的功效。很适合顺产和剖宫产的妈妈食用。

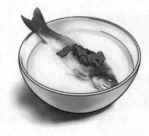

蛋奶鲫鱼汤
原料：鲫鱼1条，胡椒粒5颗，蛋奶（或牛奶）20克，姜10克，葱10克，盐、鸡精各适量。
制法：将鲫鱼剖腹后，清洗干净待用。把鲫鱼放置3成热的油中过油，以去除鲫鱼的腥味。加入适量水和调料，用小火清炖40分钟。起锅时加入少许蛋奶，能使汤变得白皙浓稠，口感更佳。
功效：健脾利湿，美容除皱。

火锅热腾腾，冬天享用有讲究

冬天天气寒冷，大家都吃热腾腾的火锅，但是火锅虽然好吃，却也有很多讲究。涮火锅时，肉片是不可缺少的一道原料。涮肉时，要注意以下几点：肉片越新鲜越好。肉片如果储存时间过长，其营养成分就会大量损失。新鲜肉片要切薄，若肉片厚，涮时不易杀死寄生虫虫卵，涮的时间过长还会引起营养的损失。涮肉时间也不可太短。一般来讲，薄肉片在沸腾的锅中烫1分钟左右，肉的颜色由鲜红色变为灰白，才可以吃。

此外，吃火锅时还应注意肉类与蔬菜类的均衡，餐后得吃些水果；火锅汤中的钠离子、钾离子较多，有肾病、高血压的朋友不宜吃火锅。火锅料如鱼丸、虾丸等各种丸子，含有高量的油脂，糖尿病、高血压、高血脂的病人要注意。火锅汤中含有大量嘌呤，痛风的病人不要吃。吃得不好当心痛风。火锅汤中含钠离子、钾离子多，有肾脏病、高血压的人要小心。

除此之外，吃火锅还有以下五大忌：

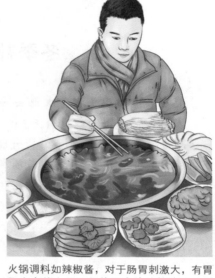

火锅调料如辣椒酱，对于肠胃刺激大，有胃肠疾病的人尽可能使用麻油等较清淡的调料。吃火锅时注意肉类与蔬菜类要均衡，记得吃完之后吃些水果均衡一下

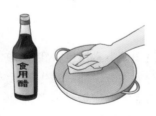

一忌：在火锅停用一段时间后立即使用：在使用火锅前一定要用布浸蘸食醋，再加点盐擦拭，把铜锈彻底刷洗干净再用。

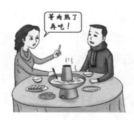

二忌：生食：有些人吃火锅为了鲜嫩，不等肉菜煮熟就下肚，这样很不卫生。应该将生肉、生鱼或海鲜先煮再放蔬菜，待熟后再吃，以便充分使食物中所带的细菌或寄生虫卵致死。但也不宜将蔬菜煮得时间过长，以免破坏蔬菜中的营养。

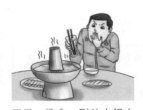

三忌：烫食：刚从火锅中取出鲜烫的食物，不宜马上送入口中，应放在碗内稍凉一下再吃，以免烫伤食道黏膜，造成溃疡或口腔黏膜起泡。

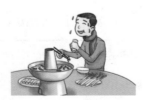

四忌：过辣：有些人吃火锅时辣椒、蒜、葱等调料放得太多，对胃黏膜造成一定的损害。特别是患有肺结核、痔疮、胃炎及十二指肠溃疡的人，更应少吃。

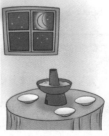

五忌：吃过夜火锅：过夜的残菜和汤同样会含有过多的铜氧化物，吃后容易引起中毒，轻者头晕、恶心，重者造成心、肝、肾损害。

吃火锅时还要注意：羊肉不能和醋共食，因为羊肉火热，功能益气补虚；醋中含蛋白质、糖、维生素、醋酸及多种有机酸，其性酸温，消肿活血，应与寒性食物配合，与羊肉不宜。喝白酒时不宜吃牛肉，因为牛肉属于甘温，补气助火；白酒属大温之品，与牛肉相配则如火上浇油，容易引起牙龈发炎。另可按《本草纲目》的要求，疾病之人，猪肉与牛肉等相冲食物不可混吃。

冬季补虚，芡实是佳品

芡实，也叫鸡头米、水鸡头等，味甘，性平，入脾、肾、胃经，具有滋补强壮、补中益气、固肾涩精、补肾止泻、开胃进食之功效。芡实含有大量对人体有益的营养物质和微量元素如蛋白质、铁、钙、B族维生素、维生素C、粗纤维、胡萝卜素等，易消化吸收，是冬季补虚不可或缺的佳品。

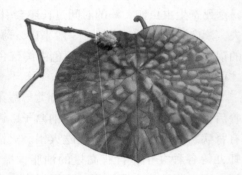

古药书中说芡实是"婴儿食之不老，老人食之延年"的粮菜佳品，它具有"补而不峻""防燥不腻"的特点，是冬季进补的首选食物。芡实秋末冬初采收成熟果实，除去果皮，取出种子，洗净，再除去硬壳（外种皮），晒干，生用或麸炒用。

芡实含有丰富的淀粉，可为人体提供热能，并含有多种维生素和碳物质，保证体内营养所需

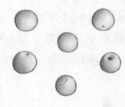

芡实为睡莲科植物芡的成熟种仁，主产于江苏、山东、湖南、湖北、安徽等省区，其他地区亦有产。以颗粒饱满，均匀，粉性足，无破碎、干燥无杂质者为佳

成分；芡实可以加强小肠吸收功能，提高尿中糖排泄率，增加血清胡萝卜素浓度；实验证明，血清胡萝卜素水平的提高，可使肺癌、胃癌的发病概率下降，大大减少癌症发生的机会。白带多、肾亏腰脊背酸的妇女、体虚尿多的儿童、小便频繁的老人、遗精早泻者、慢性腹泻者、慢性肠炎者，吃芡实会有很好疗效。但因为芡实有较强的收涩作用，所以便秘、尿赤者及妇女产后皆不宜食。

怎么吃芡实才能发挥其最大的功效呢？下面就介绍几种吃法，供大家参考：

（1）取芡实50克，花生40克，红枣10枚，煎煮，补脾肾、益气养血。对脾胃虚弱的产妇及贫血、体虚者有效。

（2）用炒芡实25克，红枣8枚，炒扁豆20克，糯米100克煮粥，每日一次。可治老年人脾肾虚弱、便溏腹泻。

（3）芡实、黄精、玄参、龟板、干地黄、沙参、女贞子、麦冬、天冬、白芍各9克，水煎服，每日一剂。适于肾气不足引起的消瘦、心烦失眠、头昏耳鸣、腰酸遗精等。

（4）芡实15克，薏苡仁15克，山药20克，党参10克，白扁豆10克，白术9克，水煎服，每日一剂。可治脾虚腹泻、消化不良、久泻不止，有良效。

食补冬三月，吃得安全最重要

冬季是亚硝酸盐、豆角、发芽土豆和食品污染所致的细菌性食物中毒的多发季节，所以请大家在进补的时候一定要注意饮食安全。

1. 亚硝酸盐中毒

一是蔬菜腐烂变质或腌制不透而致的亚硝酸盐含量增高；二是其形、态、味与食盐极相似，容易误食，发生集体中毒；三是在鱼、肉类制品的加工中，亚硝酸盐作为发色剂被广泛使用。中毒症状为：口唇、指甲以及全身皮肤呈现发绀等组织低氧表现，并有头晕、头痛、心率加速、烦躁不安、呼吸急促症状，严重者可有心率减慢，心律不齐、昏迷和惊厥症状。

2. 豆角中毒

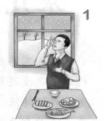

症状为恶心、呕吐、腹泻、腹痛、头晕、头痛等消化系统及神经系统症状。预防措施：冬季炒食四季豆、芸豆时一定要先用开水烫，炒熟煮透。

3. 发芽土豆中毒

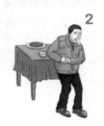

潜伏期为数 10 分钟至数小时，症状为舌、咽麻痹，胃部灼痛及恶心、呕吐等胃肠道症状。预防措施：土豆应存放于干燥阴凉处，发芽后的土豆食用前应将芽眼周围彻底挖掉，烧熟煮透，芽眼超过 4 个以上的发芽土豆应弃食。

4. 细菌性食物中毒

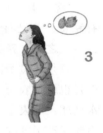

由于食品在加工、储存、运输等过程中被致病性微生物污染，以致食用后引起中毒，其共同的临床特点为潜伏期短，集体发病，大多有恶心、呕吐、腹痛、腹泻等胃肠炎症状。中毒食品多为鱼、肉、乳、蛋、豆、面类制品。

5. 大棚蔬菜水果没洗净就食用也会引起食物中毒

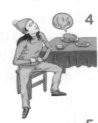

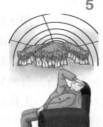

大棚种植的植物对农药需要量较大，再加上冬季寒冷，植物进行光合作用时不能完全将农药吸收，所以，清洗不净会导致冬季吃蔬菜水果时农药中毒。而腐烂的白菜也容易导致食物中毒。白菜的叶子中含有较多的硝酸盐，腐烂后其含量会明显增高。一旦大量进食，经肠道细菌作用，会还原成亚硝酸盐而发生中毒。为防止中毒，应避免蔬菜在高温下长时间堆放。

第4章

寒九腊月天，生活起居要"养藏"

进入寒冬腊月，一切都步入了沉睡状态，动物冬眠了，植物凋零了，万物萧索，所以人也要遵循自然规律，进入深居简出的阶段，也就是中医里的"养藏"阶段。早上，我们伴随太阳的升起而起床，做什么事都不要急，一切以保暖为首要，穿衣吃饭洗澡睡觉都要讲究方式、方法。说得形象些，我们的冬天就要像种子一样，积蓄足够能量，等待破土而出的那一天。

冬天"养藏"，和太阳一起起床

"冬三月，此谓闭藏，水冰地坼，无扰乎阳。早卧晚起，必待日光。使志若伏若匿，若有私意，若已有得，祛寒就温，无泄皮肤，使气亟夺。此冬气之应，养藏之道也。"

这是《黄帝内经》中关于冬季养生之道的论述。冬三月也就是农历十、十一、十二这三个月，这个季节寒水结冰，地表干裂，一派生机闭塞之象。人在此时千万不要扰动阳气的收藏，起居生活方方面面都要遵守这一原则。

那么，我们具体该如何在冬三月里做好"养藏"工作呢？主要应从以下方面着手：

第一，早睡晚起，最好等太阳出来以后再起床。

同时，由于寒冷，冬季最好在家里待着，尽量少出门。

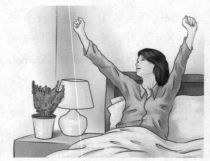

冬季作息应早睡晚起

第二，保证足够睡眠。

俗话说"春困秋乏夏打盹，睡不醒的冬三月"，有些人一到冬天就一副无精打采的样子。这主要是因为冬天天气寒冷，自然界阳气不足，而人与自然界之间相对有一个平衡，人体内随之也会出现阳气不足。阳气不足人就会感到没有精神，成人每天7~8小时，不应少于6小

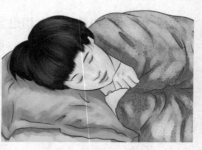

冬季应保持充足的睡眠

时，青少年不少于 10 小时。不要熬夜，同样是睡 8 小时，但晚上 11 前点入睡和夜里 3 点睡效果肯定不同，后者易感到疲劳。

第三，多参加体育锻炼。

比如跑步、游泳等运动量较大的锻炼，可以让人运动过后感到神清气爽，精力充沛。但运动后大量出汗要注意保暖，以免感冒；晨练时间不宜过早，最好是天气晴朗，有阳光初照。

第四，注意保暖，多晒太阳。

日常生活中要尽量远离寒气，接近温气，不要让皮肤泄露于风寒之中，使已经收藏的阳气向外散失。特别是脚和腿，不要为了贪恋苗条身材而"耍单儿"。

第五，不宜洗冷水澡，也不提倡冬泳。

此外，在冬季，老年人可根据自己的体质、爱好，安排一些安静闲逸的活动，如养鸟、养花，或书画、棋艺等。如果进行室外锻炼，运动量应由小到大，逐渐增加，以感到身体热量外泄微汗为宜。恰当的运动会让人感到全身轻松舒畅，精力旺盛，体力和脑力功能增强，食欲、睡眠良好。

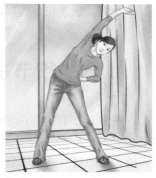

冬季应相对减少户外运动，但要坚持体育锻炼

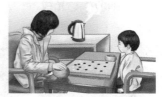

冬季要注意藏养保暖

科学过冬，室内工作要到位

在冷高压的影响下，进入冬季以后，人们的出行次数会大大减少，大多喜欢待在暖暖的屋子里。其实，从健康角度考虑，冬季的室内保健是至关重要的。

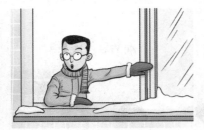

第一，冬天再冷，也要适当通风。
很多人觉得冬天开门、开窗会放掉屋子里面的热气，所以就一直捂着。事实上，这种观念是很错误的。有报告显示：成年人每小时大约要呼出 20 毫升的二氧化碳。也就是说，如果两个人在一个密闭的 6 平方米的房间里，8 小时后会使室内二氧化碳的浓度达到严重危害健康的地步，甚至是致命的。这也是为何在室内待得太久会出现头晕、乏力、胸闷等症状，所以冬季室内外通风是非常必要的。由于热空气比冷空气轻，我们开窗通风时应使进风口低于出风口。如果房间自然通风条件差，可以借助电风扇来机械地通风，但要避免冷风直接吹入。

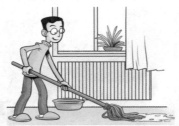

第二，保持室内适宜的温度和湿度。
从健康需要而言，冬季室内温度在 16~20℃ 比较合适，以 18℃ 最为理想。不过，长期处于温室之中，会减弱人体适应气温变化的能力。所以，从养生保健的角度出发，我们不可久居温室，应适当进行一些户外锻炼。关于冬季室内的相对湿度，应以 40%~60% 为宜。我们可以在家里备一个湿度计，以满足监测需要。由于冬季气候比较干燥，室内相对湿度通常会偏低，我们可以通过在室内养水生植物、用湿拖布拖湿地板、在暖器附近放盆水等方式来增加室内湿度。

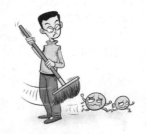

第三，清除室内变应原。
由于冬季人们大部分时间都待在室内，室内空气携带的变应原会较其他季节增多。冬季最应注意的过敏原是尘螨。尘螨尤其喜好被褥、睡床和地毯，它引起的过敏反应包括鼻子、眼睛发痒和哮喘发作。对此，我们要经常清洗晾晒窗帘、床单、被罩和枕套；经常吸去吊扇顶部和天花板上的灰尘；经常清洗空调的过滤网；购买和使用能隔离灰尘的床垫套子；每周用热水洗一次内衣等。

总之，想要在室内度过一个健康而温馨的冬季，上述三方面工作就一定要做好。

细节决定好睡眠，为冬季健康加分

很多人都有这样的感觉，冬天天气寒冷，觉也睡得比夏天舒服。事实上，睡得多不等于睡得好，一些人没有关注睡眠卫生，长期存在不良的睡眠习惯，导致失眠等睡眠问题。因此，要想提高睡眠质量，最重要的就是创造良好的睡眠环境。

具体说来，冬天要想睡个好觉，为健康加分的话，你需要注意以下8个细节。

细节1：光线。

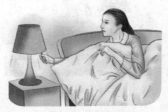

睡觉与一种叫褪黑素的激素有关，冬天下午五六时就天黑，光线减少，人体的褪黑素分泌增加，因此有想睡觉的感觉。相比夏天天亮得早，因为有光的抑制，醒来之后想继续入睡也比较困难。农村天黑以后的环境非常适合睡觉，城市还有很多光源，一个好的睡眠环境就要尽量减少光的影响。另外，冬天的气温等其他环境因素也比较适合睡觉。

细节2：门窗。

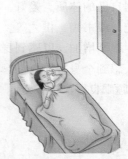

冬天睡觉把门窗关得严严实实，空气不流通，容易产生病菌。但大开门窗容易伤风感冒，受风落枕，这可能甚至出现脸瘫。冬季睡眠可以把卧室的窗关了，把卧室的门和客厅的窗打开，以保持室内的空气保持流通。

细节3：睡衣。

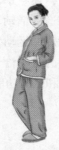

冬天有些人喜欢穿比较多的衣服睡觉，这并不利于人体的放松。另外，化纤和尼龙质地的睡衣会对皮肤造成刺激，影响睡眠质量。棉质的内衣和睡衣，穿得舒服才能睡得香。

细节4：被子。

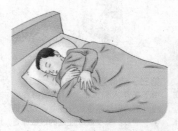

研究表明：最适宜入睡的被窝温度为32~34℃左右。50%~60%的相对湿度对人体最为舒适。被子太重了，既压迫胸部，导致肺活量减少，又易做噩梦。所以冬季选择被子重在轻暖，室内要保证适宜的温度和湿度。

细节5：沐浴露。

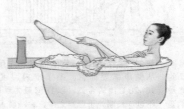

睡眠质量的好坏不仅跟睡着后有关，在睡眠没有开始之前，人体舒不舒服，也决定了晚上的觉睡得安稳不安稳。比如说，沐浴露有很多类型，可以针对不同人的不同皮肤类型。但冬天的皮肤比较干燥，最好使用滋润型的。沐浴露选用不当，容易因为皮肤不舒服而引起心烦，从而影响睡眠。

细节6：饮食。

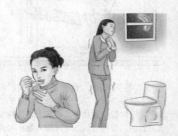

冬天皮肤出汗不多，水分的循环较少，因此与夏天比相对多尿。睡觉的过程中如果需要起来解手，就打断了睡眠，且被窝内外的温差比较大，上洗手间的时候也容易着凉。晚上七八时以后水也要少喝一些，尤其是肾功能相对比较差的老人。

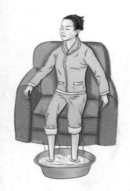

细节 7：泡脚。

"热水泡泡脚，胜过吃补药"，冬天睡觉之前，用热水泡泡脚，能加快血液循环，有助于加快进入睡眠和提高睡眠质量。

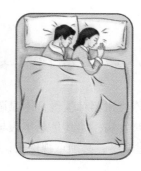

细节 8：睡姿。

很多小孩儿喜欢冬天睡觉的时候让父母搂着睡，也有些伴侣喜欢拥抱着睡，这不是好的睡眠习惯。首先是一人翻身会影响到另外一人，更重要的是一个人呼出来的空气很快又被另一个人吸进去，这些气体以二氧化碳为多。如果一定要拥抱着睡觉，最好是采用同一方向的体位，不要面对面，以减少吸入不新鲜的空气。

冬季着装，保暖、舒适都需要

冬季温度较低，人体要保持热量平衡会加强组织代谢，增加供养，如不能满足，就会消耗体内细胞的储备。此外，冬季温度过低，会导致身体抵抗力下降，导致各类疾病。所以，冬季科学御寒对养生十分重要。

冬天大家都会穿得厚厚的来保暖，但冬季穿衣也有讲究。有人喜欢将衣服紧紧地"捆"在身上，这样不能达到保暖效果，反而会对身体造成伤害。冬季穿衣要选择保暖、舒适的衣服，要有一定的件数和适宜的厚度。还要根据室温控制穿衣，冬季室内外的温差太大，人体会难以适应而容易诱发感冒等疾病。穿衣忌衣领过高过紧，衣领过紧会使颈部血管受到压迫，使血液不能正常输送，从而导致颈椎病等。

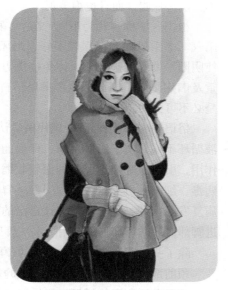

冬季着装，保暖、舒适都需要

在寒冷的冬天，人们一般都会穿上暖和的衣服来抵御严寒，但是有些却不重视头部的保暖。人的头部是大脑神经中枢的所在地，头为诸阳之会，因为头部的皮肤很薄，但血管粗、汗毛多，所以体内热能的散发量也很大。静止状态下不戴帽子的人，在环境温度为 15℃时，从头部散失的热量约占人体总产热量的 30%，4℃时约占 50%，零下 15℃时可高达 75%，所以在寒冬季节如果一个人只是穿了保暖的衣服，却不戴帽子，那就好比热水瓶里灌满了热水，但不塞住瓶口一样，热气会源源不断地向外散发。体热从头部散发出去后，就会损害人的阳气，消耗机体的能量。如果头部长期暴露在外面接受寒冷的刺激，还会使头部血管收缩，头部肌肉紧张，引起高血压、脑出血、血管神经性头痛、伤风感冒、面神经麻痹等病症。

在寒冷的冬季，戴一顶保暖性能良好的帽子是非常必要的，尤其是体弱多病的人和老人，更要采取必要的头部防寒保暖措施，以预防风寒侵袭头部。

寒气袭人，重点部位进行重点呵护

冬季气候寒冷，机体新陈代谢相对缓慢，体温调节能力与耐寒能力下降，人体易受寒发病，尤其是老年人与体质虚弱者。因此，要想平安地度过寒冬，必须重视保暖，而头部、背部、足部则是保暖的重点。

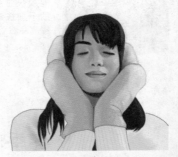

要想平安度过寒冬必须重视保暖

《黄帝内经》上讲："头是诸阳之会"。体内阳气最容易从头部散发掉，所以，冬季如不重视头部保暖，很容易引发感冒、头痛、鼻炎、牙痛、三叉神经痛等，甚至引发严重的脑血管疾病。因此，大家应该在冬天给自己选一顶合适的帽子，不仅能够保暖，而且也很美观。

祖国医学称"背为阳"，又是"阳脉之海"，是督脉经络循行的主干，总督人体一身的阳气。冬季里如背部保暖不好，则风寒极易从背部经络上的诸穴位侵入人体，损伤阳气，使阴阳平衡受到破坏，人体免疫能力下降，抗病能力减弱，诱发多种疾病或使原有病情加重及旧病复发。因此，在冬季里给自己加穿一件贴身的棉背心或毛背心以增强背部保暖，是必不可少的。

俗语说"寒从脚起"。现代医学认为，双脚远离心脏，血液供应不足，长时间下垂，血液循环不畅，皮下脂肪层薄，保温能力弱，容易发冷。脚部一旦受凉，便通过神经的反射作用，引起上呼吸道黏膜的血管收缩，血流量减少，抗病能力下降，以致隐藏在鼻咽部的病毒、细菌乘机大量繁殖，引发感冒疾病或使气管炎、哮喘、关节炎、痛经、腰腿痛等旧病复发。因此，冬季要注意让自己的鞋袜保持温暖干燥，并经常洗晒。平时要多走动以促进脚部血液循环。临睡前用热水洗脚后以手掌按摩脚心涌泉穴 5 分钟。

除了头、背和脚以外，人体的颈前部也很容易受寒，冬季也要特别注意保暖。

颈前部俗称喉咙口，是指头颈的前下部分，上面相当于男人的喉结，下至胸骨的上缘，有些时髦女性所穿的低领衫所暴露的就是这个部位。这个部位受寒风一吹，不只是颈肩部，包括全身皮肤的小血管都会收缩，如果受寒持续较长一段时间，交感、肾上腺等神经内分泌系统就会迅速做出相应的反应，全身的应变调节系统可能进行一些调整，人体的抵抗能力会有一定下调。因此，在冬季给自己买一条或自己织一条漂亮大方的围巾吧，不仅可以让颈前部不受寒，而且围巾还可以成为你身上美丽的闪光点。

四季养生小贴士

肩部受风寒湿邪侵袭，容易引起肩周炎，轻则表现为患侧肩部一处或几处疼痛不适，重则由于肩关节周围肌肉明显痉挛，使手不能梳头，甚至不能穿衣服。预防肩周炎，最理想又简单的方法是平时注意肩部保暖，避免肩部过度疲劳。

避寒湿邪，冬季洗头不宜早晚

在生活中，因为工作的繁忙，许多人都喜欢在早上或者晚上洗头，但头发未干就睡觉或出门受冷风吹，这对健康是十分不利的。特别是在冬季，尤为不利。

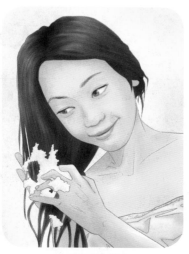

冬季洗头有讲究

经过一天的工作后，人们通常会感到很疲劳，人的免疫力也会大大降低，晚上洗头又不把头发充分擦干，就会使湿气滞留在头皮，长期如此，就会导致气滞血瘀，经络阻闭。尤其是在冬季，寒湿交加，更是身体的一大隐患。那些经常在晚上湿着头发入睡的人，过不了多久就会觉得头皮局部有麻木感，并伴有隐约的头痛；有的人洗头后第二天清晨还会觉得头痛发麻。

另外，早晨出门前洗头也是不可取的，尤其是在寒冷的冬季，因为头发没有擦干，头部的毛孔张开着，很容易遭受风寒，容易患上感冒头痛。如果经常这样，还可能导致大小关节的疼痛，甚至肌肉的麻痹。

如果你有晚上或早晨洗头的习惯，一定要注意擦干再睡或者擦干再出门。女士洗完澡后一定要注意擦干身体和头发，避免寒邪和湿气乘虚而入，以免罹患头痛、颈腰背痛等病症，甚至引发一些妇科疾病。

冬季绿化办公室，身体健康风水顺

办公室绿化可以有效提高空气湿度和清洁度，还能过滤空气，降低噪声，很大程度上足以代替空调。

需要注意的是：绿色植物吸收室内的二氧化碳，放出氧气，提高了办公室空气的含氧量，办公室工作人员吸入高氧浓度的空气，精神饱满，工作效率提高。然而，绿色植物必须在光线充足的环境下才会通过叶绿素吸收二氧化碳，与从根吸收来的水和养料通过"光合作用"合成淀粉质，供植物生长需要。而在黑暗环境下，植物便转而行"呼吸作用"，吸入氧气，呼出二氧化碳。晚上工作人员都离开时，办公室未经良好通风，第二天人员再进入办公室时就会吸入高二氧化碳浓度的空气，特别是经过星期六、星期日两天三夜，二氧化碳积聚更多，"星期一病"因而出现。

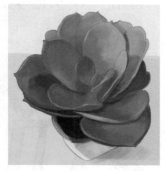

平安树、百合、芦荟、鸭跖草、宽叶榕、发财树、富贵竹、蓬莱松、七叶莲、君子兰、球兰、虎尾蓝等都是很好的办公室植物

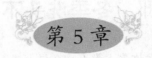

第5章

冬天动一动，少生几场病

俗话说，"冬练三九，夏练三伏。"意思是不管天气多冷或多热，都应坚持体育锻炼，这样才能使身体更好地获得"顺四时、适寒暑"的能力。其实，在严寒的冬季，虽然寒气忽至，万物凋零。山河大地进入了睡眠的状态，为来年的生机储备能量。但我们人类的身体不能随之冬眠，俗话说："冬练身体少吃药"，冬天做运动可以提高免疫力，而且可以锻炼不怕严寒的意志，可谓一举多得。但冬季运动，这里还有很多注意事项要叮嘱大家。

冬天健身，六条常识你不可不知

寒冷的冬季，很多人都贪恋室内的温暖，就疏于锻炼了。其实，冬天的运动也很必要，俗话说："冬天动一动，少闹一场病；冬天懒一懒，多喝药一碗。"那么，在寒冷的冬天，应该怎样运动呢？

国医大师任继学教授曾在《中华医药》上说过这样一段话："太阳不出来你不要出去，冬三月此谓闭藏。冬天是闭藏，水冻地坼，无扰乎阳，这是什么意思，就是闭藏，人在冬天的时候阳气内收，阴气在外，所以到冬天闭藏的时候，早卧晚起，必待日光。"

因此，冬天进行健身运动，我们需要注意以下几点：

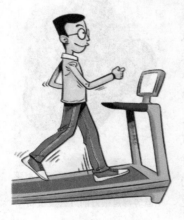

以室内运动为主

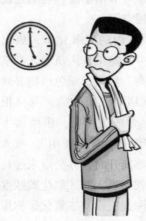

冬季晨练宜迟不宜早

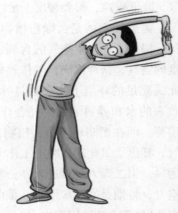

运动前要做充分的准备活动

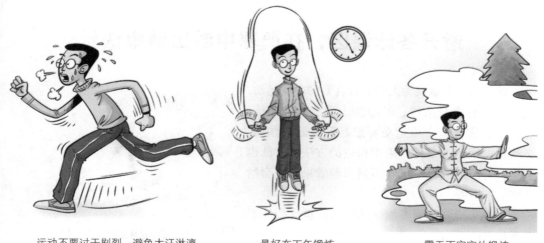

运动不要过于剧烈，避免大汗淋漓　　　　最好在下午锻炼　　　　雾天不宜室外锻炼

（1）冬天还是以室内运动为主，但也不妨偶尔到室外走动走动，让新鲜空气把肺中混浊之气排挤出去，并且让脸庞沐浴在冬天的严寒中也有益无害。

（2）冬季晨练宜迟不宜早。冬天的寒气比较重，早上的时候更是如此，因为每天的最低气温一般出现在早上5时左右，而人体的阳气还不旺盛。此时外出锻炼，易受"风邪"侵害。"虚邪贼风，避之有时。"冬天人体需要吸收阳光补充自己的阳气。在太阳出来之前运动会损伤阳气，容易患伤风感冒，也易引发关节疼痛、胃痛等病症。所以说，冬季晨练宜迟不宜早。一般太阳出来半个小时后才开始锻炼为宜。

（3）冬季气温低，体表血管遇冷收缩，血流缓慢，肌肉的黏滞性增高，韧带的弹性和关节的灵活性降低，极易发生运动损伤。因此锻炼前，一定要做好充分的准备活动，待热后脱去一些衣服，再加大运动量。准备活动可采用慢跑、拍打全身肌肉、活动上肢和下蹲等。尤其是冬泳下水前，预备活动更要充分，通过慢跑、全身按摩等方法，调动机体各部分的机能活动，提高中枢神经系统的兴奋性和反应能力。

（4）冬天里不宜剧烈运动，锻炼时运动量应由小到大，逐渐增加，尤其是跑步。不宜骤然间剧烈长跑，必须有一段时间小跑，活动肢体和关节，待机体适应后再加大运动量。

（5）一般的健身爱好者都有长年早起健身的习惯，而这在冬季就不太适用。科学研究数据表明，冬季健身的最佳时间是在14～19时之间。

（6）冬季健身尤其要注意在大雾天不宜进行锻炼。雾是地面上的水蒸气遇冷后，与飞起的尘土凝结成不透明的小水点，浮游在近地面的空间而形成的。在大雾天气，不仅空气中的水分多、尘土多，而且气压较低，使人呼吸困难，汗液不易蒸发，这时最好在室内做简易的活动。

总之，运动是需要循序渐进、持之以恒的事情，即使在寒冷的冬天也不应该忽略，否则一冬天积聚下来的身体方面的问题就会在来年春天凸显出来，而长期待在温暖的室内也会降低身体的免疫力，增加患感冒等呼吸道疾病的概率。

避开冬泳误区，在严寒中游出健康快乐

近年来，冬泳成为人们非常喜爱的一项运动，很多人不管自身条件，纷纷加入了冬泳的队伍。然而，其实任何一项运动要想起到保健的作用，必须遵循适当的条件，采用相应的方法，冬泳也一样，盲目地进行不仅收不到保健效果，还会给身体带来损害。

一般来说，希望参加冬泳的人，首先要注意以下几点：

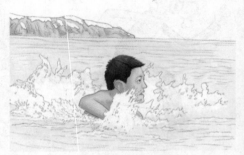

冬泳可以强身健体，提高免疫力

冬泳并非人人皆宜

患有严重疾病，如高血压、冠心病、脑血管病、肾病、肝病、精神障碍及糖尿病、过敏性体质、先天性心脏病、癫痫病，以及有外伤或有炎症的人和酗酒者都不宜参加冬泳，否则有可能导致疾病突发或伤害身体。儿童由于正处于身体发育期，参加冬泳更要注意适量，必须有成年人监护。另外，冬泳应该从秋季开始，让身体有个适应的过程。

冬泳后不宜洗热水澡

冬泳后应注意保暖，并立即运动以恢复体温。上岸后，应用干毛巾擦干身体，直到身体发红为止。然后，迅速穿好衣服，慢跑或原地跳动，直到体温基本恢复。冬泳后切忌马上进入高温房间、烤火或者洗热水澡。

游的时间并非越长越好

冬泳的时间应根据气温、水温和人的体质而异。若在水里游的时间过长，一方面上岸后常会出现全身麻木、冷战不止的现象，这极易损伤某些器官；另一方面刺激过度，容易引起皮质系统衰竭而损害健康。

冬泳后不宜洗热水澡

虽然吃饱了去冬泳比较有劲儿，也会有更多热量，但这种做法并不科学。消化器官对温度很敏感，热刺激可以引起消化器官兴奋，冷刺激则起到抑制作用，吃饱后立即冬泳影响消化吸收，容易引起急性胃炎等消化系统疾病。而饭前冬泳，脂肪细胞内尚无新的脂肪酸进入，通过运动比较容易将其"动员"出来转化为热量消耗掉，效果最好。

漫漫冬季，用慢跑调整我们的身心

慢跑是球类、体操、田径、游泳等运动的基础。它动作简单，易于掌握，活动全面，运动量易调整，锻炼效果显著；因此，是一般中老年及体弱者喜爱的运动。特别适合寒冷的冬季。

慢跑的姿势应为两眼平视前方，肘关节前屈呈 90° 平行置于体侧，双手松握空拳，略抬头挺胸，上体略向前倾与地平面成 85° 左右，双脚交替腾空、蹬地，脚掌离地约 10 厘米。全身肌肉放松，用轻而略带弹跳的步伐前进，上肢屈肘保持 60°～90°，在身体左右侧平行地自然摆动。呼吸自然，鼻吸鼻呼或鼻吸口呼，必要时口鼻同时呼吸。

慢跑时应注意：跑时躯体保持正直，除微前倾外，切勿后仰或左右摆动；肌肉及关节要放松；上肢要前后摆动，以保持前进时的动作及惯性，保证胸廓的正常扩张；尽量用鼻呼吸，这样可有效地防止咽炎、气管炎；跑时脚的前半部先着地，蹬地时亦为前半部用力，而不能整个脚掌同时着地或用力，脚掌不应有擦地动作，否则会加大前进阻力，易使脚掌疲劳、碰伤甚至摔倒；量力而跑，跑步过程中如遇胸部有紧束感、心悸气促及头昏等情况，切勿突然停跑，而要改跑为走，慢慢停止。

研究发现，慢跑能增强血液循环，改善心脏功能，可以减缓心肺功能衰退，降低胆固醇，防止或缓解动脉硬化。慢跑对肥胖症、孤独症、忧郁症和虚弱症等病的治疗有显著的效果。

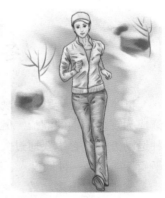

研究发现，慢跑能增强血液循环，改善心脏功能，有助于能量消耗，达到减肥与健美的目的

滑雪，助你祛除生活中的压力与烦恼

滑雪是一项极富刺激性的体育运动，滑雪前了解一些必备的常识非常重要。

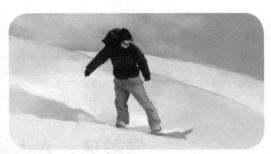

滑雪是一项很好的冬季运动方式，当在雪地里疾速下滑的时候，生活琐事带来的烦恼和工作压力都会被抛诸脑后

1 应仔细了解滑雪道的高度、宽度、长度、坡度以及走向。要根据自己的水平选择适合自己的滑雪道，切不可因过高估计自己的水平而贸然行事，要循序渐进，最好能请一名滑雪教练。

2 严格遵守滑雪场的各项规章制度，因为每一项制度都是为了最大限度地保证滑雪者的生命安全。

3 视力不好的滑雪者，不要戴隐形眼镜滑雪，如果跌倒后隐形眼镜掉落，找回来的可能性几乎为零。尽量戴有边框的由树脂镜片制造的眼镜，它在受到撞击后不易碎裂。为防止雪盲，最好戴防雪盲护目镜，比较理想的护目镜必须能同时阻挡紫外线。

4 在滑行中如果对前方情况不了解，或感觉滑雪器材有异常时，应停下来检查，切勿冒险。

5 结伴滑行时，相互间一定要拉开距离，切不可为追赶同伴而急速滑降，那样很容易摔倒或与他人相撞，初学者很容易发生这种事故。

6 中途休息时要停在滑雪道的边上，不能停在陡坡下，并注意从上面滑下来的滑雪者，要穿颜色鲜艳或与雪面反差较大的滑雪服，以使其他滑雪者容易辨认自己，从而及时绕行避免相撞。

7 滑行中如果失控跌倒，应迅速降低重心，向后坐，不要随意挣扎，可抬起四肢，屈身，任其向下滑动，要避免头朝下，更要绝对避免翻滚。

冬季健步走，健身又暖心

　　健步走起源于欧洲，现在已经普及发展到很多国家，逐渐成为现代运动的潮流。健走，是介于散步和竞走之间的一种运动方式，它主要通过大步向前，快速行走，提高肢体的平衡性能，是一种低投入、高产出的有氧健身运动。

　　健步走有很多功效，它能提高心肺功能耐力，能够改变血液质量，可以有效防止动脉硬化的发生和发展；能够促进骨关节的健康，防止多种骨、关节、肌肉、肌腱的损伤，降低骨质疏松发生的危险性；同时还能增加人体免疫能力、改善心理状态和睡眠状态，坚持锻炼还能够减少身体的脂肪重量，适合肥胖的人群。

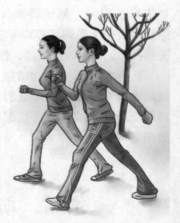

健步走在着装上应该穿软底运动鞋，着宽松服装或运动装

健步走的方法

健步走的方法是：在自然行走的基础上，躯干伸直、收腹、挺胸、抬头，随走步速度的加快而肘关节自然弯曲，以肩关节为轴自然前后摆臂，同时腿朝前迈，脚跟先着地，过渡到前脚掌，然后推离地面。健步走时，上下肢应协调运动，并配合以深而均匀的呼吸。

保龄球：人人皆宜的冬季运动

　　冬季，对于想运动、又不爱出门的人来说，在室内进行的保龄球就成了他们的最佳选择，打保龄球不受天气影响，不受年龄限制，轻松、有趣、益智，能够锻炼人的体力、脑力、观察能力和空间想象能力，有益于健康。

　　据计算，3 局保龄球＝骑车 20 分钟或跑步 15 分钟或打网球 20 分钟。

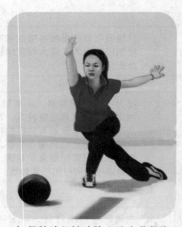

打保龄球的注意事项

第一，要注意循序渐进，第一次玩时，很可能摸不着门路，不要着急，一次次练习，技术就会逐渐提高。
第二，打球时，要注意协调性，启动时，可走 3~6 步，每个人可根据自己的习惯协调步伐，掷球时，手臂要顺势把球掷出。
第三，要选择重量合适的球，初学者要从较轻的球开始练，等力量增强后，再慢慢增加球的重量。

打保龄球能够消除人的疲劳紧张，缓解工作和生活中的压力，满足人的发泄感、快感、成就感，它是智商要求最高的运动之一

冬季减肥，这样做仰卧起坐效果最好

进入冬天，大多数人都不爱动弹，但是看着自己一天天隆起的小肚子实在是不敢怠慢。因此，这里推荐大家做仰卧起坐进行减肥。因为这种方法简单方便，很容易坚持。

练习仰卧起坐，速度要因人而异。许多人在自己家里做仰卧起坐减肥时，强迫自己一分钟内必须做完规定数量的动作，以为这样可以增强腹部力量，其实这样做很容易造成腹部肌肉拉伤。过快的频率并不能提高锻炼效果，只有适当放慢运动节奏，才可以避免过度疲劳所导致的身体不适，增强腹肌的训练效果。

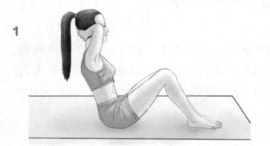
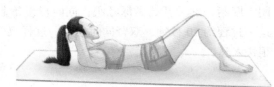

仰卧起坐的方法

仰卧起坐正确的做法是，仰卧在床上，双腿正常弯曲，双手半握拳放在耳朵两侧，尽量展开双臂。做动作时，让腰部发力，上身径直起来，注意腰部不要离开地面，然后缓慢下降使身体处于原位，重复做以上动作。当腹肌把身体向上拉起时，应该呼气，这样可确保处于腹部较深层的肌肉同时参与工作。练习过程中，腿一定不要伸直，否则不仅浪费时间，甚至有害无益。

最廉价的健康途径——呼吸养生法

冬季，大多数人不爱出门，很多人选择在家里做一些运动；另外还有一些人，根本是动也不爱动。但是我们也不能放任自己长肉，这时，就提供给你一个不用动就养生的方法：呼吸养生法。

呼吸还和健康有着密切的关系。事实上，正确地呼吸有助于人类长寿。

因为氧气不像人体内其他养料那样能贮存起来，因此人们必须一刻不停地吸进新鲜空气。然而，大多数人只利用了自己肺活量的三分之一。那么，怎样才能充分利用肺活量，向血液提供更多的氧气，使自己精力更加充沛？

我们可以先慢慢地由鼻孔吸气，使肺的下部充满空气。吸气的过程中，由于胸廓向上抬，横膈向下，腹部就会慢慢鼓起。然后再继续吸气，使肺的上部也充满空气，这时肋骨部分就会上抬，胸腔扩大。这个过程一般需要5秒钟，最后屏住呼吸5秒钟。经过一段时间的练习，可以将屏气时间增加到10秒，甚至更长。肺部吸足氧气后，再慢慢吐气，使肋骨和胸腔渐渐回到原来的位置。停顿一两秒钟后，再从头开始。这样反复 10 分钟。时间长了，我们就会自然而然地习惯这种深呼吸法。

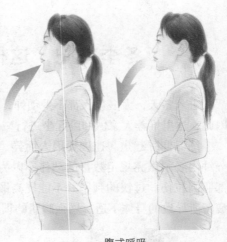

还有一种比较特殊的呼吸法——静呼吸。就是用右手大拇指按住右鼻孔，慢慢地由左鼻孔深呼吸，有意识地让空气朝前额流去。可以闭上眼睛，想象自己吸进的空气是有颜色的，如蓝色、淡黄色或绿色，这样会使人感到全身放松，能够重新充满活力。当肺部空气饱和时，用右手的示指和中指把左鼻孔按住，屏气 10 秒钟，同时想象体内的烦恼随二氧化碳一起排出体外。然后按住左鼻孔重新开始，每遍各做 5 次。

腹式呼吸

此外，呼吸还能帮你战胜失眠。临睡前躺在床上，仰脸朝上，两手平放在身体两侧，闭上眼睛，然后开始做深呼吸，同时慢慢抬起双臂，举过头部，紧贴两耳，手指触床头。这一过程约 10 秒钟，双臂同时还原。这样反复 10 次，就能消除一天的疲劳，而且能让你很快入睡。

交谊舞，让友谊和健康在寒冬舞动起来

大雪初晴的午后，打开音乐播放器，放上一首轻快的舞曲，在宽敞的客厅里和爱人共舞，是不是很浪漫的事情？

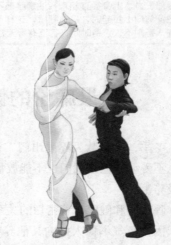

其实，跳交谊舞不仅仅是一种浪漫的事，同时这也是一种收效全面的养生健身文娱活动。它是一种要求男女双方以默契的舞步和含蓄的形体表现与舞曲节奏高度和谐一致的娱乐活动。它涉及音乐、艺术、体育、社交等方方面面，既能培养文明礼貌、增进友谊，又可陶冶情操、消除疲劳。跳交谊舞还能活跃人体机能，调节神经，增强机体，有利于唤起兴奋的情绪。

跳舞以早晨五八九时或傍晚五六时为宜，也可选择饭后半小时去跳舞，不可酒后跳舞。

跳舞者应注意由缓入急，由慢及快，循序渐进。跳前充分做好踝、膝、胯、肩等关节的准备活动，用几分钟做做伸展运动，从而避免运动损伤。

跳舞时要选择宽敞、空气新鲜的场地，人不宜过多。每次跳舞的时间应控制在 1 ~ 2 小时为佳，时间过长会导致身体过于疲劳，健身效果反而下降。平整光滑的地面有助于表现舞蹈的平衡、稳定和流动感，跳舞时应注意选择一双底软、轻便，能够保护脚踝的鞋子。

第6章

让你的美丽在冬天绽放

寒冷的冬天，天干物燥，对于爱美的女性来说是一个挑战。因此，如何在冬季保持皮肤的美丽滋润是所有女人必做的功课。在这样一个季节，我们在涂抹化妆品的同时，更重要的是以内养外；因为冬天对女性来说是进补的最好时节，只要平日里根据自己的体质，补得科学合理，不愁没有水嫩好肌肤。

告别"冰美人"，从此做回"暖女人"

现代有很多女性，一到冬天就手脚冰凉，成了名副其实的"冰美人"。而寒冷是对女人健康和美丽的最大摧残。女人如果受冷，手脚冰凉，血行则不畅，体内的能量不能润泽皮肤，皮肤就没有生气，面部也会长斑。更可怕的是，我们的生殖系统是最怕冷的，一旦体质过冷，它就会选择长更多的脂肪来保温，我们的肚脐下就会长肥肉。

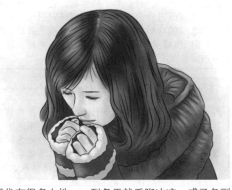

现代有很多女性，一到冬天就手脚冰凉，成了名副其实的"冰美人"

但是女人体质偏冷、手脚易凉和痛经已经成为普遍现象。中医专家研究发现，女性冬季怕冷是因为自身的供暖系统出了状况。如果你特别怕冷，根源就在阳气、血液和经络这三个方面。而这三个方面出问题大多与女性的生活习惯有关：

首先，女孩儿为了减肥，只吃青菜和水果，肉类靠边站。其实，青菜、水果性寒凉的居多，容易使女人受凉。肉才是女人的恩物，尤其是牛肉和羊肉，含大量的铁质，可以有效地给女人补血。

其次，女孩儿爱美，用束身内衣把腰束得紧紧的。其实那一点儿用都没有：束得太紧了，你的生殖系统没有血液供给，就更冷，冷就会长更多的肉。

有些女孩儿不管是春夏秋冬，都爱吃冰冻食品，有些女孩儿觉得凉茶可以治痘痘。其实，很多人长痘痘不是因为阳气太旺，而是因为阴虚。阴不能涵阳，与其损其阳气，不如滋阴更合适。南方喝凉茶多的省份如两广，女人生育之后面部长斑的情形更为严重。

要做暖女人其实很简单，从日常生活中入手就可以。

多吃"暖性"食物

冬天，女人可以多吃一些狗肉、羊肉、牛肉、鸡肉、鹿肉、虾、鸽、鹌鹑、海参等等食物中富含蛋白质及脂肪的食品，能产生较多的热量，有益肾壮阳、温中暖下、补气生血的功能，能够祛除体内的寒气，效果很好。

补充富含钙和铁的食物可以提高机体防寒能力。含钙的食物主要包括牛奶、豆制品、海带、紫菜、贝壳、牡蛎、沙丁鱼、虾等；含铁的食物则主要有动物血、蛋黄、猪肝、黄豆、芝麻、黑木耳、红枣等。

海带、紫菜、发菜、海蜇、菠菜、大白菜、玉米等含碘丰富的食物，可促进甲状腺素分泌，甲状腺素能加速体内组织细胞的氧化，提高身体的产热能力。

另外，适当吃些辛辣的食物可以帮助我们防寒。辣椒中含有辣椒素，生姜含有芳香性挥发油，胡椒中含胡椒碱，冬天适当吃一些，不仅可以增进食欲，还能促进血液循环，提高御寒能力。

有一点要提醒女性朋友们注意，除了多吃上面的这些食物外，我们还要忌食或少食黏腻、生冷的食物，中医认为此类食物属阴，易使我们脾胃中的阳气受损。

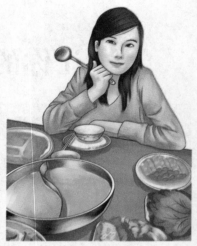

女性在冬天应多吃暖性食物，可以多吃些牛羊肉，可以驱除寒气，益肾补血

泡澡暖全身

即使再冷的天，只要泡个热水澡，整个身体都会暖起来。这是因为泡澡可以促进我们全身的血液循环，自然也就驱走了寒意。如果想增强泡澡的功效，还可以将生姜洗净拍碎后，用纱布包好放进浴缸（也可以煎成姜汁），或者加进甘菊、肉桂、迷迭香等精油，这些都可以促进血液循环，让身体温暖。

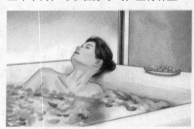

工作之余，回家泡个芳香的药浴，可以清除疲劳

按压阳池穴

阳池穴在手背部的腕关节上，位置正好在手背间骨的集合部位。寻找的方法很简单，先将手背往上翘，在手腕上会出现几道皱褶，在靠近手背那一侧的皱褶上按压，在中心处会找到一个痛点，这个点就是阳池穴了。阳池穴是支配全身血液循环及荷尔蒙分泌的重要穴位，只要按压这个穴位，促使血液循环畅通，身体就会暖和起来了。按压阳池穴的动作要慢，时间要长，力度要缓。按摩时，先以一只手的示指按压另一手的阳池穴一段时间，再换另一只手。要自然地使力量由手指传到阳池穴内，如果指力不够，可以借助小工具，比如圆滑的笔帽、筷子等物。中医认为此类食物属阴，易使我们脾胃中的阳气受损。

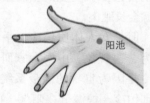

阳池

按压阳池穴可使身体暖和

冬季，"食""色"生香养心气

寒冷的冬天来临了，有些女性朋友们就开始行动，准备补身体。冬天人们食欲大增，脾胃运化转旺，此时进补可谓是投资少、见效快。

李时珍在《本草纲目》中提出，冬季进补应"省咸增苦，以养心气"。这是因为，冬季人体的活动有所收敛，将一定的能量储存于体内，为来年做准备。在饮食调养方面，以温肾阳、健脾胃为主。要适当减少咸味，多吃苦味的食物，以助养心阳。

关于进补的时间，专家认为，在冬至前后进补为最佳。《易经》中说"冬至阳生"，节气运行到冬至这一天，阴极阳生，此时人体内阳气蓬勃生发，最易吸收外来的营养，而发挥其滋补功效，因此在这一天前后进补最为适宜。当然这不是绝对的，要因人而异。患有慢性疾病又属于阳虚体质的人需长时间进补，可从立冬开始直至立春；体质一般不需大补的人，可在三九天集中进补。

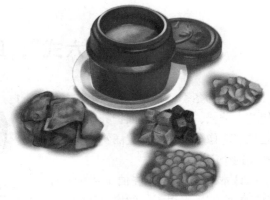

人的体质各异，冬季饮食亦应因人而异。阴虚之人应多食补阴食品，如芝麻、糯米、蜂蜜、乳品、蔬菜、水果、鱼类等清淡食物；阳虚之人应多食温阳食品，如韭菜、狗肉等；气虚者应食人参、莲肉、山药、大枣等补气之物；血虚者应食荔枝、黑木耳、甲鱼、羊肝等；阳盛者宜食水果、蔬菜、苦瓜，忌牛羊狗肉、酒等辛热之物；血瘀者宜多食桃仁、油菜、黑大豆等，痰湿者多食白萝卜、紫菜、海蜇、洋葱等；气郁者少饮酒，多食佛手、橙子、橘皮、荞麦、茴香菜等

进补时要少吃寒凉滋腻的食品，如冷牛奶、肥肉、糯米点心等，以免败伤胃气，造成积滞，影响补品的消化和吸收。在进补过程中，不能过多食大蒜、辣椒等辛辣食物，因为这些食物不仅与补阴类药物不适合，也会使补气、补阴药的效果降低。

有许多药物可用来制成补酒，患有高血压、肝病的女性或者孕妇千万别服用补酒类药物。

寒冬，猪蹄黄豆煲让肌肤不再感冒

猪蹄富含胶原蛋白质（胶原蛋白是一种高分子蛋白质，能使皮肤保持结实而有弹性。它与弹力纤维合力构成网状支撑体，提供真皮层安定有力的支撑），有美容作用，而且还能补血、祛寒热、解药毒。民间一直有"冬食猪蹄胜补药"之说。大豆富含植物雌激素，有防治血脂增高、提高非特异性免疫的作用。

冬季里煲一锅猪蹄黄豆，做法简单，营养丰富，适合秋冬季滋补。

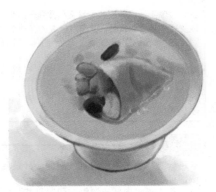

猪蹄黄豆汤滋补养颜

猪蹄黄豆煲

原料：猪蹄750克，黄豆150克。

做法：先用清水泡黄豆，后把猪蹄洗净，放入水中，加料酒、葱姜煮40分钟后（此时，汤已变成乳白色），捞出切块。起油锅，加入猪蹄煸炒，加入料酒，盖盖稍焖，然后加入黄豆、生抽、胡椒粉，再加一些刚才煮猪蹄的浓汤，中火15分钟后改小火直至猪蹄酥软，撒上葱花即可。

功效：本品汤浓味香，口感独特，富含胶原蛋白，增加皮肤弹性，美颜养肤。

"佐伯六式"，助你靓丽一冬

寒冷的冬季，有没有什么办法，不用花一分钱，还可以全面护养肌肤，使之最好能像玫瑰花一样美丽？其实，想解决这个问题并不难。

日本著名美容师佐伯千津创造了"佐伯六式"，是很不错的按摩手法，这里拿来与女性朋友们一起分享。

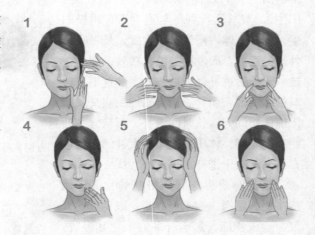

1. 伸展

这是针对肌肤表面的最基本的按摩动作，在肌肤护理的各个方面都会用到。

（1）在眼睛周围，先用一只手的手指在太阳穴处向上提拉皮肤，然后用另一只手在眼角附近推展肌肤。

（2）注意不要让肌肉颤动，用指尖和手掌在整个面部从下向上按摩。

（3）用两只手掌在整个面部由内向外做推展按摩。

2. 推按

这种按摩手法比伸展的力量要稍微强一点儿，可以使皮肤更好地吸收化妆品，并使淋巴液的流动更加顺畅。

（1）在嘴唇的周围有很多淋巴细胞，可以用手轻轻地推按，使淋巴的流动更顺畅。

（2）眼睛周围也有很多淋巴细胞，在眉毛下面的凹陷处用大拇指轻轻地按压。

（3）在耳朵后面和耳下腺处经常有老化的角质，用手指肚轻轻推按可以清除。

3. 局部拉伸

这是针对皱纹和下垂等肌肤问题十分重要的按摩手法，可以修复肌肤不正常的地方。

（1）用手指纵向按压笑纹，同时用整个指肚对皱纹进行向上扩展和按压按摩。

（2）对于额头上的皱纹也采用这种方法，从额头正中向太阳穴的方向用手指进行扩展按摩。

（3）一只手按压太阳穴，另一只手的手掌沿着额头反向进行扩展按压。

（4）额头的皮肤也会下垂，因而可以用手掌按压额头，同时双手交替着向上按摩。

4. 弹钢琴式触击按摩

在眼睛、嘴唇四周等皮肤比较薄的地方，针对一些细小的部位进行弹钢琴式的触击按摩。

（1）从嘴角到脸颊轻轻地做击打按摩，能够使这里的肌肉变得紧绷，同时使脸颊变得圆润。

（2）针对眼角的细小皱纹，也用弹钢琴式的触击按摩进行扩展，可以使血液循环畅通，从而使皱纹变浅。

5. 震动

利用整个手掌对头部及面部进行震动按摩。这种按摩手法能够令身心得到放松。

（1）用双角手手掌按住太阳穴，轻轻地加以震动，可以使全身心得到放松。

（2）用双手手掌包住耳朵下方，慢慢地前后按摩，可以促进淋巴液流动。

6. 按压

这种按摩手法可以触及真皮部分，同时通过整个手掌将体温传导到面部肌肤。

（1）从脸部正中开始，按照由内到外、由下到上的顺序进行按摩。在此过程中可以不断提高面部的温度。

（2）用整个手掌覆盖住面部做按摩，这样可以促进血液循环，从而使肤色变得健康红润，像玫瑰花一样美丽诱人。

第 7 章

心安气顺，欢欢喜喜过寒冬

> 冬季朔风凛冽，阳气潜藏，阴气盛极，草木凋零，自然界的蛰虫伏藏，用冬眠状态养精蓄锐，以便为春天生机勃发做好准备。因此，冬季养神，要着眼于藏。《黄帝内经·素问·四季调神大论》中说道："冬三月，此为闭藏。水冰地坼，勿扰乎阳，早卧晚起，必待日光，使志若伏若匿，若有私意，若已有得，祛寒就温，无泄皮肤，使气极夺。此冬气之应，养藏之道也；逆之则伤肾，春为痿厥，奉生者少。"可见在冬季人们要把神藏于内，不要暴露于外，这正和夏日里调养精神的方法截然相反。

冬季，要注重藏神养生

冬天为阳盛阴衰的季节，草木凋零，动物开始冬眠，谷物入仓，这正是万物生机潜伏收藏的季节。而对于人类来说，冬季养生要顺应阳潜藏，敛阴护阳，讲究藏神养生，为来年打好健康的基础。

寒冷的冬季，很多老百姓最注重的是进补，其实我们的身体不仅需要补充能量，我们的精神也需要进行保养，否则容易出现包括抑郁症、恐惧症在内的症状，对健康十分不利。医学研究表明，冬季的寒冷气候会使人的新陈代谢等生理机能处于抑制状态，垂体、肾上腺皮质等内分泌功能容易紊乱，因而冬季是抑郁症的多发季节。同时，冬季的低温、干燥和较高的气压对冠心病、高血压、哮喘、脑动脉硬化等症有不利影响，患有这种病的人常有恐惧心理，因而情绪低落。大家都知道，很多老年人非常害怕过冬季，熬过一

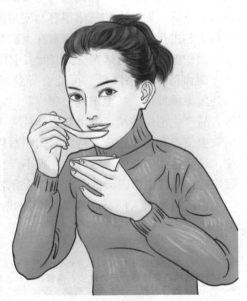

冬季最要注意藏养进补

冬，开春大家基本上就轻松了。因为很多老年人把冬季当成一个"坎儿"，怕自己过不去冬季，所以产生消极情绪。

因此，这里建议大家冬天要养好精神，首先就是要藏神，要使自己处于心满意足的状态，以保证体内阳气的闭藏。同时要早睡晚起。中医历来强调"神藏于内"，如《黄帝内经》中指出："精神内守，病安从来"，说明藏神对身心健康有着十分重要的意义。

那么，冬季该怎样藏神呢？

首先，要有良好的道德修养。有良好的道德修养的人，做事一定遵从内心的良心，问心无愧；不会为个人的得失而大喜大悲。这样，心理会保持在平衡状态，有益于养神、藏神。

同时，私心、贪心太重的人，因为对欲望的强烈追求，以及追求后的不可得，都会使他产生执着心，或忧郁、悲伤的情绪，所以会扰乱清净之神。

其次，对不良情绪要注意引导。人在与人相处的过程中难免会碰到这样那样的不愉快事情，甚至会受到严重的精神打击，导致心理创伤。如果遇到了不愉快的事情，一定要把积聚、压抑在心中的不良情绪，通过适当的方式宣泄、发泄出去，以达到心理平衡。

让情绪在寒冷的冬季飞扬

冬季来临，日照时间缩短，人体能量也随着气温降低而发生变化。很多科学家通过对人体大脑血清素在中枢神经的附着力进行扫描发现，冬季的附着力加强，循环水平下降，因此人的情绪很容易变得消极。相反，夏季对大脑进行扫描显示，血清素在大脑各个区域中的循环都很积极，人的情绪亢奋，因此人也特别有活力。

而血清素水平降低，可能会导致睡眠不好，使人感到焦虑或抑郁，甚至出现头痛症状，精神脆弱的人就很容易产生消极情绪。消沉与躯体疲劳无关，常由对生活失去信心和希望造成，持续时间相对较长。如长此以往，还会达到"心死"的程度，则不仅会演变为各种心理疾病，而且也会因厌世而出现自杀意念，甚至自戕身亡。

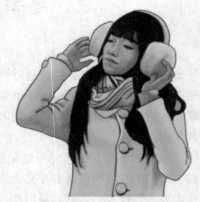

冬季，工作忙碌易疲劳。我们要学会自我减压，保持身心健康

消沉情绪对人的身心都是一个摧残，因此必须进行调适。下面 6 种方法有助于克服消沉情绪：

（1）参加锻炼：体育锻炼能使人体产生一系列的化学变化和心理变化，很适合用来调节消极情绪。较适宜的运动项目有慢跑、户外散步、跳舞、游泳、练太极拳等。

（2）改善营养：维生素 B 有助于改善情绪，这样的食品有全麦面包、蔬菜、鸡蛋等。

（3）走亲访友：找知心的、明白事理的亲友，向其倾吐心里话。

（4）奋发工作：一旦潜心事业，把精力集中到工作上，便能使人忘记忧伤和愁苦。

（5）外出旅游：心情烦闷时，看看青山绿水，看看袅袅炊烟，疲劳、苦闷之感顿消。

（6）看电影：消沉时，看个喜剧片，这种移情效应是很明显的。

在万籁俱寂的冬季享受宁静与孤独

在欣赏完夏花的绚烂之后，我们就需要沉下心来，迎接冬天万物萧瑟的孤独。

许多人抱怨生活的压力太大，感到内心烦躁，不得清闲。于是，追求清静成了许多人的梦想，但却害怕孤独，而孤独实是人生中的一种大境界。

洗尽尘俗，褪去铅华，在这喧嚣的尘世之中，要保持心灵的清静，必须学会享受孤独。孤独就像个沉默少言的朋友，在清静淡雅的房间里陪你静坐，虽然不会给你谆谆教导，但却会引领你反思生活的本质及生命的真谛。孤独时你可以回味一下过去的事情，以明得失，也可以计划一下未

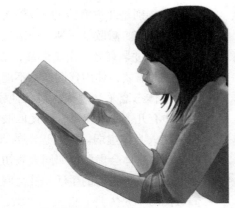

阅读是保持良好心态的一个方法

来，以未雨绸缪；你也可以静下心来读点书，让书籍来滋养一下干枯的心田；也可以和妻子一起去散散步，弥补一下失落的情感；还可以和朋友聊聊天，古也谈谈，今也谈谈，不是神仙，胜似神仙。

孤独，实在是内心一种难得的感受。当你想要躲避它时，表示你已经深深感受到它的存在。

此时，不妨轻轻地关上门窗，隔去外界的喧闹，一个人独处，细心品味孤独的滋味。虽然它静寂无声，却可以让你更好地透视生活，在人生的大起大落面前，保持一种洞若观火的清明和远观的睿智。

在现代社会中为生存而挣扎的人总会有一种身在异国他乡之感：冷漠、陌生，好像"站在森林里迟疑不定，未知走向何方"，好像"动物引导着自己"，"感到在众人中比在动物中更加危险"，又好像"独坐在醉醺醺的世人之中"，"哀诉"人间的不公正。总之，互相猜忌，彼此欺诈，黑暗笼罩着去路，危险隐藏在背后，这些就是现实人生的写照。

而保留一点儿孤独则可以使你"远看"事物，即"从事物远离"，对事物"作远景的透视"，只有这样才能达到万物合一、生命永恒的境界，在这种境界中，你"可以倾诉一切""可以诚实坦率地向万物说话""人们彼此开诚布公，开门见山"。这也是一种艺术审美的境界，它能"使事物美丽，诱人，令人渴慕"，使人成为自己的主人，使人生获得意义和价值。

生活的智者总能以孤独之心看孤独之事，自始至终都保持独立的人格，流一江春水细浪淘洗劳累之身躯，存一颗娴静淡泊之心寄寓无所栖息的灵魂。

这是孤独的净化，它让人感动，让人真实又美丽。它是一种心境，氤氲出一种清幽与秀逸，营造出一种自得和孤高。并因之获得心灵的愉悦，获得理性的沉思，与潜藏灵魂深层的思想交流；找到某种攀升的信念，去换取内心的宁静、博大致远的菩提梵境。

远离懒散，让自己动起来

冬季，特别是北方寒冷的冬天，很多人都不爱出门，因此经常在室内活动；这样很容易产生懒散情绪。懒散是一种意志减退的心理现象，其危害很大。

懒散使人过早衰老。由于懒散，心脏搏血量小，不能最大限度地满足身体各部分对氧和营养物质的需要，体内代谢产物不能有效地排出，从而加速了衰老的进程。

懒散使体态蠢笨。现代化设备使家务劳动强度大幅度下降，走路的机会也愈来愈少，往往一天中有几个小时坐着，致使四肢瘦弱而臀腹肥胖臃肿，破坏了健美的体形。

懒散使人身体虚弱。缺乏运动的人心脏功能是虚弱的。如果让一个健康人在床上躺一个月不活动，身体会虚弱得如同大病初愈，连走路都会摇晃。

懒散引起各种各样的生活和社会问题，比如父母不管教孩子，工作没有责任心等。

懒散的习惯是人身心健康的大敌，一旦陷入懒散状态，对一个人的工作和学习都会造成莫大的危害，因此必须加以克服。克服懒散需要有积极的生活态度和明确的生活目标，在此基础上，需做到如下几点：

1. 生活要有规律

生命活动是有规律进行的，一个人起居有常、三餐适时、劳逸适度是身体健康的保证。懒散之人往往散漫成性，生活杂乱无章，睡无时、食无量，身体各系统的功能活动很难与如此多变的环境相适应，久而久之，身体的健康会受到摧残。

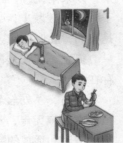

2. 经常做一些运动

健身房逊色于日常劳作，去健身房运动有时间、地点的限制，还要花费钱财。动作往往是单一机械地重复，不利于开动脑筋，既单调乏味又难以长久坚持。日常劳作多种多样，多需心眼手足一起活动，健身又健脑，且通过劳动还创造了美好的生活，自有一分收获的欣慰。这些良性刺激都有助于人的健美。

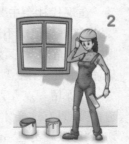

3. 多做些家务劳动

家务劳动除了能健身之外，更重要的是能够追求亲情之乐趣。在闲暇的时候可以和家人一起油漆房子，一起修汽车、钉狗舍，冬天可以一块儿扫雪。这些劳动不仅可以锻炼你的身体，也会增进同家人的感情。

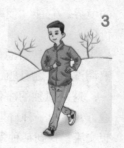

为了自己的健康快乐与长寿，也为了家庭的美好与幸福，每个人都必须有健全的心态、清醒的头脑和各自不同的锻炼方法，来抵御祸害现代人健康的元凶——懒散。

乐观向上，做冬天里的"向日葵"

我们的情绪很容易受到季节的影响，冬天来临时，随着草木枯萎、河流冰冻，大地死寂，很多人也会产生一些悲观情绪。

真正拥有这个世界的人，是那些热爱生活、乐观向上的人。也就是说，那些真正拥有快乐的人才会真正拥有这个世界。

快乐的人也有不幸与烦恼，但他们的生活不会被消极情绪占领，而是把眼光盯在未来的希望上，把烦恼抛在脑后。培养乐观、豁达的性格，将会对你终生有益。

要保持乐观的心态，微笑着面对生活，还必须注意以下几条原则：

英国作家萨克雷说："生活是一面镜子，你对它笑，它就对你笑，你对它哭，它也对你哭"。的确，如果我们心情豁达、乐观，我们就能够看到生活中光明的一面，即使在寒冷的冬季，我们也能感受到春天般的温暖

1. 要朝好的方向想

有时，人们变得焦躁不安是由于碰到自己所无法控制的局面。此时，你应承认现实，然后设法创造条件，使之向着有利的方向转化。此外，还可以把思路转向别的什么事上，诸如回忆一段令人愉快的往事等。

2. 不要过于挑剔

愁容满面的人总是那些不够宽容的人，看不惯社会上的一切，希望人世间的一切都符合自己的理想模式。挑剔的人常给自己戴上是非分明的桂冠，其实是在消极地干涉他人的人格。怨恨、挑剔、干涉是心理软弱、"老化"的表现。应该放开心怀，懂得事事不尽如人意才是常态的道理。

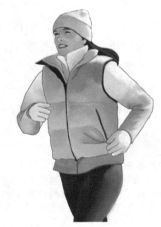

3. 偶尔也要屈服

当你遇到重创时，往往变得浮躁、悲观。但是，浮躁、悲观是无济于事的。你不如冷静地承认发生的一切，放弃生活中已成为你负担的东西，终止不能取得的活动希望，并重新设计新的生活。大丈夫能屈能伸，只要不是原则问题，不必过分固执。

总之，尽管屋外寒风凛冽，但只要有阳光，我们就要做一棵向日葵，舒适地开放在冬日暖阳里。

遇到情绪扭不过来的时候，不妨暂时回避一下，打破静态体验，用动态活动转换情绪。只需一曲音乐，就能将你带到梦想的世界。如果你能跟随欢乐的歌曲哼起来，手脚拍打起来，无疑，你的心灵会与音乐融化在纯净之中。同样，看场电影，散散步，和孩子玩玩都能把你带到另一个情绪世界

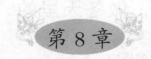

第8章

冬季防病祛病，与健康不见不散

随着冬天的临近，人们的活动由于寒冷"指数"的升高而变得越来越少。与此相反，许多"喜冷"的疾病却开始"活跃"起来，企图趁着寒冷破坏人们的健康和生活；同时，很多人由于体质和生活习惯等原因，有些冬季季节病容易在此时"复苏"。因此，患有这类疾病的朋友在日常的生活中要特别留心。下面为大家提供一些冬季高发疾病的防治方，希望能为大家提供借鉴。

冬季，治疗手足皲裂小偏方

寒冬时节，无论男女老少，都容易犯手足皲裂的疾病。这是一种由多种原因引起的手足皮肤干燥和裂开的疾病。常见病因如寒冷季节在户外劳动，或经常接触溶解脂肪或及水性物质，或经常使用碱性肥皂等使皮肤干燥、变厚等，尤其在冬季，遇有机械性摩擦或牵引，就容易发生本病。本病好发于手掌、指尖、指屈面及足跟、足外缘等处。

下面就为大家介绍几种治疗手足皲裂的小偏方：

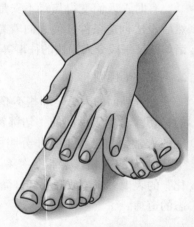

寒冬干燥的天气容易引起手足皲裂

忍冬手裂膏

将忍冬藤 400 克、生草乌 150 克、川芎 150 克、当归 100 克、白及 100 克、冰片 100 克浸泡于 2000 克香油中，24 ~ 48 小时后，加热炸枯，滤渣，再投黄蜡适量，置冷成膏，装盒备用。用时先将患部浸入 55℃ 热水中，泡数分钟，再取药膏擦匀，再用热水袋熨数分钟，1 日 2 次，14 次为 1 疗程，一般 2 ~ 4 疗程可治愈。

万灵膏

轻粉 20 克、红粉 20 克、银珠 10 克、冰片 10 克、凡士林 3000 克，前四味共研为细末，过筛后投入已熔化的凡士林中搅匀，装瓶备用。用时将皲裂部位用温水洗净，薄涂万灵膏，早晚各 1 次。7 天为 1 疗程，一般 1 ~ 3 个疗程即可痊愈。

甘草油擦剂

将甘草浸泡于 95% 乙醇中，24 小时后，将药液滤出，再兑入甘油摇匀即成。用时先将患处用温水洗净、揩干，用棉签蘸药涂于患处，每日 2 ~ 3 次，连续使用 1 ~ 2 月。

秋冬交替时间，谨防旧病复发

有的人平时身体很好，可是每当秋去冬来的这个换季时节就像变了个人，身体出现不适的症状。不是出现这病，就是出现那病。特别是每当有强冷空气侵袭，气温骤降之日，更是旧病复发，就似一位"天气预报员"。

发生在这种人身上的这种疾病现象，医疗气象学上称之为气象病或季节病。临床上常见的慢性支气管炎、支气管哮喘、风湿病、类风湿性关节炎、冠心病以及部分皮肤病即为此类。这些患者往往对季节变化或异常气候特别敏感，症状往往出现在天气变化之前。

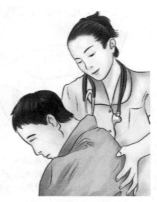

季节交替容易使旧病复发

为何季节交替时容易旧病复发？这与气象的变化对人的生理影响有关。以深秋初冬为例，由于北方寒流同南方的暖空气展开了"拉锯战"，天气阴晴无常，忽冷忽热。即使是在晴天，也是中午前后气温较高，早晚和夜间气温较低。尤其是凌晨 4 ~ 5 时，气温降至最低值，比中午时分要低 10℃以上，所谓的"罗衾不耐五更寒"正是指这种情况。温度、湿度变化幅度过大，常常会诱发和加重一些慢性病症，如气管炎、冠心病等。

中医认为，"人与天地相参，与日月相应也"。温、热、凉、寒的变化，改变着人体腑脏、经络、气血等方面的功能，这就使一些慢性病患者，对气候变化非常敏感。不过，如果能掌握这些疾病的季节性发病规律，就对及早预防十分有利。

防治冻疮，让手、脚、耳朵安全过冬

冻疮，是冬天困扰很多人的疾病，它往往是在不知不觉中发生的。开始，局部皮肤发红或发紫，有肿块，触之冰凉、发痒或刺痛，随后可出现水泡，最后破皮、糜烂或结痂。冻疮好像不能去"根"，往往会复发，年复一年。专家指出，对付冻疮关键在于预防，而且是越早越好。

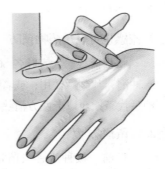

冻疮容易复发，关键在于预防

尽管许多人明知道自己容易长冻疮，但还是不注意预防。每当寒冷季节到来，冻疮发作以后，才想起保暖防寒或上医院治疗，而那时已经错过最佳治疗时机。

众所周知，冻疮是人体的暴露部位受到寒冷刺激而发生的。不过发生冻疮的高峰并非出现在冬季的严寒期内。专家指出，手、脚受到冻伤，特别是脚的冻伤，多发生在秋末冬初天气还不太冷的时段，此时被称为全年中第一冻伤高峰期。

　　如果属于抗寒能力较差或寒冷过敏型体质者，在气温骤降的情况下，血液要比一般人以更快的速度集中于内脏器官，以保证机体正常工作，但手、脚、耳等边缘部位的血液却因急剧减少，供血不足，致使手、脚、耳等部位的皮肤和表层肌肉温度下降，这样就极容易导致冻疮的发生。因此，有人提出预防冻疮的最佳时机是秋末冬初。

　　以下是几种预防冻疮的具体方法：

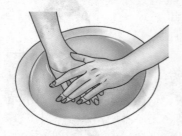

从秋末冬初开始就用冷水浸泡往年常长冻疮的部位，如手和脚。开始每天浸泡半小时，以后浸泡一小时

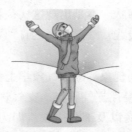

注意局部保暖，如天气寒冷时外出要使用口罩、手套、防风耳套、围巾等。鞋子也应穿得暖暖的，但不宜过紧

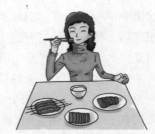

到了秋末冬初的季节，可适当吃些牛肉、羊肉等温补食品以增强身体的耐寒能力

寒冬来袭，防治流感须多管齐下

　　流感是通过空气飞沫或直接接触患者唾液、鼻腔分泌物而感染的呼吸道传染病。流感的病原为独特的流感病毒，一般发生在冬春两季，发病没有诱因，一年中不会多次发病。它最大的特点是发病快、传染性强、发病率高，症状一般来势凶猛，患者常会有高热、打冷战、头痛、全身关节痛等严重的全身症状，严重的还会并发肺炎、心肌炎，甚至死亡。

1. 一般预防

　　患者是主要的传染源，自潜伏期末即有传染性，病初 2 ～ 3 天传染性最强。病毒存在于患者的鼻涕、口涎、痰液，并随咳嗽、喷嚏排出体外。要勤开窗通风，尽量少去人多密集的公共场所。

2. 流感也可以用药物预防

　　将板蓝根、大青叶各 50 克，野菊花、金银花各 30 克，四味中药同放入大茶缸中，用热开水冲泡，片刻后饮用；或者用贯众、板蓝根各 30 克，蒲公英 15 克，青茶 5 克，三味用开水冲泡后代茶饮。以上两方清热解毒功效良好，具有较强的抗病毒功效，可用于预防流行性感冒。

3. 疫苗预防

　　目前，接种流感疫苗是预防流感最有效的一种手段。流感疫苗可分为减毒活疫苗和灭活疫苗。前者可由鼻腔喷雾吸入，引起人体呼吸道轻度感染而产生免疫力。接种对象是健康的成年人或少年儿童，禁用于老人、婴幼儿、孕妇和患有较严重慢性疾病或接受免疫抑制剂治疗的患者。灭活疫苗适用于老人、儿童等。

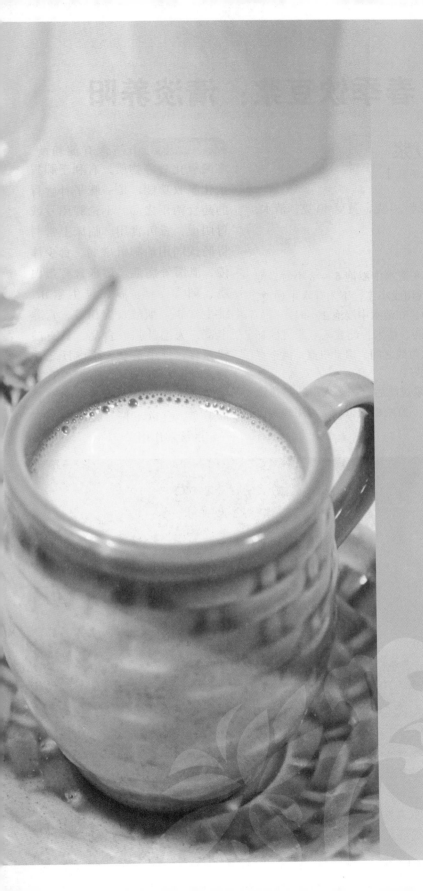

第六篇

四季养生豆浆

第一章　春季饮豆浆：清淡养阳

糯米山药豆浆
【缓解春季的消化不良】

[材料] 山药 40 克，糯米 20 克，黄豆 40 克，清水、白糖或冰糖适量。

[做法]

❶ 将黄豆清洗干净后，在清水中浸泡 6～8 小时，泡至发软备用；山药去皮后切成小丁，下入开水中灼烫，捞出沥干；糯米清洗干净，在清水中浸泡 2 小时。

❷ 将浸泡好的黄豆和山药、糯米一起放入豆浆机的杯体中，添加清水至上下水位线之间，启动机器，煮至豆浆机提示糯米山药豆浆做好。

❸ 将打出的糯米山药豆浆过滤后，按个人口味趁热添加适量白糖或冰糖调味，不宜吃糖的患者，可用蜂蜜代替。不喜甜者也可不加糖。

● 养生功效　山药含有淀粉酶、多酚氧化酶等物质，有利于脾胃消化吸收功能，是一味平补脾胃的药食两用之品。不论脾阳亏或胃阴虚，皆可食用。临床上常与胃肠饮同用治脾胃虚弱、食少体倦、泄泻等病症。糯米含有蛋白质、糖类、钙、铁、维生素 B_1、维生素 B_2、烟酸及淀粉等，营养丰富，为温补强壮食品，具有健脾养胃、补中益气、止虚汗之功效，对食欲不佳，腹胀腹泻有一定缓解作用。糯米山药豆浆对脾胃虚寒、食欲不振、腹胀腹泻有一定的缓解作用。

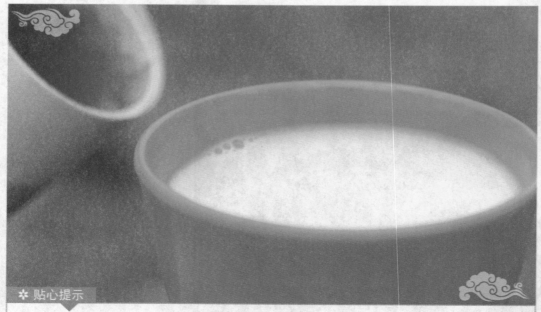

✿ 贴心提示

如果需长时间保存，应该把山药放入木锯屑中包埋，短时间保存则只需用纸包好放入冷暗处即可。如果购买的是切开的山药，则要避免接触空气，以用塑料袋包好放入冰箱里冷藏为宜。切碎的山药也可以放入冰箱冷冻起来。

[材料] 大米 50 克，黄豆 50 克，竹叶 3 克，清水适量。

[做法]

❶ 将黄豆清洗干净后，在清水中浸泡 6 ~ 8 小时，泡至发软备用；大米淘洗干净，用清水浸泡 2 小时；竹叶洗净。

❷ 将浸泡好的黄豆同大米一起放入豆浆机的杯体中，添加清水至上下水位线之间，启动机器，煮至豆浆机提示豆浆做好。

❸ 将打出的豆浆过滤后，冲泡竹叶即可。

● 养生功效 大米中各种营养素含量虽不是很高，但因人们食用量大，故其也具有很高的营养功效，是补充营养素的基础食物。把大米打成米糊，有益气、养阴、润燥的功能，很适合春季食用。服食黄豆有润燥消水的功效。竹叶能清心利尿，临床上常用于心火炽盛引起的口舌生疮、尿少而赤，对于春燥引起的燥热心烦也有不错疗效。大米、黄豆和竹叶的搭配，有利于清心、去春燥，并能提高身体免疫力。

竹叶米豆浆

【清心，去春燥】

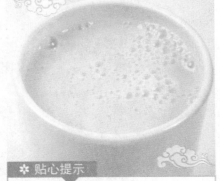

❀ 贴心提示

孕妇及气虚体质的人，不宜服用这款豆浆。

[材料] 小麦仁 20 克，大米 30 克，黄豆 50 克，清水、白糖或冰糖适量。

[做法]

❶ 将黄豆清洗干净后，在清水中浸泡 6 ~ 8 小时，泡至发软备用；小麦仁、大米洗净。

❷ 将浸泡好的黄豆和小麦仁、大米一起放入豆浆机的杯体中，添加清水至上下水位线之间，启动机器，煮至豆浆机提示麦米豆浆做好。

❸ 将打出的麦米豆浆过滤后，按个人口味趁热添加适量白糖或冰糖调味，不宜吃糖的患者，可用蜂蜜代替。不喜甜者也可不加糖。

● 养生功效 麦仁味甘，性寒，归心脾肾经，能利小便，补养肝气。不含胆固醇，富含纤维。含有少量矿物质，包括铁和锌，有养心、益肾、除热、止渴的功效，主治脏躁、烦热、消渴、泄泻、痈肿、外伤出血及烫伤等。大米能益精强志。黄豆能润燥行水。三者搭配，益气宽中，养血安神。

麦米豆浆

【益气宽中】

❀ 贴心提示

肺炎、感冒、哮喘、咽炎、口腔溃疡患者不宜食用麦米豆浆。婴儿、幼儿、母婴、老人、更年期妇女、久病体虚、气郁体质、湿热体质、痰湿体质者也不宜食用麦米豆浆。高血压患者忌食用。

黄米黑豆豆浆

【温补效果明显】

[材料] 黄米 50 克，黑豆 25 克，黄豆 25 克，清水、白糖或蜂蜜适量。

[做法]

❶ 将黄豆、黑豆清洗干净后，在清水中浸泡 6 ~ 8 小时，泡至发软备用；黄米淘洗干净，用清水浸泡 2 小时。

❷ 将浸泡好的黄豆、黑豆同黄米一起放入豆浆机的杯体中，添加清水至上下水位线之间，启动机器，煮至豆浆机提示黄米黑豆豆浆做好。

❸ 将打出的黄米黑豆豆浆过滤后，按个人口味趁热添加适量白糖，或等豆浆稍凉后加入蜂蜜即可饮用。

● 养生功效 黄米又称粟米。素以"罕见佳肴、上乘珍品"蜚声海内外，自古就是产妇、婴幼儿、老年人、病弱者的首选补品。黄米每 100 克含量达 0.12 毫克，维生素 B₁ 的含量位居所有粮食之首，含有多种维生素、蛋白质、脂肪、糖类及钙、磷、铁等人体所必需的营养物质，同时又具有一定的药用价值。中医学认为，黄米性味甘咸凉，入脾、胃、肾三经，具有和中益肾、除热、解毒等功效。可治疗反胃呕吐、脾胃虚热、泄泻等症。有肾病者宜常食，脾胃虚者宜久食。

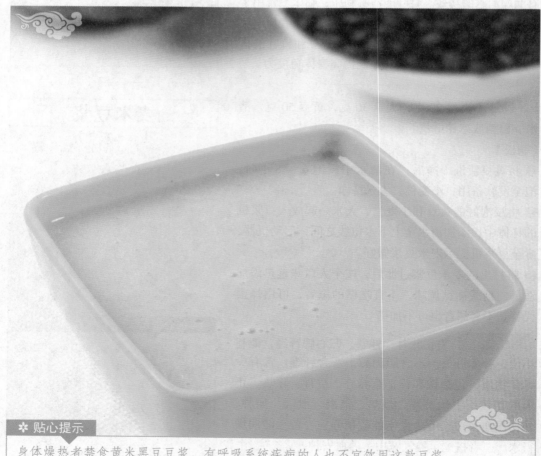

✿ 贴心提示

身体燥热者禁食黄米黑豆豆浆，有呼吸系统疾病的人也不宜饮用这款豆浆。

[材料] 黄豆 80 克，葡萄干 20 克，柠檬 1 块，清水、白糖或冰糖适量。

[做法]

❶ 将黄豆清洗干净后，在清水中浸泡 6 ~ 8 小时，泡至发软备用；葡萄干用温水洗净。

❷ 将浸泡好的黄豆和葡萄干一起放入豆浆机的杯体中，添加清水至上下水位线之间，启动机器，煮至豆浆机提示葡萄干柠檬豆浆做好。

❸ 将打出的葡萄干柠檬豆浆过滤后，挤入柠檬汁，再按个人口味趁热添加适量白糖或冰糖调味。

● 养生功效　葡萄干性平，味甘，微酸，具有补肝肾，益气血，生津液，利小便的功效，主治心性、肾性、胃肠炎、痢疾、痘疮等病，而且是一种补诸虚不足，延长寿命的良药。葡萄干中的铁和钙含量十分丰富，是儿童、妇女及体弱贫血者的滋补佳品，可补血气、暖肾、治疗贫血，血小板减少。葡萄干内含大量葡萄糖，对心肌有营养作用，有助于冠心病患者的康复。

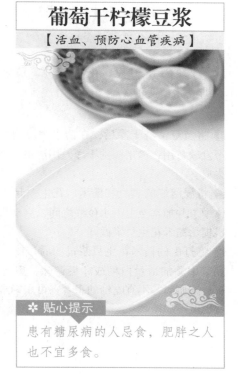

葡萄干柠檬豆浆
【活血、预防心血管疾病】

❀ 贴心提示

患有糖尿病的人忌食，肥胖之人也不宜多食。

[材料] 西芹 20 克，红枣 30 克，黄豆 50 克，清水、白糖或冰糖适量。

[做法]

❶ 将黄豆清洗干净后，在清水中浸泡 6 ~ 8 小时，泡至发软备用；西芹洗净、切成小段；红枣洗净，去核，切碎。

❷ 将浸泡好的黄豆和西芹、红枣一起放入豆浆机的杯体中，添加清水至上下水位线之间，启动机器，煮至豆浆机提示西芹红枣豆浆做好。

❸ 将打出的西芹红枣豆浆过滤后，按个人口味趁热添加适量白糖或冰糖调味，不宜吃糖的患者，可用蜂蜜代替。不喜甜者也可不加糖。

● 养生功效　西芹营养十分丰富，含有蛋白质、钙、磷、铁、胡萝卜素和多种维生素等，对人体健康都十分有益。西芹性味甘凉，具有清胃、涤热、祛风、降压之功效。

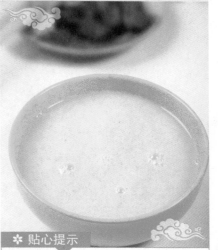

西芹红枣豆浆
【润燥行水、通便解毒】

❀ 贴心提示

患有严重肾病、痛风、消化性溃疡者、有宿疾者、脾胃虚寒者禁食西芹红枣豆浆。

糙米花生豆浆

【富含蛋白质和膳食纤维】

[材料] 糙米 30 克，花生 20 克，黄豆 50 克，清水、白糖或冰糖适量。

[做法]

① 将黄豆清洗干净后，在清水中浸泡 6 ~ 8 小时，泡至发软备用；糙米淘洗干净，用清水浸泡 2 小时；花生去皮。

② 将浸泡好的黄豆和糙米、花生一起放入豆浆机的杯体中，并加水至上下水位线之间，启动机器，煮至豆浆机提示糙米花生豆浆做好。

③ 将打出的糙米花生豆浆过滤后，按个人口味趁热往豆浆中添加适量白糖或冰糖调味，患有糖尿病、高血压、高血脂等不宜吃糖的患者，可用蜂蜜代替。不喜甜者也可不加糖。

● **养生功效** 糙米的营养价值比精米高，糙米所含的蛋白质质量较好，人体容易消化吸收。花生有扶正补虚、悦脾和胃、润肺化痰、滋养调气的作用。花生的油脂含有大量的亚油酸，可使人体内胆固醇分解为胆汁酸排出体外，避免胆固醇沉积，减少多种心脑血管疾病的发生率。菠萝中则含有大量能够软化、分解脂肪的酵素成分，菠萝当中的柠檬酸又可以促进胃液分泌，有助于消化。糙米花生豆浆含有丰富的蛋白质、矿物质和膳食纤维，是老少皆宜的保健佳品。

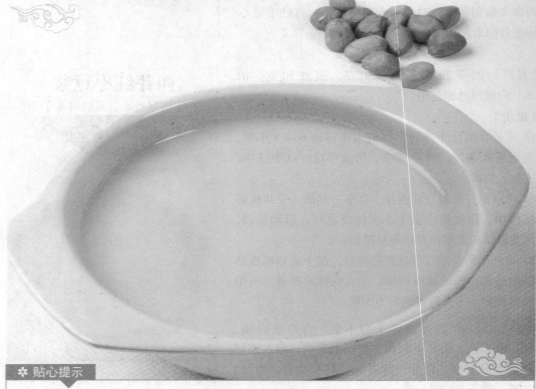

❀ **贴心提示**

也可以去掉黄豆，并加大糙米和花生的用量，这样打出来的米浆不用过滤，喝起来香浓滑爽也很美味。

[材料] 黄豆 50 克，燕麦米 20 克，大葱叶 30 克，盐、清水适量。

[做法]

❶ 将黄豆清洗干净后，在清水中浸泡 6 ~ 8 小时，泡至发软备用；燕麦米淘洗干净，用清水浸泡 2 小时；葱叶洗净切碎。

❷ 将浸泡好的黄豆同燕麦米、葱叶一起放入豆浆机的杯体中，添加清水至上下水位线之间，启动机器，煮至豆浆机提示青葱燕麦豆浆做好。

❸ 将打出的青葱燕麦豆浆过滤后，加入盐调味即可饮用。

【养生功效】《本草经疏》：葱，辛能发散，能解肌，能通上下阳气，故外来怫郁诸证，悉皆主之。经常吃葱的人，即便脂多体胖，但胆固醇并不增高，而且体质强壮。燕麦是一种营养价值高，且富含可溶性纤维的谷类食物，它不仅可以抑制人体对胆固醇的吸收，而且燕麦带来的饱腹感还能让我们少吃很多不健康的食物，对保护心脏可能有事半功倍的效果。这款豆浆具有通便、降糖、降脂、降低胆固醇的功效。

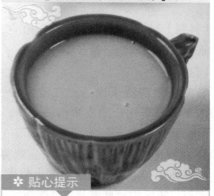

青葱燕麦豆浆
【通便、降低胆固醇】

❀ 贴心提示

眼睛容易疲劳、出血、失眠和神经衰弱不安定的人，只有正月可以吃葱，过了正月，葱因为刺激性强，会将体内的营养素消除，所以此类人群吃葱的机会 1 年只有 1 次，要抓住最好的机会。

[材料] 芦笋 40，山药 20 克，黄豆 80 克，清水、白糖或冰糖适量。

[做法]

❶ 将黄豆清洗干净后，在清水中浸泡 6 ~ 8 小时，泡至发软备用；芦笋洗净后切成小段；山药去皮后切成小丁，下入开水中灼烫，捞出沥干。

❷ 将浸泡好的黄豆、芦笋、山药一起放入豆浆机的杯体中，添加清水至上下水位线之间，启动机器，煮至豆浆机提示芦笋山药豆浆做好。

❸ 将打出的芦笋山药豆浆过滤后，按个人口味趁热添加适量白糖或冰糖调味，不宜吃糖的患者，可用蜂蜜代替。不喜甜者也可不加糖。

【养生功效】芦笋含有多种人体必需的矿物质元素和微量元素，对癌症及心脏病的防治有重要作用，且对胆结石、肝功能障碍和肥胖均有益。山药有滋肾益精的作用，其黏液蛋白有降低血糖的作用，是糖尿病人的食疗佳品。另外，山药对于护肝养肝的作用不可忽视。这款豆浆能养肝护肝、调理虚损，强身健体。

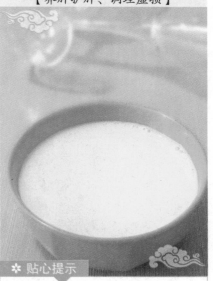

芦笋山药豆浆
【养肝护肝、调理虚损】

❀ 贴心提示

山药最好去皮食用，以免产生麻、刺等异常口感。

燕麦紫薯豆浆

【富含多种营养和花青素】

[材料] 燕麦米 20 克，紫薯 30 克，黄豆 50 克，清水、白糖或冰糖适量。

[做法]

❶ 将黄豆清洗干净后，在清水中浸泡 6 ~ 8 小时，泡至发软备用；燕麦米淘洗干净，用清水浸泡 2 小时；紫薯去皮，洗净，切成小丁。

❷ 将浸泡好的黄豆和燕麦米、紫薯一起放入豆浆机的杯体中，添加清水至上下水位线之间，启动机器，煮至豆浆机提示燕麦紫薯豆浆做好。

❸ 将打出的燕麦紫薯豆浆过滤后，按个人口味趁热添加适量白糖或冰糖调味，不宜吃糖的患者，可用蜂蜜代替。不喜甜者也可不加糖。

● 养生功效　燕麦粥是非常理想的早餐选择，有研究主张，选择此类的食物当早餐，有助于一整天的食物选择，而达成体重控制的功效。燕麦粥含有低热量密度，供给较少量的热量，却能提供多种营养素。

紫薯富含花青素，花青素对100 多种疾病有防治作用，被誉为继水、蛋白质、脂肪、碳水化合物、维生素、矿物质之后的第七大必需营养素。此款豆浆能够补充多种营养，增强机体的免疫能力。

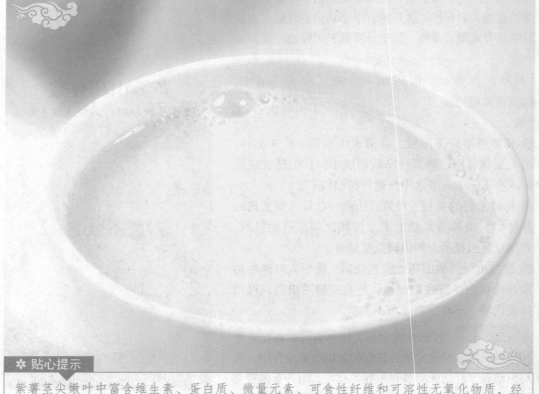

❀ 贴心提示

紫薯茎尖嫩叶中富含维生素、蛋白质、微量元素、可食性纤维和可溶性无氧化物质，经常食用则具有减肥、健美和健身防癌等作用。因此，紫薯从茎尖嫩叶到薯块，均具有良好的保健功能，是当前无公害、绿色、有机食品中的首推保健食品。

[材料] 薏米 30 克，百合 10 克，黄豆 60 克，清水、白糖或蜂蜜适量。

[做法]

❶ 将黄豆清洗干净后，在清水中浸泡 6 ~ 8 小时，泡至发软备用；薏米淘洗干净，用水浸泡 2 小时；百合洗净，略泡，切碎。

❷ 将浸泡好的黄豆、薏米、百合一起放入豆浆机的杯体中，添加清水至上下水位线之间，启动机器，煮至豆浆机提示薏米百合豆浆做好。

❸ 将打出的薏米百合豆浆过滤，等豆浆稍凉后，按个人口味趁热添加适量蜂蜜即可饮用。

养生功效 春季适宜食用清淡养阳的东西，薏米营养全面，是个好的选择。薏米能抑制呼吸中枢，使肺血管扩张。薏米还能增强免疫力和抗炎作用，薏苡仁油对细胞免疫、体液免疫有促进作用。百合含有维生素、矿物质，具有良好的营养滋补之功。用薏米与百合制成的这款豆浆，有明显的清补功效，适合春季饮用。

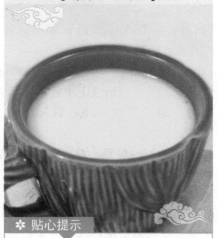

薏米百合豆浆
【清补功效明显】

❀ 贴心提示

由于百合和薏米都有水溶性较差的特点，且口感有微微发涩之嫌，所以要加入蜂蜜调味，若能加入牛奶也能让豆浆的味道变得更可口。

[材料] 花生 30 克，干百合 10 克，黄豆 60 克，清水、白糖或冰糖适量。

[做法]

❶ 将黄豆清洗干净后，在清水中浸泡 6 ~ 8 小时，泡至发软备用；花生去皮；干百合洗净后略泡。

❷ 将浸泡好的黄豆、百合和花生一起放入豆浆机的杯体中，添加清水至上下水位线之间，启动机器，煮至豆浆机提示花生百合豆浆做好。

❸ 将打出的花生百合豆浆过滤后，按个人口味趁热添加适量白糖或冰糖调味，不宜吃糖的患者，可用蜂蜜代替。不喜甜者也可不加糖。

养生功效 百合适宜神气不足，语言低沉，食欲不振及经常处于萎靡状态的人多吃些百合，就能缓解以上症状。百合具有清肺的功能，故能治疗发热咳嗽，可加强肺的呼吸功能，因此又能治肺结核潮热；花生所含的油脂有润肠通便的功效。因此，二者搭配而成的这款豆浆有助于润肠舒气。

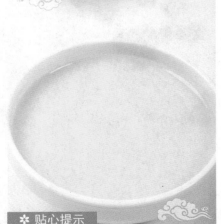

花生百合豆浆
【润肠舒气】

❀ 贴心提示

消化不良、肠炎、痢疾等患者不宜过多饮用这款豆浆，以免加重病情。

黑豆银耳豆浆

【清心安神、改善睡眠】

[材料] 银耳 30 克，黑豆 70 克，黄豆 30 克，清水、白糖或冰糖适量。

[做法]

① 将黄豆、黄豆清洗干净后，在清水中浸泡 6 ~ 8 小时，泡至发软备用；银耳用清水泡发，洗净，切碎。

② 将浸泡好的黑豆、黄豆和银耳一起放入豆浆机的杯体中，添加清水至上下水位线之间，启动机器，煮至豆浆机提示黑豆银耳豆浆做好。

③ 将打出的黑豆银耳豆浆过滤后，按个人口味趁热添加适量白糖或冰糖调味，不宜吃糖的患者，可用蜂蜜代替。不喜甜者也可不加糖。

● 养生功效 银耳具有润肠益胃、补气和血、强心壮身、美容嫩肤、延年益寿之功效。银耳性平，味甘、淡、无毒，入肺经、胃经。《本草纲目》中记载银耳能"益气不饥，轻身强志"，对于益气和血，滋阴润燥都有非常好的作用。患有老年慢性支气管炎、肺源性心脏病、免疫力低下、体质虚弱、内火旺盛、虚痨、癌症、肺热咳嗽、肺燥干咳的人，适量地进食银耳对病情的恶化有一定的缓解作用。

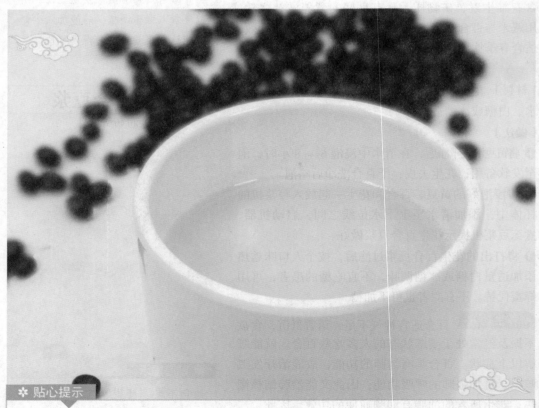

✿ 贴心提示

银耳既是名贵的营养滋补佳品，又是扶正强壮的补药。历代皇家贵族都将银耳看做是"延年益寿之品"、"长生不老良药"。

第二章 夏季饮豆浆：清热防暑

黄瓜玫瑰豆浆

【静心安神，预防苦夏】

[材料] 黄豆50克，燕麦30克，黄瓜20克，玫瑰3克，清水、白糖或冰糖适量。

[做法]

❶ 将黄豆清洗干净后，在清水中浸泡6~8小时，泡至发软备用；黄瓜洗净后切成小丁；玫瑰花用清水洗净。

❷ 将浸泡好的黄豆和黄瓜、玫瑰花一起放入豆浆机的杯体中，添加清水至上下水位线之间，启动机器，煮至豆浆机提示黄瓜玫瑰豆浆做好。

❸ 将打出的黄瓜玫瑰豆浆过滤后，按个人口味趁热添加适量白糖或冰糖调味，不宜吃糖的患者，可用蜂蜜代替。不喜甜者也可不加糖。

● 养生功效　黄瓜中含有大量的营养物质并且具有清热去火的功效。国外研究发现，夏季食用黄瓜除了能够清热降暑，预防口腔溃疡以外，还能有效防治头发脱落问题。玫瑰花含丰富的维生素A、维生素C以及单宁酸，能改善内分泌失调，对消除疲劳和伤口愈合也有帮助。此外，玫瑰芳香怡人，还有理气和血、疏肝解郁、降脂减肥、润肤养颜等作用。这款由黄瓜、玫瑰花和黄豆制成的豆浆，口味清新，可消暑解渴、静心安神，预防苦夏。

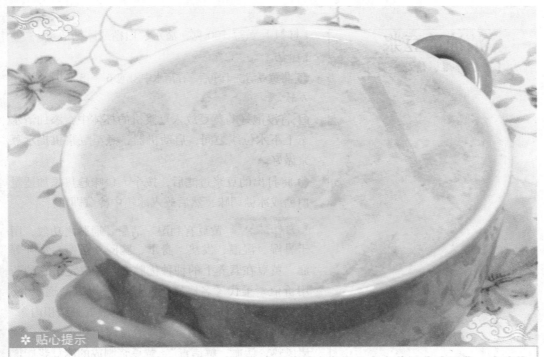

✿ 贴心提示

黄瓜性凉，慢性支气管炎、结肠炎、胃溃疡病等属虚寒者宜少食黄瓜玫瑰豆浆。玫瑰花只用花瓣，不要花蒂。

绿桑百合豆浆

【祛除夏日暑气】

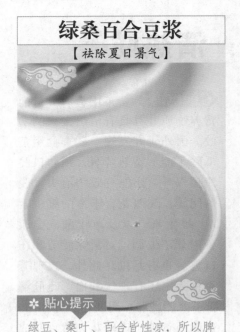

✿ 贴心提示

绿豆、桑叶、百合皆性凉，所以脾胃虚弱、体弱消瘦或夜多小便者不宜食用。

[材料] 黄豆60克，绿豆20克，桑叶2克，干百合20克，清水、白糖或冰糖适量。

[做法]

❶ 将黄豆、绿豆清洗干净后，在清水中浸泡6～8小时，泡至发软备用；百合清洗干净后略泡；桑叶洗净，切碎待用。

❷ 将浸泡好的黄豆、绿豆、百合和桑叶一起放入豆浆机的杯体中，添加清水至上下水位线之间，启动机器，煮至豆浆机提示绿桑百合豆浆做好。

❸ 将打出的绿桑百合豆浆过滤后，按个人口味趁热添加适量白糖或冰糖调味，不宜吃糖的患者，可用蜂蜜代替。不喜甜者也可不加糖。

● 养生功效　绿豆是夏令饮食中的上品，盛夏酷暑，喝些绿豆粥，甘凉可口，防暑消热。若用绿豆、赤小豆、黑豆煎汤，既可治疗暑天小儿消化不良，又可治疗小儿皮肤病及麻疹。百合具有润肺止咳，补中益气，清心安神的功效。桑叶有清热凉血的功效。这款豆浆能够祛暑、生津、润肺。

清凉冰豆浆

【降温降湿、清凉一夏】

✿ 贴心提示

冰豆浆最好不要空腹饮用，而且即便是在夏天也不宜过多饮用，否则会刺激到肠胃，长此以往，肠胃损伤严重，可能会引起慢性腹泻等病。

[材料] 黄豆100克，清水、白糖或冰糖适量。

[做法]

❶ 将黄豆清洗干净后，在清水中浸泡6～8小时，泡至发软。

❷ 将浸泡好的黄豆放入豆浆机的杯体中，添加清水至上下水位线之间，启动机器，煮至豆浆机提示豆浆做好。

❸ 将打出的豆浆过滤后，按个人口味趁热添加适量白糖或冰糖调味，然后放入冰箱中冷藏即可。

● 养生功效　黄豆有利湿、清暑、通脉之功效，用于暑湿、湿温、发热、身重、胸闷、湿痹、水肿等症。黄豆在营养上的种种优胜之处，决定了它的药用价值。梁代《名医别录》说黄豆可以"逐水胀，除胃中热痹、伤中淋露，下瘀血，散五脏结积内寒"等。明代李时珍指出黄豆"治肾病，利水下气，制诸风热，活血，解诸毒"。黄豆浆制成的冰豆浆能增强降暑降温的功效，适合夏季饮用。

绿茶米豆浆

【清热生津】

[材料] 黄豆 50 克，大米 40 克，绿茶 10 克，清水、白糖或冰糖适量。

[做法]

❶ 将黄豆清洗干净后，在清水中浸泡 6 ~ 8 小时，泡至发软备用；大米清洗干净后，用清水浸泡 2 小时；绿茶用开水泡好。

❷ 将浸泡好的黄豆和大米一起放入豆浆机的杯体中，添加清水至上下水位线之间，启动机器，煮至豆浆机提示豆浆做好。

❸ 将打出的豆浆过滤后，倒入绿茶即可。再按个人口味趁热添加适量白糖或冰糖调味，不宜吃糖的患者，可用蜂蜜代替。不喜甜者也可不加糖。

● 养生功效

绿茶中含有一定的咖啡因，和茶多酚并存时，能制止咖啡因在胃部产生作用，避免刺激胃酸的分泌，使咖啡因的弊端不在体内发挥，却能促进中枢神经、心脏与肝脏的功能。而且，绿茶中的芳香族化合物还能溶解脂肪，防止脂肪积滞体内，咖啡因还能促进胃液分泌，有助消化与消脂。绿茶还具有消炎杀菌、清火降火、生津除腻的功效。大米性味甘平，补中益气，健脾养胃。黄豆含有丰富的蛋白质。绿茶清香怡人。三者搭配，口感清新，清热生津，适合夏季饮用。

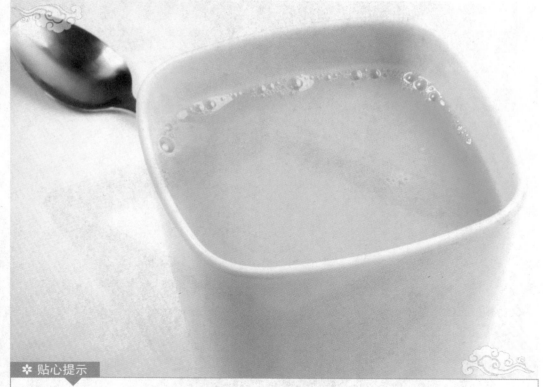

✿ 贴心提示

女性在月经期间不宜喝用绿茶制成的豆浆。因为女性在月经期，除了正常的铁流失外，还要额外损失 18 ~ 21 毫克铁。而绿茶中较多的鞣酸成分会与食物中的铁分子结合，形成大量沉淀物，妨碍肠道黏膜对铁的吸收。

荷叶绿茶豆浆

【清热解暑佳品】

[材料] 荷叶 30 克，绿茶 20 克，黄豆 50 克，清水、白糖或冰糖适量。

[做法]

❶ 将黄豆清洗干净后，在清水中浸泡 6 ～ 8 小时，泡至发软备用；荷叶洗净，切碎；绿茶用开水泡好。

❷ 将浸泡好的黄豆和荷叶一起放入豆浆机的杯体中，添加清水至上下水位线之间，启动机器，煮至豆浆机提示豆浆做好。

❸ 将打出的豆浆过滤后，倒入绿茶即可。然后可按个人口味趁热添加适量白糖或冰糖调味，不宜吃糖的患者，可用蜂蜜代替。

● 养生功效　荷叶性味甘、寒，入脾、胃经，有清热解暑、平肝降脂之功，适用于暑热烦渴，口干引饮，小便短黄，头目眩晕，面色红赤，高血压、高血脂等症。药理研究表明，本品含荷叶碱、莲碱、荷叶苷等，能降血压，降脂，减肥。绿茶不仅能够提神醒脑，对心脑血管病、辐射病、癌症等有一定的药理功效。茶叶具有药理作用的主要成分是茶多酚、咖啡因、脂多糖、茶氨酸等。荷叶和绿茶搭配制成的这款豆浆，是夏季清热解暑的佳品。

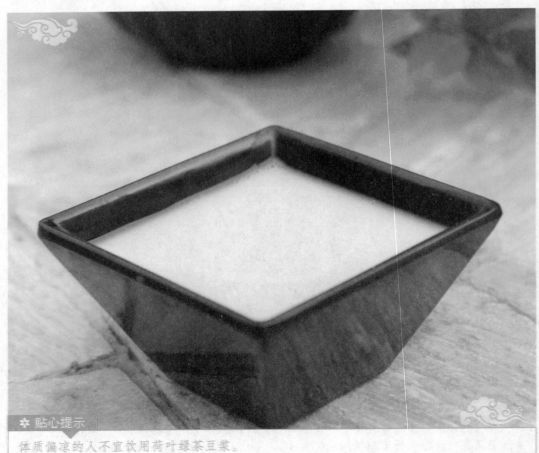

❖ 贴心提示

体质偏凉的人不宜饮用荷叶绿茶豆浆。

[材料] 西瓜 50 克，红豆 50 克，黄豆 30 克，清水、白糖或冰糖适量。

[做法]

① 将红豆、黄豆清洗干净后，在清水中浸泡 6 ~ 8 小时，泡至发软备用；西瓜去皮、去子后将瓜瓤切成碎丁。

② 将浸泡好的红豆、黄豆和西瓜丁一起放入豆浆机的杯体中，添加清水至上下水位线之间，启动机器，煮至豆浆机提示西瓜红豆豆浆做好。

③ 将打出的西瓜红豆豆浆过滤后，按个人口味趁热添加适量白糖或冰糖调味，不宜吃糖的患者，可用蜂蜜代替。

● 养生功效　西瓜具有清热解暑、除烦止渴、利小便等功效。夏天高温，汗出很多，进食减少，食用西瓜，既可补充水分消暑解渴，又能供给营养维持生理功能，有助于防止暑天生病；红豆也可缓解人们因气温升高所致的心烦易怒、口渴烦躁等症。西瓜、红豆搭配上黄豆制成的豆浆，在夏季饮用可清暑解渴，防止水肿。

西瓜红豆豆浆
【消暑解渴】

❀ 贴心提示
饮用西瓜红豆豆浆时不宜同时吃咸味较重的食物，不然会削减红豆利尿的功效。

[材料] 哈密瓜 40 克，绿豆 30 克，黄豆 30 克，清水、白糖或冰糖适量。

[做法]

① 将黄豆、绿豆清洗干净后，在清水中浸泡 6 ~ 8 小时，泡至发软备用；哈密瓜去皮、去子后，切成小碎丁。

② 将浸泡好的黄豆、绿豆和哈密瓜一起放入豆浆机的杯体中，添加清水至上下水位线之间，启动机器，煮至豆浆机提示哈密瓜绿豆豆浆做好。

③ 将打出的哈密瓜绿豆豆浆过滤后，按个人口味趁热添加适量白糖或冰糖调味，不宜吃糖的患者，可用蜂蜜代替。

● 养生功效　哈密瓜性质偏寒，有清凉消暑、生津止渴的作用，是夏季解暑除热的佳品。现代研究发现，哈密瓜含有丰富的蛋白质、葡萄糖、维生素及铁、磷、钙等微量元素。哈密瓜也可以用作贫血的食疗之品，对女性来说也是很好的滋补水果。绿豆有清热解暑、止咳利尿的功能。这款豆浆是解暑佳品。

哈密瓜绿豆豆浆
【解暑除烦热】

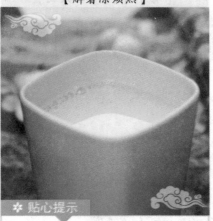

❀ 贴心提示
哈密瓜性凉，制作豆浆时不宜放得过多，以免引起腹泻；患有脚气病、黄疸、腹胀、便溏、寒性咳嗽以及产后、病后的人不宜过多饮用这款豆浆。

椰汁绿豆浆
【清凉消暑】

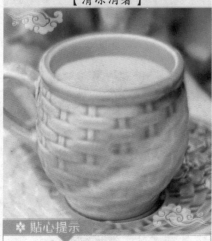

❋ 贴心提示

体内热盛的人不宜食用椰汁绿豆浆；易怒、口干舌燥者，也不宜多食。脾胃虚弱、体弱消瘦或夜多小便者不宜食用。

[材料] 绿豆100克，椰汁、清水适量。

[做法]

❶ 将绿豆清洗干净后，在清水中浸泡6～8小时，泡至发软备用。

❷ 将浸泡好的绿豆放入豆浆机的杯体中，添加清水至上下水位线之间，启动机器，煮至豆浆机提示豆浆做好。

❸ 将打出的豆浆过滤后，兑入椰汁即可。

● 养生功效　椰子性味甘、平，入胃、脾、大肠经；果肉具有补虚强壮，益气祛风，消疳杀虫的功效，治小儿涤虫、姜片虫病；椰水具有滋补、清暑解渴的功效，主治暑热类渴，也能生津利尿，主治热病。常食绿豆，对高血压、动脉硬化、糖尿病、肾炎有较好的治疗辅助作用。绿豆还可以作为外用药，嚼烂后外敷可治疗疮疖和皮肤湿疹。如果得了痤疮，可以把绿豆研成细末，煮成糊状，在就寝前洗净患部，涂抹在患处。"绿豆衣"能清热解毒，还有消肿、散翳明目等作用。用椰汁和绿豆调制出的这款豆浆，清凉解暑，是夏季养生佳品。

消暑二豆饮
【消暑止渴、清热败火】

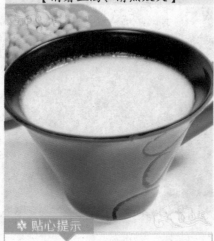

❋ 贴心提示

绿豆性凉，脾胃虚弱的人不宜多吃。服药特别是服温补药时不要吃绿豆，以免降低药效。未煮烂的绿豆腥味强烈，食后易恶心、呕吐。

[材料] 黄豆60克，绿豆40克，清水、白糖或冰糖适量。

[做法]

❶ 将黄豆、绿豆清洗干净后，在清水中浸泡6～8小时，泡至发软备用。

❷ 将浸泡好的黄豆、绿豆一起放入豆浆机的杯体中，添加清水至上下水位线之间，启动机器，煮至豆浆机提示豆浆做好。

❸ 将打出的豆浆过滤后，按个人口味趁热添加适量白糖或冰糖调味，之后放入冰箱中稍微冷藏后即可饮用。

● 养生功效　黄豆味甘，性平，能健脾利湿，益血补虚，解毒，可用于治疗脾虚气弱、消瘦少食、贫血、营养不良、寻常疣等症。绿豆性味甘凉，有清热解毒之功。夏天在高温环境工作的人出汗多，水液损失很大，体内的电解质平衡遭到破坏，用绿豆煮汤来补充是最理想的方法，能够清暑益气、止渴利尿，不仅能补充水分，而且还能及时补充无机盐，对维持水液电解质平衡有着重要意义。

菊花绿豆浆

【清热解毒】

[材料] 菊花 20 克，绿豆 80 克，清水、白糖或冰糖适量。

[做法]

❶ 将绿豆清洗干净后，在清水中浸泡 6 ~ 8 小时，泡至发软备用；菊花清洗干净后备用。

❷ 将浸泡好的绿豆和菊花一起放入豆浆机的杯体中，添加清水至上下水位线之间，启动机器，煮至豆浆机提示菊花绿豆浆做好。

❸ 将打出的菊花绿豆浆过滤后，按个人口味趁热添加适量白糖或冰糖调味，不宜吃糖的患者，可用蜂蜜代替。

● 养生功效 中医认为，菊花具有散风清热、平肝明目的功效，可用于治疗风热感冒、头痛眩晕、目赤肿痛、眼目昏花等症。经常饮用菊花茶可消除疲劳，养阴生津，用于胃阴不足，口干口渴，亦用于原发性高血压、糖尿病、肥胖病和应限制食糖的病人。绿豆具有清热解毒、消暑利尿的功效。菊花搭配绿豆制成的这款豆浆，能够清热解毒，尤其是对于夏季外感风热引起的一系列症状有一定疗效。

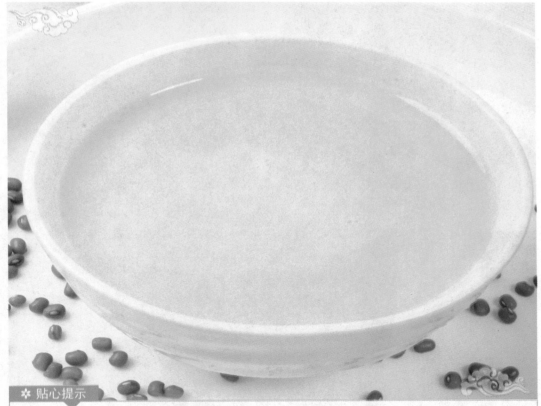

❖ 贴心提示

菊花也是一种中药，不可滥用。菊花可以引起严重过敏性结膜炎，曾经有过花粉症性结膜炎病史的人不宜饮用这款豆浆，否则容易引起过敏反应。阳虚体质者、脾胃虚寒者也不宜过多饮用。

红枣绿豆豆浆

【消暑、补益】

[材料] 绿豆 25 克，红枣 25 克，黄豆 50 克，清水、白糖或冰糖适量。

[做法]

❶ 将黄豆、绿豆清洗干净后，在清水中浸泡 6 ~ 8 小时，泡至发软备用；红枣洗干净，去核。

❷ 将浸泡好的黄豆、绿豆和红枣一起放入豆浆机的杯体中，添加清水至上下水位线之间，启动机器，煮至豆浆机提示红枣绿豆豆浆做好。

❸ 将打出的红枣绿豆豆浆过滤后，按个人口味趁热添加适量白糖或冰糖调味，不宜吃糖的患者，可用蜂蜜代替。不喜甜者也可不加糖。

养生功效 红枣具有补虚益气、养血安神、健脾和胃等作用，是脾胃虚弱、气血不足、倦怠无力、失眠多梦等患者良好的保健营养品。绿豆性凉，味甘，含有大量的赖氨酸、苏氨酸以及矿物质等，可以补充机体代谢所消耗的营养。红枣与绿豆搭配，清热健脾、益气补血。这款红枣绿豆豆浆适合夏天饮用，既可以消暑，也能补益。

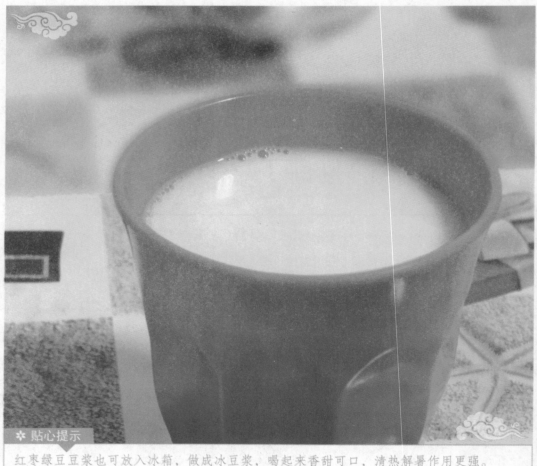

❉ 贴心提示

红枣绿豆豆浆也可放入冰箱，做成冰豆浆，喝起来香甜可口，清热解暑作用更强。

[材料] 黑豆 30 克，红豆 30 克，绿豆 30 克，清水、白糖或冰糖适量。

[做法]

① 将黑豆、红豆、绿豆清洗干净后，在清水中浸泡 6 ~ 8 小时，泡至发软备用。

② 将浸泡好的黑豆、红豆、绿豆一起放入豆浆机的杯体中，添加清水至上下水位线之间，启动机器，煮至豆浆机提示豆浆做好。

③ 将打出的豆浆过滤后，按个人口味趁热添加适量白糖或冰糖调味，不宜吃糖的人可用蜂蜜代替。

养生功效 现代人工作压力大，易出现体虚乏力的状况。要想增强活力和精力，按照祖国医学的理论，补肾很重要，黑豆就是一种有效的补肾品；红豆有化湿补脾之功效，对脾胃虚弱的人比较适合，在夏季常被用于消暑、解热毒；绿豆也是夏季防暑的常用食材，它与红豆和黑豆搭配制成的豆浆能够消暑祛燥、补虚，还能帮助增加肠胃蠕动，有助于通便和排尿。

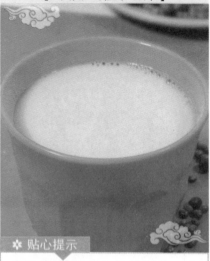

三豆消暑豆浆
【消暑、补虚、祛燥】

❀ 贴心提示

痛风患者不宜食用豆制品，所以，患有痛风的病人忌饮三豆消暑豆浆。

[材料] 绿豆 30 克，黄豆 30 克，大米 10 克，薄荷叶少许，清水、白糖或冰糖适量。

[做法]

① 将黄豆、绿豆清洗干净后，在清水中浸泡 6 ~ 8 小时，泡至发软备用；薄荷叶清洗干净后备用；大米备用。

② 将浸泡好的黄豆、绿豆和薄荷叶一起放入豆浆机的杯体中，添加清水至上下水位线之间，启动机器，煮至豆浆机提示薄荷绿豆豆浆做好。

③ 将打出的豆浆过滤后，按个人口味趁热添加适量白糖或冰糖调味，不宜吃糖的患者，可用蜂蜜代替。

养生功效 薄荷有疏风散热、消暑开胃的作用，对于伤风感冒、哮喘、急性眼结膜炎、咽痛等病症有良好的疗效。绿豆中的天然多聚糖能在肌肤表层形成保湿膜，使皮肤润泽、有弹力。萃取自绿豆的提取物，依然保有绿豆良好的清热解毒功效，对汗疹、粉刺等各种皮肤问题效果极佳。此豆浆清凉消暑，有疏风散热、提神醒脑、抗疲劳的作用，对伤风、感冒、偏头痛有很好的辅助疗效。

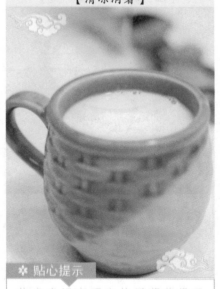

薄荷绿豆豆浆
【清凉消暑】

❀ 贴心提示

体虚多汗者不宜饮用薄荷绿豆豆浆。

麦仁豆浆

【除热止渴】

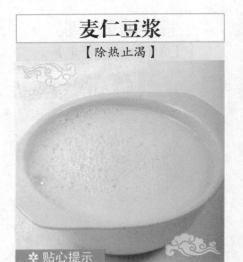

✿ 贴心提示

李时珍认为，各地产的小麦功效略有不同，北方者性温，食之不燥不渴；南方所产性热，食之生热；西北产之性凉。夏季食用最好选择北方产的小麦。

[材料] 小麦仁50克，黄豆50克，清水、白糖或冰糖适量。

[做法]

❶ 将黄豆清洗干净后，在清水中浸泡6~8小时，泡至发软备用；小麦仁淘洗干净，用清水浸泡2小时。

❷ 将浸泡好的黄豆和小麦仁一起放入豆浆机的杯体中，加水至上下水位线之间，启动机器，煮至豆浆机提示麦仁豆浆做好。

❸ 将打出的麦仁豆浆过滤后，按个人口味趁热往豆浆中添加适量白糖或冰糖调味，不宜吃糖者，可用蜂蜜代替。不喜甜者也可不加糖。

● 养生功效　小麦为"五谷之贵"。《名医别录》说小麦"主除热，止燥渴、咽干，利小便，养肝气"。麦仁搭配黄豆打成的豆浆，能够去燥热、止心烦。夏季人们通常饮食不佳，容易心胸烦闷，这时候就可以用麦仁制成的豆浆帮助缓解身体不适。

绿茶绿豆百合豆浆

【滋阴润燥、清暑解热】

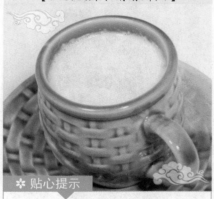

✿ 贴心提示

从事化工、建材的人可能会接触高浓粉尘、强辐射等，这类人可以常吃一些绿豆。假如出现了酒精中毒、煤气中毒、农药中毒和误服药物中毒等情况，可在到医院抢救前先灌一碗绿豆汤紧急处理。

[材料] 黄豆50克，绿豆25克，绿茶、干百合、清水、白糖或冰糖适量。

[做法]

❶ 将黄豆、绿豆清洗干净后，在清水中浸泡6~8小时，泡至发软备用；干百合洗净泡软；绿茶泡开。

❷ 将浸泡好的黄豆、绿豆、绿茶、干百合一起放入豆浆机的杯体中，添加清水至上下水位线之间，启动机器，煮至豆浆机提示绿茶绿豆百合豆浆做好。

❸ 将打出的绿茶绿豆百合豆浆过滤后，按个人口味趁热添加适量白糖或冰糖调味，不宜吃糖的患者，可用蜂蜜代替。不喜甜者也可不加糖。

● 养生功效　中医认为百合具有清心安神、润肺止咳的作用，尤其是鲜百合更甘甜味美。百合特别适合养肺、养胃的人食用，比如慢性咳嗽、口舌生疮、口干的患者，一些心悸患者也可以适量食用。但由于百合偏凉性，胃寒的患者应少用。这款豆浆具有清暑解热、滋阴润燥的功效。

薏米荞麦豆浆

【适合阴雨天去湿时饮用】

[材料] 荞麦 30 克，薏米 20 克，黄豆 50 克，清水、白糖或蜂蜜适量。

[做法]

❶ 将黄豆清洗干净后，在清水中浸泡 6 ~ 8 小时，泡至发软备用；荞麦淘洗干净；薏米淘洗干净，用清水浸泡 2 小时。

❷ 将浸泡好的黄豆同荞麦、薏米一起放入豆浆机的杯体中，添加清水至上下水位线之间，启动机器，煮至豆浆机提示薏米荞麦豆浆做好。

❸ 将打出的薏米荞麦豆浆过滤后，按个人口味趁热添加适量白糖，或等豆浆稍凉后加入蜂蜜即可饮用。

● 养生功效　荞麦为蓼科草植物荞麦的种子，含有蛋白质、脂肪、糖类、B 族维生素，性味甘凉，能够健脾消积、除积去秽，凡白带、虫浊、泄泻，气盛湿热等症。荞麦中的某些黄酮成分还具有抗菌、消炎、止咳、平喘、祛痰的作用。因此，荞麦还有"消炎粮食"的美称。薏米味甘淡，微寒，有健脾、补肺、清热等功效；临床有祛风湿、强筋骨、补正气、利肠胃、利尿、消水肿等作用。这款豆浆，具有祛湿、健脾的功效，适合夏季阴雨天时饮用。

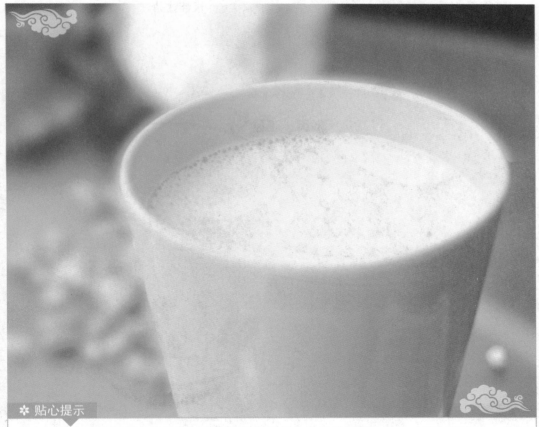

✿ 贴心提示

薏仁对子宫平滑肌有兴奋作用，可促使子宫收缩，有诱发流产的可能，还有使身体冷虚的作用，怀孕及月经期妇女应避免吃薏仁。薏仁所含的糖类黏性高，吃多了会妨碍消化。

菊花雪梨豆浆

【解暑降温】

[材料] 菊花 20 克，雪梨一个，黄豆 50 克，清水、白糖或冰糖适量。

[做法]

① 将黄豆清洗干净后，在清水中浸泡 6～8 小时，泡至发软备用；菊花清洗干净后备用；雪梨洗净，去子，切碎。

② 将浸泡好的黄豆、切碎的雪梨和菊花一起放入豆浆机的杯体中，添加清水至上下水位线之间，启动机器，煮至豆浆机提示菊花雪梨豆浆做好。

③ 将打出的菊花雪梨豆浆过滤后，按个人口味趁热添加适量白糖或冰糖调味，不宜吃糖的患者，可用蜂蜜代替。

• 养生功效 菊花味微苦、甘香，明目、退肝火，可治疗失眠，降低血压，可增强活力、增强记忆力、降低胆固醇；可舒缓头痛、偏头痛或感冒引起的肌肉痛，对胃酸、神经有帮助；夏天饮用菊花茶还有解暑降温的作用。雪梨有"百果之宗"的声誉，鲜甜可口、香脆多汁，夏天食用可解暑解渴。吃雪梨对肠炎、甲状腺肿大、便秘、厌食、消化不良、贫血、尿道红肿、尿道结石、痛风、缺乏维生素 A 有一定疗效。菊花、雪梨搭配黄豆制成的这款豆浆，是夏季解暑降温的极佳饮品。

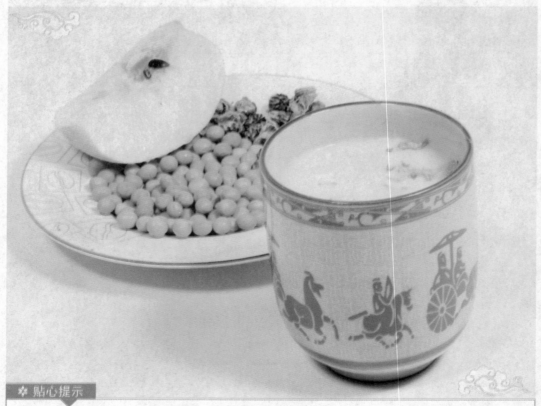

❀ 贴心提示

菊花和雪梨均性寒，所以脾胃虚寒、腹部冷痛和血虚者，不宜过多食用这款豆浆，否则易伤脾胃。

[材料] 南瓜 30 克，绿豆 70 克，清水、白糖或冰糖适量。

[做法]

❶ 将绿豆清洗干净后，在清水中浸泡 6 ~ 8 小时，泡至发软备用；南瓜去皮，洗净后切成小碎丁。

❷ 将浸泡好的绿豆和切好的南瓜一起放入豆浆机的杯体中，添加清水至上下水位线之间，启动机器，煮至豆浆机提示南瓜绿豆浆做好。

❸ 将打出的南瓜绿豆浆过滤后，按个人口味趁热添加适量白糖或冰糖调味，不宜吃糖的患者，可用蜂蜜代替。不喜甜者也可不加糖。

● 养生功效 南瓜所含果胶可以保护胃肠道黏膜，免受粗糙食物刺激，促进溃疡面愈合，适宜于胃病患者。南瓜所含成分能促进胆汁分泌、加强胃肠蠕动，帮助食物消化。绿豆具有清热解暑，止渴利尿等功效。南瓜搭配绿豆制成的这款豆浆可消暑生津、利尿通淋，适用于夏日中暑烦渴、身热尿赤、心悸、胸闷等，是夏日的理想保健饮品。

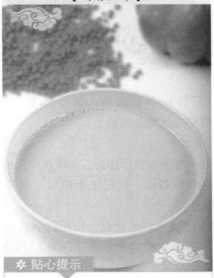

南瓜绿豆浆
【消暑生津】

❀ 贴心提示

用蒸熟的南瓜制作这款豆浆，会使豆浆口感更为细腻。

[材料] 西瓜皮一块，绿豆 30 克，黄豆 50 克，清水、白糖或冰糖适量。

[做法]

❶ 将黄豆、绿豆清洗干净后，在清水中浸泡 6 ~ 8 小时，泡至发软备用；西瓜皮洗净切成小丁。

❷ 将浸泡好的黄豆、绿豆和西瓜皮丁一起放入豆浆机的杯体中，添加清水至上下水位线之间，启动机器，煮至豆浆机提示西瓜皮绿豆豆浆做好。

❸ 将打出的西瓜皮绿豆豆浆过滤后，按个人口味趁热添加适量白糖或冰糖调味，不宜吃糖的患者，可用蜂蜜代替。不喜甜者也可不加糖。

● 养生功效 西瓜皮中所含的瓜氨酸能增进人体肝中的尿素形成，从而具有利尿的作用，可以用来治疗肾炎水肿、肝病黄疸以及糖尿病。绿豆的清热消暑功效已为众人所知。黄豆具有补虚、清热化痰等功效。西瓜皮搭配绿豆和黄豆制成的这款豆浆能够清暑除烦、解渴利尿。

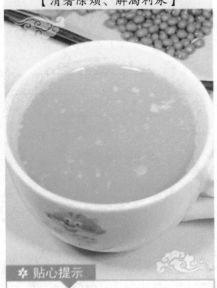

西瓜皮绿豆豆浆
【清暑除烦、解渴利尿】

❀ 贴心提示

脾胃虚寒者和腹泻者不宜多食这款豆浆。

第三章　秋季饮豆浆：生津防燥

枸杞小米豆浆
【益气养血滋补身体】

[材料] 小米 40 克，黄豆 50 克，枸杞 5 粒，清水、白糖或冰糖各适量。

[做法]

❶ 将黄豆清洗干净后，在清水中浸泡 6～8 小时，泡至发软备用；枸杞洗干净后，用温水泡开；小米淘洗干净。

❷ 将浸泡好的黄豆、枸杞、小米一起放入豆浆机的杯体中，添加清水至上下水位线之间，启动机器，煮至豆浆机提示枸杞小米豆浆做好。

❸ 将打出的枸杞小米豆浆过滤后，按个人口味趁热往豆浆中添加适量白糖或冰糖调味，患有不宜吃糖的患者，可用蜂蜜代替。

● 养生功效　枸杞是常用的营养滋补佳品，在民间常用其煮粥、熬膏、泡酒或同其他药物、食物一起食用。枸杞有延缓衰老的功效，所以又名"却老子"。枸杞有润肺清肝明目、滋肾益气、生精助阳、强筋骨的功能，可提高机体免疫力。小米性平味甘咸，具有健胃除湿、清热解渴、补气养血的功效。小米所含的营养成分能够参与机体的造血功能。孕妇食用小米能够防止孕吐。小米滋阴养血的功效也使其成为产妇和体质虚弱者的调养佳品。这款豆浆能益气养血、滋补身体，适合秋季食用。

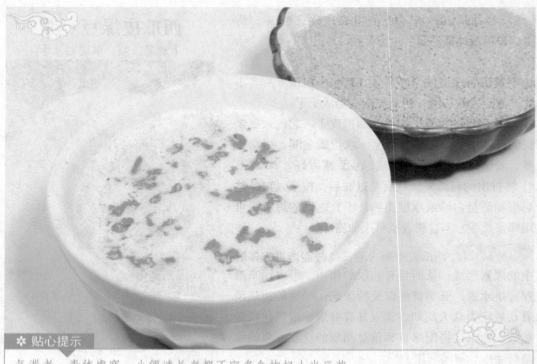

❀ 贴心提示

气滞者、素体虚寒、小便清长者都不宜多食枸杞小米豆浆。

[材料] 木瓜一个，银耳 20 克，黄豆 50 克，清水、白糖或冰糖适量。

[做法]

① 将黄豆清洗干净后，在清水中浸泡 6 ~ 8 小时，泡至发软备用；木瓜去皮后洗干净，并切成小碎丁；银耳洗净，切碎。

② 将浸泡好的黄豆和木瓜、银耳一起放入豆浆机的杯体中，添加清水至上下水位线之间，启动机器，煮至豆浆机提示木瓜银耳豆浆做好。

③ 将打出的木瓜银耳豆浆过滤后，按个人口味趁热添加适量白糖或冰糖调味，不宜吃糖的患者，可用蜂蜜代替。也可不加糖。

养生功效 木瓜含有维生素 C、钙、磷、钾，易吸收，具有保健、美容、预防便秘等功效。同时，木瓜具有润肺功能，肺部得到适当的滋润后，气血通畅而没有瘀滞，使身体更易吸收充足的营养，从而让皮肤变得光洁。银耳的显著功效为润肺止咳。秋季食用此款豆浆，能够滋阴润燥。

木瓜银耳豆浆
【滋阴润肺】

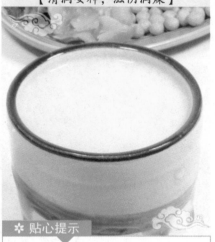

❀ 贴心提示

孕妇、过敏体质人士不宜食用木瓜银耳豆浆。银耳能清肺热，故外感风寒者忌食。

[材料] 黄豆 80 克，绿豆 35 克，桑叶 2 克，干百合 20 克，柠檬 1 块，清水适量。

[做法]

① 将黄豆、绿豆清洗干净后，在清水中浸泡 6 ~ 8 小时，泡至发软备用；百合清洗干净后略泡；桑叶洗净，切碎待用；柠檬榨汁备用。

② 将浸泡好的黄豆、绿豆、百合和桑叶一起放入豆浆机的杯体中，添加清水至上下水位线之间，启动机器，煮至豆浆机提示绿桑百合柠檬豆浆做好。

③ 将打出的绿桑百合柠檬豆浆过滤后，挤入柠檬汁即可饮用。

养生功效 绿豆有清热解毒、消暑生津、利水消肿的功效。患有中暑、咽喉疼痛、咳嗽且咳吐黄痰、腮腺炎、便秘等热证实证时，在服中药的同时服用绿豆汤或绿豆糕等，可起到相辅相成的作用，达到事半功倍的效果。百合含有钙、磷、铁、多种维生素及秋水仙碱等生物碱，滋补效果好，有助于治疗秋季干燥引起的季节性疾病。

绿桑百合柠檬豆浆
【清润安神，滋阴润燥】

❀ 贴心提示

绿豆为豆科植物绿豆的荚壳内之圆形绿色种子。其种皮即绿豆衣，亦可作为药用。绿豆以颗粒均匀饱满、色绿，煮之易酥的为佳。

南瓜二豆浆

【降血压、降血脂】

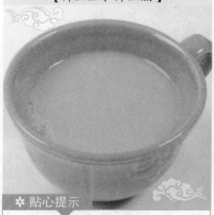

✿ 贴心提示

南瓜含糖分较高，不宜久存，削皮后放置太久的话，瓜瓤便会自然无氧酵解，产生酒味，在制作豆浆时一定不要选用这样的南瓜，否则便有可能引起中毒。

[材料] 南瓜50克，绿豆20克，黄豆30克，清水适量。

[做法]

❶ 将黄豆、绿豆清洗干净后，在清水中浸泡6～8小时，泡至发软备用；南瓜去皮，洗净后切成小碎丁。

❷ 将浸泡好的黄豆、绿豆同南瓜丁一起放入豆浆机的杯体中，添加清水至上下水位线之间，启动机器，煮至豆浆机提示南瓜二豆浆做好。

❸ 将打出的南瓜二豆浆过滤后即可饮用。

● 养生功效　按照传统医学理论，瓜类为凉性食物，能除暑湿、利二便、解毒凉血、疏通人体的"排毒管道"包括消化道、泌尿道、汗腺等，使体内之"毒"随同粪便、尿液、汗液等排出体外，南瓜有利尿通便的功能。南瓜中所含的粗纤维能够增强饱腹感，从而减少脂肪和胆固醇的摄入。绿豆则能清热解暑，消除油腻。黄豆中的可溶性纤维既可通便，又能降低胆固醇含量。三者搭配，有助于中老年高血压、高血脂的辅助治疗。

花生百合莲子豆浆

【清火滋阴】

✿ 贴心提示

网罩中的渣可加白糖制成豆沙，爽脆可口。

[材料] 花生30克，干百合10克，莲子10克，黄豆50克，清水、白糖或冰糖适量。

[做法]

❶ 将黄豆清洗干净后，在清水中浸泡6～8小时，泡至发软备用；干百合和莲子清洗干净后略泡；花生去皮后碾碎。

❷ 将浸泡好的黄豆、百合、莲子、花生一起放入豆浆机的杯体中，添加清水至上下水位线之间，启动机器，煮至豆浆机提示花生百合莲子豆浆做好。

❸ 将打出的花生百合莲子豆浆过滤后，按个人口味趁热添加适量白糖或冰糖调味，不宜吃糖的患者，可用蜂蜜代替。不喜甜者也可不加糖。

● 养生功效　花生味甘，微苦、性平，是一种高营养的食品，含有蛋白质、脂肪、维生素B₂、钙和铁等营养成分。《本草述》：百合之功，在益气而兼之利气，在养正而更能去邪，故李氏谓其为渗利和中之美药也。莲子性平，可补心安神养血，对于治疗心脾两虚、血虚都有很好的功效。

苹果柠檬豆浆

【生津止渴】

[材料] 苹果1个，柠檬半个，黄豆70克，清水、白糖或冰糖适量。

[做法]

❶ 将黄豆清洗干净后，在清水中浸泡6～8小时，泡至发软备用；苹果清洗后，去皮去核，并切成小碎丁。柠檬挤汁备用。

❷ 将浸泡好的黄豆和苹果一起放入豆浆机的杯体中，添加清水至上下水位线之间，启动机器，煮至豆浆机提示豆浆做好。

❸ 将打出的豆浆过滤后，挤入柠檬汁，再按个人口味趁热添加适量白糖或冰糖调味即可。

● 养生功效　苹果富含糖类、酸类、芳香醇类和果胶物质，并含维生素C及钙、磷、钾、铁等营养成分。苹果味甘酸、性凉。现代医学研究证明，严重水肿患者多吃苹果有利于补钾，减少副作用。柠檬味极酸，有生津、止渴、祛暑、安胎的作用。《食物考》中记载："柠檬浆饮渴瘳，能避暑。孕妇宜食，能安胎。"柠檬还有生津开胃，止渴化痰的功效。这款苹果柠檬豆浆清口、可生津止渴。

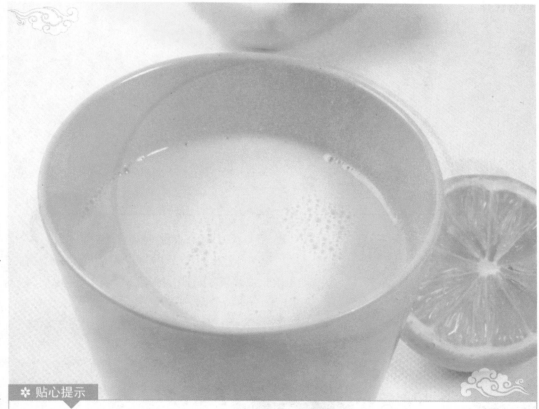

❀ 贴心提示

白细胞减少症的病人、前列腺肥大的病人均不宜食用苹果柠檬豆浆，以免使症状加重或影响治疗结果。冠心病、心肌梗死、肾病慎食苹果柠檬豆浆。患有糖尿病的人忌食，肥胖之人也不宜多食。

糙米山楂豆浆

【消食、益胃】

[材料] 山楂 20 克，糙米 30 克，黄豆 50 克，清水、白糖或冰糖适量。

[做法]

❶ 将黄豆清洗干净后，在清水中浸泡 6 ~ 8 小时，泡至发软备用；糙米淘洗干净，用清水浸泡 2 小时；山楂清洗后去核，并切成小碎丁。

❷ 将浸泡好的黄豆和糙米、山楂一起放入豆浆机的杯体中，添加清水至上下水位线之间，启动机器，煮至豆浆机提示糙米山楂豆浆做好。

❸ 将打出的糙米山楂豆浆过滤后，按个人口味趁热添加适量白糖或冰糖调味，不宜吃糖的患者，可用蜂蜜代替。

● 养生功效

中医认为，山楂具有收敛止痢、消积化滞、活血化瘀等功效。主治饮食积滞、胸膈脾满、疝气、血瘀、闭经等症。山楂中含有的黄酮类等药物成分，具有显著的扩张血管及降压作用，有增强心肌、抗心律不齐、调节血脂及胆固醇含量的功能。山楂所含的黄酮类和维生素 C、胡萝卜素等物质能阻断并减少自由基的生成，增强机体的免疫力，有防衰老、抗癌的作用。糙米所含的粗纤维有健胃消食的功效。这款豆浆有消食益胃的功效。

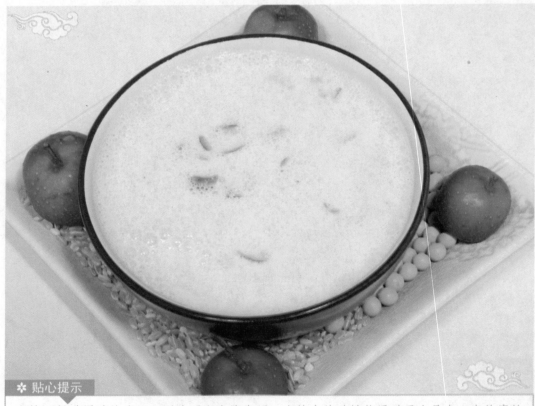

❀ 贴心提示

山楂可促进胃酸的分泌，因此不宜空腹食用。山楂中的酸性物质对牙齿具有一定的腐蚀性，食用后要注意及时漱口、刷牙，正处在牙齿更替期的儿童更应格外注意。

[材料] 龙井 10 克，黄豆 80 克，清水适量。

[做法]

❶ 将黄豆清洗干净后，在清水中浸泡 6 ～ 8 小时，泡至发软备用；龙井用开水泡好。

❷ 将浸泡好的黄豆放入豆浆机的杯体中，添加清水至上下水位线之间，启动机器，煮至豆浆机提示豆浆做好。

❸ 将打出的豆浆过滤后，兑入龙井茶即可。

养生功效　秋季，天气由热转凉，很多人会有懒洋洋的疲劳感，出现"秋乏"的现象。此时，不妨喝点龙井茶帮助提神醒脑。龙井茶是绿茶中的精品，茶叶中的咖啡因能兴奋中枢神经系统，帮助人们振奋精神、增加思维、消除疲劳感。上班族经常饮用，还能帮助提高工作效率。龙井茶搭配黄豆制成的豆浆，具有一股清香的茶味，还能让人口感清新，去除杂味。

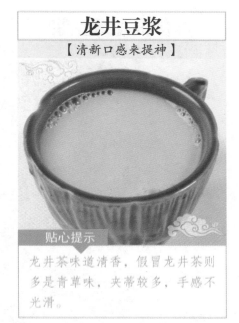

龙井豆浆
【清新口感来提神】

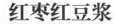
贴心提示

龙井茶味道清香，假冒龙井茶则多是青草味，夹蒂较多，手感不光滑。

[材料] 红豆 100 克，红枣 3 个，清水、白糖或冰糖适量。

[做法]

❶ 将红豆清洗干净后，在清水中浸泡 6 ～ 8 小时，泡至发软备用；红枣洗干净后，用温水泡开。

❷ 将浸泡好的红豆和红枣一起放入豆浆机的杯体中，加水至上下水位线之间，启动机器，煮至豆浆机提示红枣红豆浆做好。

❸ 将打出的红枣红豆浆过滤后，按个人口味趁热往豆浆中添加适量白糖或冰糖调味，不宜吃糖的患者，可用蜂蜜代替。

养生功效　红枣中的维生素 P 含量为所有果蔬之冠，具有维持毛细血管通透性，改善微循环从而预防动脉硬化的作用，还可促进维生素 C 在人体内的积蓄。所含芦丁有保护毛细血管通畅、防止血管壁脆性增加的功能，对高血压、动脉粥样硬化等病有疗效；所含的黄酮类物质可用于高血压和动脉硬化的治疗和预防。经常吃红枣能益气养血，安神。红豆富含维生素 B_1、维生素 B_2、蛋白质及多种矿物质，有补血、利尿、消肿、促进心脏活化等功效。多吃可预防并治疗脚肿，有减肥之效。

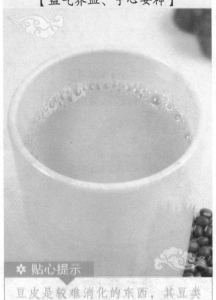

红枣红豆浆
【益气养血、宁心安神】

✿ 贴心提示

豆皮是较难消化的东西，其豆类纤维易在肠道发生产气现象。因此肠胃较弱的人，在食用红豆后，会有胀气等不适感，制作时需要将豆皮去掉。

百合银耳绿豆浆

【清热、润燥】

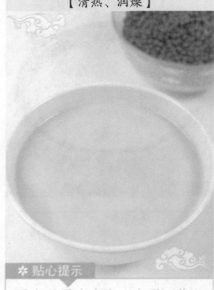

❀ 贴心提示

百合以野生者良，有甜、苦二种，甜者可用，取如荷花瓣，无蒂无根者佳。能利二便，气虚下陷者忌之。

[材料] 绿豆 70 克，干百合 20 克，银耳 10 克，清水、白糖或冰糖适量。

[做法]

❶ 将绿豆清洗干净后，在清水中浸泡 6～8 小时，泡至发软备用；干百合清洗干净后略泡；银耳用清水泡发，洗净，切碎待用。

❷ 将浸泡好的绿豆、百合与切碎的银耳一起放入豆浆机的杯体中，添加清水至上下水位线之间，启动机器，煮至豆浆机提示百合银耳绿豆浆做好。

❸ 将打出的百合银耳绿豆浆过滤后，按个人口味趁热添加适量白糖或冰糖调味，不宜吃糖的患者，可用蜂蜜代替。不喜甜者也可不加糖。

• 养生功效　百合味甘性微寒，入肺，具有润肺止咳，清心安神的功效，也是心肺疾病患者的补养佳品。银耳有"强精、补肾、润肺、生津、止咳、清热、养胃、补气"之功。此外，百合还具有扶正强壮作用，并常用于治疗老年慢性气管炎等病症，对高血压、血管硬化患者，尤为适宜。绿豆具有清热、解毒、去火的功效。百合、银耳搭配绿豆制成的这款豆浆清热、润燥，适宜秋季滋润调理身体。

二豆蜜浆

【清热利水、健脾润肺】

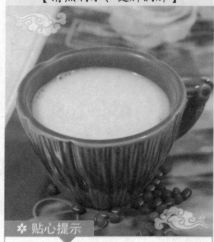

❀ 贴心提示

阴虚而无湿热者及小便清长者忌食这款豆浆。

[材料] 红小豆 20 克，绿豆 80 克，蜂蜜 50 克，清水适量。

[做法]

❶ 将红小豆、绿豆清洗干净后，在清水中浸泡 6～8 小时，泡至发软备用。

❷ 将浸泡好的红小豆和绿豆一起放入豆浆机的杯体中，添加清水至上下水位线之间，启动机器，煮至豆浆机提示豆浆做好。

❸ 将打出的豆浆过滤后，兑入蜂蜜即可饮用。

• 养生功效　红小豆中含有多量对于治疗便秘有效的纤维，及促进利尿作用的钾。此两种成分均可将胆固醇及盐分排泄出体外，具有解毒的效果。由此可见，红小豆具有很强的清热利水、排毒的功效。绿豆则有健脾润肺，生津益气的功效。红豆搭配绿豆制成的这款豆浆具有清热利水、健脾润肺、清热解毒的功效。

第四章 冬季饮豆浆：温补祛寒

莲子红枣糯米豆浆

【温补脾胃，祛除寒冷】

[材料] 红枣 15 克，莲子 15 克，糯米 20 克，黄豆 50 克，清水、白糖或冰糖适量。

[做法]

❶ 将黄豆清洗干净后，在清水中浸泡 6～8 小时，泡至发软备用；红枣洗净，去核，切碎；莲子清洗干净后略泡；糯米淘洗干净，用清水浸泡 2 小时。

❷ 将浸泡好的黄豆、糯米和红枣、莲子一起放入豆浆机的杯体中，添加清水至上下水位线之间，启动机器，煮至豆浆机提示莲子红枣糯米豆浆做好。

❸ 将打出的莲子红枣糯米豆浆过滤后，按个人口味趁热添加适量白糖或冰糖调味，不宜吃糖的患者，可用蜂蜜代替。不喜甜者也可不加糖。

养生功效 红枣味甘性温，含有多种生物活性物质，如大枣多糖、黄酮类、皂苷类、三萜类、生物碱类等，对人体有多种保健治病功效。红枣中丰富的维生素 C 有很强的抗氧化活性及促进胶原蛋白合成的作用，可参与组织细胞的氧化还原反应，与体内多种物质的代谢有关，充足的维生素 C 能够促进生长发育、增强体力、减轻疲劳。大枣性温，能够帮助身体驱寒。莲子清热降火，能起到中和温补作用。红枣、莲子、糯米搭配黄豆制成的这款豆浆具有温补脾胃、祛除寒冷的功效。

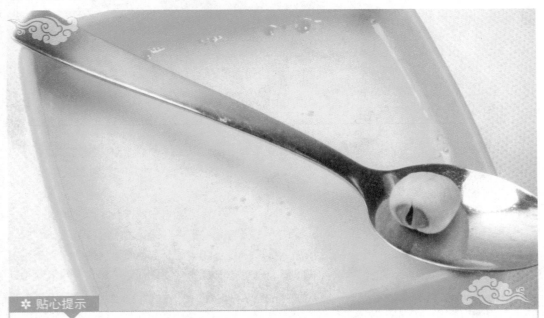

✿ 贴心提示

新鲜的莲子可以用来生吃，清香可口，剥的时候可以将莲心留下来泡绿茶一起喝。莲蓬也不要随便丢弃，莲蓬有一股特别的荷香气，做饭时在快熟的时候把莲蓬放在饭面上，米饭吃起来会更香，别有一番风味。

糯米枸杞豆浆

【暖身体、增强免疫能力】

[材料] 黄豆 80 克，糯米 20 克，枸杞 5 ~ 7 粒，清水、白糖或冰糖各适量。

[做法]

❶ 将黄豆清洗干净后，在清水中浸泡 6 ~ 8 小时，泡至发软备用；枸杞洗干净后，用温水泡开；糯米淘洗干净，用清水浸泡 2 小时。

❷ 将浸泡好的黄豆、糯米和枸杞一起放入豆浆机的杯体中，添加清水至上下水位线之间，启动机器，煮至豆浆机提示糯米枸杞豆浆做好。

❸ 将打出的糯米枸杞豆浆过滤后，按个人口味趁热往豆浆中添加适量白糖或冰糖调味，患有不宜吃糖的患者，可用蜂蜜代替。

养生功效 糯米富含脂肪、淀粉、矿物质、蛋白质、B 族维生素等，是很好的温补品。枸杞性甘、平，归肝肾经，具有滋补肝肾，养肝明目的功效。枸杞子亦为扶正固本，生精补髓、滋阴补肾、益气安神、强身健体、延缓衰老之良药，对慢性肝炎、中心性视网膜炎、视神经萎缩等疗效显著；对抗肿瘤、保肝、降压以及老年人器官衰退的老化疾病都有很强的改善作用。糯米、枸杞搭配黄豆制成的这款豆浆可以温暖身体，增强免疫力，适宜冬季饮用。

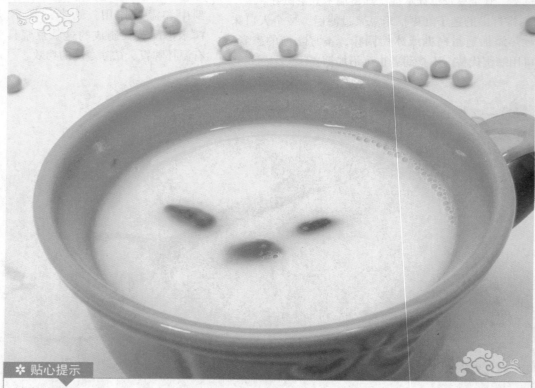

❈ 贴心提示

糯米性黏滞，难于消化，不宜一次食用过多，老人、小孩儿或病人更宜慎用。糯米年糕无论甜咸，其碳水化合物和钠的含量都很高，有糖尿病、体重过重或其他慢性病如肾脏病、高血脂的人要适可而止。

[材料] 黄豆 50 克，薏米 40 克，清水、红糖适量。

[做法]

❶ 将黄豆清洗干净后，在清水中浸泡 6 ~ 8 小时，泡至发软备用；薏米淘洗干净后，用清水浸泡 2 小时备用。

❷ 将浸泡好的黄豆、薏米一起放入豆浆机的杯体中，添加清水至上下水位线之间，启动机器，煮至豆浆机提示豆浆做好。

❸ 将打出的豆浆过滤后，按个人口味趁热添加适量红糖调味即可饮用。

• 养生功效　薏米属于中药的一种，性微寒味甘，含有蛋白质、B 族维生素等物质，有利水消肿、清热活血、健脾去湿、温经散寒的功效。红糖性温味甘，有活血散瘀的功效。加入红糖的薏米豆浆具有温经散寒的功效。

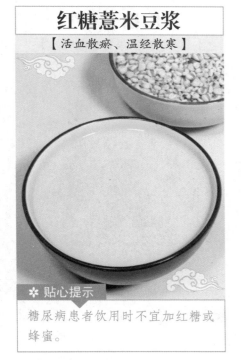

红糖薏米豆浆

【活血散瘀、温经散寒】

✿ 贴心提示

糖尿病患者饮用时不宜加红糖或蜂蜜。

[材料] 黑芝麻 5 克，黄豆 100 克，蜂蜜、清水适量。

[做法]

❶ 将黄豆清洗干净后，在清水中浸泡 6 ~ 8 小时，泡至发软备用；芝麻淘去沙粒。

❷ 将浸泡好的黄豆和洗净的芝麻一起放入豆浆机的杯体中，加水至上下水位线之间，启动机器，煮至豆浆机提示豆浆做好。

❸ 将打出的芝麻豆浆过滤后，兑入适量蜂蜜即可饮用。

• 养生功效　中医中药理论认为，黑芝麻具有补肝肾、润五脏、益气力、长肌肉、填脑髓的作用，可用于治疗肝肾精血不足所致的眩晕、须发早白、脱发、腰膝酸软、四肢乏力、步履维艰、五脏虚损、皮燥发枯、肠燥便秘等病症，在乌发养颜方面的功效，更是有口皆碑。蜂蜜对胃肠功能有调节作用，可使胃酸分泌正常。蜂蜜有增强肠蠕动的作用，可显著缩短排便时间。蜂蜜中含有的多种酶和矿物质，发生协同作用后，蜂蜜中的果糖和葡萄糖就会很快被身体吸收利用，从而改善血液的营养状况。这款黑芝麻蜂蜜豆浆是冬日益肝养肾的保健佳品。

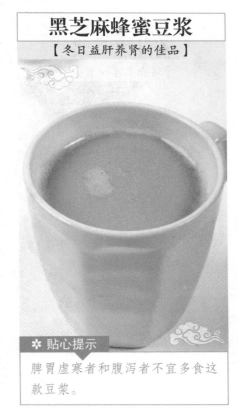

黑芝麻蜂蜜豆浆

【冬日益肝养肾的佳品】

✿ 贴心提示

脾胃虚寒者和腹泻者不宜多食这款豆浆。

杏仁松子豆浆

【和血润肠、温补功效明显】

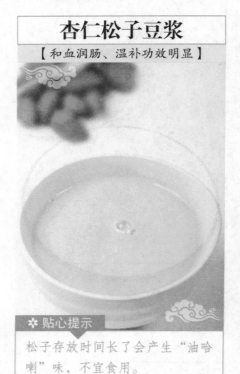

❀ 贴心提示

松子存放时间长了会产生"油哈喇"味，不宜食用。

[材料] 黄豆70克，杏仁20克，松子10克，清水、白糖或冰糖适量。

[做法]

❶ 将黄豆清洗干净后，在清水中浸泡6～8小时至软；杏仁洗净，泡软；松子洗净，泡软，碾碎。

❷ 将浸泡好的黄豆、杏仁和松子一起放入豆浆机的杯体中，添加清水至上下水位线之间，启动机器，煮至豆浆机提示杏仁松子豆浆做好。

❸ 将打出的杏仁松子豆浆过滤后，按个人口味趁热添加适量白糖或冰糖调味，不宜吃糖的患者，可用蜂蜜代替。不喜甜者也可不加糖。

● 养生功效　杏仁中含有大量的营养成分，如维生素A、维生素E、亚油酸等，有清热解毒、祛湿散结、消斑抗皱的作用。食用和外敷杏仁粉对增加皮肤弹性和滋润光泽都大有裨益。杏仁还有温补身体的功效。松子中的脂肪成分主要为亚油酸、亚麻油酸等不饱和脂肪酸，有软化血管和防治动脉粥样硬化的作用。

姜汁黑豆浆

【适合冬季暖胃】

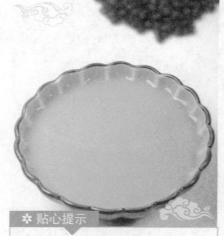

❀ 贴心提示

提前挤出姜汁可以避免姜渣混在豆渣中，再加工豆渣时影响口感。如果觉得麻烦也可以把姜切块后直接放入豆浆机或者搅拌机中。

[材料] 黑豆100克，生姜1块，清水、白糖或冰糖适量。

[做法]

❶ 将黑豆清洗干净后，在清水中浸泡6～8小时，泡至发软备用；生姜切成小块，用压蒜器挤出姜汁待用。

❷ 将浸泡好的黑豆放入豆浆机的杯体中，倒入姜汁，再添加清水至上下水位线之间，启动机器，煮至豆浆机提示姜汁黑豆浆做好。

❸ 将打出的姜汁黑豆浆过滤后，按个人口味趁热添加适量白糖或冰糖调味，不宜吃糖的患者，可用蜂蜜代替。不喜甜者也可不加糖。

● 养生功效　生姜中含有姜醇、姜烯、水芹烯、柠檬醛和芳香等油性的挥发油，还有姜辣素、树脂、淀粉和纤维等，可缓解疲劳、乏力、厌食、失眠等症状。生姜还有健胃、增进食欲的作用。黑豆有补肾益精的作用，经常食用有利于抗衰延年。加了姜汁的黑豆浆口感非常温和，略带一些姜的辛辣，喝下去胃里暖暖的，特别适合在寒冷的冬季饮用。

荸荠雪梨黑豆浆

【生津润燥，暖胃解腻】

[材料] 荸荠30克，雪梨1个，黑豆50克，清水、白糖或冰糖适量。

[做法]

❶ 将黑豆清洗干净后，在清水中浸泡6~8小时，泡至发软备用；荸荠去皮，洗净，切成小块；雪梨洗净，去皮，去核，切碎。

❷ 将浸泡好的黑豆和荸荠、雪梨一起放入豆浆机的杯体中，添加清水至上下水位线之间，启动机器，煮至豆浆机提示荸荠雪梨黑豆浆做好。

❸ 将打出的荸荠雪梨黑豆浆过滤后，按个人口味趁热添加适量白糖或冰糖调味，不宜吃糖的患者，可用蜂蜜代替，也可不加糖。

● 养生功效

中医认为，荸荠性味甘、寒，具有清热化痰、开胃消食、生津润燥、明目醒酒的功效，临床适用于阴虚肺燥、咳嗽多痰、烦渴便秘、酒醉昏睡等症的治疗。在呼吸道传染病流行季节，吃荸荠有利于防治流脑、麻疹、百日咳及急性咽喉炎。雪梨性味甘寒，具有清心润肺、生津润燥、清热化痰的作用，对肺结核、气管炎、痒痛、音哑、痰稠等症皆有益。荸荠疏肝明目，利气通化，搭配黑豆制成的豆浆味道清甜，暖胃解腻，尤其适合搭配冬季口感较油腻的菜肴。

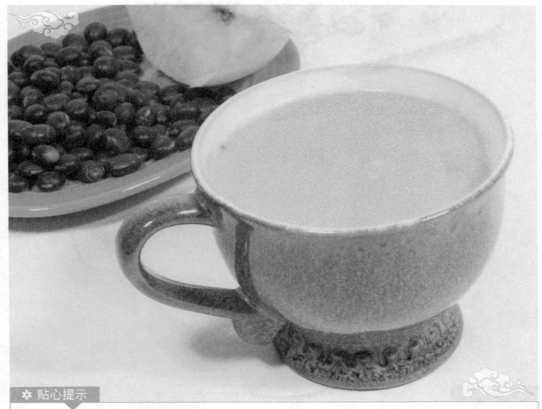

✿ 贴心提示

荸荠不宜生吃，因为荸荠生长在泥中，外皮和内部都有可能附着较多的细菌和寄生虫，所以一定要洗净煮透后方可食用。

燕麦薏米红豆浆

【适合全家的冬日暖饮】

[材料] 红小豆50克，燕麦20克，薏米30克，清水、白糖或冰糖适量。

[做法]

❶ 将红小豆清洗干净后，在清水中浸泡6～8小时，泡至发软备用；薏米和燕麦淘洗干净，用清水浸泡2小时。

❷ 将浸泡好的红小豆、薏米、燕麦一起放入豆浆机的杯体中，添加清水至上下水位线之间，启动机器，煮至豆浆机提示燕麦薏米红豆浆做好。

❸ 将打出的燕麦薏米红豆浆过滤后，按个人口味趁热添加适量白糖或冰糖调味，不宜吃糖的患者，可用蜂蜜代替。不喜甜者也可不加糖。

● **养生功效** 薏米主要成分为蛋白质、维生素 B_1、维生素 B_2，有利水消肿、健脾去湿、舒筋除痹、清热排脓等功效，为常用的利水渗湿药。多吃薏米能使皮肤光滑，减少皱纹，消除色素斑点。似乎在春夏时节人们才会更偏爱红豆汤一些，因其有健脾利湿、消肿减肥之效，不过在冬天喝一碗热热的、绵软甜蜜的红豆汤也是一大享受，更可以补血养颜、调理体质，实为佳品。食用燕麦不仅能够增强大脑的记忆功能，还能够增强免疫力。这款燕麦薏米红豆浆有很好的滋补作用，是适合全家的冬日暖饮。

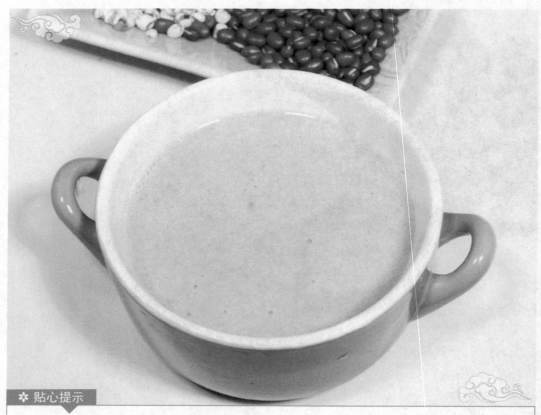

❀ 贴心提示

挑选红豆主要看新鲜程度，新鲜的豆子含有充足的水分，容易煮熟，煮出来颗粒饱满且松软绵密。而旧豆子则因存放的时间长丧失水分，不但口感较差，有的甚至会无法煮烂。

香榧十谷米豆浆

【消除疳积、润肺滑肠燥】

[材料] 十谷米（包含糙米、黑糯米、小米、小麦、荞麦、芡实、燕麦、莲子、玉米片和红薏仁）60 克，香榧 10 克，黄豆 30 克，清水、白糖或冰糖适量。

[做法]

❶ 将黄豆清洗干净后，在清水中浸泡 6 ~ 8 小时，泡至发软备用；十谷米淘洗干净，用清水浸泡 2 小时；香榧去壳取仁。

❷ 将浸泡好的黄豆、十谷米和香榧仁一起放入豆浆机的杯体中，添加清水至上下水位线之间，启动机器，煮至豆浆机提示香榧十谷米豆浆做好。

❸ 将打出的香榧十谷米豆浆过滤后，按个人口味趁热添加适量白糖或冰糖调味，不宜吃糖的患者，可用蜂蜜代替。

● 养生功效　中医认为，榧子具有润肺滑肠、消除疳积、化痰止咳之功能，适用于多种便秘、疝气、痔疮、消化不良、食积、咳痰症状。榧子可以用于多种肠道寄生虫病，如小儿蛔虫、蛲虫等。香榧中脂肪酸和维生素 E 含量较高，经常食用可润泽肌肤、延缓衰老。食用榧子对保护视力也有益，它含有较多的维生素 A 等有益眼睛的成分，对眼睛干涩、夜盲等症状有预防和缓解的功效。十谷米有 100 多种营养成分，与香榧和黄豆搭配制成的豆浆，具有润肺滑肠、化痰止咳的功效。

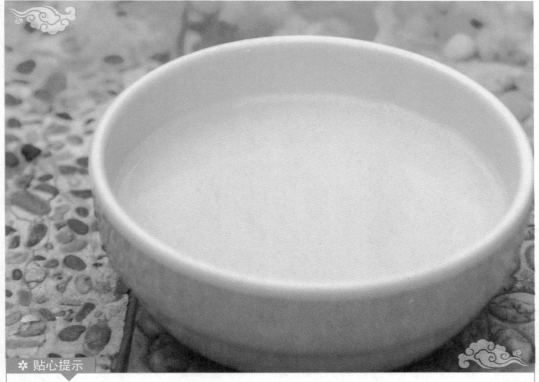

❀ 贴心提示

榧子不要与绿豆同食，否则容易发生腹泻。榧子性质偏温热，多食易上火，所以咳嗽咽痛并且痰黄的人不宜食用。腹泻或大便溏薄者不宜食用榧子。

糙米核桃花生豆浆

【健脑、抗衰老】

[材料] 糙米 40 克，核桃 10 克，花生 20 克，黄豆 30 克，清水、白糖或冰糖适量。

[做法]

❶ 将黄豆清洗干净后，在清水中浸泡 6 ~ 8 小时，泡至发软备用；糙米淘洗干净，用清水浸泡 2 小时；核桃仁碾碎；花生洗净后碾碎。

❷ 将浸泡好的黄豆、糙米和碾碎的核桃仁、花生一起放入豆浆机的杯体中，添加清水至上下水位线之间，启动机器，煮至豆浆机提示糙米核桃花生豆浆做好。

❸ 将打出的糙米核桃花生豆浆过滤后，按个人口味趁热添加适量白糖或冰糖调味，不宜吃糖的患者，可用蜂蜜代替。

● 养生功效　核桃具有多种不饱和与单一非饱和脂肪酸，能降低胆固醇含量，因此核桃对人的心脏有一定的好处。核桃仁富含蛋白质、脂肪、碳水化合物和人体必需的钙、磷、铁等多种微量元素和矿物质，以及胡萝卜素、核黄素等多种维生素。此外，核桃中所含的微量元素锌和锰是脑垂体的重要成分，常食有益于脑的营养补充，有健脑益智作用。糙米含有多种维生素。花生能增强记忆力，延缓脑功能衰退，搭配核桃制成的这款豆浆能健脑、抗衰老，是老少皆宜的保健饮品。

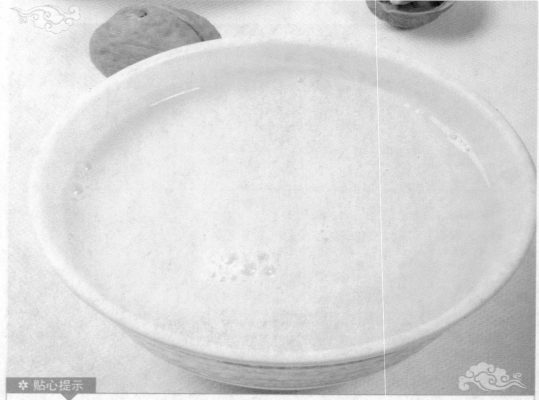

❀ 贴心提示

这款豆浆不宜过多食用，否则会引起腹泻。痰火喘咳、阴虚火旺、便溏腹泻的病人则不宜食用。

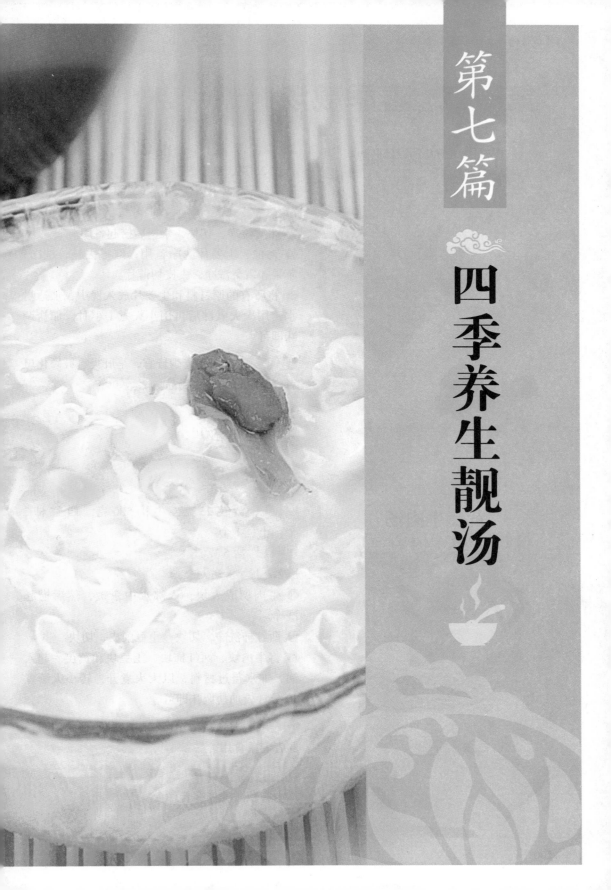

第七篇

四季养生靓汤

第一章 春季靓汤

苹果雪梨煲牛腱

【美白养颜，润肺化痰】

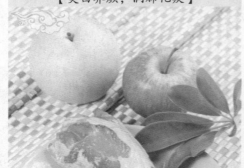

[材料] 苹果1个，雪梨1个，牛腱600克，杏仁25克，红枣5颗。

[调料] 生姜片5克，盐5克。

[做法]

❶ 牛腱洗净，切块，氽烫后捞起备用。

❷ 杏仁、生姜片洗净备用；红枣去核，洗净；苹果、雪梨洗净，去皮切薄片。

❸ 将所有的原材料和生姜片放入煲中，加适量水，用大火煮沸后再用小火煮1小时，加盐调味即可。

适合人群 男女老少皆宜，是肝炎、肝硬化患者春季最好的食疗汤品。

注意事项

脾胃虚寒者忌饮用。

黄芪牛肉汤

【益气补虚，增强抵抗力】

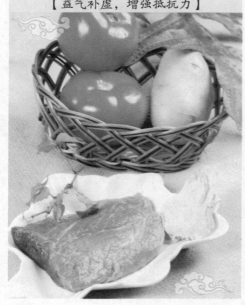

[材料] 黄芪25克，牛肉500克，西红柿2个，土豆1个。

[调料] 盐5克。

[做法]

❶ 牛肉切成大块，入沸水中氽烫，然后捞起洗净。

❷ 西红柿洗净，切块；土豆削皮，切块。

❸ 将牛肉块、西红柿块、土豆块和黄芪一起入锅，加水盖过材料，以大火煮开，转小火续煮30分钟，加盐调味即可。

适合人群 一般人都可食用，特别适合体质较弱者春季食用。

注意事项

体内有积滞、疮疡者忌食。

[材料] 牛肉 200 克，芹菜 150 克，鸡蛋 1 个，西红柿 1 个。

[调料] 料酒 5 毫升，盐、清汤、味精、胡椒粉各适量。

[做法]

❶ 芹菜去叶洗净，切成小段；西红柿洗净，切成小丁；鸡蛋打破，放入碗中搅散。

❷ 将牛肉洗净，切成大块与清汤一起放入汤锅中，先用大火烧开后，再改用小火煮，待牛肉熟后，放入盐、味精、胡椒粉、芹菜、西红柿继续煮。

❸ 待汤再开时，淋入鸡蛋液和料酒即可。

适合人群 一般人均可在春季食用。

注意事项

芹菜有降血压的作用，故血压偏低者慎用。

芹菜牛肉汤
【清热益气，健脾和胃】

[材料] 西洋参 25 克，银耳 25 克，猪腱 300 克，红枣 2 颗。

[调料] 盐少许。

[做法]

❶ 猪腱洗净，放入沸水中氽烫，去除血水，用清水洗净，切成块备用。

❷ 银耳用水浸泡至完全胀发，洗净备用。

❸ 西洋参切片，洗净；红枣去核，洗净。

❹ 汤锅中加 500 毫升水，以大火煮开，加入所有原材料，等水再开时改用小火煲 1 小时，加盐调味即可。

适合人群 适宜因睡眠不足而导致虚火上升之人食用。

注意事项

胃寒疼痛，舌苔发白者忌食。服用西洋参期间应忌食萝卜和茶叶。银耳能清肺热，故外感风寒者忌用。

银耳煲猪腱
【滋阴润燥，清热生津】

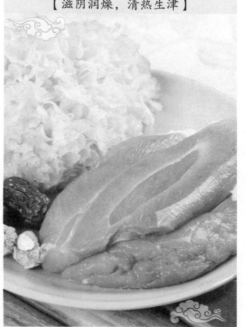

杏仁银耳煲猪腱

【宁心安神，润肠通便】

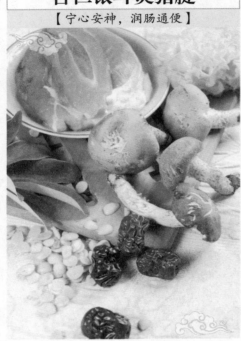

[材料] 杏仁、银耳各 20 克，鲜香菇 4 朵，猪腱肉 50 克，红枣 4 颗。

[调料] 生姜片 5 克，细盐少许。

[做法]

❶ 香菇去蒂，洗净；银耳用清水泡发后，洗净备用。

❷ 猪腱洗净，切成大块。

❸ 杏仁、红枣分别用清水洗净，红枣去核。

❹ 汤锅中加 1500 毫升清水，用大火煮沸，放入全部材料与姜片，改用中火继续煲 3 小时左右，加细盐调味即可食用。

大厨献招 变质银耳不干燥，手摸会有潮湿感，色泽暗黄，朵形不全、呈残缺状，蒂头不干净、有黑斑或杂质。

适合人群 适合肠胃不适者春季食用。

[注意事项]

有伤风感冒、咳嗽的人不可饮用此汤。

百合蜜枣煲猪腱

【消热润燥，补中益气】

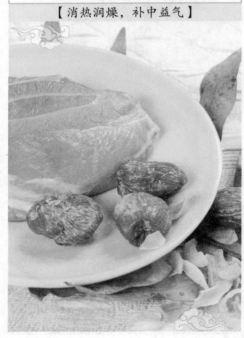

[材料] 百合 100 克，蜜枣 4 颗，猪腱 300 克，陈皮 5 克。

[调料] 盐 5 克。

[做法]

❶ 百合、蜜枣、陈皮洗净，放在冷水中浸泡约20 分钟，捞起备用。

❷ 猪腱放入沸水中汆烫，除去血水和腥味，冷却后洗净，切块备用。

❸ 将所有材料放入煲中，加 2000 毫升清水，以大火煲开后改用文火煲 2 个小时，加盐调味即可。

适合人群 这是一道春季滋补汤品，适宜中气下陷、面色无华之人食用。

[注意事项]

风寒感冒者忌食百合。猪肉不能与菱角同食，否则会导致腹泻。

[材料] 百合 150 克，桂圆肉 20 克，猪瘦肉 200 克。

[调料] 味精 2 克，生粉 3 克，酱油 5 毫升，红糖 5 克，盐 5 克，花生油适量。

[做法]

❶ 百合放在冷水中浸泡约 20 分钟，洗净；桂圆肉洗净。

❷ 猪瘦肉洗净，切成片。

❸ 锅中加百合、桂圆肉和适量清水，煮 10 分钟左右。

❹ 放入猪瘦肉，改文火煮至肉熟，加入调味料即可。

适合人群 此汤特别适合妇女产后调补饮用。

注意事项

大便干燥、口干舌燥者忌食桂圆肉。

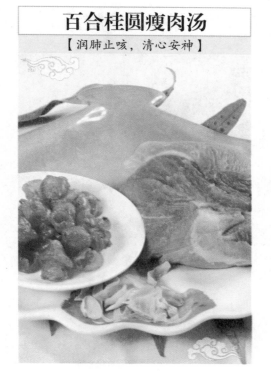

百合桂圆瘦肉汤
【润肺止咳，清心安神】

[材料] 熟地 24 克，山药 30 克，小茴香 3 克，泽泻 9 克，猪瘦肉 60 克。

[调料] 盐 3 克。

[做法]

❶ 将熟地、山药、小茴香、泽泻洗净备用。

❷ 猪瘦肉洗净后切成大块。

❸ 全部材料一起放入砂锅中，加适量水，用大火煮沸后再改成小火煮 1 小时，加盐调味即可。

大厨献招 表皮光洁、无异常斑点的山药才可放心购买，有异常斑点的绝对不能买。因为只要山药表皮有任何异常斑点，就表明它已经感染病害，食用价值降低了。

适合人群 一般人都适用，尤其适合糖尿病人饮用。

注意事项

脾胃气滞、腹脘胀满者忌服。

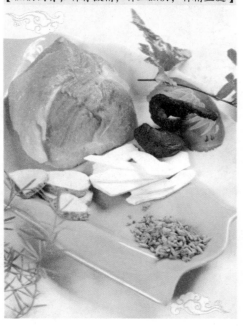

山药熟地瘦肉汤
【滋阴固肾，补肾摄精，补血滋阴，补精益髓】

苹果银耳猪腱汤

【健脾养胃，润肺益气】

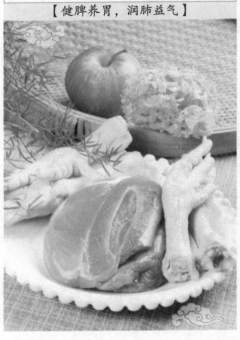

[材料] 苹果1个，银耳15克，猪腱250克，凤爪4个。

[调料] 盐适量。

[做法]

❶ 苹果洗净，连皮切成4份，去掉果心；凤爪斩去脚趾；猪腱洗净，切大块。

❷ 银耳浸发，剪去梗蒂，余水后冲洗干净；猪腱、凤爪余水后冲洗干净。

❸ 煲中加适量水，放入所有原材料，以武火煲10分钟后改用文火煲2小时，出锅前加盐调味即可。

适合人群 适宜一般人食用，心肌梗死患者尤其适用。

注意事项

脾胃虚寒、糖尿病人忌食。

山药牛奶瘦肉汤

【生津润肠，补中益气】

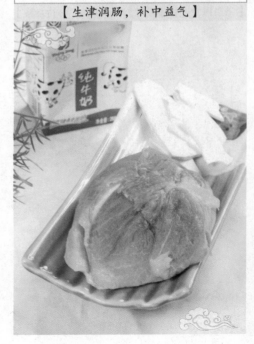

[材料] 山药100克，牛奶200毫升，猪瘦肉500克。

[调料] 盐5克，生姜片少许。

[做法]

❶ 猪瘦肉洗净，切成块，余水。

❷ 将猪肉与生姜放入锅内，加适量清水煮4小时，再加入洗净的山药，用文火熬煮至山药软熟。

❸ 将牛奶、盐加入锅内烧沸即可。

大厨献招 肉味之所以鲜美，是因为肉中有鲜味物质，如谷氨酸、酰胺、肌苷酸等。在炖肉时，如果想使肉味鲜美，应先把肉放在热水里煮一下，肉遇热，表面蛋白质立刻凝固，这样，鲜味物质渗入汤中就少了，而更多地保存在肉内。

适合人群 一般人皆可饮用，特别适宜正处于发育阶段的儿童、青少年，以及脑力劳动者饮用。

注意事项

对牛奶过敏者忌食。

[材料] 党参30克，灵芝20克，猪瘦肉500克，蜜枣4颗。

[调料] 盐5克。

[做法]

① 党参、灵芝洗净，浸泡。

② 猪瘦肉洗净，切块，氽水；蜜枣洗净。

③ 瓦煲内加适量清水，煮沸后加入以上材料，大火煲开后改用小火煲3小时，加盐调味即可食用。

大厨献招 选购灵芝可从其形体、色泽、厚薄比重上来判别好坏。好的灵芝籽实体柄短、肉厚，菌盖的背部或底部用放大镜观察，能看到管孔部位，管孔呈淡黄或金黄色的最好，呈白色的次之，呈灰白色而且管孔较大的质量最差。

适合人群 适宜中气下陷、心悸头晕者食用。

注意事项

饮用此汤时忌食藜芦制品。

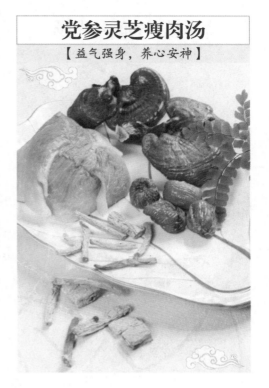

党参灵芝瘦肉汤
【益气强身，养心安神】

[材料] 猪瘦肉60克，山药200克，沙葛20克。

[调料] 盐4克，味精3克。

[做法]

① 猪瘦肉洗净，切块；沙葛去皮，洗净，切厚片；山药去皮，洗净，切块。

② 把全部用料放入煲内，加适量清水，武火煮沸后改用文火煲2小时。

③ 最后加入调味料调味即可。

大厨献招 炖猪肉时，不要用旺火，火势一急，肉便紧缩在一起。在炖猪肉时放少许山楂或几片萝卜，肉可很快炖香、炖酥烂。炖猪肉时，盐要最后放，否则肉不易炖烂。

适合人群 适宜糖尿病、高血脂、脾虚胃热者食用。

注意事项

患高血压、偏瘫（中风）、肠胃虚寒、消化不良者应慎食。

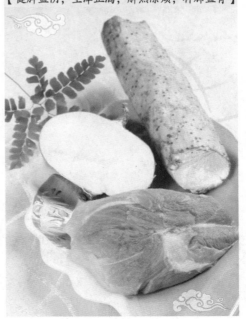

山药沙葛瘦肉汤
【健脾益阴，生津止渴，解热除烦，补肺益肾】

265

茶树菇丝瓜肉片汤

【清热解燥，化痰凉血】

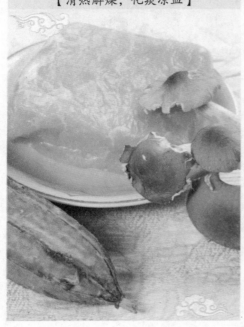

[材料] 茶树菇、丝瓜各200克，猪里脊肉300克。

[调料] 生姜片3克，盐少许。

[做法]

❶ 茶树菇洗净备用。

❷ 丝瓜去皮洗净，切块；里脊肉切薄片。

❸ 锅中加适量水，放入生姜片，大火煮开，加入所有材料，改用小火煮至肉片熟烂，加盐调味即可。

大厨献招 丝瓜表面有一层厚厚的角质层，不可食用，烹饪前要削去。鲜度高的丝瓜去皮很方便，只要将刀刃垂直于瓜体，轻轻刮动，便可把角质层刮去。

适合人群 适宜人们在春季时食用。

注意事项

脾胃虚寒之人忌食。

四果瘦肉汤

【健脾益胃，补肾通便】

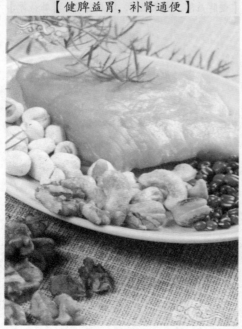

[材料] 猪瘦肉250克，莲子、核桃仁、腰果、红豆各100克。

[调料] 盐5克。

[做法]

❶ 猪瘦肉洗净，切块；莲子、核桃仁、腰果、红豆洗净备用。

❷ 锅中加适量水烧开，放入瘦肉汆烫，捞出沥水。

❸ 汤锅中加水烧开，加入所有材料，待沸后转用小火煲2小时，加盐调味即可。

大厨献招 莲子先洗一下，然后放入刚烧开的沸水中，加入适量的碱，稍闷片刻将莲子倒出，用力揉搓，莲子皮很快就会脱落。

适合人群 一般人都可食用，特别适宜消化不良者食用。

注意事项

体质过敏者忌食。

[材料] 无花果 10 颗，苹果 1 个，猪腿肉（宜用前腿肉）650 克。

[调料] 食盐 10 克味精各适量，生姜片 5 克。

[做法]

❶ 无花果洗净，稍浸泡。

❷ 苹果去心，切块。

❸ 猪腿肉洗净，整块不用切。

❹ 将生姜片放进瓦煲内，加入清水 2500 毫升，武火煲沸后加入所有材料再煲沸，然后改为文火煲约 2 小时，最后调入适量食盐、味精便可食用。

适合人群 适宜 40 ~ 50 岁的女性春季补血养颜饮用。

注意事项

喝此汤时不宜吃松花蛋与蟹类。

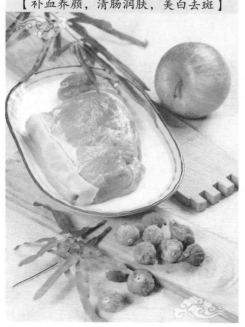

无花果苹果猪腿汤

【补血养颜，清肠润肤，美白去斑】

[材料] 排骨 200 克，核桃仁 100 克，何首乌 40 克，当归、熟地各 15 克，桑寄生 25 克。

[调料] 盐适量。

[做法]

❶ 排骨洗净，斩段；何首乌、熟地、核桃仁、当归、桑寄生洗净备用。

❷ 排骨入沸水中余烫，捞出沥干水分。

❸ 锅内加适量水，将所有材料放入，以小火煲 3 小时，加盐调味即可。

大厨献招 先把带壳核桃放进蒸笼内蒸上 3 5 分钟，取出放入冷水中浸泡 3 分钟，捞出来用锤子在核桃壳四周轻轻敲打，破壳后就能取出完整的核桃仁。

适合人群 一般人都可以食用，特别适合少年、儿童及中老年人食用。

注意事项

腹泻、便溏、咯血者忌食。

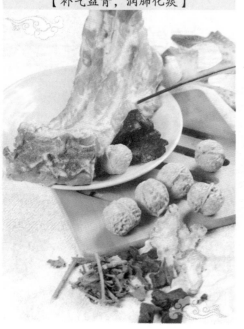

核桃排骨首乌汤

【补气益肾，润肺化痰】

芋头排骨汤

【理气开胃，补气益肺】

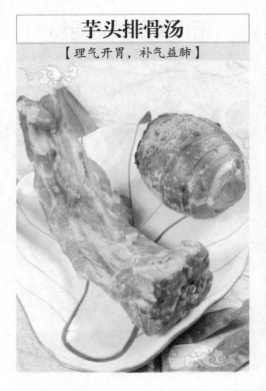

[材料] 排骨 240 克，芋头 50 克。

[调料] 味精 3 克，鸡精 5 克，盐 2 克。

[做法]

❶ 排骨斩块，洗净，汆水；芋头去皮，切成小块。

❷ 将所有的原材料放入炖盅内，加水，入锅隔水蒸 2 个小时。

❸ 放入味精、鸡精、盐调味即可。

大厨献招 选购芋头时，以结实，且没有斑点的为好。可将芋头切半，看其是否新鲜。芋头正确的削皮方法是：在流动的水中削，或戴手套削，因为芋头的黏液会使皮肤过敏。芋头削皮之后，如果不马上使用，必须浸泡在水中。

适合人群 一般人皆可食用。

注意事项

芋头要蒸熟，否则其中的黏液会刺激咽喉。

山药白芍排骨汤

【疏肝解郁，祛风明目】

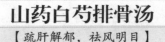

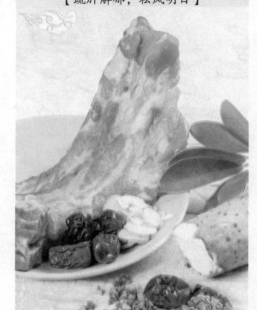

[材料] 白芍 10 克，蒺藜 10 克，山药 300 克，排骨 250 克，红枣 10 颗。

[调料] 盐 6 克。

[做法]

❶ 将白芍、蒺藜装入干净棉布袋里，系紧袋口。

❷ 红枣用清水泡软，去核洗净；排骨洗净，斩块，汆烫后捞起；山药去皮切片。

❸ 将排骨、山药、红枣和装有白芍、蒺藜的棉布袋放入锅内，加水 1800 毫升，大火煮开后转小火炖 40 分钟，加盐调味即可。

大厨献招 储存山药时，可以将山药埋在沙子下面，这样可使山药存放很长一段时间。

适合人群 适宜一般人在春季食用，特别适合哺乳期的妇女食用。

注意事项

大便燥结者忌食。

[材料] 绿豆 60 克，排骨 250 克，陈皮 15 克。

[调料] 盐少许、生抽适量。

[做法]

❶ 绿豆除去杂物和坏豆子，清洗干净。

❷ 排骨飞水，冲净；陈皮浸软，刮去瓤。

❸ 锅中加水适量，放入陈皮先煲开，再将其他材料加入煮 10 分钟，然后改慢火煲 3 小时，下适量盐、生抽调味即可。

大厨献招 绿豆不宜煮得过烂，以免降低清热解毒功效。未煮熟的绿豆腥味强烈，食后易恶心、呕吐。另外，绿豆忌与鲤鱼、榧子同食。

适合人群 一般人皆可食用。

注意事项

选购陈皮时以表面为棕色、质脆、气香、味微苦者为佳。

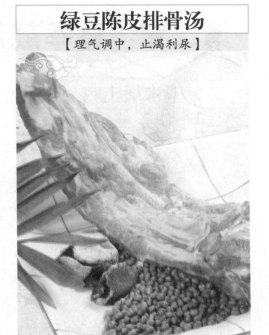

绿豆陈皮排骨汤
【理气调中，止渴利尿】

[材料] 党参 15 克，绿豆芽 200 克，猪骶骨 500 克，西红柿 1 个。

[调料] 盐 5 克。

[做法]

❶ 猪骶骨斩段，氽烫后捞起，洗净。

❷ 绿豆芽冲洗干净；西红柿洗净，切块。

❸ 将猪骶骨、绿豆芽、西红柿、党参放入锅中，加水 1400 毫升，以大火煮开后转用小火炖 30 分钟，加盐调味即可。

大厨献招 绿豆芽鲜嫩味美，富含维生素等营养成分。但是发豆芽时不要使豆芽发得过长，豆芽过长会使营养素受损。

适合人群 血气不足、身体虚弱者适合在春季饮用此汤。

注意事项

绿豆芽性寒，慢性腹泻及脾胃虚寒者忌食。

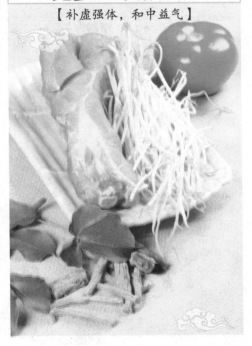

党参豆芽猪骨汤
【补虚强体，和中益气】

第二章 夏季靓汤

玉米煲土鸡

【养胃健脾，温中补气】

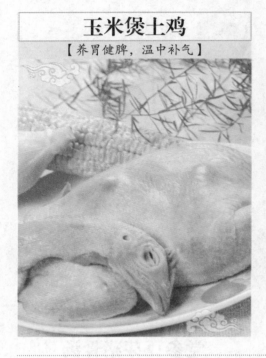

[材料] 玉米1根，土鸡500克。

[调料] 盐5克，味精2克，胡椒粉3克，鸡精6克，生姜片7克。

[做法]

① 土鸡洗净，斩块；玉米切段。

② 锅中加水烧开，放入鸡块焯烫，捞出沥干水分。

③ 汤煲中加水，放入土鸡、玉米、生姜片，大火煲开后转用文火煲1小时，加盐、味精、鸡精、胡椒粉调味，煲至入味即可。

适合人群 一般人皆可食用。

注意事项

嫩玉米的糖分比老玉米高，因此用嫩一些的玉米煲汤，煲出的汤会更香甜。

椰子杏仁炖鸡汤

【补益脾胃，润肤养颜】

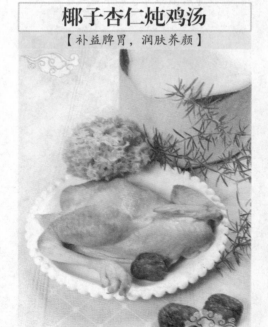

[材料] 椰子1个，鸡500克，银耳40克，蜜枣3颗，杏仁5克。

[调料] 盐适量，生姜片2克。

[做法]

① 将鸡内外清洗干净，剁成块；椰子去壳取肉，洗净。

② 银耳用清水浸透，剪去硬梗，洗净；蜜枣、杏仁分别洗净。

③ 锅中加适量水，放入所有材料和生姜片，待水开后转文火煲约2小时，放盐调味即成。

适合人群 此汤特别适宜男女老少夏季食用。

注意事项

选购椰子时假如按下有软软的感觉，表示果实太熟，不宜购买。

[材料] 银耳 25 克，新鲜椰子 1 个，鸡腿 500 克，红枣 2 颗。

[调料] 生姜片 2 克，细盐少许。

[做法]

❶ 银耳用清水浸泡发透，洗净备用；椰子打开取汁备用。

❷ 鸡腿斩块，放入开水中氽烫后捞出，洗净备用；红枣去核，洗净。

❸ 汤锅内加适量清水，大火煮开后放入银耳、鸡腿、红枣、生姜片，先以大火煮开，改小火继续煲 3 小时，待汤快煮好时加入椰子汁，并加盐调味即可。

适合人群 夏天流汗多、易上火、体力虚耗大者适合食用此汤。

注意事项

要在汤快煮好时再加入椰子汁，否则会破坏椰子汁的口感。

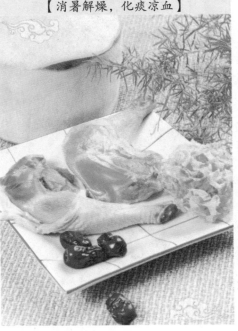

银耳椰子煲鸡汤
【消暑解燥，化痰凉血】

[材料] 菠萝 60 克，苦瓜 100 克，鸡肉 500 克。

[调料] 盐 5 克，生姜片 10 克。

[做法]

❶ 菠萝去皮洗净，切片；苦瓜洗净，对半儿剖开，去子，切厚片。

❷ 鸡肉洗净，切块，氽去血水备用。

❸ 锅中加适量水烧开，放入全部材料和生姜，煲至鸡肉熟烂，加盐调味即可。

大厨献招 菠萝切片后，最好用盐水浸泡一会儿，可以去掉菠萝中的毒素，从而保证汤品的口感。

适合人群 一般人皆可食用。

注意事项

苦瓜忌多吃，每次以 80　100 克左右为宜。因为苦瓜中草酸多，多食会影响钙元素的吸收。

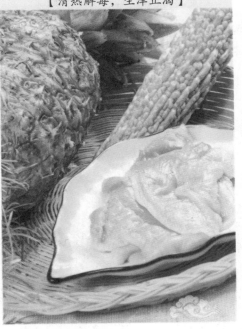

苦瓜菠萝炖鸡汤
【清热解毒，生津止渴】

西瓜煲鸡

【解暑除烦，补益虚损】

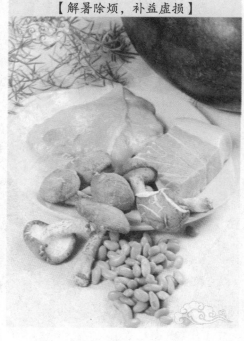

[材料] 西瓜 500 克，鸡肉 250 克，鲜香菇 200 克，火腿 50 克，青豆 100 克。

[调料] 生姜片 3 克，葱 1 条，盐 5 克，花生油 10 毫升，生粉 10 克，生抽 10 毫升。

[做法]

❶ 西瓜去核，分别将红肉、白肉切为粒状；香菇洗净，切成粒；青豆放入沸水中烫 5 分钟，捞起用清水浸冷。

❷ 鸡肉洗净，切成粒状，用生粉、花生油、生抽拌腌 10 分钟；火腿切粒。

❸ 烧热油锅，爆香生姜片，加入清水 1500 毫升，放入西瓜白肉，煲沸后改为文火煲 10 分钟，加入鸡肉、香菇、火腿、青豆续煲 30 分钟。

❹ 再加入西瓜红肉，等水再沸时加适量盐和花生油调味即可。

适合人群 适宜高血压、肝炎及汗多口渴之人食用。

罗汉果煲鸡胗汤

【清热润肺，滑肠通便】

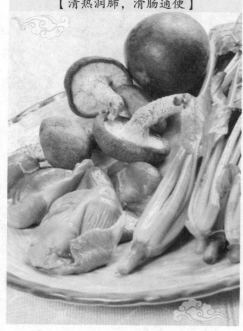

[材料] 鸡胗 200 克，菠菜 150 克，罗汉果 50 克，鲜香菇 30 克。

[调料] 盐 5 克，味精 3 克，胡椒粉 3 克，生姜片 10 克。

[做法]

❶ 鸡胗洗净，切成片；菠菜择洗净切段；香菇洗净，对切开；罗汉果打碎。

❷ 锅上火，加油烧至七成热时下入生姜片、鸡胗爆香。

❸ 锅中加入高汤，下入所有材料一起煮 40 分钟，加盐、味精、胡椒粉调味即可。

适合人群 一般人皆可食用。

注意事项

鸡胗、生姜片过油后可在开水中稍焯一下，以去油渍。

[材料] 花生仁 150 克, 凤爪 300 克, 大蒜 100 克。

[调料] 盐 6 克, 味精 3 克。

[做法]

❶ 大蒜去皮, 凤爪剁去脚趾, 花生泡发。

❷ 将凤爪下沸水中飞水。

❸ 将以上用料放入锅中, 加 300 毫升水, 大火炖煮 45 分钟后, 加盐、味精调味即可。

大厨献招 将蒜头置于网状的长袋子中, 挂在阴凉通风处, 可以长时间地保存蒜头。也可以将蒜头去皮后放入广口瓶中, 倒入沙拉油浸泡, 存放于阴凉处。此法不但不会使蒜头发芽, 在炒菜时还可直接拿出来食用, 美味又方便。

适合人群 一般人皆可食用。

注意事项

患有青光眼、白内障、结膜炎等眼疾的人不宜过食本汤品。

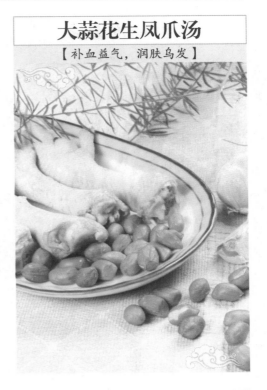

大蒜花生凤爪汤

【补血益气, 润肤乌发】

[材料] 眉豆 60 克, 花生 60 克, 凤爪 400 克, 蜜枣 3 颗。

[调料] 盐 5 克。

[做法]

❶ 眉豆洗净, 浸泡 1 小时; 花生去壳洗净, 蜜枣洗净。

❷ 凤爪用开水略烫, 然后褪去黄色表皮, 洗净备用。

❸ 将清水 1800 毫升放入瓦煲内, 煮沸后加入以上用料, 武火煲沸后改用文火煲 2 小时, 加盐调味即可。

适合人群 用于脾虚湿重引起的下肢及颜面浮肿、头身困重者。

注意事项

眉豆、花生都不容易煲烂, 所以一定要用水浸泡一段时间。

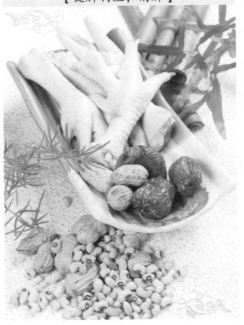

眉豆花生凤爪汤

【健脾利湿, 消肿】

西红柿皮蛋汤

【消暑解燥，化痰凉血】

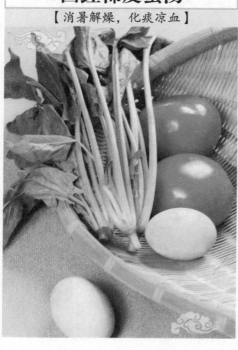

[材料] 西红柿2个，皮蛋2个，菠菜150克，高汤250毫升。

[调料] 生姜5克，盐适量，清油适量。

[做法]

❶ 西红柿洗净，放入沸水中稍烫，撕去外皮，对半儿剖开，去蒂，切成片。

❷ 生姜切成末；皮蛋洗净，剥去蛋壳，对剖，切片；菠菜洗净，切段备用。

❸ 锅加油烧至六成热时放入皮蛋炸酥，加高汤淹过皮蛋，放入生姜末，煮至汤色泛白，加入菠菜、西红柿片和盐，待煮开即可熄火盛出。

适合人群 适用于夏季容易心烦口渴者。

注意事项

如果怕酸，烹煮这道汤时，西红柿片不宜下锅煮太久，最好汤沸就起锅。

百合冬瓜鸡蛋汤

【养阴润肺，清降胃火】

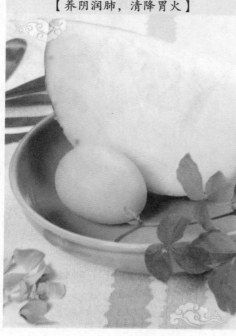

[材料] 百合30克，冬瓜120克，鸡蛋2个。

[调料] 香油、生姜丝、葱末各适量，盐8克，味精5克。

[做法]

❶ 百合去杂质，洗净，撕成小片；冬瓜洗净，切片。

❷ 鸡蛋打入碗内，搅拌均匀，备用。

❸ 锅内加适量水，放入百合、冬瓜片、生姜丝、葱末，大火烧沸后改用文火煮10分钟，淋入鸡蛋液，调入盐、味精、香油即成。

大厨献招 新鲜百合以个大、瓣匀、肉质厚、色白或呈淡黄色者为佳。

适合人群 此汤适用于各种便秘患者，对大肠积热之便秘效果尤佳。

注意事项

做此汤时宜选外皮披霜、翠绿、形状规则的冬瓜。

[材料] 竹荪 50 克，银耳 20 克，蛋 2 个。

[调料] 盐 5 克，生姜片 3 克，葱 1 根。

[做法]

❶ 银耳洗净，泡软，去蒂头，撕成小朵。

❷ 竹荪洗净后余烫 5 分钟，去异味，切段。

❸ 将银耳、竹荪入锅，加 1500 毫升水、生姜片、葱段，以大火煮开，转中火煮 10 分钟后加入蛋液，放盐调味即成。

大厨献招 搅蛋必须朝一个方向，一鼓作气，一气呵成，这样才能使蛋白中的气泡排列有序，裹入更多的空气，气泡细而均匀，起发得快，涨发饱满。

适合人群 竹荪是适合所有人食用的食品，想减肥的人可以常食。

注意事项

竹荪性凉，脾胃虚寒之人不要吃得太多。

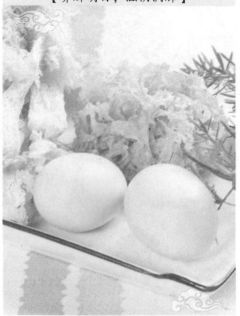

银荪蛋汤
【养肝明目，滋阴润肺】

[材料] 西红柿 200 克，紫菜 15 克，鸡蛋 2 个。

[调料] 盐 5 克，花生油适量。

[做法]

❶ 西红柿洗净，去蒂，切成片状；紫菜浸泡 15 分钟，洗净。

❷ 鸡蛋去壳，搅成蛋液备用。

❸ 将清水 800 毫升放入瓦煲内，煮沸后加入花生油、西红柿、紫菜，煲滚 10 分钟，倒入蛋液，略搅拌，加盐调味即成。

大厨献招 优质紫菜的表面有光泽，叶片薄而均匀，呈紫褐色或紫红色；口感柔软，有芳香味；清洁而无杂质。

适合人群 用于高血压、高血脂、糖尿病症口渴、小便不利者；亦可用于痰火结聚引起的淋巴结肿大及热病后胃口欠佳者。

注意事项

本汤寒凉，脾胃虚寒者慎用。

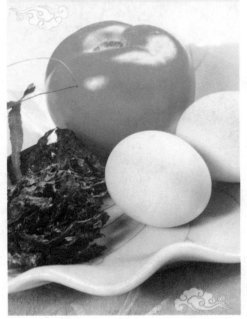

紫菜西红柿鸡蛋汤
【清热消脂，醒胃开胃】

茅根老鸭汤

【清热凉血，利尿】

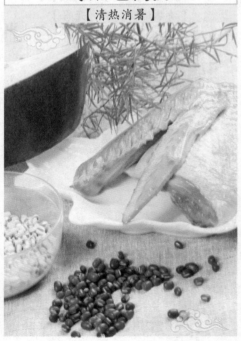

[材料] 白茅根 30 克，生地 30 克，薏米 30 克，老鸭 1 只，蜜枣 3 颗。

[调料] 生姜片 2 克，盐 5 克。

[做法]

❶ 白茅根、生地、薏米洗净。

❷ 老鸭洗净，斩块，飞水；油锅烧热，用生姜片炝锅，放入老鸭爆炒 5 分钟。

❸ 瓦煲内加清水 2000 毫升，煮沸后加入所有材料，武火煲滚后改用文火煲 3 小时，加盐调味即可。

大厨献招 用新鲜的鸭、鸡、排骨煲汤时，开水下锅最好，这样才能让肉中的营养物质充分溶解于汤中。

适合人群 肾结石、膀胱结石等患者特别适合饮用此汤。

注意事项

本汤寒凉通利，胃寒、肾虚者慎用。

冬瓜老鸭汤

【清热消暑】

[材料] 冬瓜 1000 克，薏米 30 克，红豆 30 克，老鸭 1 只。

[调料] 盐 5 克，生姜片 2 克。

[做法]

❶ 冬瓜洗净，切成大块状。

❷ 薏米、红豆洗净，浸泡 1 小时。

❸ 老鸭去毛、内脏，洗净，斩块，飞水。

❹ 锅上火，加油烧热，爆香生姜片，放入老鸭爆炒 5 分钟。

❺ 瓦煲内加清水 2500 毫升，烧沸后加入所有材料，武火煲滚后改用文火煲 3 小时，加盐调味即可。

适合人群 适用于暑天烦渴、胸闷、食欲差、尿少者。

注意事项

煲汤前用生姜爆炒老鸭，可减少其腥味，使汤清、味正。薏米有滑胎作用，孕妇慎用。

[材料] 冬瓜 500 克，干贝 50 克，老鸭 1 只，猪瘦肉 200 克，陈皮 1 片。

[调料] 盐少许。

[做法]

① 干贝用清水泡软，洗净备用；冬瓜连皮洗净，切厚块备用；猪瘦肉和陈皮分别洗净备用。

② 老鸭去内脏、洗净，去鸭头和尾部不用，剁成块，放入沸水中氽烫 5 分钟，捞起，用凉水冲洗净，沥干水分。

③ 汤锅中加 1400 毫升清水，先以大火煲至水开，放入所有材料，改用中火继续煲 3 小时，熄火前加盐调味即可。

适合人群 一般人皆可食用。

注意事项

干贝蛋白质含量高，一般人都能食用，但儿童、痛风病患者不宜多食。

干贝老鸭汤
【消暑健脾，和胃调中】

[材料] 老鸭 1 只，香梨 1 个，银耳 20 克。

[调料] 盐 5 克，味精 3 克，鸡精 2 克，生姜片 5 克。

[做法]

① 鸭洗净，斩块；香梨去皮，切块，银耳泡发后撕成小朵。

② 锅中加水烧沸，下入鸭块焯去血水，捞出。

③ 将鸭块、香梨块、银耳、生姜片一同装入汤煲内，加适量清水，中火煲 40 分钟后调入调味料即可。

大厨献招 银耳泡发后应去掉未发开的部分，特别是那些呈淡黄色的硬块。

适合人群 一般人皆可食用。

注意事项

梨不要放得太多，以免汤过甜。

银耳香梨老鸭汤
【清热解暑，去火润肺】

金银花水鸭汤

【滋养肌肤，除暗疮，除湿热】

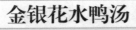

[材料] 金银花 9 克，生地、熟地各 6 克，鸭半只，猪瘦肉 250 克。

[调料] 生姜片 5 克，盐适量、花生油适量。

[做法]

❶ 所有药材洗净，稍浸泡；鸭去肠杂、尾部，洗净，斩块；猪瘦肉洗净，不用切。

❷ 将所有材料与生姜片一起放入瓦煲内，加清水 3000 毫升。

❸ 武火煲沸后改用文火煲 1.5 小时，调入适量的盐和花生油即可。

大厨献招 把金银花倒入一个筛网中，放在清水里左右晃动，容易将其洗干净。

适合人群 适宜体内虚热、上火的人食用。

注意事项

水鸭、猪瘦肉可拌酱油食用。

苦瓜瘦肉汤

【降血压，清热泻火，解毒】

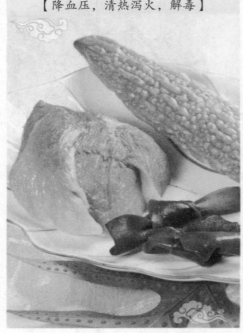

[材料] 苦瓜 500 克，海带 100 克，猪瘦肉 250 克。

[调料] 食盐、味精各适量。

[做法]

❶ 苦瓜剖成两瓣，挖去瓤，切小块。

❷ 海带浸泡约 1 小时，洗净，切丝。

❸ 猪瘦肉洗净，切小块。

❹ 把所有材料放进砂锅中，加适量清水，煲至猪瘦肉熟烂，调味即可。

大厨献招 将鲜肉切成块，在肉面上涂上蜂蜜，用线串起，挂在通风处，可存放一段时间，这样处理过的肉味道会更鲜美。

适合人群 适合肥胖、动脉硬化、高血压患者食用。

注意事项

苦瓜切块后用水煮熟，然后放进冷水中浸泡，这样可以去除其苦味。

第三章　秋季靓汤

[材料] 芥菜 500 克，咸鸭蛋 1 个，猪瘦肉 400 克。

[调料] 生粉 3 克，糖 3 克，味精 3 克，酱油 5 毫升，盐 5 克，花生油 10 毫升。

[做法]

❶ 芥菜洗净，切段；咸鸭蛋去壳备用。

❷ 猪瘦肉洗净，切片，用花生油、生粉、糖、味精、盐、酱油等调味，腌 30 分钟。

❸ 将清水 800 毫升放入瓦煲内，煮沸后加入花生油、芥菜及咸蛋黄，煲 15 分钟，放入猪瘦肉，煮至猪肉熟，倒入咸蛋液，略加搅拌，加盐调味即成。

适合人群 用于因烟酒过多而咳嗽、痰多色黄、咽干口渴、便结尿少者。

注意事项

脾胃虚寒者慎用。

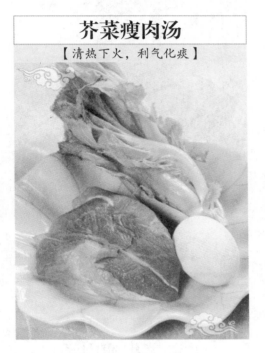

芥菜瘦肉汤

【清热下火，利气化痰】

[材料] 玄参 25 克，麦冬 25 克，猪瘦肉 500 克，蜜枣 5 颗。

[调料] 盐 5 克。

[做法]

❶ 玄参、麦冬洗净，浸泡 1 小时。

❷ 猪瘦肉洗净，切块，氽水；蜜枣洗净。

❸ 将清水 1800 毫升放入瓦煲内，煮沸后加入以上用料，武火煲滚后改用文火煲 3 小时，加盐调味。

适合人群 因烟酒过多或频繁熬夜而导致咽喉肿痛、风火牙痛、口干声嘶、心烦口渴者可多饮用此汤。

注意事项

本汤寒凉，胃寒、脾虚泄泻者慎用。

玄参麦冬瘦肉汤

【清热泻火，利咽】

山药瘦肉汤
【健脾利水】

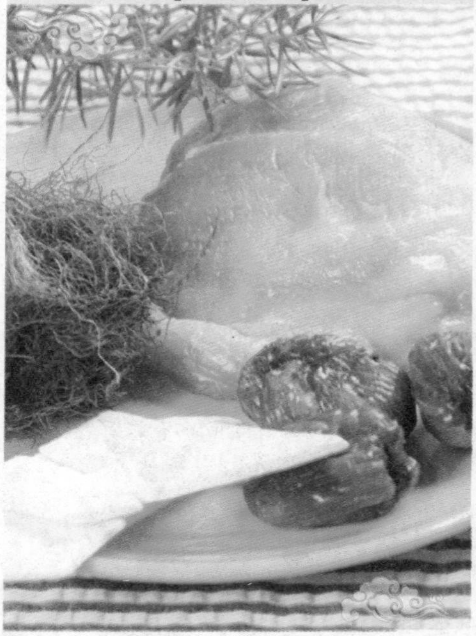

[材料] 山药30克，新鲜扁豆30克，玉米须30克，猪瘦肉500克，蜜枣3颗。

[调料] 盐5克。

[做法]

❶ 山药洗净，浸泡1小时；扁豆洗净，择去老茎。

❷ 玉米须、蜜枣洗净；猪瘦肉洗净，切块，飞水。

❸ 将清水2000毫升放入瓦煲内，煮沸后加入以上用料，武火煲滚后改用文火煲3小时，加盐调味即可。

适合人群 脾虚湿重、慢性肾炎浮肿者可多饮此汤。

注意事项

在烹饪前，应摘净扁豆的两端及荚丝，这些部位所含的毒素最多；还应将豆筋摘除，否则既影响口感，又不易消化。

甘蔗茅根瘦肉汤
【清热生津，利尿解酒】

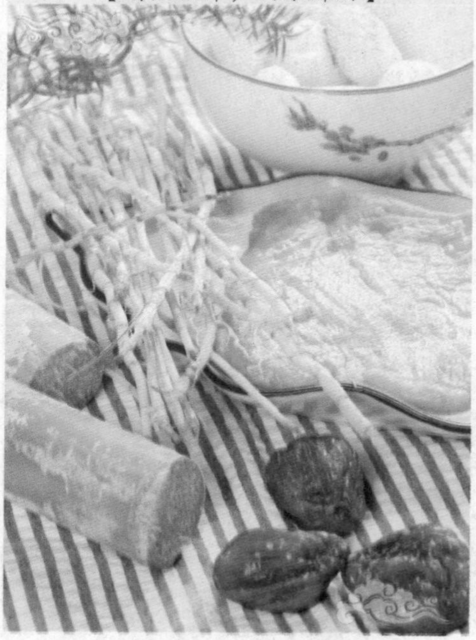

[材料] 甘蔗500克，鲜白茅根30克，马蹄100克，猪瘦肉500克，蜜枣3颗。

[调料] 盐5克。

[做法]

❶ 甘蔗洗净，切成小段。

❷ 鲜白茅根、蜜枣洗净；马蹄去皮，洗净；猪瘦肉切块，飞水，洗净。

❸ 将清水2000毫升放入瓦煲内，煮沸后加入以上用料，武火煲滚后改用文火煲3小时，加盐调味即可。

适合人群 用于烟酒过多引起的烦热、口渴、咽痛声嘶、尿黄或尿少刺痛者。

大厨献招 挑选白茅根时，以表面黄白色、断面皮部白色、味微甜的为佳。

注意事项

脾胃虚寒者不宜服用本汤。

[材料] 北沙参30克，玉竹30克，百合30克，猪瘦肉500克，蜜枣3颗。

[调料] 盐5克。

[做法]

① 沙参、玉竹、百合洗净，浸泡1小时。

② 猪瘦肉切块，飞水，洗净；蜜枣洗净。

③ 将清水2000毫升放入瓦煲内，煮沸后加入以上用料，武火煲沸后改用文火煲3小时，加盐调味即可。

适合人群 常用于辅助治疗秋燥、肺燥、糖尿病等病症，阴虚之人有咳嗽、痰少、口干舌燥等症状者也可多饮用此汤。

注意事项

本汤清凉，滋阴力强，寒凉之性较重，故肺虚、寒咳者慎用。

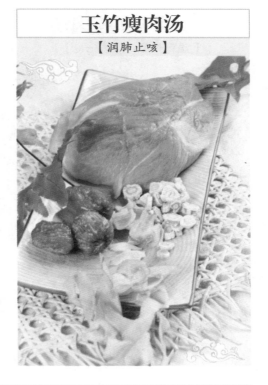

玉竹瘦肉汤

【润肺止咳】

[材料] 粉丝50克，节瓜400克，咸蛋1个，猪瘦肉300克。

[调料] 花生油10毫升，糖5克，生粉3克，味精1克，酱油5毫升，盐5克。

[做法]

① 粉丝泡发洗净；节瓜去皮，切成片状；咸蛋去壳，蛋黄、蛋清分开备用。

② 猪瘦肉洗净，切片，放花生油、糖、盐、味精、生粉、酱油调味，腌30分钟。

③ 将清水800毫升放入瓦煲内，煮沸后加入花生油、节瓜、咸蛋黄，滚20分钟后加入粉丝，煲5分钟后放入瘦肉，煮至瘦肉熟，加入咸蛋液，略搅拌，加盐调味即可。

适合人群 用于消化不良、食欲不振者。

注意事项

煲汤时，咸蛋黄宜提早放，咸蛋清则不宜滚得太久，以防过熟而变"老"，失去嫩滑口感。

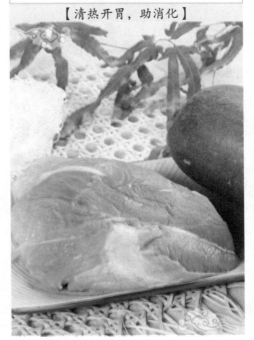

节瓜瘦肉汤

【清热开胃，助消化】

海底椰参贝瘦肉汤

【益气养阴，清肺化痰】

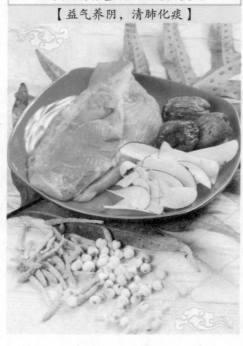

[材料] 海底椰150克（干品15克），太子参10克，川贝母10克，猪瘦肉400克，蜜枣3颗。

[调料] 盐5克。

[做法]

❶ 海底椰洗净；太子参洗净，切片。

❷ 川贝母洗净，打碎；猪瘦肉洗净，飞水；蜜枣洗净。

❸ 将所有用料放入炖盅内，加开水700毫升，加盖，隔水炖4小时，加盐调味即可。

适合人群 用于气阴两虚引起的咳嗽（有黄痰，痰黏难咳）、口干、烦渴、气短多汗者。

注意事项

本汤所用的太子参虽有益气之功效，但海底椰、川贝母均为寒凉之品，故肺虚寒咳、痰白清稀者慎用此汤。

银耳瘦肉汤

【滋润养颜】

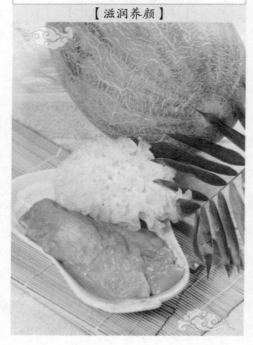

[材料] 哈密瓜500克，银耳20克，猪瘦肉500克，蜜枣3颗。

[调料] 盐5克。

[做法]

❶ 哈密瓜去皮、瓤，洗净，切成块状；银耳浸泡，去除蒂部硬结，撕成小朵，洗净。

❷ 蜜枣洗净；猪瘦肉洗净，切块，飞水。

❸ 将清水1600毫升放入瓦煲内，煮沸后加入以上用料，武火煲滚后改用文火煲2小时，加盐调味即可。

大厨献招 挑哈密瓜时，用手摸一摸，如果瓜身坚实微软，就说明成熟度比较适中。

适合人群 用于皮肤干燥、晦暗、咽燥、大便不畅者。

注意事项

本汤寒凉，脾虚泄泻、肺虚咳嗽者慎用。

[材料] 罗汉果 1 个，龙利叶 15 克，猪瘦肉 500 克。

[调料] 盐 5 克。

[做法]

❶ 罗汉果洗净，打碎。

❷ 龙利叶洗净，用清水浸泡 30 分钟；猪瘦肉洗净，切块，氽水。

❸ 将清水 2000 毫升放入瓦煲内，煮沸后加入以上用料，武火煲沸后改用文火煲 3 小时，加盐调味即可。

[大厨献招] 买罗汉果，要以颜色黑褐、有光泽、摇时不响者为佳。

[适合人群] 用于痰火内盛之咳嗽者，症见痰黄、咳痰不爽，或咳嗽声嘶哑。

[注意事项]

便溏者忌服罗汉果。

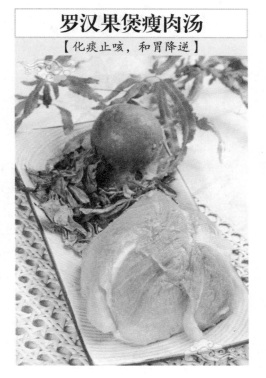

罗汉果煲瘦肉汤

【化痰止咳，和胃降逆】

[材料] 土茯苓 50 克，生地 30 克，蝎子 30 克，猪瘦肉 200 克。

[调料] 盐 5 克。

[做法]

❶ 土茯苓洗净，浸泡 30 分钟；蝎子洗净。

❷ 生地洗净，浸泡 1 小时；猪瘦肉洗净，切片，入开水中氽烫。

❸ 将 2000 毫升清水放入瓦煲内，煮沸后加入全部原材料，武火煲开后改用文火煲 3 小时，加盐调味即可。

[大厨献招] 蝎子的煎煮时间比其他药材时间要长一些，一般要半个小时以上。

[适合人群] 一般人皆可食用。

[注意事项]

本汤寒凉，脾胃虚寒者慎用。

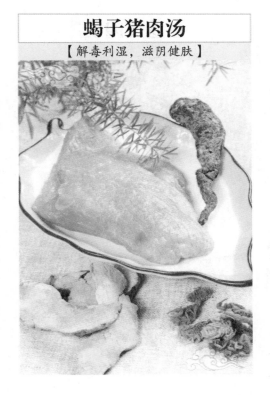

蝎子猪肉汤

【解毒利湿，滋阴健肤】

蜜枣海底椰瘦肉汤

【消食化积，滋阴润肺】

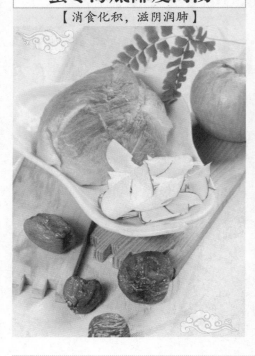

[材料] 蜜枣4颗，海底椰100克，苹果1个，猪瘦肉300克。

[调料] 盐适量。

[做法]

❶ 将蜜枣、海底椰洗净；苹果洗净，去皮、核，切块。

❷ 猪瘦肉洗净，切块，入沸水中汆烫。

❸ 将全部材料放入砂锅中，加适量清水，武火煮沸10分钟后改文火煲2小时，加盐调味即可。

大厨献招 如果选用干的海底椰片煲汤，需提前泡发。

适合人群 津少口渴、脾虚泄泻者适合食用。

注意事项

好的海底椰色泽白净，每一刨片都较长，选购时需注意。

豆蔻瘦肉汤

【利水通淋，清热解毒】

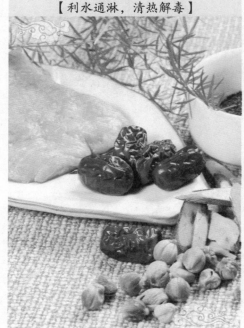

[材料] 板蓝根15克，白豆蔻8克，车前子15克，猪瘦肉100克，红枣15颗。

[调料] 盐适量。

[做法]

❶ 板蓝根、白豆蔻、车前子、红枣洗净。

❷ 猪瘦肉洗净，切块，入沸水中汆烫。

❸ 将除白豆蔻外的材料放入瓦煲内，加适量清水，武火煮沸后改文火煲2小时，放入打碎的白豆蔻，再煮10分钟，加盐调味即可。

大厨献招 枣皮中含有丰富的营养成分，炖汤时则应连皮一起煲炖。

适合人群 初秋时节，脾胃不和、不思饮食、胸闷不饥等患者适合食用。

注意事项

白豆蔻用时一定要打碎，否则影响功效。

[材料] 白萝卜200克，罗汉果1个，猪腱肉200克，杏仁25克。

[调料] 盐适量，姜2片。

[做法]

❶ 猪腱肉切块，放入开水锅中氽一下，捞出冲洗干净。

❷ 白萝卜去皮，切块；罗汉果打碎；杏仁洗净。

❸ 锅内烧适量水，开后加入所有材料及姜片，待水再开后改文火煲约2小时，放盐调味即可。

适合人群 咽喉不利、咯血、便血者适合食用此汤。

注意事项

食用猪肉后不宜大量饮茶。因为茶叶中的鞣酸会与肉中的蛋白质合成具有收敛性的鞣酸蛋白质，减缓肠蠕动速度，造成便秘，增加有毒物质的吸收。

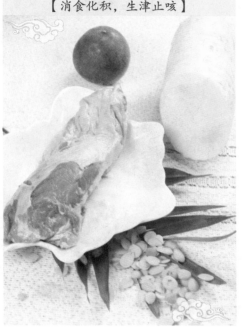

杏仁萝卜猪腱汤

【消食化积，生津止咳】

[材料] 葛花20克，苦瓜350克，红豆30克，排骨500克，蜜枣5颗。

[调料] 盐5克。

[做法]

❶ 葛花洗净，用棉布袋装好；苦瓜去瓤，洗净，切成块状。

❷ 红豆洗净；排骨斩块，洗净，氽水；蜜枣洗净。

❸ 将清水1600毫升放入瓦煲内，煮沸后加入以上用料，武火煲滚后改用文火煲2小时，加盐调味即可。

适合人群 用于醉酒后头痛、精神不振、心烦口渴、口苦、胸胁胀满不适、食欲不振者。

注意事项

本汤寒凉，是经常饮酒、酒湿较重者的食疗靓汤，但胃寒、脾虚泄泻者慎用。

葛花排骨汤

【清热除烦，解酒毒】

香菇木耳排骨汤

【活血降脂】

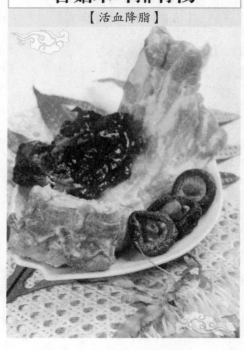

[材料] 香菇 30 克，黑木耳 20 克，排骨 500 克。

[调料] 盐 5 克。

[做法]

❶ 香菇去蒂，洗净，浸泡 3 小时。

❷ 黑木耳浸泡 1 小时，洗净，撕成小片；排骨斩块，洗净，飞水。

❸ 将清水 2000 毫升放入瓦煲内，煮沸后加入以上用料，武火煲沸后改用文火煲 3 小时，加盐调味即可。

【大厨献招】排骨不要切大块，以免不易煮熟、煮烂。

【适合人群】用于高脂血症、冠心病、高血压患者。

【注意事项】

将黑木耳放在淘米水中浸泡 30 分钟左右，然后放入清水中漂洗，极易除去沙粒。

黄瓜扁豆排骨汤

【清热利咽，去湿利尿】

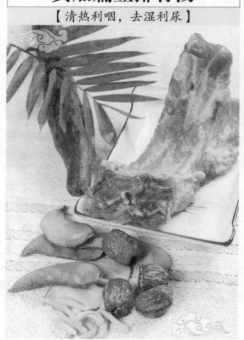

[材料] 黄瓜 400 克，鲜扁豆 30 克，麦冬 20 克，排骨 600 克，蜜枣 3 颗。

[调料] 盐 5 克。

[做法]

❶ 黄瓜洗净，切段；麦冬洗净。

❷ 鲜扁豆择去头、尾，老筋洗净；蜜枣洗净；排骨斩块，洗净，汆水。

❸ 将清水 2000 毫升放入瓦煲内，煮沸后加入以上用料，武火煲沸后改用文火煲 3 小时，加盐调味即可。

【适合人群】频繁熬夜、烟酒过多引起的烦躁易怒、咽喉肿痛、尿少尿黄、心烦者尤其适合饮用此汤。

【注意事项】

本汤寒凉，胃寒者慎用。

[材料] 排骨 500 克，牛蒡 20 克。

[调料] 盐 5 克，味精 3 克。

[做法]

❶ 排骨洗净，斩成小段；牛蒡洗净，切段。

❷ 锅中加水烧开，放入排骨段焯去血水，捞出洗净。

❸ 将排骨段、牛蒡和所有调味料一起放入炖盅内，加适量清水，隔水炖 1 小时即可。

【大厨献招】 此汤要先用文火炖，再转大火。

【适合人群】 一般人皆可食用

【注意事项】

感冒的时候不适于用汤进补，品性温和的西洋参也最好不服用，因为这些油腻的汤容易加重感冒症状。

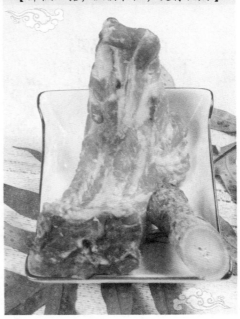

牛蒡排骨汤
【降低血糖，滋阴壮阳，健胃祛病】

[材料] 海带 30 克，绿豆 50 克，猪排骨 500克，蜜枣 3 颗。

[调料] 盐 5 克。

[做法]

❶ 海带浸泡 24 小时，勤换水，洗净，切成丝状。

❷ 绿豆浸泡并洗净；排骨斩块，洗净，飞水备用。

❸ 将清水 1600 毫升放入瓦煲内，煮沸后加入以上用料，武火煲滚后改用文火煲 1 小时，加盐调味即可。

【适合人群】 用于甲状腺肿大、淋巴结肿大者，亦可用于高血压、冠心病、肥胖症者。

【注意事项】

本汤寒凉，且含碘量高，不适合脾胃虚寒泄泻者饮用。

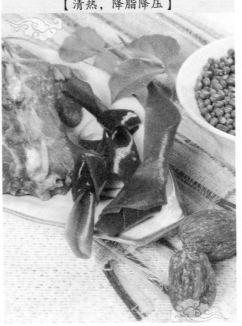

海带绿豆排骨汤
【清热，降脂降压】

第四章 冬季靓汤

百合炖乌鸡
【补肾助阳，滋阳补血】

[材料] 乌鸡 500 克，百合、莲子、红枣、当归、西洋参、枸杞各 20 克。

[调料] 盐 5 克，味精 3 克，胡椒粉 2 克，料酒 6 毫升。

[做法]

❶ 乌鸡洗净，斩块；其余材料洗净备用。

❷ 锅中加水烧开，放入乌鸡块焯烫，捞出沥水备用。

❸ 炖盅上火，加适量清水，放入所有材料，大火烧沸后调入胡椒粉、料酒，转用小火炖煮 50 分钟，加盐、味精即成。

适合人群 适用于压力大、体虚之人。

注意事项

体寒者忌服西洋参。

参须乌鸡汤
【益气养阴，滋补养颜】

[材料] 西洋参须 10 克，雪梨 300 克，乌鸡 400 克，蜜枣 2 颗。

[调料] 盐 3 克。

[做法]

❶ 西洋参须洗净；雪梨去核，切成块，洗净备用。

❷ 乌鸡斩块，洗净；蜜枣洗净。

❸ 将 1600 毫升清水放入瓦煲内，煮沸后加入所有原料，用武火煲滚后，再改用文火煲 2 小时，加盐调味即可。

适合人群 因气阴两虚而眩晕、气短乏力、口干烦渴、潮热汗多、夜眠多梦、皮肤干燥者可多饮用本汤。

注意事项

体寒者忌服西洋参。

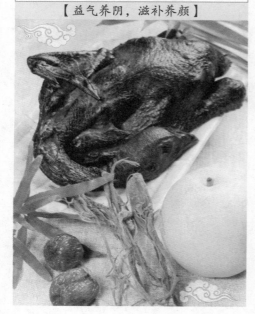

[材料] 雌乌鸡 1 只（约 1000 克），熟地 150 克。

[调料] 红糖 150 克。

[做法]

❶ 将乌鸡宰杀，去毛、内脏，洗净备用。

❷ 熟地洗净，切成条状，加红糖拌匀，装入鸡腹内。

❸ 将鸡仰置于炖盅内，加适量水用文火炖熟即成。

大厨献招 除了煲汤，熟地还可用来浸酒，在补血的同时，又兼有一定的活血作用。

适合人群 适宜于记忆力减退、神疲气短等症者食用。

注意事项

有外感疾患者不能饮用本汤。

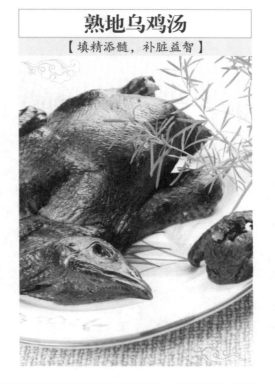

熟地乌鸡汤
【填精添髓，补脏益智】

[材料] 桑葚 30 克，紫草 10 克，熟地 30 克，丹皮 5 克，侧柏叶 10 克，乌鸡 1 只（约 700 克）。

[调料] 盐适量。

[做法]

❶ 将乌鸡宰杀，去毛及内脏，洗净备用。

❷ 所有药材洗净，放入乌鸡的腹腔里，用线或绳捆扎好，放入锅中，加适量清水炖煮。

❸ 煮至鸡肉熟烂，加盐调味即可，饮汤吃鸡肉。

大厨献招 桑葚有黑白两种鲜果，以紫黑色为补益上品。未成熟的不能吃。

适合人群 适用于阴虚血热之白发、脱发者。

注意事项

有外感疾患者不能饮用本汤。

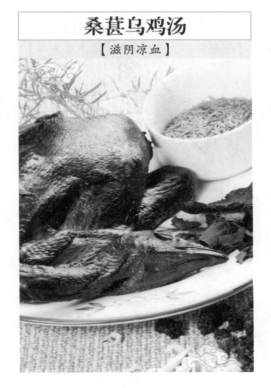

桑葚乌鸡汤
【滋阴凉血】

田七炖鸡

【补气养血，去斑生新】

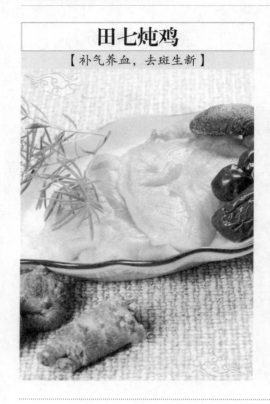

[材料] 田七 12 克，香菇 30 克，鸡肉 500 克，红枣 5 颗。

[调料] 姜片、大蒜各少许，盐 6 克。

[做法]

① 将田七打碎，洗净；香菇用温水泡发，洗净。

② 把鸡肉洗净，斩块；红枣洗净，去核。

③ 将所有原材料放入瓦煲中，加姜片、大蒜，注入适量水，慢火炖之，待鸡肉烂熟，加盐调味即可。

大厨献招 用新鲜的鸡煲汤时，应沸水下锅，用冷冻的鸡煲汤则应冷水下锅，这样才能使肉、汤均鲜美可口。

适合人群 一般人皆可食用。

注意事项

香菇性滞濡，中寒与滞均者不宜食用，痧痘后也应忌食。

丹参红花乌鸡汤

【宁静解郁、活血化瘀，治产后抑郁】

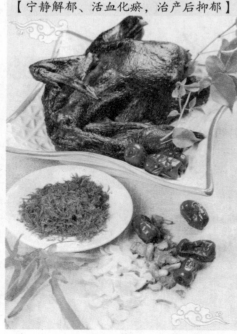

[材料] 丹参 15 克，红枣 10 颗，红花 2.5 克，桃仁 5 克，乌鸡 1 只（约 500 克）。

[调料] 盐 8 克。

[做法]

① 红花、桃仁洗净，装在棉布袋内，扎紧袋口备用。

② 乌鸡宰杀，洗净，剁块，放入沸水中氽烫后捞出；红枣、丹参洗净。

③ 将所有材料放入炖盅内，加 2000 毫升水，上蒸笼蒸至鸡肉熟烂，取出棉布袋，加盐调味即成。

适合人群 适合体虚血亏、肝肾不足、脾胃不健的人食用。

注意事项

乌鸡连骨（砸碎）熬汤滋补效果最佳。

[材料] 板栗 500 克，香菇 50 克，光鸡 1 只（约 500 克）。

[调料] 姜片 5 克，盐、花生油各适。

[做法]

❶ 板栗用开水稍浸泡，然后去衣；香菇浸泡软后去蒂切块；光鸡洗净后去内脏，斩块，洗净。

❷ 将全部材料与生姜一起放入瓦煲内，加清水 2500 毫升。

❸ 武火煲沸后改为文火煲 2 小时，调入适量食盐和少许花生油即可。板栗、香菇、鸡肉可捞起拌入酱油佐餐用。

适合人群 一般人皆可食用。

注意事项

在市场中，有些摊点出售的板栗，个头大小一样，这种板栗大多是冷库中的存货，多是经过机械脱皮、筛选加工出来的，并不是新鲜的板栗。新鲜板栗表皮附有一层薄薄的绒毛，陈板栗则表皮光滑。

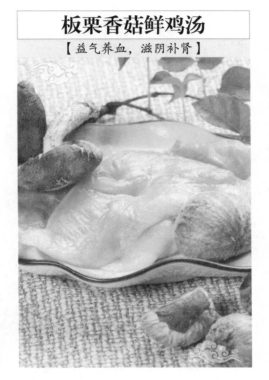

板栗香菇鲜鸡汤
【益气养血，滋阴补肾】

[材料] 当归 15 克，党参 15 克，石斛 10 克，母鸡 1 只（约 500 克）。

[调料] 姜片 5 克，葱段 3 克，绍酒适量，食盐 5 克。

[做法]

❶ 将母鸡宰杀后去毛和内脏，洗净。

❷ 将当归、石斛、党参、葱、姜、绍酒、食盐放入鸡腹内，把鸡肚朝上放入砂锅内，加适量水。

❸ 先将砂锅置武火上烧沸，再移文火上炖熬至鸡肉熟透即成。

适合人群 适用于久病体衰、反胃少食者食用，具有很好的滋补功效。

注意事项

不要选购霉变或劣质药材。

石斛炖母鸡
【益气，养血，补虚】

鹿茸黄芪煲鸡汤
【补气益气】

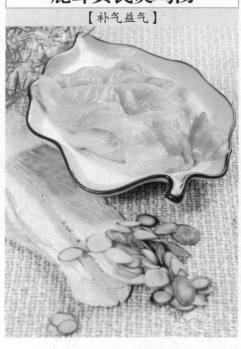

[材料] 鸡肉 500 克，鹿茸 20 克，黄芪 20 克。

[调料] 盐 5 克，味精 3 克，生姜 10 克。

[做法]

❶ 将鹿茸片用清水洗净；黄芪洗净；生姜去皮，洗净，切片。

❷ 将鸡肉洗净，切块，放入沸水中焯去血水后捞出，沥干水。

❸ 炖锅内加适量水，下入所有材料，武火煲沸后再改文火煲 3 小时，加盐、味精调味即可。

大厨献招 鹿茸煲汤之前，需要先用碱水泡发。一般是 500 克鹿茸约用 100 克碱，泡发至鹿茸回软，去老根，反复洗净。

适合人群 一般人皆可食用。

注意事项
阴虚阳亢、血热、胃火盛、肺有痰热及外感热病者都不宜服用鹿茸。

巴戟黑豆鸡腿汤
【和中益肾，健脑明目】

[材料] 巴戟 15 克，黑豆 100 克，鸡腿 150 克。

[调料] 胡椒粒 15 克，盐 5 克。

[做法]

❶ 鸡腿洗净，剁块，放入沸水中余烫，捞起用清水冲净。

❷ 黑豆淘洗干净，和鸡腿、巴戟、胡椒粒一起放入锅中，加水至盖过材料。

❸ 以大火煮开，转小火续炖 40 分钟，加盐调味即可。

大厨献招 黑豆表面有天然的蜡质，所以表面有研磨般光泽的黑豆一定是存放过久的，不宜食用。

适合人群 肾气不足的男女皆宜食用。

注意事项
虚火大、湿热积滞的人不宜食用本汤。

[材料] 鸡腿150克，熟地25克，当归15克，川芎5克，炒白芍10克。

[调料] 盐5克。

[做法]

❶ 鸡腿洗净，剁块，放入沸水中氽烫，捞出用清水洗净；中药材以清水冲净。

❷ 将鸡腿和所有药材放入炖锅，加适量水，以大火煮开后转小火续炖40分钟。

❸ 起锅前加盐调味即可。

大厨献招 炖煮时最好不用高压锅而用砂锅，用文火慢炖最好。

适合人群 此汤是老少皆宜的冬季滋补药膳，对女性朋友尤为适宜。

注意事项

凡阴虚火旺、多汗及月经量过多者应慎用川芎。

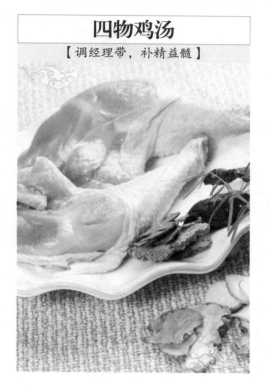

四物鸡汤
【调经理带，补精益髓】

[材料] 巴戟15克，淫羊藿15克，红枣4颗，鸡腿500克。

[调料] 料酒5毫升，盐5克。

[做法]

❶ 鸡腿洗净，剁块，放入沸水中氽烫，捞起用清水冲净。

❷ 巴戟、淫羊藿、红枣洗净备用。

❸ 将鸡肉、巴戟、淫羊藿、红枣放入瓦煲，加适量水，大火煮开后加入料酒，转小火续炖30分钟，加盐调味即可。

大厨献招 一些新鲜度较差的原料，应在烹调前加料酒浸拌，可达到除腥去异味的目的。

适合人群 肾气虚弱、遗精、阳痿等性功能障碍者，不孕、月经失调者都适合饮用。

注意事项

虚火旺、性欲亢进者不宜饮用本汤。

淫羊藿鸡汤
【滋补肾阳，强壮筋骨】

黄芪鸡汤
【补中益气】

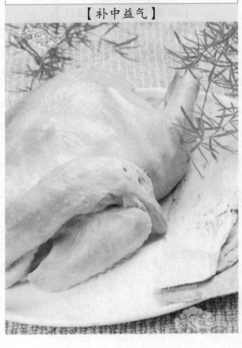

[材料] 黄芪20克,童子鸡1只(约500克)。

[调料] 葱、姜、盐、味精、料酒、花椒水各适量。

[做法]

❶ 童子鸡洗净,切成小块,放入沸水中氽去血水,再放入瓦煲内。

❷ 黄芪冲洗干净,放入瓦煲内,加适量水,文火煮2小时,再放入其他调料即成。

大厨献招 鸡肉忌与野鸡、甲鱼、鲤鱼、鲫鱼、兔肉、虾子以及葱蒜等一同食用。

适合人群 主要适用于因中气不足而体倦乏力、不思饮食者。

[注意事项]

内有积滞,疮疡者不宜食用黄芪。

菠菜鸡肝汤
【养肝明目】

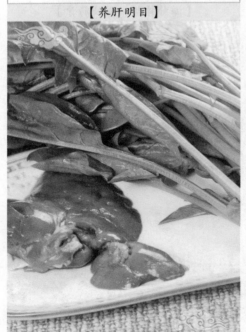

[材料] 鲜菠菜、鸡肝各50克。

[调料] 盐、麻油、味精各适量。

[做法]

❶ 菠菜洗净,切段;鸡肝洗净,切成薄片备用。

❷ 锅内加水约750毫升,烧沸后下入鸡肝,水沸后下菠菜,并加适量盐、麻油、味精,煮沸后即可。

大厨献招 煮食前先将菠菜投入开水中快焯一下,即可除去菠菜的涩味。

适合人群 尤其适用于视力模糊、两目干涩者食用。

[注意事项]

挑选菠菜时,宜选色泽鲜嫩翠绿,无枯黄叶和花斑叶,植株健壮,整齐而不断,捆扎成捆,根上无泥,捆内无杂物,不抽薹,无烂叶的。

[材料] 菠萝 100 克，苦瓜 100 克，土鸡腿 250 克。

[调料] 姜片 10 克，米酒 3 毫升，盐 5 克。

[做法]

❶ 菠萝去皮洗净，切大块，用盐水浸泡一会儿，切片；苦瓜对半儿切开，去子，洗净，切厚片。

❷ 土鸡腿洗净，切块，放入开水中烫去血水备用。

❸ 炖盅中加适量水，放入所有材料和姜片，放入蒸锅中蒸至鸡肉熟烂，加盐、米酒调味即可。

适合人群 一般人皆可食用，火气大、青春痘脓肿、便秘、口臭、体味重者宜常食用。

注意事项

脾胃虚寒、慢性胃肠溃疡者不宜食用。

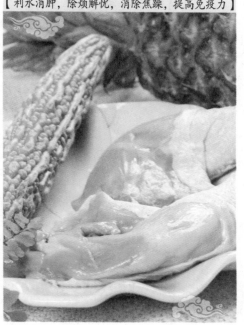

菠萝苦瓜炖鸡腿

【利水消肿，除烦解忧，消除焦躁，提高免疫力】

[材料] 银耳 3 克，鸡肝 100 克，枸杞 5 克，茉莉花 20 朵。

[调料] 黄酒 3 毫升，姜汁 3 毫升，盐 2 克，葱段 3 克，味精 1 克，生粉 5 克，清汤适量。

[做法]

❶ 鸡肝洗净，切薄片；银耳泡发洗净，撕成小朵；茉莉花去蒂托洗净；枸杞洗净。

❷ 将鸡肝装入碗内，加一点儿水，用生粉、黄酒、姜汁、精盐拌匀，稍腌。

❸ 砂锅上火烧热，放入清汤和剩余的黄酒、姜汁、盐、味精，再放进备好的银耳、鸡肝、枸杞，大火烧沸后改用中火，煮至鸡肝熟后盛入碗内，撒入茉莉花和葱段即成。

适合人群 一般人皆可食用。

注意事项

不要买霉变或变质的银耳。

银耳鸡肝汤

【补肝益肾，明目养颜】

罗汉果菠菜鸡胗汤

【清热凉血，排毒去湿】

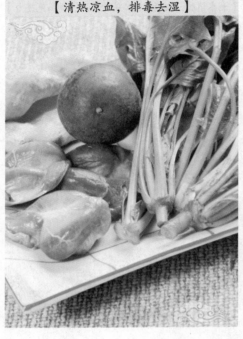

[材料] 鸡胗 200 克，菠菜 150 克，罗汉果 50 克，杏鲍菇 30 克。

[调料] 姜 20 克，盐 5 克，味精 3 克，胡椒粉 3 克。

[做法]

❶ 鸡胗洗净，切成片；菠菜择洗净；杏鲍菇洗净，对切开；姜去皮，切片。

❷ 锅上火，加油烧至七成热时，下鸡胗爆香，捞起。

❸ 炖锅中加适量高汤，下入所有材料，一起煮 40 分钟，加盐、味精、胡椒粉调味即可。

适合人群 便秘及各类炎症者尤其适合食用此汤。

注意事项

鸡胗过油后可在开水中稍汆一下，以去油渍。

板栗凤爪汤

【补肾益气，健脾活血】

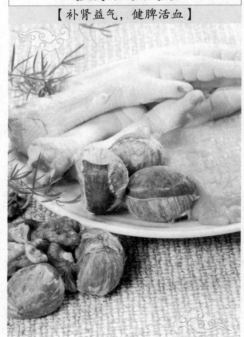

[材料] 凤爪 250 克，猪瘦肉 500 克，板栗 150 克，核桃仁 100 克。

[调料] 陈皮 15 克，姜 15 克，盐适量。

[做法]

❶ 凤爪入开水汆烫，去皮、爪甲，洗净。

❷ 猪瘦肉洗净，切块，放入清水锅内，武火煮 5 分钟，取出洗净；姜洗净，切片。

❸ 板栗去毛皮；核桃仁洗净；陈皮浸软，刮去白丝，洗净。

❹ 将所有材料放入炖锅内，加适量水，武火煮沸后改文火煲 3 小时，调味供用。

适合人群 此汤尤其适合反胃呕吐、腰膝酸软者食用。

注意事项

脾胃虚弱、消化不良者不宜多食板栗。

[材料] 凤爪 500 克，花生仁 100 克，香菇 20 克。

[调料] 生姜 15 克，料酒 15 毫升，盐 5 克，味精 3 克。

[做法]

❶ 凤爪洗净，去趾甲；花生仁泡水 6 小时；香菇泡发洗净；生姜去皮洗净，切片。

❷ 锅中加水烧开，调入料酒，放入凤爪氽烫，至水再沸，捞出洗净。

❸ 锅中加适量水，放花生仁、香菇、姜片、料酒、凤爪，煮至凤爪软，调入盐、味精即可。

适合人群 一般人皆可食用，特别是皮肤粗糙、胸部不丰满的女性。

注意事项

加料酒氽烫凤爪可以去除凤爪的腥味。

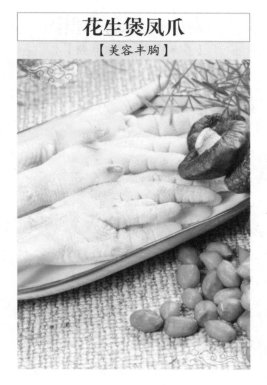

花生煲凤爪

【美容丰胸】

[材料] 肉苁蓉 15 克，续断 10 克，黄芪 15 克，五味子 10 克，水鸭 1 只（约 500 克）。

[调料] 料酒 10 毫升，葱 10 克，生姜 5 克，胡椒粉 3 克，精盐 5 克，味精 3 克，上汤适量。

[做法]

❶ 将所有中药洗净，装入纱布袋，扎紧袋口；水鸭洗净，去爪，切块，入沸水锅内氽去血水；姜拍松，葱切段。

❷ 将药包、水鸭、姜、葱、上汤、料酒同放入炖锅内，武火烧沸后再用文火炖 2 小时，加精盐、味精、胡椒粉调味即成。

适合人群 适用于肝肾虚损、阳痿、精冷、精少、精稀等患者。

注意事项

佐餐食用，每日 1 次，阴虚火旺者忌食。

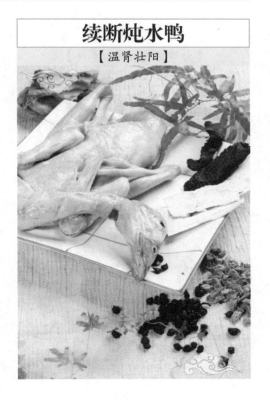

续断炖水鸭

【温肾壮阳】

桑寄生何首乌鸡蛋汤

【养血补肾，黑发养颜】

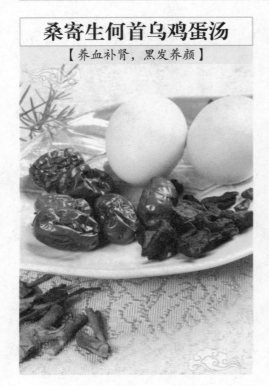

[材料] 桑寄生30克，何首乌60克，红枣6颗，鸡蛋2个。

[调料] 红糖适量。

[做法]

❶ 桑寄生、何首乌分别洗净。

❷ 红枣洗净，浸软，去核。

❸ 将全部材料放入砂锅内，加适量清水，武火煮沸后改用文火煮30分钟。

❹ 捞起鸡蛋去壳，再放入煮1小时，加红糖煮沸即可。

适合人群 用于血虚体弱、须发早白、头晕眼花、未老先衰者，亦可用于肾虚湿重之腰膝疼痛、四肢麻木者。

注意事项

红枣去核可去燥，所以煲汤时记得提前将枣核去掉。

茯苓水鸭汤

【补脾益气，安心养神】

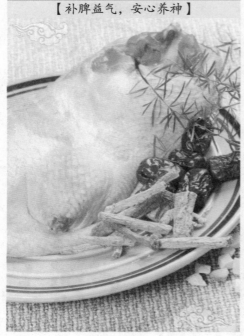

[材料] 党参15克，茯苓10克，红枣6颗，水鸭1只（约500克）。

[调料] 盐、味精各适量。

[做法]

❶ 水鸭洗净，剁块，放入沸水中汆烫，捞起冲净；所有中药材洗净。

❷ 鸭肉、党参、茯苓、红枣一起放入炖锅中，加适量水，以大火煮开后转小火续炖30分钟。

❸ 起锅前加盐、味精调味即成。

大厨献招 熬汤时添加食盐，除了调味外，还对蛋白质溶解度有影响。在食材与冷水入锅时加适量盐，使食材中的盐及蛋白质充分溶于水，增加汤汁浓度和营养价值。但是，必须掌握盐的量，否则适得其反。

适合人群 适合气喘、气血两虚而脸色苍白、神疲体倦、身体水肿者饮用。

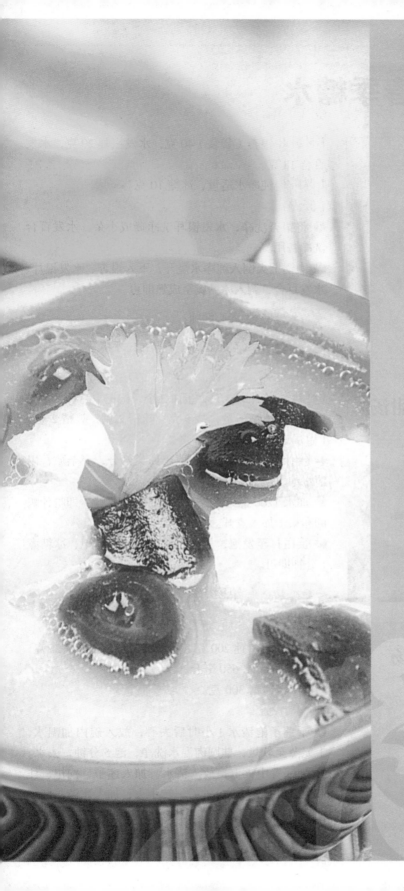

第一章 春季糖水

煲三样

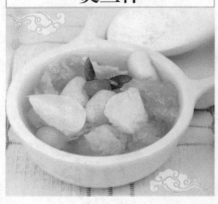

[材料] 银杏（袋装）40克，水发银耳20克，水发百合18克。

[调料] 纯净水适量，冰糖10克。

[做法]

❶ 将银杏洗净，水发银耳洗净撕成小朵，水发百合洗净备用。

❷ 净锅上火倒入纯净水烧开，下入银杏、水发银耳、水发百合，调入冰糖煲至成熟即可。

● 养生功效 养心润肺。

● 大厨献招 冰糖最好打碎一点儿，才容易煲至溶化。

雪蛤蛋白枸杞甜汤

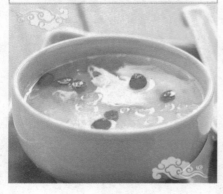

[材料] 哈什蚂3只，蛋白2个，枸杞10克。

[调料] 冰糖适量，盐5克，味精2克，鸡精2克。

[做法]

❶ 哈什蚂自腹部剪开，取出卵巢部分，弃杂质，以清水泡发沥干。

❷ 加水1200毫升煮开，将准备好的雪蛤（即哈什蚂的卵巢）加入煮开。

❸ 蛋白打至发泡，加入雪蛤，并加入枸杞、冰糖煮1分钟即可。

● 养生功效 塑身养颜。

冰糖湘莲甜汤

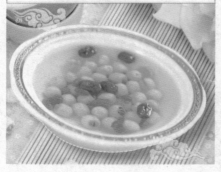

[材料] 湘白莲200克，枸杞25克，桂圆肉25克，红枣20克，水650毫升。

[调料] 冰糖300克。

[做法]

❶ 干莲子泡清水1小时后去心，放入碗内加温水，上笼蒸至软烂，桂圆肉温水洗净，泡5分钟，去水。

❷ 炖锅置中火上，放入清水，加入莲子、枸杞、桂圆肉、红枣炖30分钟后，转小火；加入冰糖，炖至莲子浮起即可。体倦、身体水肿者饮用。

［材料］ 香蕉 1 根。

［调料］ 冰糖、甘草适量。

［做法］

❶ 甘草洗净。

❷ 取香蕉 1 根去皮，切段，放入盘中。

❸ 加冰糖、甘草适量，隔水蒸透。

养生功效 补脾健胃。

大厨献招 用来炖汤的香蕉不要选择太成熟的。

适合人群 一般人都可食用，尤其适合女性食用。

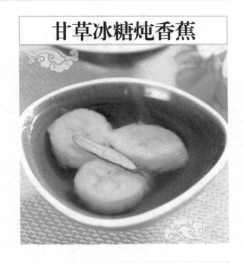

甘草冰糖炖香蕉

［材料］ 鲜红枣 100 克。

［调料］ 冰糖 20 克。

［做法］

❶ 将红枣洗净待用。

❷ 锅上火倒入适量矿泉水，加入红枣，下入冰糖烧沸即可。

养生功效 延缓衰老。

大厨献招 红枣要用清水浸泡半小时，等外皮张开后再洗净。

适合人群 一般人都可食用，尤其适合老年人食用。

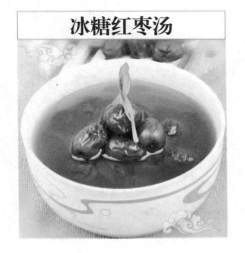

冰糖红枣汤

［材料］ 桂花蜜，银耳 7.5 克，莲子 30 克。

［调料］ 冰糖适量。

［做法］

❶ 银耳泡开，去杂质，撕成细条；莲子洗净，去除莲心，用水泡发。

❷ 锅置火上，加入莲子，武火煮沸，转入文火，快熟时加入银耳及冰糖，煮至熟。放凉后移入冰箱，吃之前加桂花蜜。

养生功效 防癌抗癌。

适合人群 一般人都可食用，尤其适合女性食用。

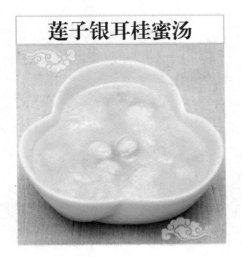

莲子银耳桂蜜汤

雪梨银耳百合汤

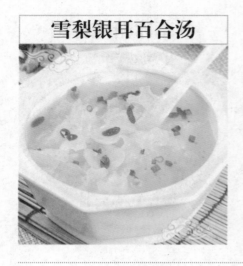

[材料] 银耳、雪梨、枸杞、百合各适量。

[调料] 冰糖适量。

[做法]

❶ 雪梨洗净，去皮、去核，切小块待用。

❷ 银耳泡半小时后，洗净撕成小朵；百合、枸杞洗净待用。

❸ 锅中倒入清水，放银耳，大火烧开，转小火将银耳炖烂，放入百合、枸杞、梨、冰糖，炖至梨熟即可。

养生功效 开胃消食。

银耳炖木瓜

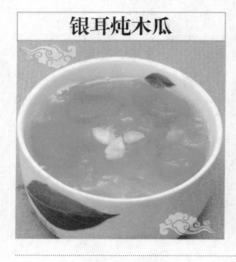

[材料] 木瓜1个，瘦肉、鸡爪、银耳各100克。

[调料] 盐3克，味精1克，白糖2克。

[做法]

❶ 将木瓜洗净，去皮切块；银耳洗净、泡发；瘦肉洗净、切块；鸡爪洗净，沥水。

❷ 炖盅中放水，将所有材料一起放入炖盅，先以文火烧沸，转入文火炖制1　2小时。

❸ 炖盅中调入盐、味精、白糖，拌匀即可。

养生功效 降低血脂。

适合人群 一般人都可食用。

牛奶银耳水果汤

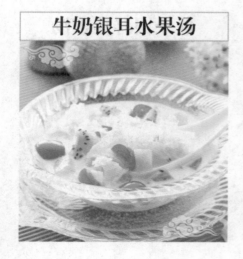

[材料] 鲜奶300毫升，银耳100克，猕猴桃1颗，圣女果5粒。

[调料] 冰糖300克。

[做法]

❶ 银耳用清水泡软，去蒂，切成细丁，加入牛奶中，以中小火边煮边搅拌，煮至熟软，熄火待凉装碗。

❷ 圣女果洗净，对切成两半儿；猕猴桃削皮切丁，一起加入碗中即可。

养生功效 补脾健胃。

大厨献招 水果可以选择自己喜欢的，任意搭配。

[材料] 银耳 150 克，马蹄 12 粒。

[调料] 冰糖 200 克，枸杞少许。

[做法]

❶ 将银耳放入冷水中泡发后，洗净。

❷ 锅中加水烧开，下入银耳、马蹄煲 30 分钟。

❸ 待熟后，再加入枸杞，下入冰糖烧至溶化即可。

养生功效 滋阴助阳。

大厨献招 每隔 10 分钟用勺子沿着同一方向搅拌，以免银耳粘锅底。

适合人群 一般人都可食用，尤其适合女性食用。

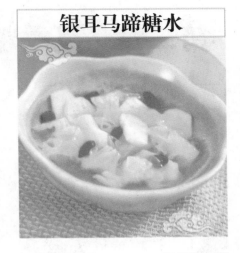

银耳马蹄糖水

[材料] 银耳 150 克，莲子 100 克，桂圆 50 克。

[调料] 清汤适量，冰糖 50 克。

[做法]

❶ 将银耳洗净撕块，莲子肉、桂圆洗净备用。

❷ 炒锅上火，倒入清汤，调入冰糖，下入莲子、银耳、桂圆煲至熟即可。

养生功效 养心润肺。

大厨献招 银耳不易煮烂，可先煮一段时间。糖不可先加，以免煳锅底。

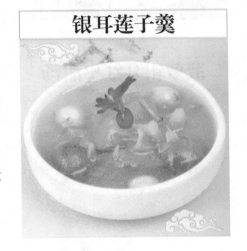

银耳莲子羹

[材料] 红枣 5 颗，橘子半个，银耳 75 克。

[调料] 冰糖 2 大匙。

[做法]

❶ 银耳泡软，洗净去硬蒂，切小片；红枣洗净；橘子剥开取瓣状。

❷ 锅内倒入 3 杯水，再放入银耳及红枣一同煮开后，改文火再煮 30 分钟。

❸ 待红枣煮开入味后，加入冰糖拌匀，最后放入橘子略煮，即可熄火。

养生功效 降低血压。

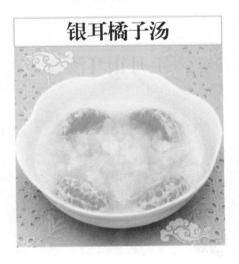

银耳橘子汤

第二章　夏季糖水

菠萝甜汤

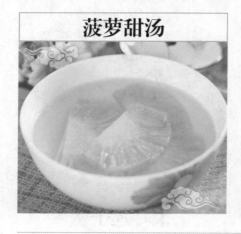

[材料]　菠萝 250 克。

[调料]　白糖 60 克。

[做法]

❶ 将菠萝去皮，洗净，切成块。

❷ 锅中加水，放入菠萝块，煮沸 7 分钟，调入白糖即成。

养生功效　降压降糖。

大厨献招　菠萝切好后，要放在盐水中浸泡一会儿。

适合人群　一般人都可食用，尤其适合男性食用。

菠萝银耳红枣甜汤

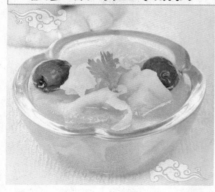

[材料]　菠萝 125 克，水发银耳 20 克，红枣 8 颗。

[调料]　白糖 10 克。

[做法]

❶ 将菠萝去皮洗净切块，水发银耳洗净摘成小朵，红枣洗净备用。

❷ 汤锅上火倒入水，下入菠萝、水发银耳、红枣煲至熟，调入白糖搅匀即可。

养生功效　养心润肺。

大厨献招　银耳要煮很长的时间才会黏稠，所以用高压锅来煮，排气后用最小火再焖半个小时才可以。

毛丹银耳汤

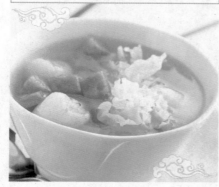

[材料]　西瓜 50 克，红毛丹 50 克，银耳 200 克。

[调料]　冰糖 200 克。

[做法]

❶ 银耳泡水、去除蒂头，切小块，放入沸水锅中煮至熟软，捞起沥干；西瓜去皮，切小块；红毛丹去皮、去子。

❷ 冰糖加适量水熬成汤汁、待凉。

❸ 西瓜、红毛丹、银耳、冰糖、水放入碗，拌匀即可。

养生功效　塑身养颜。

适合人群　一般人都可食用，尤其适合女性食用。

[材料] 西红柿 1000 克，红枣 150 克，玉米粉 300 克。

[调料] 白糖 150 克。

[做法]

❶ 红枣洗净；西红柿用开水烫后去皮，切方丁。

❷ 锅内加开水，放入红枣大火煮开，改小火煮 20 分钟。

❸ 玉米粉调糊，倒入锅内，边倒边搅动，再加西红柿丁、白糖搅匀，倒入盆内，用冷水镇凉。

养生功效 益气补血。

大厨献招 玉米粉要不停地搅动，否则会煳锅底。

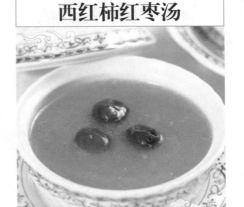

西红柿红枣汤

[材料] 雪梨半个，山楂卷 25 克。

[调料] 冰糖 6 克。

[做法]

❶ 将雪梨洗净去皮、核，切丁，山楂卷切片备用。

❷ 净锅上火倒入水，下入雪花梨、山楂卷烧开，调入冰糖煲至熟即可。

养生功效 养心润肺。

大厨献招 牙齿怕酸的人可以用山楂糕等山楂制品。

适合人群 一般人都可食用，尤其适合老年人食用。

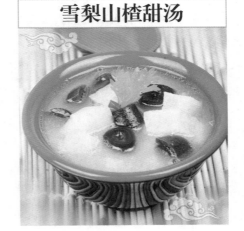

雪梨山楂甜汤

[材料] 话梅 50 克，生姜 30 克。

[调料] 矿泉水适量，冰糖 8 克。

[做法]

❶ 将话梅切成两半儿，生姜去皮洗净切片备用。

❷ 净锅上火倒入矿泉水，下入话梅、生姜，调入冰糖煲至 25 分钟即可。

养生功效 塑身养颜。

大厨献招 生姜要选择鲜嫩、丰满一点儿的。

适合人群 一般人都可食用，尤其适合女性食用。

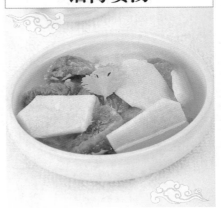

话梅姜汤

菊花枸杞子绿豆汤

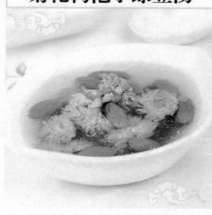

[材料] 绿豆 120 克,枸杞子 10 克,干菊花 8 克。
[调料] 高汤适量,红糖 8 克。

[做法]

❶ 将绿豆淘洗干净,枸杞子、干菊花用温水洗干净备用。

❷ 净锅上火倒入高汤烧开,下入绿豆煮至快熟时,再下入枸杞子、干菊花煲至熟透,调入红糖搅匀即可。

养生功效 清热解毒。

大厨献招 绿豆未煮烂前,不能加糖,否则不易煮烂。

冰镇木瓜甜汤

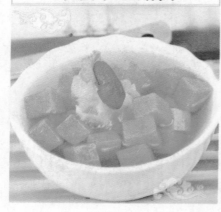

[材料] 木瓜 250 克,水发银耳 45 克。
[调料] 冰糖 6 克。

[做法]

❶ 将木瓜洗净切丁,水发银耳洗净撕成小朵备用。

❷ 净锅上火倒入矿泉水,下入木瓜、水发银耳烧开,调入冰糖煲至熟,凉透入冷藏柜冷冻 25 分钟即可。

养生功效 塑身养颜。

大厨献招 加入少许鲜牛奶来煲,味道会更好。

适合人群 一般人都可食用,尤其适合女性食用。

酸甜木瓜汤

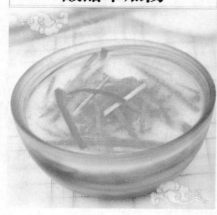

[材料] 木瓜 200 克。
[调料] 酸奶适量,白砂糖 4 克。

[做法]

❶ 将木瓜洗净,切丝备用。

❷ 净锅上火倒入纯净水,调入白砂糖,下入木瓜烧开,调入酸奶搅匀即可。

养生功效 补脾健胃。

大厨献招 要等木瓜凉后,再倒入酸奶。

适合人群 一般人都可食用,尤其适合男性食用。

［材料］ 木瓜 500 克，银耳 100 克，香菇 150 克，红枣 10 粒，黄豆芽 200 克，胡萝卜 20 克。

［调料］ 盐适量。

［做法］

① 豆芽洗净；木瓜不去皮切块、去子，切成条；胡萝卜去皮切条；香菇去蒂洗净备用。

② 起油锅，将黄豆芽炒香；红枣洗净；银耳泡发去蒂。

③ 以上所有材料转入煲中，加水，以中火煮滚后，转小火慢慢煮 60 分钟，再加盐调味即可。

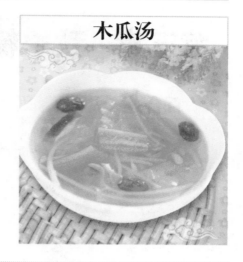
木瓜汤

［材料］ 木瓜 200 克，胡萝卜 45 克，西米 30 克。

［调料］ 盐少许，白糖 2 克。

［做法］

① 将木瓜、胡萝卜洗净切丁，西米淘洗净备用。

② 净锅上火倒入水，下入木瓜、胡萝卜、西米煲至熟即可。

养生功效 塑身养颜。

大厨献招 熬煮过程中注意搅拌，避免西米粘锅。

适合人群 一般人都可食用，尤其适合女性食用。

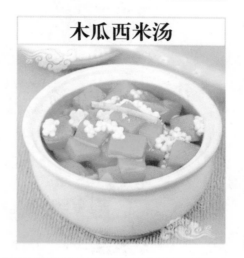
木瓜西米汤

［材料］ 木瓜 200 克，牛奶 300 毫升。

［调料］ 糖少许。

［做法］

① 将木瓜削皮去子后，切成大块。

② 牛奶倒入沙煲内，上火煮开。

③ 待牛奶煮开后，再加入木瓜块煮至熟，加糖调味即可。

养生功效 滋阴助阳。

大厨献招 木瓜要挑选没有熟透的。

适合人群 一般人都可食用，尤其适合女性食用。

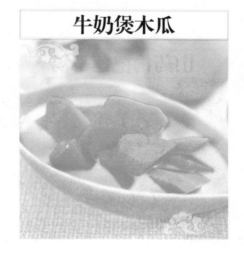
牛奶煲木瓜

第三章　秋季糖水

百合莲子甜汤

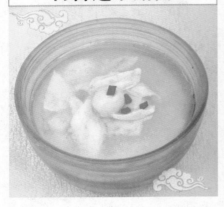

[材料] 百合 100 克，莲子 20 克。

[调料] 冰糖适量。

[做法]

❶ 将百合、莲子均洗净备用。

❷ 净锅上火，倒入矿泉水，下入冰糖、百合、莲子煲至熟即可。

● 养生功效　塑身养颜。

大厨献招　莲子、百合煮的时间不能太长，不然就化成粉末了，但是莲子要在百合前入锅。

适合人群　一般人都可食用，尤其适合女性食用。

莲子红枣花生汤

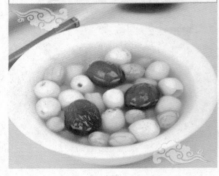

[材料] 莲子 100 克，花生 50 克，红枣 30 个。

[调料] 冰糖 55 克。

[做法]

❶ 将莲子、花生、红枣洗净备用。

❷ 锅上火倒入水，下入莲子、花生、红枣烧沸，撇去浮沫，调入冰糖即可。

● 养生功效　益气补血。

适合人群　一般人都可食用，尤其适合女性食用。

山药枸杞莲子汤

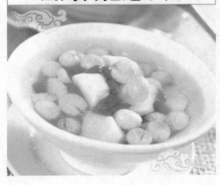

[材料] 山药 200 克，莲子 100 克，枸杞 50 克。

[调料] 白糖 6 克。

[做法]

❶ 山药去皮，切成滚刀块；莲子去心后与枸杞一起泡发。

❷ 锅中加水烧开，下入山药块、莲子、枸杞，用大火炖 30 分钟。

❸ 待熟后，调入白糖，煲入味即可。

● 养生功效　补血养颜。

[材料] 莲子 50 克，百合 10 克，黑豆 300 克。

[调料] 陈皮 1 克，淡奶或鲜椰汁适量、冰糖 300 克。

[做法]

❶ 莲子冲洗净；百合泡浸，冲净；黑豆泡浸，再用滚水泡浸 1 小时。

❷ 水烧滚，下黑豆，用大火煲半小时，撇去浮出的豆壳，下莲子、百合，用中火煲 45 分钟，若水少可添加滚水。

❸ 改用慢火煲 1 小时，下冰糖，待溶，加入椰汁或淡奶即成。

（养生功效） 补脾健胃。

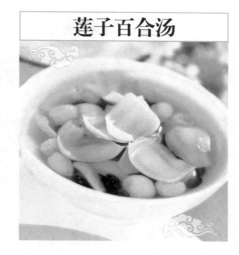

莲子百合汤

[材料] 莲子 200 克，百合 20 克，麦门冬 15 克。

[调料] 冰糖 80 克。

[做法]

❶ 莲子与麦门冬一起洗净，沥干，盛入锅中，加 1600 毫升水以大火煮开，转小火续煮 20 分钟。

❷ 百合洗净，用清水泡软，加入汤中，续煮 4   5 分钟后熄火。

❸ 加入冰糖煮溶调味即可。

（养生功效） 益气补血。

（适合人群） 一般人都可食用，尤其适合女性食用。

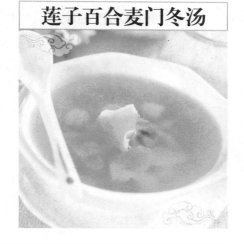

莲子百合麦门冬汤

[材料] 雪梨 1 个，百合 50 克。

[调料] 糖少许。

[做法]

❶ 将雪梨洗净，去皮，挖去中间的核。

❷ 百合洗净，放入雪梨中心，撒上少许糖，放入锅中炖煮。

❸ 待雪梨炖至汁水出来时即可。

（养生功效） 养心润肺。

（大厨献招） 在这个汤中，加入贝母，可以治疗咳嗽。

（适合人群） 一般人都可食用，尤其适合老年人食用。

百合炖雪梨

灯芯草雪梨汤

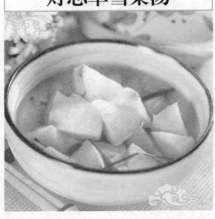

[材料] 灯芯草 3 克，雪梨 1 个。

[调料] 冰糖 10 克。

[做法]

❶ 将雪梨洗净，去皮、核，切块。

❷ 锅内加适量水，放入灯芯草，文火煎沸 20 分钟，加入雪梨块、冰糖，再煮沸即成。

● 养生功效　养心润肺。

大厨献招　灯芯草煎好后，要将其捞出，否则影响口感。

适合人群　一般人都可食用，尤其适合老年人食用。

核桃冰糖炖梨

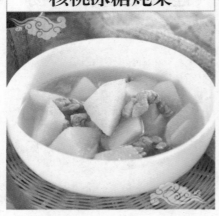

[材料] 核桃仁 30 克，梨 150 克。

[调料] 冰糖 30 克。

[做法]

❶ 梨洗净，去皮，切块；核桃仁洗净。

❷ 将梨块、核桃仁放入煲中，加入适量清水，用文火煲 30 分钟，再下入冰糖调味即可。

● 养生功效　滋阴助阳。

大厨献招　梨最好选水分多一些的，会出很多汁。

适合人群　一般人都可食用，尤其适合男性食用。

菊花桔梗雪梨汤

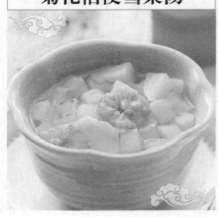

[材料] 甘菊 5 朵，桔梗 5 克，雪梨 1 个

[调料] 冰糖 5 克。

[做法]

❶甘菊、桔梗加 1200 毫升水煮开，转小火继续煮 10 分钟，去渣留汁，加入冰糖和匀后，盛出待凉。

❷梨子洗净削去皮，梨肉切丁，加入已凉的甘菊水即可。

● 养生功效　塑身养颜。

大厨献招　此汤放在冰箱中冷藏一下再饮用，口感会更好。

［材料］ 川椒 50 粒，大雪梨一个。

［调料］ 冰糖 30 克，面粉 50 克。

［做法］

❶ 面粉和成面团，擀成 2 张面皮；雪梨洗净，去皮，用竹签在梨表面均匀地刺 30 个孔，再将川椒粒按入小孔里，用面皮包严，烘烤 2 小时左右，至梨熟透，取出，去净灰渣，剥去面皮，取出川椒，将梨摆入汤盘里。

❷ 锅置火上，将冰糖，熬成糖汁，浇在梨上即成。

● 养生功效 增强免疫。

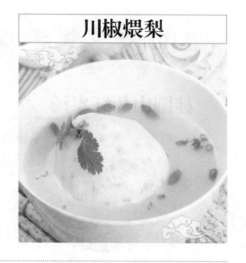
川椒煨梨

［材料］ 银耳 20 克，蜜橘 200 克。

［调料］ 白糖 150 克，水淀粉适量。

［做法］

❶ 银耳水发后放入碗内，上笼蒸 1 小时取出。

❷ 蜜橘剥皮去筋，成净蜜橘肉；将汤锅置旺火上，加入适量清水，将蒸好的银耳放入汤锅内，再放蜜橘肉、白糖煮沸。

❸ 沸后用水淀粉勾芡，待汤见开时，盛入汤碗内即成。

● 养生功效 滋阴助阳。

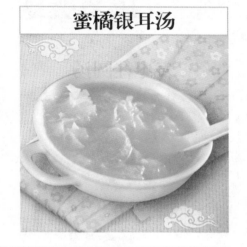
蜜橘银耳汤

［材料］ 菠萝 100 克，杏仁 80 克，橘子 20 克。

［调料］ 冰糖 50 克

［做法］

❶ 将菠萝去皮切块，杏仁洗净，橘子切片。

❷ 锅上火倒入水，调入冰糖，下入菠萝、杏仁、橘子烧沸即可。

● 养生功效 补脾健胃。

大厨献招 此汤不要煲得太久了，否则会很酸。

适合人群 一般人都可食用，尤其适合女性食用。

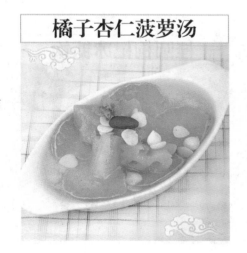
橘子杏仁菠萝汤

第四章 冬季糖水

桂圆山药红枣汤

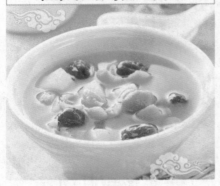

[材料] 桂圆肉 100 克，新鲜山药 150 克，红枣 6 枚。

[调料] 冰糖适量。

[做法]

① 山药削皮洗净，切小块；红枣洗净。

② 锅中加 1000 毫升水煮开，加入山药煮沸，再下红枣。

③ 待山药熟透、红枣松软，将桂圆肉剥散加入，待桂圆之香甜味渗入汤中即可熄火，可酌加冰糖提味。

养生功效 益气补血。

大厨献招 桂圆肉可选择干品。

麦枣桂圆汤

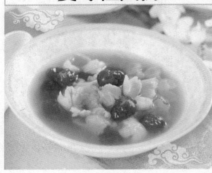

[材料] 小麦 25 克，红枣 5 枚，桂圆肉 10 克。

[调料] 冰糖适量。

[做法]

① 将红枣用温水稍浸泡；小麦、桂圆肉洗净。

② 小麦、红枣、桂圆肉、冰糖同入锅中，加水煮汤即可。

养生功效 补血养颜。

注意事项

舌苔厚腻、胃脘痞满者忌吃小麦类面食。

桂圆枸杞冰糖饮

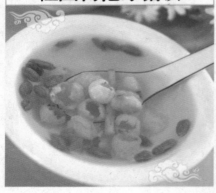

[材料] 龙眼干 200 克，枸杞 30 克。

[调料] 冰糖适量。

[做法]

① 枸杞用凉水泡发，龙眼略洗。

② 锅中水烧沸，下入龙眼、枸杞、冰糖，煮 10 分钟即可饮用。

养生功效 延缓衰老。

大厨献招 挑枸杞时要选那些粒大、色红、肉厚、质地柔润、味甜不苦、嚼之粘牙，并可将唾液染成红黄色的，这样的枸杞质量最好。

[材料] 桂圆 50 克，黑枣 30 克。

[调料] 冰糖适量。

[做法]

❶ 桂圆去壳，去核备用；黑枣洗净。

❷ 锅中加水烧开，下入黑枣煮 5 分钟后，加入桂圆。

❸ 一起煮 25 分钟，再下冰糖煮至溶化即可。

● 养生功效 补血养颜。

注意事项

痰多火盛、无食欲、腹胀、舌苔厚腻、大便滑泻，以及患有慢性胃炎的人不宜食用桂圆。

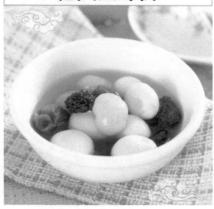
桂圆黑枣汤

[材料] 红枣（去核）6 颗，腐竹 15 克，马蹄 6 颗。

[调料] 冰糖 5 克。

[做法]

❶ 红枣洗净稍微泡软；腐竹用水泡软，再换水将腐竹漂白，捞起后沥干水分；马蹄洗净，削除外皮，备用。

❷ 马蹄、红枣和水 700 毫升放入锅中，用大火煮滚后，转小火熬煮 20 分钟，放入腐竹，再煮 5 分钟，最后放入冰糖煮至溶化后即可。

● 养生功效 健脑益智。

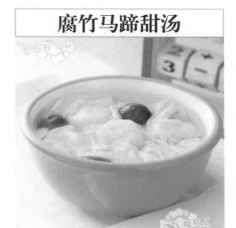
腐竹马蹄甜汤

[材料] 山药 200 克，桂圆肉 5 颗，红枣 4 颗。

[调料] 冰糖 12 克。

[做法]

❶ 将山药去皮洗净方块，桂圆肉、红枣洗净浸泡备用。

❷ 净锅上火倒入水，下入山药、桂圆肉、红枣、冰糖煲至成熟即可。

● 养生功效 补脾健胃。

大厨献招 桂圆和红枣都要选择颗粒比较饱满的。

适合人群 一般人都可食用，尤其适合女性食用。

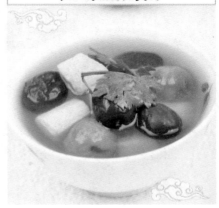
红枣山药汤

酒酿红枣蛋

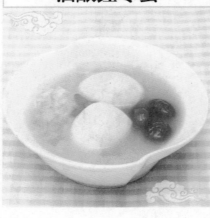

[材料] 鸡蛋2个，甜酒酿10克，红枣4克，枸杞少许。

[调料] 红糖10克。

[做法]

① 鸡蛋煮熟，剥壳；红枣、枸杞洗净泡发。

② 红枣、枸杞放入锅，加入2碗水，煮至剩1碗水。

③ 起锅前，加入甜酒酿、红糖，搅拌均匀后，即可熄火起锅。

养生功效 降低血压。

注意事项

糖尿病患者、脾胃虚弱者慎用。

糖饯红枣花生

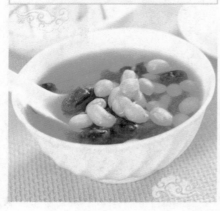

[材料] 干红枣50克，花生米100克。

[调料] 红砂糖50克。

[做法]

① 花生米略煮一下放冷，去皮，与泡发的红枣一同放入煮花生米的水中。

② 再加适量冷水，用小火煮半小时左右。

③ 加入红砂糖，待糖溶化后，收汁即可。

养生功效 益气补血。

适合人群 一般人都可食用，尤其适合孕产妇食用。

生姜红枣汤

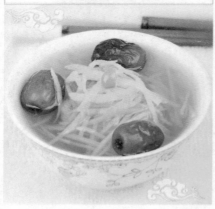

[材料] 生姜30克，红枣8颗。

[调料] 冰糖10克。

[做法]

① 将生姜洗净切丝，红枣洗净浸泡备用。

② 净锅上火倒入水，下入姜丝、红枣，调入冰糖煲至成熟即可。

养生功效 塑身养颜。

大厨献招 最好是把红枣皮捏破，更容易出味。

适合人群 一般人都可食用，尤其适合女性食用。

[材料] 南瓜 200 克。

[调料] 冰糖适量。

[做法]

❶ 将南瓜去皮、子，洗净切丁备用。

❷ 净锅上火倒入水，下入南瓜烧开，调入冰糖煲至熟即可。

● 养生功效 降压降糖。

大厨献招 南瓜要尽量切得小一点儿。

适合人群 一般人都可食用，尤其适合老年人食用。

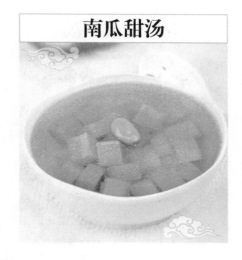

南瓜甜汤

[材料] 葡萄干 30 克，红枣 15 克。

[做法]

❶ 葡萄干洗净；红枣去核，洗净。

❷ 锅中加适量的水，放入葡萄干和红枣煮至枣烂即可。

● 养生功效 益气补血。

大厨献招 洗葡萄干的时候应该朝一个方向搅动，这样才容易将脏东西洗出来。

适合人群 一般人都可食用，尤其适合女性食用。

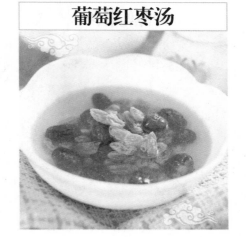

葡萄红枣汤

[材料] 雪蛤 1 只，枸杞 10 克。

[调料] 冰糖适量。

[做法]

❶ 将雪蛤治净，斩件；枸杞泡发。

❷ 锅中水烧开，倒入雪蛤煮至熟，再加入枸杞煮熟。加冰糖，待冰糖溶化后即可。

● 养生功效 保肝护肾。

注意事项

雪蛤虽然是名贵的滋补品，但不宜吃得太多太频繁。一般来说，一周食用一次、每次大概吃 10 　15 克就已足够。

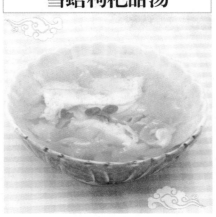

雪蛤枸杞甜汤

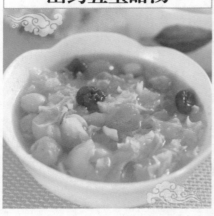

山药五宝甜汤

[材料] 山药 200 克，莲子 150 克，百合 10 克，银耳 15 克，桂圆肉 15 克，红枣 8 枚。

[调料] 红糖 80 克。

[做法]

❶ 山药削皮，洗净，切段；银耳泡发，去蒂，切小朵；莲子淘净；百合用清水泡发；桂圆肉洗净。

❷ 将以上材料放入煲中，加清水适量，以中火煲 45 分钟。

❸ 放入冰糖，以小火煮至冰糖溶化即可。

● 养生功效　延缓衰老。

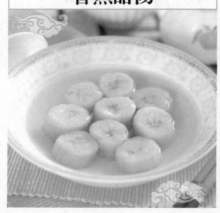

香蕉甜汤

[材料] 香蕉 2 根。

[调料] 冰糖适量。

[做法]

❶ 将香蕉去皮，切段，放入煲中。

❷ 加入适量冰糖，隔水蒸熟即可。

● 养生功效　养心润肺。

大厨献招　香蕉的两端有结者请去掉。

适合人群　一般人都可食用，尤其适合女性食用。

注意事项

急性风寒感冒咳嗽者慎用。

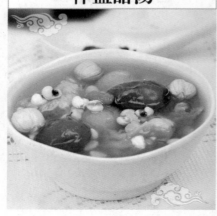

补血甜汤

[材料] 薏米 75 克，水发银耳 25 克，莲子 10 颗，桂圆肉 5 颗，红枣 4 颗。

[调料] 红糖 6 克。

[做法]

❶ 将薏米、莲子、桂圆肉、红枣洗净浸泡，水发银耳洗净撕成小朵备用。

❷ 汤锅上火倒入水，下入薏米、水发银耳、莲子、桂圆、红枣煲至熟，调入红糖搅匀即可。

● 养生功效　益气补血。

注意事项

怀孕早期的妇女慎用。

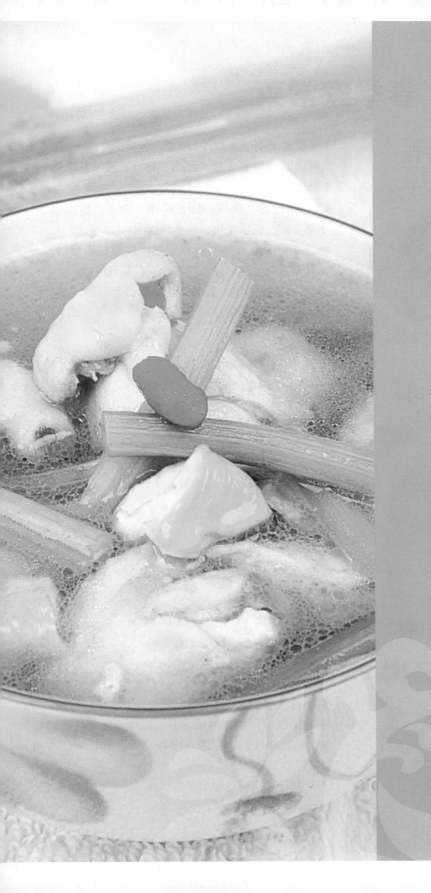

第九篇

四季养生家常菜

第一章 春季家常菜

土豆烧排骨
【保肝护肾】

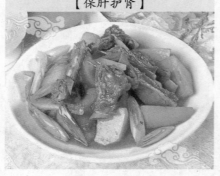

[材料] 排骨、土豆各 250 克，蒜苗少许。

[调料] 辣椒酱、盐、红油、料酒、酱油各适量。

[做法]

❶ 蒜苗洗净，切段；排骨洗净，汆水，捞出滤水；土豆去皮，洗净切块，焯水后捞出。

❷ 另起一锅，倒油，油锅烧热，放辣椒酱炝锅，下排骨充分翻炒至出油，加入土豆、蒜苗续炒。

❸ 加水淹过排骨，盖锅盖至炖至汤干时加入盐、红油、酱油、料酒翻炒均匀即可。

适合人群 男性。

土豆烧牛肉
【增强免疫力】

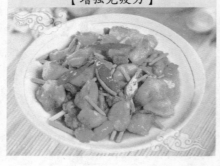

[材料] 肥牛肉 180 克，土豆 150 克，蒜薹 80 克。

[调料] 辣椒片、盐、味精、酱油各适量。

[做法]

❶ 将肥牛肉、土豆洗净，切成小块；蒜薹洗净，切段，备用。

❷ 锅中倒入适量的油，烧热后，倒入肥牛肉煸炒，肉变色后捞出。

❸ 另起锅，倒入适量的油，油热后，倒入土豆炒熟，再倒入肥牛肉、辣椒片、蒜薹炒香，下盐、味精、酱油调味，盛盘即可。

土豆胡椒牛柳粒
【益气补血】

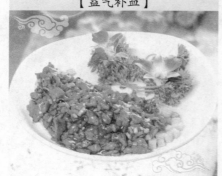

[材料] 牛柳 350 克，土豆 150 克。

[调料] 盐 3 克，酱油 8 克，葱花、青椒、胡椒粉、水淀粉、红油各适量。

[做法]

❶ 牛柳洗净，切粒；土豆、青椒分别洗净，切粒。

❷ 锅中倒油，油烧热后，下土豆炸至金黄，沥油装盘；另起锅注油，下葱花爆香，下牛柳，调红油和青椒粒炒至熟。

❸ 加盐，用水淀粉勾芡即可。

适合人群 男性。

[材料] 牛腩 350 克，小土豆 300 克，青椒适量。

[调料] 盐 3 克，鸡精 2 克，酱油、料酒各 10 克，红油适量。

[做法]

❶ 牛腩洗净，切成小块；小土豆去皮，洗净，沥干备用；青椒洗净，沥干，斜切成圈。

❷ 锅中倒入适量的油，烧热后，倒入牛腩，加入酱油、料酒和红油后，再下小土豆稍炒，注入沸水，焖熟，加入青椒圈稍焖片刻。

❸ 加入盐和鸡精调味即可。

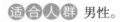 男性。

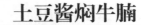
土豆酱焖牛腩
【保肝护肾】

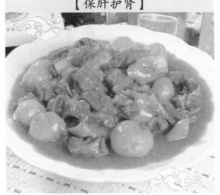

[材料] 土豆 300 克，羊排 350 克。

[调料] 红椒、辣椒酱各 15 克，料酒、盐各 3 克。

[做法]

❶ 羊排洗净，剁块，余烫；土豆去皮，洗净，切成长条；红椒洗净，切斜段。

❷ 油烧热，放入羊排炸至两面上色，捞出；另起锅烧热，入土豆炸至表皮微黄，入羊排，烹入料酒炒香。

❸ 加红椒段、辣椒酱炒匀，加盐调味即可。

适合人群 女性。

小土豆羊排
【补血养颜】

[材料] 土豆、鲈鱼各 200 克，红椒、生姜各少许。

[调料] 盐、味精、胡椒粉、酱油、葱各适量。

[做法]

❶ 土豆去皮，洗净切块；鲈鱼处理干净，切大块，用酱油稍腌。

❷ 将土豆、鱼块入烧热的油中炸熟，至土豆炸至紧皮时捞出待用。

❸ 锅置火上加油烧热，爆香葱、生姜、红椒，下入鱼块、土豆和盐、味精、胡椒粉，烧入味即可。

适合人群 老年人。

土豆烧鲈鱼
【保肝护肾】

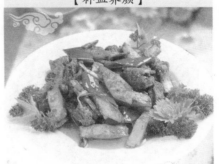

土豆烩芥蓝
【排毒瘦身】

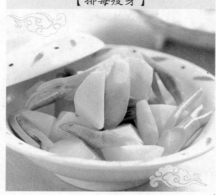

[材料] 土豆500克，芥蓝300克。

[调料] 生姜片适量，味精2克，盐5克。

[做法]

❶ 将土豆削皮，洗净，切成小块，倒入热油锅后，稍炒片刻。

❷ 将芥蓝摘去老叶，洗净，切成细段。

❸ 另起锅注油，油热后，倒入土豆块、芥蓝、生姜片炒熟，加盐、味精调味即成。

适合人群 女性。

乡村炖土豆丝
【养心润肺】

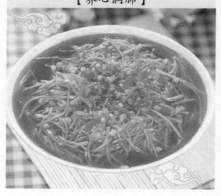

[材料] 土豆400克，芹菜适量。

[调料] 盐、味精、白醋、酱油、红油、红椒各适量。

[做法]

❶ 土豆去皮洗净，切丝；红椒、芹菜均洗净，切成碎末。

❷ 油锅烧热，入土豆丝、芹菜碎、红椒碎同炒片刻，倒入适量清水烧开。

❸ 续炖至熟，调入盐、味精、白醋、酱油、红油拌匀即可。

适合人群 男性。

土豆地瓜乳酪团
【保肝护肾】

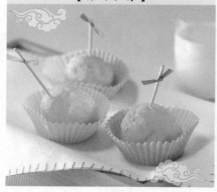

[材料] 土豆泥、地瓜泥各150克，蛋液50克，乳酪30克，面粉、面包粉各适量。

[调料] 盐、白糖、胡椒粉各少许。

[做法]

❶ 土豆泥中加盐、胡椒粉抓匀，地瓜泥用白糖调味，用乳酪将二者做成圆球。

❷ 面粉、蛋液调匀，均匀裹在圆球上，再裹上一层面包粉，放入烤箱烤10分钟即可。

适合人群 男性。

［材料］ 土豆 250 克，猪肉 100 克。

［调料］ 酱油、水淀粉、辣椒各 10 克，盐、味精各 4 克。

［做法］

❶ 土豆洗净，去皮，切成块；辣椒洗净，切成菱形片备用。

❷ 猪肉洗净，切片，加盐、水淀粉、酱油拌匀。

❸ 油锅烧热，入辣椒炒香，放肉片煸炒至变色，放土豆炒熟，入酱油、盐、味精调味。

适合人群 女性。

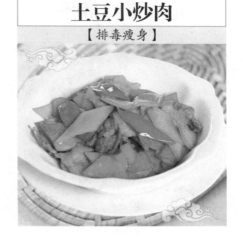

土豆小炒肉

【排毒瘦身】

［材料］ 茄子 150 克，土豆 200 克，青椒、红椒各 20 克。

［调料］ 葱 5 克，盐 3 克，高汤 400 克。

［做法］

❶ 土豆去皮切块；茄子切滚刀块；青椒、红椒切丁；葱切花。

❷ 锅中油烧热后入葱花炒出香味，放入土豆、茄子翻炒，加盐，放高汤用大火煮 30 分钟。

❸ 将土豆、茄子煮软后压成泥，出锅前撒入青、红椒丁即可。

适合人群 老年人。

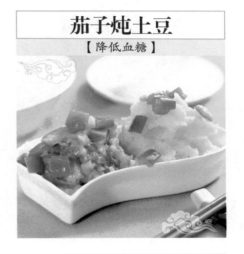

茄子炖土豆

【降低血糖】

［材料］ 土豆 200 克，葡萄干 1 小匙。

［调料］ 蜂蜜少许。

［做法］

❶ 葡萄干放入温水中，泡软后，洗净切碎备用。

❷ 土豆洗净后去皮，放入容器中，上锅蒸熟，做成土豆泥。

❸ 将土豆泥、碎葡萄干放入锅内，加 2 小匙水，放火上用微火煮，待熟时加入蜂蜜。

❹ 起锅装盘即可。

适合人群 女性。

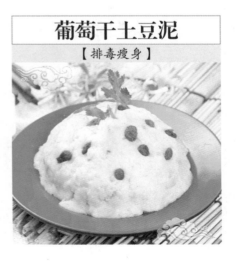

葡萄干土豆泥

【排毒瘦身】

胡萝卜炒猪肝
【养心润肺】

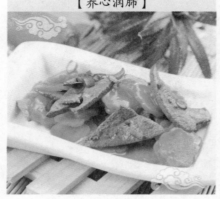

[材料] 猪肝 250 克，胡萝卜 150 克。

[调料] 水淀粉、盐、生姜末、料酒各适量。

[做法]

❶ 胡萝卜、猪肝均洗净，切成薄片，猪肝片加盐、水淀粉拌匀。

❷ 锅中倒入清水，烧至八成开时，放入浆好的猪肝片煮至七成熟时捞出沥水。

❸ 净锅加油烧热，爆香生姜末，加胡萝卜略炒，倒入猪肝，加料酒、盐炒匀即可。

适合人群 男性。

萝卜丝煮肉蟹
【提神健脑】

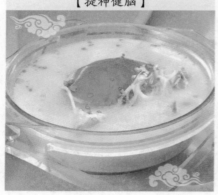

[材料] 螃蟹 1 只，白萝卜 100 克。

[调料] 盐 2 克，味精 1 克。

[做法]

❶ 螃蟹处理干净，氽水；白萝卜去皮，洗净，切丝。

❷ 锅置于火上，注少许植物油烧热后注水，并放入氽过的螃蟹焖煮至沸，加入盐与白萝卜丝同煮。

❸ 加入味精调味，起锅即可。

适合人群 男性。

注意事项

服用中药时不宜吃白萝卜（服理气化痰药除外）。

清爽白萝卜
【开胃消食】

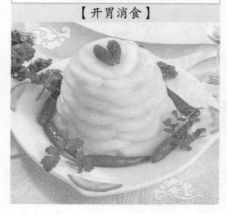

[材料] 白萝卜 400 克，泡青椒 2 个，泡红椒 50 克。

[调料] 盐、味精各 3 克，醋、香油各适量。

[做法]

❶ 白萝卜去皮，洗净，切成小片。

❷ 将泡青椒、泡红椒倒入碗中，加适量的醋、香油、盐、味精、清水调匀成味汁。

❸ 将之前准备好的白萝卜置于味汁中，浸泡 1 天，取出，摆盘即可。

大厨献招 在味汁里加点姜末，味道会更好。

适合人群 老年人。

[材料] 心里美萝卜400克，青椒、花生米各50克。

[调料] 盐3克，醋10克，香油15克。

[做法]

❶ 心里美萝卜洗净，取皮，切成大片；青椒洗净，切圈，与萝卜皮一同放入开水中焯一下后捞出沥干，装入碗中。

❷ 花生米入油锅炸熟。

❸ 将香油、醋、盐、油炸花生米加入碗中，拌匀即可食用。

适合人群 女性。

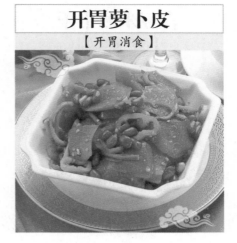

开胃萝卜皮

【开胃消食】

[材料] 虾米50克，白萝卜350克，红椒1个。

[调料] 生姜丝少许，料酒10克，盐5克，鸡精2克。

[做法]

❶ 虾米泡发；白萝卜洗净切丝；红椒洗净切片。

❷ 炒锅置火上，加水烧开，下白萝卜丝焯水，倒入漏勺滤干水分。

❸ 油烧热，倒入虾米、红椒、生姜丝，加盐、鸡精、料酒炒匀，起锅倒在白萝卜丝上即可。

适合人群 儿童。

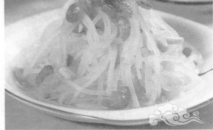

秘制白萝卜丝

【提神健脑】

[材料] 樱桃萝卜500克，陈醋30克。

[调料] 盐5克，味精3克，香油10克，红尖椒30克。

[做法]

❶ 樱桃萝卜洗净，切成十字花刀，备用。

❷ 放沸水中焯熟，装盘凉凉。

❸ 红尖椒洗净，切成椒圈。

❹ 把椒圈、陈醋和调味料一起放入碗内，调匀成味汁，均匀淋在樱桃萝卜上即可。

适合人群 女性。

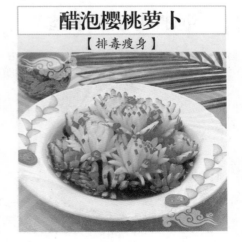

醋泡樱桃萝卜

【排毒瘦身】

青豆米萝卜干

【增强免疫力】

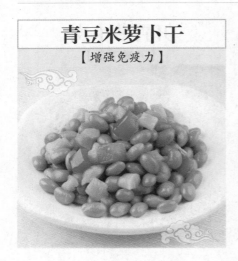

[材料] 青豆200克，萝卜干50克，红辣椒30克。

[调料] 盐3克，味精2克，香油10克。

[做法]

❶ 青豆洗净，放入开水中煮熟，捞起沥水，凉后装盘。

❷ 红辣椒洗净，切成丁；萝卜干泡发洗净，切成丁，焯水至熟，沥干，与青豆一起装盘。

❸ 把青豆、红辣椒、萝卜干与调味料拌匀，装盘即可。

适合人群 老年人。

萝卜干拌青豆

【增强免疫力】

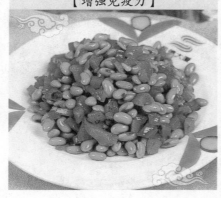

[材料] 萝卜干100克，青豆200克。

[调料] 盐3克，味精2克，醋6克，香油10克。

[做法]

❶ 萝卜干洗净，切成小块，用热水稍焯后，捞起沥干待用；青豆洗净。

❷ 锅内注水烧沸，加入青豆焯熟后，捞起沥干并装入盘中，再放入萝卜干。

❸ 向盘中加入盐、味精、醋、香油，一起拌匀即可食用。

适合人群 老年人。

凉拌海蜇萝卜丝

【排毒瘦身】

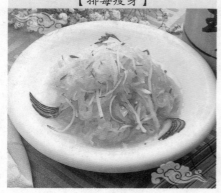

[材料] 海蜇、白萝卜各250克。

[调料] 香油20克，盐、味精各5克。

[做法]

❶ 海蜇、白萝卜分别洗净，切成细丝。

❷ 取一锅，往锅中加入适量的清水，水烧开后，分别将萝卜丝、海蜇丝放进开水中氽熟，捞起控干水，凉凉装盘。

❸ 将香油、盐和味精调匀，与萝卜丝、海蜇丝拌匀即可。

适合人群 女性。

[材料] 牛肉 250 克，酸萝卜 200 克，酸菜 200 克。

[调料] 青、红椒块各 50 克，生姜片 20 克，盐 5 克，料酒、生抽、淀粉、辣椒酱各 10 克。

[做法]

❶ 牛肉、酸萝卜洗净，切块；酸菜洗净切开。

❷ 油锅烧热，下生姜片、牛肉、料酒炒熟，下酸萝卜、酸菜、生抽、辣椒酱、盐、青椒、红椒炒匀，用淀粉勾芡，翻炒至汁浓盛出。

大厨献招 酸菜本身已有咸味，因此盐要少放些。

适合人群 女性。

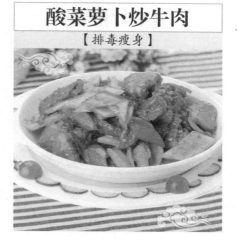

酸菜萝卜炒牛肉

【排毒瘦身】

[材料] 白萝卜 500 克，猪肉 300 克，鲜汤 50 克。

[调料] 红椒末、蒜苗段各 10 克，盐 3 克，生抽 3 克。

[做法]

❶ 白萝卜、猪肉洗净。切片。

❷ 锅倒油烧热，放猪肉炒出油，再倒入白萝卜炒至四成熟，盛出。

❸ 锅内留油，放猪肉、白萝卜、鲜汤、蒜苗段及调味料，盛入干锅内即可。

适合人群 男性。

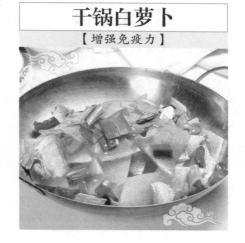

干锅白萝卜

【增强免疫力】

[材料] 腊肉 150 克，萝卜干 80 克。

[调料] 盐、味精各 3 克，酱油、红椒、蒜苗各适量。

[做法]

❶ 用温水浸泡腊肉后洗净，切成薄片；萝卜干、红椒、蒜苗洗净，切成小段。

❷ 取一锅，往锅中加入适量的油，油烧热后，倒入腊肉片煸炒至出油，再加入萝卜干段、红椒段、蒜苗段同炒片刻。

❸ 再加入适量的盐、味精、酱油炒匀即可。

适合人群 女性。

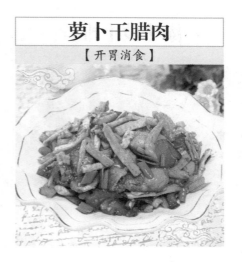

萝卜干腊肉

【开胃消食】

萝卜丝煎饼
【益气补血】

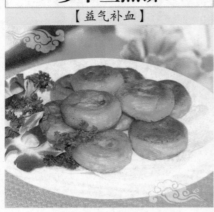

[材料] 白萝卜丝、胡萝卜丝各250克，中筋面粉400克。

[调料] 盐、葱末、麻油各适量。

[做法]

❶ 中筋面粉中加入水、盐拌匀成面团，醒20分钟备用。

❷ 将白萝卜丝、胡萝卜丝加盐和葱末、麻油拌匀成馅。

❸ 将面团切成5等份，每份擀成圆皮包入馅，制成圆饼；将平底锅注油烧热，下入饼煎至两面金黄熟透即可。

适合人群 男性。

胡萝卜炒蛋
【增强免疫力】

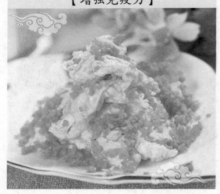

[材料] 鸡蛋3个，胡萝卜100克。

[调料] 香油20克，盐2克。

[做法]

❶ 胡萝卜洗净后，削去皮，切成细末，备用；鸡蛋打匀。

❷ 将香油倒入锅中，香油烧热后，倒入胡萝卜，加盐炒约1分钟捞出。

❸ 再倒入适量的蛋液，至半凝固时转小火，加入胡萝卜末，用筷子快速搅动至全熟即可。

适合人群 儿童。

傣味萝卜排骨
【降压降糖】

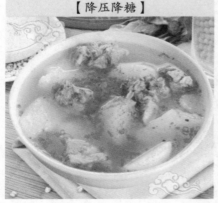

[材料] 白萝卜、排骨各适量。

[调料] 盐、味精、酱油、辣椒粉、陈醋、葱各适量。

[做法]

❶ 萝卜去皮，洗净，切成小块；排骨洗净，砍块；葱洗净，切花，备用。

❷ 锅中加水烧沸，下入排骨煮至八成熟后，再下入萝卜煲至熟透，加盐调味。

❸ 出锅装盘，撒上葱花，其他调料拌匀作为蘸酱食用即可。

适合人群 老年人。

[材料] 芹菜、腐竹各 200 克，红椒 20 克。

[调料] 香油 10 克，盐 3 克，味精 2 克。

[做法]

❶ 芹菜洗净，切段；红椒洗净切圈，与芹菜一同放入开水锅内焯一下，捞出，沥干水分。

❷ 腐竹以水泡发，切段。

❸ 将芹菜、腐竹、红椒圈调入盐、味精、香油一起拌匀即成。

适合人群 老年人。

注意事项

芹菜有降血压作用，故血压偏低者少食。

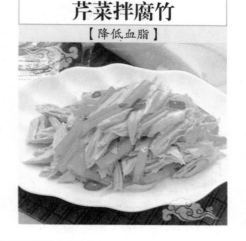

芹菜拌腐竹

【降低血脂】

[材料] 芹菜 400 克，红椒粒 20 克。

[调料] 香油 20 克，盐 3 克，鸡精 1 克。

[做法]

❶ 将芹菜摘去叶子，洗净，切碎，焯水，捞出沥干，装盘待用。

❷ 加入适量香油、盐、鸡精和红椒粒，一起搅拌均匀即可食用。

大厨献招 选购芹菜时，以茎秆粗壮、无黄萎叶片者为佳。

适合人群 老年人。

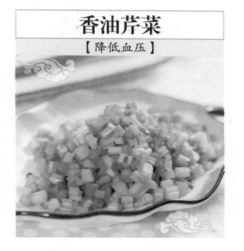

香油芹菜

【降低血压】

[材料] 猪肉、芹菜各 200 克，红椒 15 克。

[调料] 盐 3 克，鸡精 2 克。

[做法]

❶ 猪肉洗净，切丝；芹菜洗净，切段；红椒去蒂洗净，切成圈。

❷ 锅下油烧热，放入肉丝略炒片刻，再放入红椒、芹菜，加盐、鸡精调味，炒熟装盘即可。

大厨献招 对于豆角、芹菜、青椒、西红柿等，先烫 5 10 分钟再下锅，能清除部分农药残留。

适合人群 老年人。

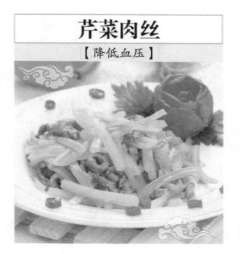

芹菜肉丝

【降低血压】

芹菜牛肉
【保肝护肾】

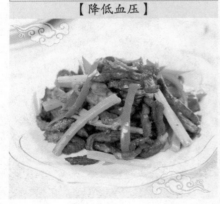

[材料] 牛肉 250 克，芹菜 150 克。

[调料] 豆瓣酱、料酒、白糖、盐、花椒面、生姜各适量。

[做法]

❶ 牛肉洗净，切丝；芹菜洗净，去叶，切段；生姜洗净，切丝。

❷ 油烧热，下牛肉丝炒散，放入盐、料酒和生姜丝，下豆瓣酱炒散，待香味逸出、肉丝酥软时加芹菜、白糖炒熟，撒上花椒面即可。

适合人群 男性。

芹菜炒牛肉丝
【降低血压】

[材料] 牛肉 300 克，芹菜 150 克，红椒 2 个，胡萝卜 50 克，蒜苗 20 克，生姜末、豆瓣酱各 10 克。

[调料] 酱油 5 克，香油 6 克，白糖 4 克，花椒粉 3 克。

[做法]

❶ 芹菜、蒜苗洗净，切长段；红椒、胡萝卜、牛肉洗净，切丝。

❷ 锅中倒油，放牛肉丝煸成焦褐色，备用。

❸ 另起锅，倒油，放入全部材料及调味料，煸炒至水分收干出锅即可。

适合人群 老年人。

八宝菠菜
【增强免疫力】

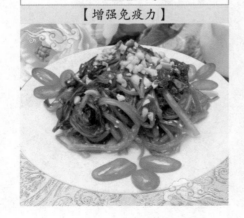

[材料] 菠菜 100 克，熟花生米、圣女果片各 20 克，熟芝麻 5 克。

[调料] 盐 3 克，味精 1 克，白醋 8 克，麻油 10 克。

[做法]

❶ 菠菜去根后洗净，入沸水焯熟，捞出放入碗中备用。

❷ 将盐、白醋、麻油、味精一起放入菠菜碗中搅拌均匀。

❸ 再向盘中撒上熟花生米、熟芝麻和圣女果片即可。

适合人群 男性。

[材料] 菠菜 300 克，花生米、松仁、豆皮丝各
20 克。

[调料] 盐、醋、香油、味精、红辣椒丝各适量。

[做法]

❶ 菠菜洗净切段。

❷ 锅注水烧开，放入菠菜焯熟，捞起沥水放入盘中。

❸ 将盐、醋、香油、味精、熟花生米、松仁混合调匀浇在菠菜上面，撒上红辣椒丝、豆皮丝即可。

适合人群 儿童。

注意事项

菠菜不宜与韭菜同食，易引起腹泻。

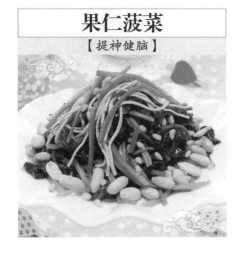

果仁菠菜
【提神健脑】

[材料] 菠菜 400 克，核桃仁 150 克。

[调料] 香油 20 克，盐 4 克，鸡精 1 克，蚝油 10 克。

[做法]

❶ 菠菜洗净，焯水，装盘；核桃仁洗净，入沸水锅中焯水至熟，捞出，倒在菠菜上。

❷ 用香油、蚝油、盐和鸡精调成味汁，淋在菠菜、核桃仁上，搅拌均匀即可。

适合人群 男性。

注意事项

阴虚火旺、痰热咳嗽及便溏者不宜吃核桃。

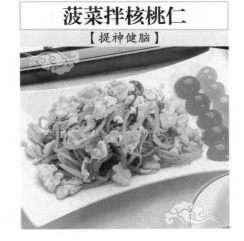

菠菜拌核桃仁
【提神健脑】

[材料] 菠菜 500 克，鹅肝 150 克，蚝豉 150 克，红椒适量。

[调料] 盐 10 克，鸡精 10 克，味精 1 克，淀粉
100 克。

[做法]

❶ 菠菜洗净，去叶留梗切段，红椒洗净切粒。

❷ 鹅肝洗净切粒，蚝豉洗净，切粒。

❸ 锅上火，油烧热，放入菠菜、鹅肝、蚝豉、红椒用猛火爆香，炒干，调入调味料炒匀入味，用淀粉勾芡上碟即可。

适合人群 儿童。

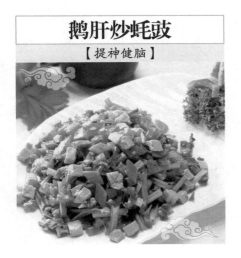

鹅肝炒蚝豉
【提神健脑】

花生拌菠菜
【增强免疫力】

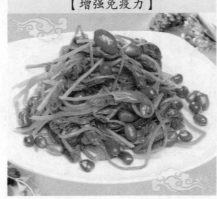

[材料] 菠菜 300 克，花生米 50 克。

[调料] 盐、味精各 3 克，香油适量。

[做法]

❶ 菠菜去根，洗净，倒入开水锅中焯水后捞出沥干；花生米洗净。

❷ 油锅烧热，下花生米炸熟。

❸ 将菠菜、花生米同拌，调入盐、味精拌匀，淋入香油即可。

大厨献招 选购菠菜以叶柄短、根小色红、叶色深绿的为佳。

适合人群 老年人。

锅仔菠菜羊肉丸子
【养心润肺】

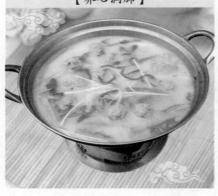

[材料] 羊肉丸子 1000 克，菠菜 450 克。

[调料] 盐 5 克，味精 2 克，料酒 5 克，葱 5 克，红辣椒 3 克。

[做法]

❶ 羊肉丸子洗净；菠菜洗净，去根，切成段；葱、红辣椒均洗净切丝。

❷ 锅内放清水、羊肉丸子煮 30 分钟。

❸ 放入盐、味精、料酒烧滚，然后放入菠菜煮 2 分钟，出锅撒上葱丝、红椒丝即可。

适合人群 女性。

沙生姜菠菜
【保肝护肾】

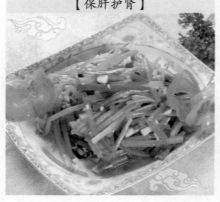

[材料] 菠菜、沙生姜各适量。

[调料] 蒜、鸡精、盐、香油各适量。

[做法]

❶ 菠菜洗净后，去根叶；沙生姜、蒜去皮，洗净，剁蓉。

❷ 锅上火注水，加油、盐，水沸后下菠菜茎焯一下，捞出沥水，装碗。

❸ 锅上火，注入油烧热，下沙生姜末爆香，盛出，调入装有菠菜的碗里，加入盐、香油、蒜蓉、鸡精，拌匀即可。

适合人群 男性。

［材料］ 菠菜 200 克，豆皮 1 张，芝麻 10 克。

［调料］ 盐 3 克，味精 2 克，香油 1 克，酱油 5 克。

［做法］

❶ 菠菜洗净；芝麻炒香，备用。

❷ 豆皮放入沸水中，加入调料煮 1 分钟，捞出；菠菜余熟后捞出，沥干水分，切碎，同芝麻拌匀。

❸ 豆皮平放，放上菠菜，卷起，切成马蹄形，装盘即可。

适合人群 儿童。

注意事项

肾炎患者、肾结石患者不适宜食用菠菜。

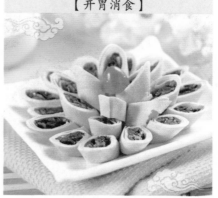

菠菜芝麻卷

【开胃消食】

［材料］ 菠菜 150 克，鸡蛋 2 个。

［调料］ 盐 3 克。

［做法］

❶ 菠菜择去老叶，切去根部，洗净；鸡蛋打入碗中，加少许盐搅匀。

❷ 锅中加油烧热，下入鸡蛋炒至凝固后盛出；原锅烧热，下入菠菜炒熟，加盐调味，倒入炒好的鸡蛋翻炒均匀即可。

大厨献招 菠菜放入冰箱冷藏易保存营养。

适合人群 孕产妇。

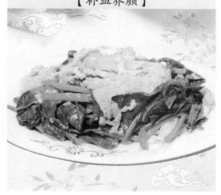

菠菜炒鸡蛋

【补血养颜】

［材料］ 牛肉 50 克，菠菜段 75 克，蘑菇 2 个，柠檬汁少许，鸡蛋 1 个，洋芋片 5 片。

［调料］ 盐 3 克，白醋 10 克，芥末沙拉酱少许。

［做法］

❶ 蘑菇切片，放碗中，挤入柠檬汁。

❷ 牛肉洗净，加盐拌匀，与菠菜段、蘑菇、洋芋片放油锅中炒熟。

❸ 锅中倒水煮开，加白醋，打入鸡蛋煮熟，放盘中淋入芥末沙拉酱拌匀即可。

适合人群 女性。

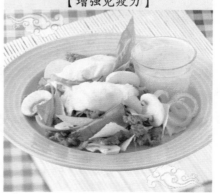

鸡蛋菠菜沙拉

【增强免疫力】

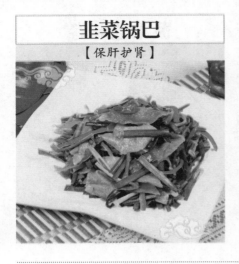

韭菜锅巴
【保肝护肾】

[材料] 锅巴、韭菜各 200 克，红辣椒丝 50 克。

[调料] 酱油 10 克，盐 5 克，干辣椒 30 克。

[做法]

❶ 锅巴掰片；韭菜、干辣椒洗净，切段。

❷ 油锅烧热，放入锅巴，炸至金黄色时捞出来，备用。

❸ 另起锅放油烧热，加入干辣椒、红椒丝煸炒出香味，再倒入韭菜、锅巴、酱油、盐翻炒，加少许水至韭菜炒熟即可。

[适合人群] 男性。

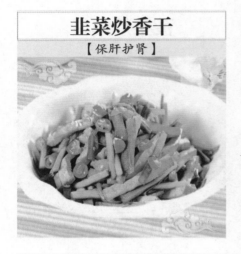

韭菜炒香干
【保肝护肾】

[材料] 韭菜 150 克，香干 120 克，干红椒少许。

[调料] 生姜片、盐、鸡精、酱油、香油各适量。

[做法]

❶ 香干洗净，切条；韭菜洗净，切段。

❷ 锅中加油烧热，倒入香干，加酱油、盐炒出香味后捞出沥干。

❸ 底油烧热，放入生姜片、干红椒爆出香味，再放韭菜，炒熟，倒入香干，再炒 30 秒，放入盐、鸡精、香油炒匀即可。

[适合人群] 男性。

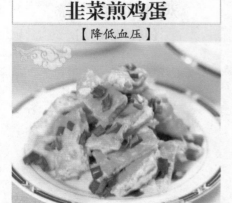

韭菜煎鸡蛋
【降低血压】

[材料] 鸡蛋 4 个，韭菜 150 克

[调料] 盐、味精各 3 克。

[做法]

❶ 韭菜洗净，切成碎末，备用。

❷ 鸡蛋打入碗中，搅散，加入韭菜末、盐、味精搅匀，备用。

❸ 锅置火上，注入油烧热，将备好的鸡蛋液入锅中煎至两面金黄即可。

[大厨献招] 春季的韭菜品质最好，夏季的最差。要注意选择嫩叶韭菜为宜。

[适合人群] 男性。

[材料] 淮山药 100 克，韭菜 150 克，鲜蚝 300 克。

[调料] 盐 3 克，地瓜粉 1 大匙，枸杞 5 克。

[做法]

❶ 鲜蚝洗净，沥干。

❷ 淮山药洗净，磨泥；韭菜洗净切细；枸杞泡软，沥干。

❸ 将地瓜粉加适量水拌匀，加入鲜蚝、淮山药、韭菜末、枸杞，并加盐调味。

❹ 平底锅加热放油，倒入拌好的材料煎熟即可。

[适合人群] 男性。

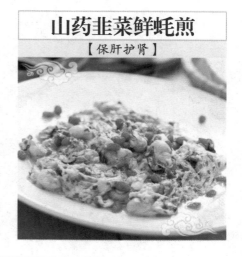

山药韭菜鲜蚝煎

【保肝护肾】

[材料] 面粉、肉馅、虾仁、鸡蛋、韭菜末各适量。

[调料] 生姜末、盐、鸡精、胡椒粉、料酒、香油各适量。

[做法]

❶ 面粉用水和成面团，醒 20 分钟；虾仁和肉馅一起放入盆中，加入鸡蛋、料酒、胡椒粉、盐、鸡精、香油、生姜末后，放入韭菜末拌成馅；面团擀成皮，包入馅，制成饺子。

❷ 油烧热，放饺子煎至结块即可出锅。

[适合人群] 男性。

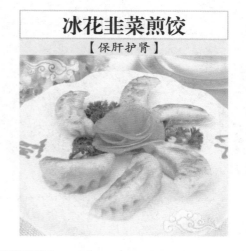

冰花韭菜煎饺

【保肝护肾】

[材料] 饺子皮、韭菜、五花肉末各 150 克。

[调料] 盐、香油、生姜末、葱末、鲜汤各适量。

[做法]

❶ 五花肉末加香油拌匀；韭菜洗净切末，加盐、生姜末、葱末、肉末、鲜汤拌匀。

❷ 将饺子皮取出，包上韭菜馅，做成生水饺。

❸ 锅中加水煮开，放入生水饺，用勺轻推饺子，煮至浮起的饺子微微鼓起成饱满状即熟。

[适合人群] 儿童。

[注意事项]

韭菜不宜保存，建议即买即食。

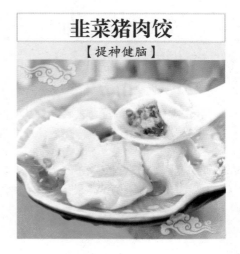

韭菜猪肉饺

【提神健脑】

韭黄腐竹
【开胃消食】

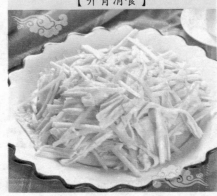

[材料] 腐竹 200 克，韭黄 200 克。

[调料] 胡椒粉、蒜片、盐各 5 克，鸡精 3 克，蚝油 8 克。

[做法]

❶ 腐竹、韭黄分别洗净，切段。

❷ 水煮沸后下入腐竹煮熟，捞起沥干水分。

❸ 锅中油烧热后，爆香蒜片，下入韭黄炒熟，加入腐竹，调入调味料炒匀即可。

大厨献招 宜选用色泽鲜艳的腐竹，较新鲜。

适合人群 儿童。

青椒炒牛肚
【排毒瘦身】

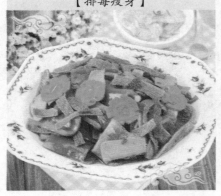

[材料] 牛肚 400 克，青椒、胡萝卜各 50 克。

[调料] 盐、生姜、葱、蒜、白糖、酱油、料酒各适量。

[做法]

❶ 青椒、葱、胡萝卜、生姜、牛肚洗净；青椒切丝；胡萝卜、生姜切片；葱一半切片，剩余切末；蒜切末；牛肚切条，与葱、生姜一起氽水。

❷ 油锅烧热，爆香葱、生姜、蒜，放入牛肚丝及胡萝卜、青椒炒匀，最后再加入调料炒匀即可盛出。

适合人群 女性。

莴笋拌西红柿
【养心润肺】

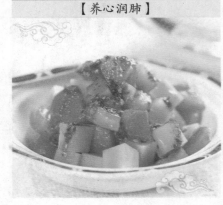

[材料] 莴笋 300 克，西红柿少许。

[调料] 白糖、醋、味精、干红辣椒、盐各适量。

[做法]

❶ 莴笋去皮洗净切小块；西红柿洗净，切小块。

❷ 将白糖、醋烧溶化后浇在西红柿、莴笋块上；干辣椒洗净切成细丝，入油锅炸成紫红色。

❸ 将辣椒油浇在西红柿、莴笋上，加入味精、盐拌匀即可。

大厨献招 先将莴笋的叶和根都去掉，在自来水的冲淋下，莴笋的皮就很容易削下来了。

适合人群 女性。

[材料] 西红柿 1 个。

[调料] 蜂蜜适量。

[做法]

❶ 西红柿洗净，用刀在表面轻划，分切成四等份，但不切断。

❷ 将西红柿入沸水锅中稍烫后捞出。

❸ 沸水中加入蜂蜜煮开。

❹ 将煮好的蜜汁淋在西红柿上即可。

注意事项

香菇会破坏西红柿的类胡萝卜素，降低营养，不宜同食。

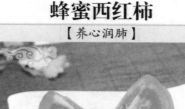
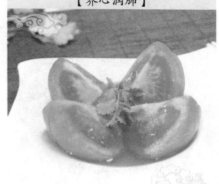

蜂蜜西红柿

【养心润肺】

[材料] 西红柿 150 克，老姜 50 克。

[调料] 醋、酱油各 10 克，红糖适量。

[做法]

❶ 西红柿洗净，切块，装盘备用。

❷ 老姜去皮洗净，切末。

❸ 老姜末装入碟中，加醋、酱油拌匀。

❹ 再加入红糖调匀成味汁，食用时蘸上味汁即可。

大厨献招 切西红柿时要依着纹路切下去，能使切口的子不与果肉分离，汁液也不会流失。

适合人群 女性。

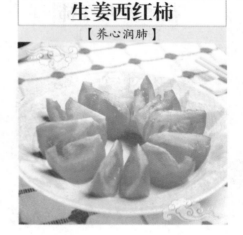

生姜西红柿

【养心润肺】

[材料] 圣女果 500 克。

[调料] 蜂蜜、白糖各适量。

[做法]

❶ 圣女果洗净，去皮，倒入开水锅中焯水后捞出，沥干水分后备用。

❷ 将圣女果放入蜂蜜中拌匀后取出摆盘。

❸ 撒上白糖即可。

适合人群 男性。

注意事项

急性肠炎、菌痢及溃疡活动期病人不宜食用圣女果。

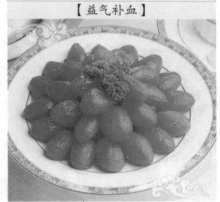

蜜制圣女果

【益气补血】

西红柿牛腩

【增强免疫力】

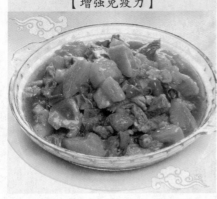

[材料] 牛腩、西红柿各 300 克。

[调料] 八角 1 粒，干辣椒段 20 克，蒜末 10 克，生姜末 10 克，盐 5 克，白糖 10 克，胡椒粉适量。

[做法]

❶ 牛腩洗净切块，下油拌匀，加八角及清水煮至汁浓时捞起；西红柿去蒂，洗净切块。

❷ 油锅烧热，下干辣椒段、蒜末、生姜末炒匀，加入牛腩及西红柿拌炒。

❸ 调入盐、白糖、胡椒粉，出锅装盘即成。

适合人群 男性。

花菜炒西红柿

【增强免疫力】

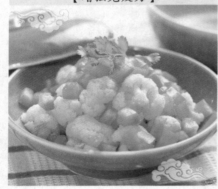

[材料] 花菜 250 克，西红柿 200 克。

[调料] 香菜 10 克，鸡精、盐各适量。

[做法]

❶ 花菜去除根部，切成小朵，洗净，焯水，捞出沥干水；香菜洗净，切段。

❷ 西红柿洗净，切丁。

❸ 起油锅，将花菜和西红柿丁放入锅中，炒熟后再调入盐、鸡精翻炒均匀，盛盘，撒上香菜段即可食用。

适合人群 女性。

西红柿西蓝花

【降低血糖】

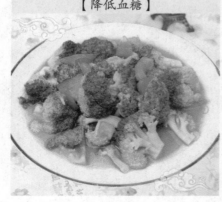

[材料] 西红柿 100 克，西蓝花 300 克。

[调料] 红油 20 克，香油 10 克，盐、味精各 5 克。

[做法]

❶ 西蓝花、西红柿均洗净，切块。

❷ 锅中加水烧沸，下入西蓝花焯至熟，捞出沥水。

❸ 锅烧热加油，放进西蓝花和西红柿滑炒，炒至将熟时，下红油、盐、味精炒匀，浇上香油装盘即可。

大厨献招 选购西蓝花以菜株亮丽、花蕾紧密结实的为佳。

适合人群 老年人。

[材料] 西红柿 250 克，鸡蛋 3 个，牛奶 50 克。

[调料] 葱末、盐各适量。

[做法]

❶ 鸡蛋打入碗内，加牛奶、盐搅成蛋糊；西红柿洗净，稍烫，去皮，切末。

❷ 油烧热，下入葱末，加西红柿末炒透，倒入碗内备用。

❸ 油锅烧热，倒入蛋糊两面煎透后将西红柿末、葱末放在蛋饼中央，将蛋饼卷起呈椭圆形，煎至两面发黄且熟时即可。

适合人群 女性。

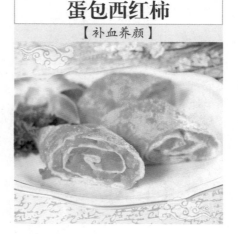

蛋包西红柿
【补血养颜】

[材料] 生菜 100 克，吞拿鱼肉 50 克，西红柿 3 个。

[调料] 芥末、沙拉酱各适量。

[做法]

❶ 西红柿去蒂托，洗净去子；生菜洗净，切细丝；吞拿鱼肉洗净。

❷ 将切好的生菜丝装盘，放入芥末、沙拉酱搅拌均匀备用。

❸ 将已调好芥末西红柿沙拉酱放入西红柿肚内，铺上吞拿鱼即可。

适合人群 女性。

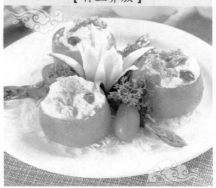

吞拿鱼酿西红柿
【补血养颜】

[材料] 通心粉 150 克，洋葱、西红柿各 20 克，绞肉 50 克，芹菜叶适量。

[调料] 西红柿酱、奶酪丁各适量。

[做法]

❶ 西红柿、洋葱均洗净，剥皮切丁。

❷ 锅注水烧沸，放通心粉煮熟，装盘。

❸ 洋葱入锅爆香，加西红柿酱、西红柿、绞肉、奶酪丁翻炒均匀，浇在通心粉上，撒上芹菜叶即可食用。

适合人群 女性。

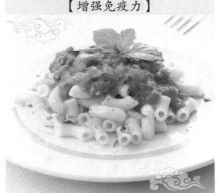

西红柿肉酱通心粉
【增强免疫力】

莴笋墨鱼仔
【提神健脑】

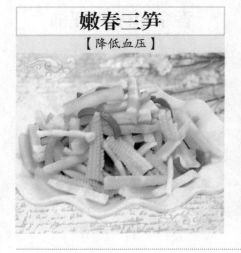

[材料] 墨鱼仔 300 克，莴笋 100 克。

[调料] 盐、生抽、料酒、红油、生姜片、野山椒各适量。

[做法]

① 墨鱼仔处理干净，入沸水中氽一下，捞出沥干；莴笋洗净，切块，焯熟备用；野山椒洗净。

② 锅中注油烧热，下生姜片爆香，加入墨鱼仔，调入生抽、料酒和红油，稍炒后加入野山椒同炒。

③ 将盐和莴笋块倒在锅中，炒熟即可。

适合人群 儿童。

嫩春三笋
【降低血压】

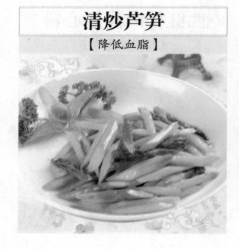

[材料] 莴笋、玉米笋、竹笋各 100 克。

[调料] 盐 3 克，味精 4 克，生抽 10 克，红椒丝5 克。

[做法]

① 分别将莴笋、玉米笋、竹笋洗净，切段，焯水后沥干备用。

② 炒锅烧热，放红椒丝炒香，放入切好的莴笋、玉米笋、竹笋翻炒，再放入盐、生抽翻炒。

③ 最后加入味精，炒匀起锅装盘即可。

适合人群 老年人。

清炒芦笋
【降低血脂】

[材料] 芦笋 300 克。

[调料] 香油、料酒各 10 克，淀粉、味精、盐各5 克。

[做法]

① 芦笋洗净，切成斜段。

② 炒锅内放油烧热，加入芦笋段，并放入料酒、盐和味精继续翻炒。

③ 待芦笋段熟后加入少许水淀粉收汁，淋入香油即可装盘。

适合人群 老年人。

［材料］ 竹笋 200 克，牛腩 350 克。

［调料］ 干辣椒 5 克，红油 10 克，盐 2 克，酱油 4 克。

［做法］

① 竹笋洗净，对半儿剖开；牛腩洗净切块；干辣椒洗净切段。

② 锅中倒油烧热，下入牛腩炒熟，加入竹笋、干辣椒炒匀。

③ 倒入盐、酱油、红油炒匀，倒适量的清水烧至汁水浓稠后即可。

适合人群 男性。

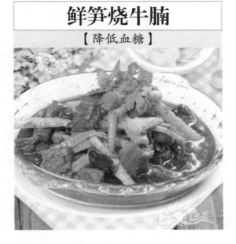

鲜笋烧牛腩
【降低血糖】

［材料］ 黄豆芽 500 克。

［调料］ 盐 4 克，味精 2 克，辣椒粉、葱各 15 克。

［做法］

① 黄豆芽洗净；葱洗净，切成葱花。

② 黄豆芽放在开水中烫一下，捞出待用。

③ 油锅烧热，放入辣椒粉、盐、味精炒匀，淋在黄豆芽上，撒上葱花即可。

大厨献招 豆芽装入有水的密封容器中，放在冰箱冷藏保存，可保持新鲜，但容器中的水要常换。

适合人群 男性。

辣拌黄豆芽
【养心润肺】

［材料］ 猪耳 450 克，黄瓜 200 克，红椒丝、葱丝各少许。

［调料］ 冰糖 15 克，盐 3 克，香包 1 个，酱油、白酒各 10 克，红油少许。

［做法］

① 猪耳治净，入开水余一下，捞出洗净；黄瓜洗净切片，盛盘。

② 将香料包放入锅中，加入酱油、冰糖、姜、白酒、红油、清水，煮滚后放入猪耳，中火烧 40 分钟后捞起，晾干，待凉。猪耳切片，摆放在黄瓜上，撒上葱丝、红椒丝即可。

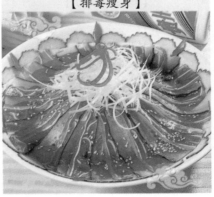

黄瓜拌耳片
【排毒瘦身】

小炒羊肉

【补血养颜】

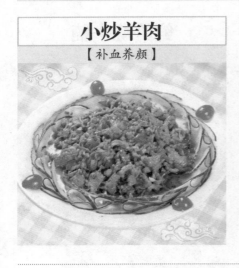

[材料] 羊肉 500 克，红椒米、生姜末、蒜末、葱花各少许。

[调料] 盐 5 克，料酒 10 克，香油、美极鲜酱油各适量。

[做法]

❶ 羊肉洗净，切片，用调料腌渍。

❷ 油烧热，下入羊肉翻炒至羊肉刚变色时，下入红椒米、生姜、蒜末、盐，烹入料酒，旺火翻炒，淋上香油，撒上葱花即成。

适合人群 女性。

香芹炒羊肉

【增强免疫力】

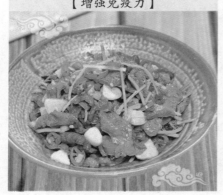

[材料] 羊肉 400 克，香芹少许。

[调料] 盐、味精、醋、酱油、红椒、蒜各适量。

[做法]

❶ 羊肉洗净，切片；香芹洗净，切段；蒜洗净，切开；红椒洗净，切圈。

❷ 锅内注油烧热，下羊肉翻炒至变色，加入香芹、蒜、红椒一起翻炒。

❸ 再加入盐、醋、酱油炒至熟，最后加入味精调味，起锅装盘即可。

适合人群 男性。

洋葱爆羊肉

【增强免疫力】

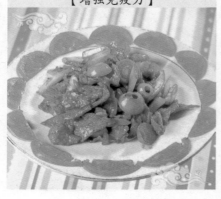

[材料] 羊肉 400 克，洋葱 200 克，蛋清适量，西红柿 1 个。

[调料] 盐、料酒、水淀粉、香油、葱白各适量。

[做法]

❶ 羊肉洗净切片，加盐、蛋清、水淀粉搅匀；洋葱、葱白、西红柿洗净切好。

❷ 盐、料酒、水淀粉搅成芡汁。油烧热，放入羊肉片，加洋葱搅散，入芡汁翻炒，淋香油，加葱白拌匀，西红柿片码盘装饰即可。

适合人群 男性。

第二章 夏季家常菜

[材料] 黄瓜500克。

[调料] 盐8克，醋9克，大蒜10克，青、红椒各1个。

[做法]

❶ 黄瓜洗净，切段，沥干水分；青、红椒洗净，用刀稍微拍烂；大蒜去皮洗净。

❷ 黄瓜用盐拌匀，稍腌，用水冲净后沥水。

❸ 将各种备好的原材料装入泡菜坛中，加醋、盐，倒凉开水至盖过材料，封好口，腌2天即可食用。

适合人群 男性。

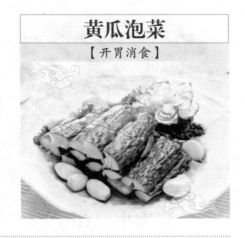

黄瓜泡菜
【开胃消食】

[材料] 嫩黄瓜2根。

[调料] 盐、糖、味精、香叶、干红椒各适量。

[做法]

❶ 黄瓜洗净，分别从两侧斜向切花刀，切成蓑衣状（注意不能切断）。

❷ 将适量开水倒入碗中，放入所有调味料，制成味汁。

❸ 待开水凉后，将切好的黄瓜放入其中腌渍24小时即可。

适合人群 儿童。

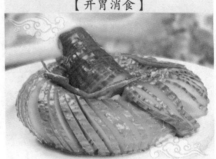

蓑衣黄瓜
【开胃消食】

[材料] 嫩黄瓜1根，圣女果10颗。

[调料] 生抽5克，芥末、冰块各适量。

[做法]

❶ 黄瓜洗净，切丝，用冰水泡透；圣女果去蒂洗净，对半儿切开。

❷ 先将圣女果整齐地摆入盘中，再将黄瓜丝堆在圣女果上面。

❸ 取一小碟，放入准备好的芥末和生抽，制成味碟，蘸着吃即可。

适合人群 孕产妇。

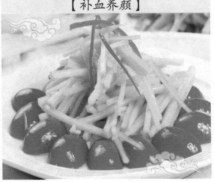

黄瓜圣女果
【补血养颜】

沪式小黄瓜
【排毒瘦身】

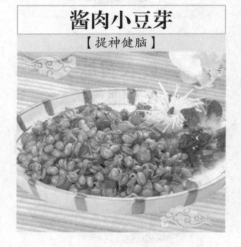

[材料] 小黄瓜 500 克。

[调料] 白糖 5 克，盐 4 克，味精 3 克，香油 20克，大蒜、红椒各适量。

[做法]

① 小黄瓜洗净，切块，装盘待用。

② 大蒜洗净剁成蒜蓉；红椒洗净切末。

③ 将蒜蓉与红椒末、白糖、盐、味精、香油一起拌匀，浇在黄瓜上，再拌匀即可。

适合人群 女性。

注意事项

脾胃虚、腹痛腹泻、肺寒咳嗽者应少吃黄瓜。

酱肉小豆芽
【提神健脑】

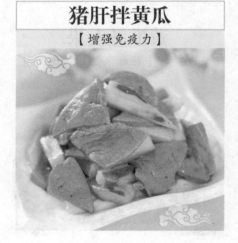

[材料] 小豆芽 150 克，带皮猪肉、西红柿各 50 克。

[调料] 盐、酱油、白糖、辣椒酱、蒜末各少许。

[做法]

① 小豆芽洗净；西红柿去蒂，洗净，切成丁；带皮猪肉洗净，切丁。

② 加热锅中油，下蒜末炒香，放进肉丁稍炒，放进小豆芽，加入盐、酱油、白糖、辣椒酱，再加入少量水，煮至汁变浓。

③ 放进西红柿丁翻炒至熟，盛起即可。

适合人群 儿童。

猪肝拌黄瓜
【增强免疫力】

[材料] 猪肝 300 克，黄瓜 200 克，香菜 20 克。

[调料] 盐、酱油各 5 克，醋 3 克，味精 2 克，香油适量。

[做法]

① 黄瓜洗净切条；香菜择洗干净，切小段。

② 猪肝洗净切成小片，放入开水中氽熟，捞出后冷却备用。

③ 将黄瓜摆在盘内，放入猪肝、盐、酱油、醋、味精、香油，撒上香菜，拌匀即可。

适合人群 女性。

[材料] 牛肉、黄瓜各 250 克，干辣椒节少许。

[调料] 八角、老抽、桂皮、料酒、白糖各适量。

[做法]

❶ 黄瓜洗净，切片，摆入碗中；牛肉洗净，氽水沥干后备用。

❷ 锅内加水、老抽、白糖、料酒、干辣椒、八角、桂皮、牛肉，大火烧开，转小火续煮 20 分钟，取出牛肉待凉后切成薄片。

❸ 将牛肉片摆在黄瓜上即可。

适合人群 女性。

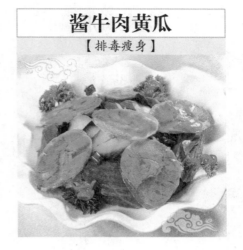

酱牛肉黄瓜

【排毒瘦身】

[材料] 黄瓜皮 300 克，猪肉 100 克，红椒 50 克，蒜苗 10 克。

[调料] 盐 3 克，味精 1 克，醋 3 克。

[做法]

❶ 黄瓜皮洗净；猪肉洗净剁成肉泥；红椒洗净切成圈；蒜苗洗净，切段。

❷ 炒锅倒油烧热，下入红椒、蒜苗炒香，加入肉泥、黄瓜皮翻炒至熟。

❸ 调入醋，加入盐、味精略炒即可。

适合人群 女性。

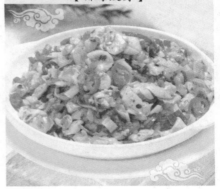

脆黄瓜皮炒肉泥

【排毒瘦身】

[材料] 鸡脯肉 200 克，黄瓜、黑木耳、红椒片、鸡蛋清各适量。

[调料] 淀粉、盐、胡椒粉、鸡油、高汤各适量。

[做法]

❶ 黄瓜去皮切片；黑木耳洗净，切片；鸡肉洗净，剁片，拌入盐、高汤、鸡蛋清和淀粉调匀。

❷ 锅中倒油烧热，加入鸡片、黄瓜片、盐、胡椒粉、黑木耳、红椒片烧入味，起锅装盘，淋鸡油即成。

适合人群 女性。

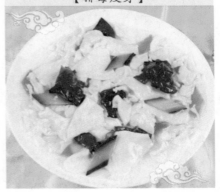

黄瓜鸡片

【排毒瘦身】

脆皮黄瓜
【排毒瘦身】

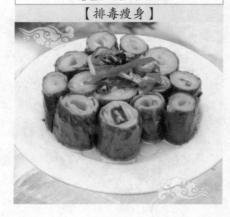

[材料] 黄瓜 400 克。

[调料] 盐 3 克，味精 1 克，醋 5 克，香油 8 克，生姜丝、干辣椒、熟芝麻、红椒丝各适量。

[做法]

❶ 黄瓜取皮洗净，卷成圆筒状，排于盘中；干辣椒洗净切段。

❷ 将盐、味精、醋、香油混合调成汁，浇在黄瓜皮上，再撒上红椒丝、生姜丝、干辣椒、熟芝麻，拌匀即可食用。

适合人群 女性。

凉拌苦瓜
【排毒瘦身】

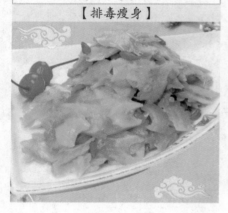

[材料] 苦瓜 400 克，枸杞 10 克。

[调料] 盐、鸡精、白糖、醋、辣椒油、香油各适量。

[做法]

❶ 苦瓜洗净，对半儿剖开，去瓤切片。

❷ 锅内加水烧开，下入苦瓜略焯一下，捞出过凉，沥水备用。

❸ 将苦瓜放入盘内，加枸杞、白糖、鸡精、盐、醋、辣椒油和香油拌匀即可。

适合人群 男性。

杏仁拌苦瓜
【提神健脑】

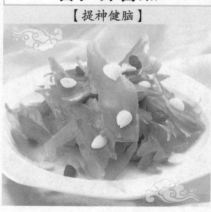

[材料] 杏仁 50 克，枸杞 5 克，苦瓜 250。

[调料] 香油 10 克，鸡精 5 克，盐 3 克。

[做法]

❶ 苦瓜剖开去瓤，洗净切片，入沸水中焯至断生，捞出沥水，放入碗中。

❷ 杏仁用温水泡一下，撕去外皮，掰瓣，放入开水中烫熟；枸杞泡发洗净。

❸ 将香油、盐、鸡精与苦瓜拌均匀，撒上杏仁、枸杞即可。

适合人群 儿童。

［材料］ 苦瓜 300 克，熟牛腱肉 150 克。

［调料］ 盐 10 克，白糖 5 克，香油 5 克，红油、花椒油各适量。

［做法］

❶ 熟牛腱肉洗净切成薄片，摆在盘中；苦瓜剖开，挖去瓤后洗净，切成薄片，下入沸水中焯熟，捞出沥水备用。

❷ 将苦瓜片装碗，再加入白糖、盐、香油拌匀。

❸ 将苦瓜摆在熟牛腱肉上，将花椒油和红油拌匀的汁浇在苦瓜上即可。

适合人群 女性。

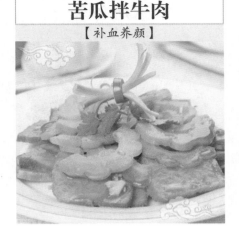

苦瓜拌牛肉
【补血养颜】

［材料］ 苦瓜 1 条，鸡蛋 2 个。

［调料］ 盐 2 克，白糖 1 克，胡椒粉少许，淀粉 5 克。

［做法］

❶ 苦瓜洗净切片，烫熟捞起沥干水。

❷ 鸡蛋打入碗中，加入盐、白糖、胡椒粉、淀粉和苦瓜搅拌均匀。

❸ 热锅下油，将鸡蛋苦瓜液倒入锅中，慢火炒至鸡蛋表面没有水分即可。

适合人群 女性。

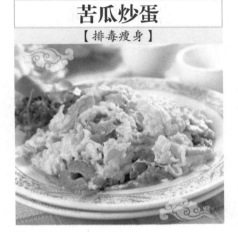

苦瓜炒蛋
【排毒瘦身】

［材料］ 苦瓜 250 克，豆豉 10 克，红椒 1 个。

［调料］ 酱油 5 克，醋 5 克，白糖 3 克，鸡精、香油各适量。

［做法］

❶ 苦瓜去除瓜瓤，切成丝，焯水过凉，沥干水待用；红椒洗净，切成小条备用。

❷ 炒锅上火注油烧热，下红椒条与豆豉炒香。

❸ 再加入苦瓜条翻炒至熟，加入酱油、醋、白糖、鸡精、香油炒入味即可。

适合人群 老年人。

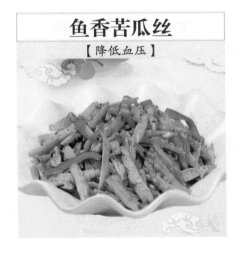

鱼香苦瓜丝
【降低血压】

农家烧冬瓜
【降低血压】

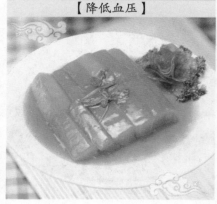

[材料] 冬瓜 500 克，生姜片 10 克，大葱段 10 克。

[调料] 红油 20 克，盐 5 克，淀粉 5 克，清汤适量。

[做法]

❶ 冬瓜去皮切块，焯水后放冷水中漂冷。

❷ 油锅烧热，爆香生姜、葱，倒入清汤烧开，放入冬瓜，调入盐，烧至冬瓜入味，捞出沥水后装盘，锅内余汁用湿淀粉勾薄芡，再加红油推匀，淋在冬瓜上即成。

适合人群 老年人。

果味冬瓜排
【开胃消食】

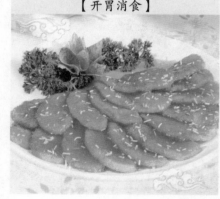

[材料] 冬瓜 300 克，朱古力屑 10 克，鸡蛋 1 个。

[调料] 淀粉 10 克，西红柿酱适量。

[做法]

❶ 冬瓜去皮，切成薄片，粘裹上鸡蛋、淀粉调成的糊。

❷ 油锅烧热，下入冬瓜片炸至结壳时，捞出排入盘中。

❸ 西红柿酱入油锅中炒散，淋在冬瓜排上，撒上朱古力屑即可。

适合人群 儿童。

冬瓜薏米煲老鸭
【排毒瘦身】

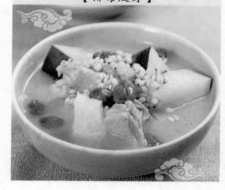

[材料] 冬瓜 200 克，鸭 1 只，红枣、薏米各少许。

[调料] 盐 3 克，胡椒粉 2 克。

[做法]

❶ 冬瓜洗净，切块；鸭处理干净，切块；红枣、薏米泡发，洗净备用。

❷ 锅上火，油烧热，加水烧沸，下鸭余烫，以滤除血水。

❸ 将鸭转入砂钵内，放入红枣、薏米烧开，小火煲约 60 分钟，放入冬瓜煲熟，加盐和胡椒粉调味即可。

适合人群 女性。

[材料] 猪蹄 300 克，茄子 200 克，胡萝卜 50 克。

[调料] 盐 3 克，醋 10 克，酱油 20 克，红油 15 克。

[做法]

❶ 猪蹄处理净，斩成块；胡萝卜洗净，切成块；茄子去皮，洗净，改花刀，入油锅中炸至金黄色，装盘备用。

❷ 猪蹄入锅炸至金黄色备用。

❸ 另起油锅，放入胡萝卜和猪蹄炒匀，加盐、醋、酱油、红油、水焖煮半小时，捞出摆在茄子上，淋上原汤即可。

适合人群 孕产妇。

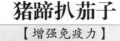

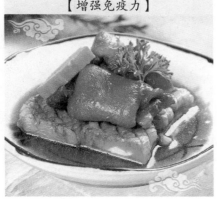

猪蹄扒茄子
【增强免疫力】

[材料] 茄子 500 克，大蒜 30 克。

[调料] 生抽 10 克，醋 15 克，香油 8 克。

[做法]

❶ 茄子去蒂，洗净，切条，用盐水浸泡去涩味；大蒜去皮，剁蓉。

❷ 将切好的茄子放入微波炉中，加盖高火烹调 8 分钟，取出装盘。

❸ 淋上生抽、醋、香油，再撒上蒜蓉即可。

大厨献招 将蒜头置于网状的长袋子中，挂在阴凉通风处，可以长时间地保存蒜头。

适合人群 儿童。

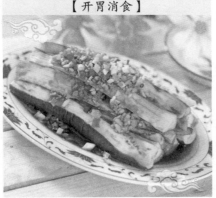

蒜香茄子
【开胃消食】

[材料] 剁椒 80 克，茄子 150 克，熟芝麻 3 克。

[调料] 盐、红油、香油、鸡精、葱丝各 5 克。

[做法]

❶ 茄子洗净，切成长条块。

❷ 炒锅加油烧热，放入剁椒炒香，捞起待用；放入切好的茄子翻炒，再放入盐、香油、红油、鸡精翻炒均匀，起锅排于盘中，撒上剁椒、熟芝麻、葱丝即可食用。

适合人群 男性。

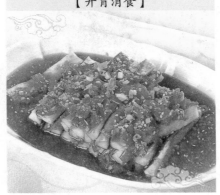

剁椒茄子
【开胃消食】

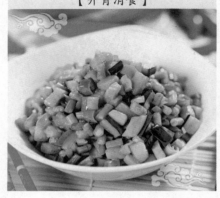

长豆角炒茄子
【开胃消食】

[材料] 长豆角、茄子各 250 克。

[调料] 生抽 30 克，辣椒酱 10 克，味精、盐各 5 克。

[做法]

❶ 长豆角、茄子分别洗净，长豆角切粒，茄子切丁。

❷ 炒锅下油烧热，放入长豆角、茄子炒至半熟，下生抽、辣椒酱、盐，用大火煸炒。

❸ 待豆角、茄子熟后，熄火，下味精，炒匀装盘即可。

适合人群 男性。

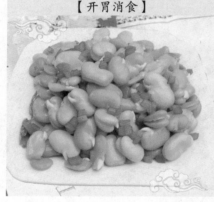

酸椒拌蚕豆
【开胃消食】

[材料] 蚕豆 300 克，泡红椒 20 克。

[调料] 盐、味精各 3 克，香油 10 克。

[做法]

❶ 蚕豆去外壳，再剥去豆皮，洗净后备用。

❷ 泡红椒洗净，切小粒。

❸ 将蚕豆放蒸锅内隔水蒸熟，取出凉凉，放盘内，加入泡椒粒、盐、香油、味精，拌匀即成。

大厨献招 存放蚕豆、红豆时可加几瓣大蒜进去，可以防蛀。

适合人群 男性。

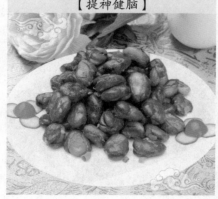

葱香蚕豆
【提神健脑】

[材料] 蚕豆 600 克，葱 20 克。

[调料] 盐 5 克。

[做法]

❶ 蚕豆放入清水中浸泡，捞出，沥干水分；葱洗净，切葱花备用。

❷ 油锅烧热，放入蚕豆炸熟，加盐拌匀，盛入容器。

❸ 将葱花和蚕豆搅拌均匀，装盘即可。

适合人群 儿童。

注意事项

蚕豆不易消化，因此脾胃虚弱者不宜多食。

[材料] 小牛肉 450 克，春蚕豆 200 克，红辣椒 50 克。

[调料] 料酒、生抽、淀粉各 10 克，盐 2 克。

[做法]

❶ 牛肉洗净切片；放入淀粉和生抽拌匀腌渍 10 分钟；春蚕豆洗净，红椒洗净切圈。

❷ 油锅烧热，爆香红辣椒，放入牛肉翻炒，加入料酒、生抽，炒至牛肉变成红色，然后放入春蚕豆，待九成熟后放入盐，炒匀即可。

适合人群 女性。

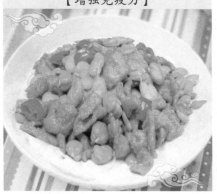

春蚕豆炒小牛肉
【增强免疫力】

[材料] 蚕豆 250 克，虾肉 80 克。

[调料] 香油、生抽各 5 毫升，味精 5 克，盐 3 克。

[做法]

❶ 将虾肉洗净，放入盐水中泡 10 分钟，捞出，沥干；蚕豆去壳，洗净，焯水，捞出，沥干水分。

❷ 油锅烧热，将蚕豆放入锅内，翻炒至熟，盛盘待用。

❸ 再将油锅烧热，加入虾肉、香油、生抽、味精、盐炒香，倒在蚕豆上即可。

适合人群 儿童。

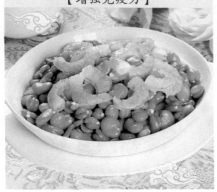

鲜蚕豆炒虾肉
【增强免疫力】

[材料] 猪肘 400 克，豌豆、干辣椒各少许。

[调料] 盐 3 克，老抽 10 克，料酒 15 克，红油适量。

[做法]

❶ 猪肘处理净，氽水后沥干；豌豆洗净；干辣椒洗净，切段。

❷ 油锅烧热，加干辣椒爆炒，下猪肘拌炒，再放入豌豆、盐、老抽、料酒、红油翻炒。

❸ 炒锅注水焖半小时，至汤汁收浓即可。

适合人群 男性。

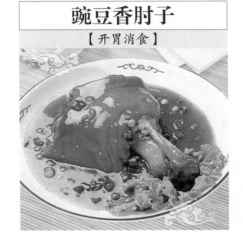

豌豆香肘子
【开胃消食】

豌豆牛肉粒
【提神健脑】

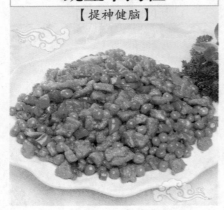

[材料] 牛肉、青豆各250克。

[调料] 干辣椒粒30克，生姜10克，淀粉、料酒20克，盐5克。

[做法]

❶ 牛肉洗净，切丁，用少许料酒、淀粉上浆后备用。

❷ 青豆洗净，入锅中煮熟后；生姜去皮，洗净，切片。

❸ 油烧热，下干辣椒粒、红辣椒、生姜片爆热，入青豆、牛肉翻炒，再调入盐，用淀粉勾芡，装盘即可。

适合人群 老年人。

豌豆鸽肉
【增强免疫力】

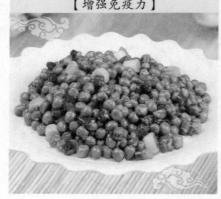

[材料] 鸽肉、豌豆各200克。

[调料] 干红椒圈20克，鸡蛋清30克，料酒、香油、酱油、盐、淀粉、葱段各5克。

[做法]

❶ 豌豆洗净，焯水后捞出；鸽肉洗净切丁，入碗，加盐、料酒、淀粉、鸡蛋清腌渍片刻。

❷ 炒锅加油烧热，放干红椒圈、葱段爆香，下鸽肉滑散，放豌豆同炒，调入酱油、香油翻炒均匀即可食用。

适合人群 老年人。

清炒豌豆苗
【养心润肺】

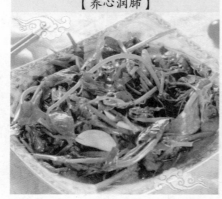

[材料] 豌豆苗400克。

[调料] 盐、香油各5克，鸡精2克，大蒜3瓣。

[做法]

❶ 大蒜剥皮，洗净后切成片；豌豆苗用水清洗干净备用。

❷ 锅烧热，放入少许油，将大蒜炸香，放入豌豆苗翻炒。

❸ 再将盐、鸡精放入锅内，和豌豆苗一起炒香至熟，最后淋上香油即可。

适合人群 老年人。

[材料] 莲藕 400 克，泡椒 60 克。

[调料] 盐 3 克，白糖 20 克，生姜片 30 克。

[做法]

❶ 莲藕洗净，去皮，切成薄片备用；生姜洗净，切片备用。

❷ 将莲藕片放入开水中稍烫，捞出，沥干水分，放入容器中，加生姜、泡椒、盐、白糖搅拌均匀，腌渍片刻，装盘即可。

适合人群 女性。

注意事项

发黑、有异味的藕不宜食用。

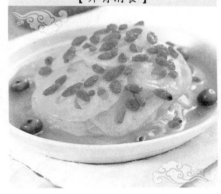

泡椒莲藕
【补血养颜】

[材料] 莲藕 500 克，枸杞 25 克，柠檬汁 20 克。

[调料] 白糖 25 克，盐、白醋各适量。

[做法]

❶ 莲藕去皮洗净，切薄片，入沸水中焯一下捞出，加盐腌渍片刻；枸杞泡发，洗净。

❷ 将柠檬汁、白糖、盐、白醋兑成汁，淋入莲藕并浸制 15 分钟。

❸ 再将盘子放入冰箱冷冻 30 分钟取出，撒上枸杞即可食用。

适合人群 女性。

柠汁莲藕
【开胃消食】

[材料] 嫩莲藕 200 克，柠檬 2 个。

[调料] 白糖、白醋各适量。

[做法]

❶ 将柠檬洗净榨汁；在锅中放少许水烧开，放入白糖、柠檬汁、白醋略煮，做成味汁。

❷ 莲藕洗净切成片，在沸水中焯一下，捞出放入做好的味汁中浸泡 3 小时即可。

大厨献招 莲藕中含有大量的藕粉，削去外皮后，如不及时下锅烹调很快就会因氧化而变黑。这时，如果把藕浸泡在加醋的冰水中，就可以保持其原有的洁白色泽。

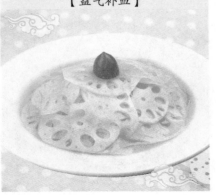

柠檬莲藕片
【益气补血】

泡椒莲藕丝
【开胃消食】

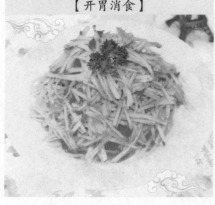

[材料] 莲藕 500 克。

[调料] 红泡椒、盐、红油各适量。

[做法]

❶ 莲藕洗净去节，切成长丝；红泡椒切碎。

❷ 炒锅注油烧至七成热，下入红泡椒，炒出辣味。

❸ 接着放入莲藕丝炒片刻，加少许水翻炒，再加入盐和红油炒匀，出锅装盘即可。

适合人群 男性。

注意事项

生藕性偏凉，生吃凉拌较难消化。脾胃虚寒者、易腹泻者不宜食用生藕。

酸辣芹菜
【降低血糖】

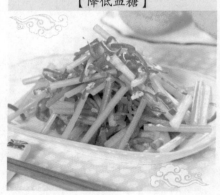

[材料] 嫩芹菜 400 克，红椒丝 30 克。

[调料] 香油 10 克，醋 20 克，盐适量，酱油少许。

[做法]

❶ 芹菜留梗洗净，切成长段，与红椒丝放沸水锅内焯透，捞出，沥干水分，摆放盘中。

❷ 将酱油、盐、醋、香油拌匀，待盐化开后，倒入芹菜中拌匀即可。

大厨献招 芹菜叶中所含的胡萝卜素和维生素 C 比茎多，含铁量也很丰富，吃时不要把嫩叶扔掉。

适合人群 老年人。

葱油香芹
【降低血压】

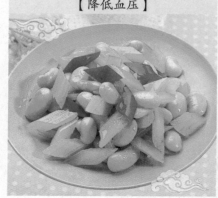

[材料] 香芹 300 克，黄豆 50 克，红椒适量。

[调料] 盐 2 克，味精 1 克，葱末 3 克，白醋适量。

[做法]

❶ 黄豆泡发，入水煮熟；香芹洗净，切块；红椒洗净，切片；葱末放油锅中炒香，盛出葱油。

❷ 锅注水烧开，将红辣椒片与香芹块分别放入开水中焯水后，捞起沥水，盛入盘中，与黄豆拌匀。

❸ 将葱油与盐、味精、白醋混合调成汁浇在盘中即可。

适合人群 老年人。

[材料] 西芹 300 克，百合 25 克，胡萝卜 20 克。

[调料] 盐、味精各适量。

[做法]

❶ 百合去除杂质，洗净待用。

❷ 西芹去老叶、老梗，洗净切段；胡萝卜去皮洗净，切片。

❸ 炒锅注油烧至六成热，放入西芹、百合、胡萝卜炒熟，加味精和盐调味即可。

适合人群 老年人。

注意事项

芹菜不宜与黄瓜、鸡肉、兔肉、螃蟹等同食。

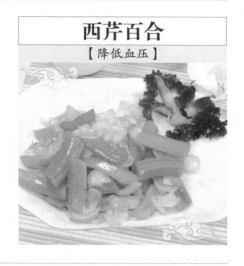

西芹百合
【降低血压】

[材料] 牛蛙 350 克，西芹 200 克。

[调料] 盐、红油、酱油、料酒、花椒、泡椒、鸡精各适量。

[做法]

❶ 牛蛙处理干净，切成块；西芹洗净切段；泡椒、花椒洗净。

❷ 油烧热，下牛蛙，调入酱油、料酒和红油，炒至变色后加入泡椒、花椒和西芹段稍炒，加适量的清水烧至熟透，加盐和鸡精调味即可。

适合人群 女性。

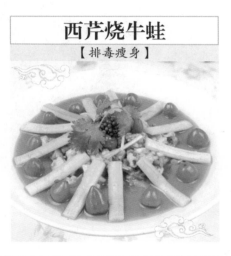

西芹烧牛蛙
【排毒瘦身】

[材料] 芦笋 300 克，金针菇 200 克，红椒少许。

[调料] 盐 2 克，醋、酱油、香油、葱各适量。

[做法]

❶ 芦笋洗净，对半儿切段；金针菇洗净；红椒、葱洗净切成细丝。

❷ 芦笋、金针菇入沸水中焯熟，摆盘，撒入红椒丝和葱丝。

❸ 净锅加适量水烧沸，倒入酱油、醋、香油、盐调匀，淋入盘中即可。

适合人群 孕产妇。

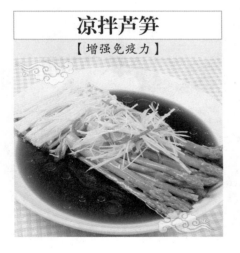

凉拌芦笋
【增强免疫力】

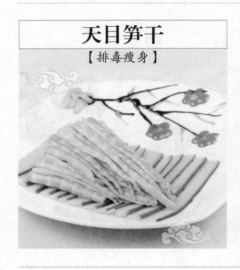

天目笋干
【排毒瘦身】

[材料] 天目笋干 250 克，黄瓜 150 克。

[调料] 盐 3 克，香油适量。

[做法]

❶ 天目笋干泡发洗净，切成条状；黄瓜洗净，切大片，铺在盘底。

❷ 净锅上火，倒入适量的清水煮沸，放入笋干焯熟，捞出沥干水分。

❸ 将笋干加盐、香油搅拌均匀，然后摆在黄瓜片上即可食用。

适合人群 女性。

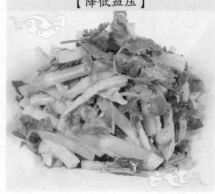

香菜拌竹笋
【降低血压】

[材料] 竹笋 300 克，香菜 80 克。

[调料] 剁椒 15 克，盐 2 克，醋、香油各适量。

[做法]

❶ 竹笋洗净，切条；香菜洗净，切段。

❷ 将竹笋下入沸水锅中焯熟，捞出沥干装盘。

❸ 放入香菜段，加盐、醋、香油、剁椒拌匀即可。

大厨献招 烹制竹笋前应焯水一下，以除去笋中的草酸。切竹笋时，笋尖的部分应横丝切，这样烹制时不易熟烂，易入味。

适合人群 老年人。

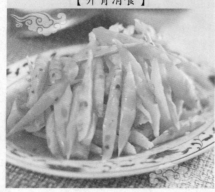

红油竹笋
【开胃消食】

[材料] 竹笋 300 克，红油 10 克。

[调料] 盐 5 克，味精 3 克。

[做法]

❶ 竹笋洗净后，切成滚刀斜块。

❷ 将切好的笋块入沸水中焯熟，捞出，盛入盘内。

❸ 淋入红油，加盐、味精一起拌匀即可。

适合人群 儿童。

注意事项

由于竹笋中含有较多的草酸、会影响人体对钙的吸收，儿童不宜多食。

[材料] 猪肉 300 克，上海青 100 克，春笋 200 克。

[调料] 盐、鸡精、生抽、水淀粉各适量。

[做法]

❶ 猪肉洗净，剁成泥，与水淀粉搅匀，用手挤成丸子；笋洗净，切片；上海青洗净。

❷ 上海青、春笋用开水焯熟，摆盘。

❸ 油锅烧热，下肉丸炸熟，装盘。

❹ 锅里留油，加生抽、盐、鸡精、清水调成味汁，淋在肉丸上。

适合人群 女性。

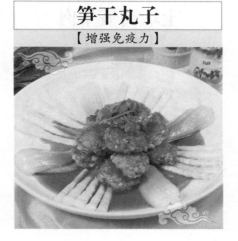

笋干丸子

【增强免疫力】

[材料] 小竹笋、芦笋各 150 克，猪肚 200 克。

[调料] 盐 3 克，味精 2 克。

[做法]

❶ 小竹笋、芦笋分别洗净，切成斜段，分别入锅焯水；猪肚洗净，放入清水锅中煮熟，捞起切条。

❷ 油烧热，下入猪肚炒至舒展后，再加入双笋，一起炒至熟透，加盐、味精调味即可。

适合人群 男性。

注意事项

痛风和糖尿病患者不宜多食芦笋。

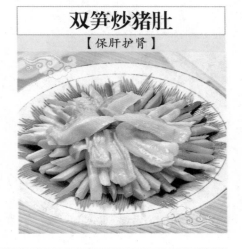

双笋炒猪肚

【保肝护肾】

[材料] 牛肉 250 克，鲜笋 200 克，上海青 250 克。

[调料] 葱花 25 克，生姜片、酱油、料酒各 20 克，盐 5 克。

[做法]

❶ 牛肉洗净，切片；鲜笋洗净，切片。

❷ 上海青洗净，焯水装盘摆好。

❸ 锅下油，旺火将油烧热，爆香生姜片，上海青、鲜笋片放牛肉、上海青、鲜笋片、料酒下锅翻炒，七成熟时加酱油、葱花、盐，继续翻炒至熟，出锅装盘即可。

适合人群 老年人。

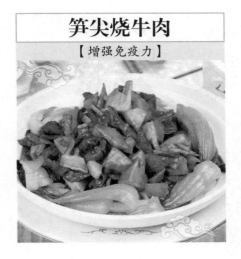

笋尖烧牛肉

【增强免疫力】

土坛筒笋牛肉
【益气补血】

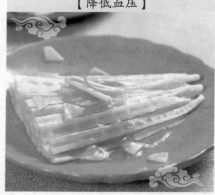

[材料] 牛肉 500 克，笋 150 克。

[调料] 盐、胡椒粉、酱油、红油、香菜各适量。

[做法]

❶ 牛肉洗净，切块，氽水后捞出；香菜洗净；笋洗净，切段。

❷ 油锅烧热，倒入牛肉翻炒，加入酱油，炒至上色，加水煮开。

❸ 再放入笋，用大火烧，继续转小火慢炖半个小时，再加入盐、胡椒粉、红油，撒上香菜即可。

适合人群 男性。

清炒竹笋
【降低血压】

[材料] 竹笋 250 克。

[调料] 葱段、生姜丝、盐、味精各适量。

[做法]

❶ 竹笋剥去皮，除去老的部分，洗净后对半儿切开。

❷ 油锅烧热，放葱、生姜丝入锅煸香。

❸ 然后将竹笋、盐放入锅内，翻炒至笋熟时，加味精炒匀，起锅装盘即可。

适合人群 老年人。

注意事项

竹笋中含有难溶性的草酸钙，故尿道、肾、胆结石患者不宜多食。

香笋牛肉丝
【开胃消食】

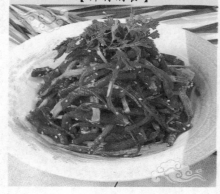

[材料] 牛肉 300 克，笋干、芝麻、红椒各适量。

[调料] 酱油 4 克，料酒、红油、盐、白糖各适量。

[做法]

❶ 牛肉洗净，切丝，用酱油和料酒腌渍片刻；笋干洗净泡发；红椒洗净，切丝。

❷ 油锅烧热，下牛肉炒至变色，盛出；另起油锅，下笋干，调入红油和白糖炒至断生。

❸ 牛肉回锅，加红椒和芝麻炒熟，加盐调味，装盘即可食用。

适合人群 儿童。

［材料］鸡 500 克，竹笋 200 克。

［调料］盐 4 克，花椒 5 克，生姜末 25 克，淀粉 5 克，八角 4 克，桂皮 6 克，鲜肉汤适量，干红椒段 50 克。

［做法］

❶ 鸡洗净，切块；竹笋用清水浸泡。

❷ 油锅烧热，煸炒鸡块，下生姜末、干红椒、花椒、八角、桂皮继续煸炒，加竹笋同炒，调入盐，倒入鲜肉汤煨烧，待鸡肉色泽红亮时，用淀粉勾芡起锅即可。

适合人群 男性。

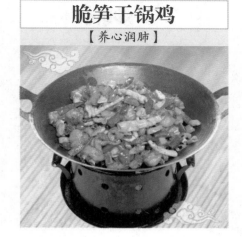

脆笋干锅鸡
【养心润肺】

［材料］春笋 150 克，鸡肾 200 克，淀粉少许。

［调料］泡椒、泡生姜、葱段、料酒、盐、味精各适量。

［做法］

❶ 春笋洗净切片，鸡肾洗净去筋改刀码上盐、淀粉；泡生姜、泡椒洗净改刀。

❷ 油烧热，放入泡椒、鸡肾炒散，放入春笋片、泡生姜、泡椒、葱段一起炒匀。

❸ 最后烹入料酒、味精，用淀粉勾芡，炒匀起锅即成。

适合人群 男性。

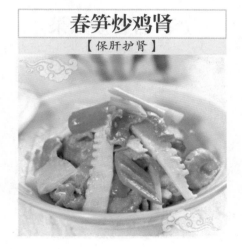

春笋炒鸡肾
【保肝护肾】

［材料］苦笋 200 克，鸭掌 200 克，泡椒 150 克。

［调料］盐 3 克，味精 2 克，酱油 10 克，大蒜 15 克，香菜少许。

［做法］

❶ 苦笋洗净，切成块；鸭掌洗净，用温水汆过后备用；泡椒洗净；大蒜洗净，切开。

❷ 锅内注油，旺火烧至热，放入泡椒、鸭掌、苦笋爆炒，再放入盐、酱油、大蒜翻炒。

❸ 炒至汤汁收浓时，加入味精，撒上香菜即可。

适合人群 女性。

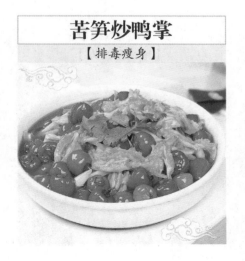

苦笋炒鸭掌
【排毒瘦身】

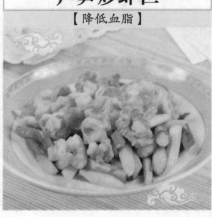

芦笋炒虾仁
【降低血脂】

[材料] 芦笋 200 克,虾仁 200 克。

[调料] 盐 3 克,味精 1 克,料酒 15 克,醋 8 克。

[做法]

① 芦笋洗净,切成斜段;虾仁洗净,用热水汆过后,捞起沥干备用。

② 炒锅置于火上,注油烧热,下料酒,放入虾仁翻炒至熟后加入盐、醋与芦笋一起翻炒。

③ 再加入味精调味,起锅装盘即可。

大厨献招 选购芦笋,以形状正直、笋尖花苞紧密、表皮鲜亮不萎缩、细嫩粗大,以手折之即断者为佳。

适合人群 老年人。

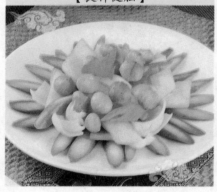

芦笋百合炒瓜果
【提神健脑】

[材料] 无花果、百合各 100 克,芦笋、冬瓜各 200 克。

[调料] 香油、盐、味精各适量。

[做法]

① 芦笋洗净切斜段,下入开水锅内焯熟,捞出控水备用。

② 鲜百合洗净掰片;冬瓜洗净切片;无花果洗净。

③ 油锅烧热,放芦笋、冬瓜煸炒,下入百合、无花果炒片刻,下盐、味精调味,淋入香油即可装盘。

适合人群 女性。

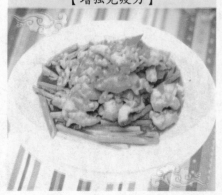

芦笋牛肉爽
【增强免疫力】

[材料] 芦笋 70 克,牛肉 180 克。

[调料] 葱、盐、味精各 3 克,水淀粉、酱油各 10 克,辣椒 8 克。

[做法]

① 牛肉洗净,切片,用水淀粉上浆;芦笋洗净,切成斜段,焯水;葱、辣椒洗净,切碎。

② 油锅烧热,下牛肉滑熟,加辣椒、芦笋炒香。

③ 下盐、味精、酱油调味,撒上葱花即可。

大厨献招 芦笋用报纸包好,置于冰箱内,可保存 2～3 天。

适合人群 老年人。

[材料] 肥牛肉 150 克，黑木耳 100 克，洋葱 20 克。

[调料] 辣椒 10 克，盐、味精各 4 克，酱油 10 克。

[做法]

❶ 肥牛洗净，切块；黑木耳洗净，摘蒂，撕成小块；辣椒、洋葱洗净，切成小块。

❷ 油锅烧热，入肥牛煸炒，至肉色变色时，加黑木耳炒熟。

❸ 放辣椒、洋葱炒香，入盐、味精、酱油调味，盛盘即可。

适合人群 男性。

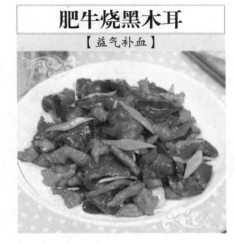

肥牛烧黑木耳

【益气补血】

[材料] 黑木耳 80 克，包菜 100 克。

[调料] 干红椒 20 克，花椒油、盐、醋各适量。

[做法]

❶ 黑木耳泡发后洗净，焯水，捞出沥水；包菜洗净，切片；干红椒洗净，切丁。

❷ 锅置火上，注油烧热，放入花椒油、盐、醋、干红椒同炒，再下入包菜和黑木耳翻炒均匀即可。

大厨献招 用冷水泡发木耳可以更多地保留木耳原有的水分，吃起来也比较脆爽。

适合人群 老年人。

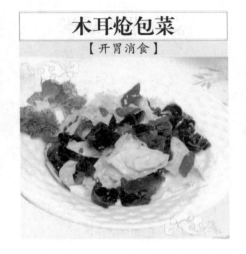

木耳烩包菜

【开胃消食】

[材料] 黑木耳 150 克，上海青 200 克，火腿少许。

[调料] 盐 2 克，鸡汁 20 克，鸡油 15 克，清汤适量。

[做法]

❶ 黑木耳泡发，洗净；上海青洗净，略烫；火腿切丝。

❷ 锅内倒入清汤烧开，放入上海青，下黑木耳用小火煨熟，加盐调匀，连清汤一起倒入盘中。

❸ 撒上火腿丝，淋上鸡汁、鸡油即可食用。

大厨献招 将黑木耳放在淘米水中浸泡 30 分钟左右，然后放入清水中漂洗，极易除去沙粒。

适合人群 老年人。

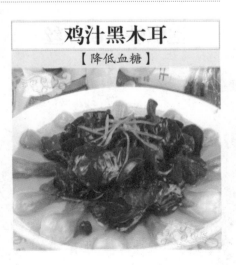

鸡汁黑木耳

【降低血糖】

醋泡黑木耳
【排毒瘦身】

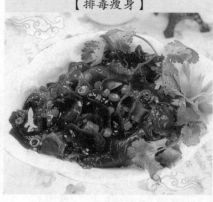

[材料] 黑木耳 250 克。

[调料] 盐、醋、葱花各适量，红尖椒 10 克。

[做法]

❶ 黑木耳洗净泡发；红尖椒洗净切碎备用。

❷ 烧适量开水，放入盐、醋、红尖椒、葱花调成味汁；黑木耳用开水煮熟。

❸ 将调好的味汁淋在煮熟的木耳上即可。

适合人群 女性。

注意事项

黑木耳有降低性欲的作用，故性冷淡、阳痿患者及孕妇不宜食用。

蒜蓉蒸西葫芦
【排毒瘦身】

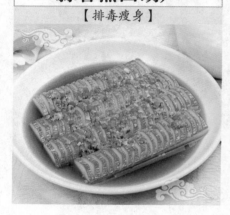

[材料] 西葫芦 250 克。

[调料] 大蒜、红油各 20 克，干辣椒 30 克，盐、味精各 5 克。

[做法]

❶ 西葫芦洗净，切片，放开水中焯熟，装盘待用；大蒜去皮，剁成蒜蓉；干辣椒洗净剁碎。

❷ 锅烧热加油，然后放进蒜蓉和辣椒碎爆香，下盐、味精炒匀，淋入红油，起锅浇在西葫芦上，再上锅蒸熟即可。

适合人群 女性。

泡椒炒西葫芦丝
【降低血糖】

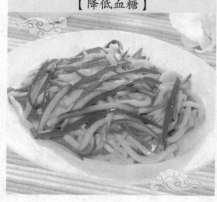

[材料] 西葫芦 400 克，泡椒 10 克。

[调料] 盐 3 克。

[做法]

❶ 西葫芦洗净，切成细丝；泡椒洗净，切丝备用。

❷ 锅中倒油烧热，下入西葫芦丝炒熟。

❸ 加盐和泡椒丝炒匀入味即可。

适合人群 老年人。

注意事项

脾胃虚寒的人应少吃西葫芦。

［材料］ 芥蓝50克，黄豆200克，红椒段4克。

［调料］ 盐2克，醋、味精各1克，香油5克。

［做法］

❶ 芥蓝去皮洗净，切成碎段；黄豆洗净，泡发。

❷ 锅内注水，旺火烧开，把芥蓝放入水中焯熟捞起控干；再将黄豆放入水中煮熟捞出。

❸ 黄豆、芥蓝置于碗中，用盐、醋、味精、香油、红椒段调成汁，浇在其上即可。

大厨献招 黄豆在炒前用水泡透，会更容易熟。

适合人群 老年人。

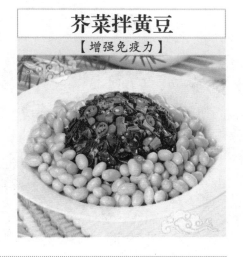

芥菜拌黄豆

【增强免疫力】

［材料］ 甘泉豆腐干300克，花生米200克。

［调料］ 香油、红油各20克，盐6克，味精3克。

［做法］

❶ 甘泉豆腐干洗净切丝，放进沸水中焯透，捞起控水，凉凉。

❷ 花生米炒熟，凉凉。

❸ 把豆腐丝和花生米装盘，加入香油、红油、盐、味精，拌匀即可。

注意事项

花生含的油脂多，人体消化时需要消耗大量胆汁，故胆病患者不宜食用。

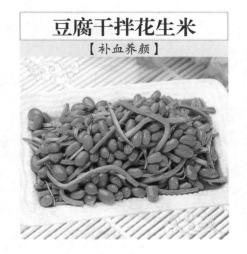

豆腐干拌花生米

【补血养颜】

［材料］ 黄鱼800克，豆腐300克。

［调料］ 盐4克，干椒圈、葱丝各3克，豉油、黄酒、葱油各适量。

［做法］

❶ 黄鱼处理干净，切块，加入盐、黄酒抓匀；豆腐洗净，切大块。

❷ 将黄鱼放在豆腐上，撒上葱丝、干椒圈，入蒸笼蒸5分钟。

❸ 取出蒸好的鱼，浇上豉油，再淋上烧至八成热的葱油即可。

适合人群 女性。

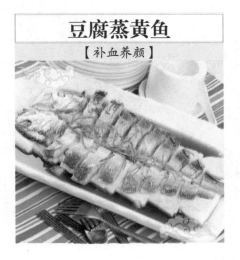

豆腐蒸黄鱼

【补血养颜】

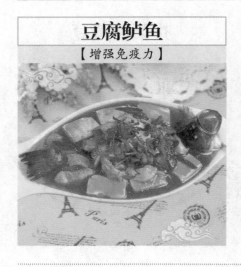

豆腐鲈鱼
【增强免疫力】

[材料] 鲈鱼 600 克，豆腐、熟芝麻各适量。

[调料] 盐 5 克，酱油 8 克，大蒜 25 克，葱白段、香菜段、黄酒各 10 克，干椒块适量。

[做法]

❶ 鲈鱼处理干净，切块；豆腐浸泡，切块；大蒜去皮洗净。

❷ 油锅烧热，爆香大蒜、干椒块，放入鱼、盐、黄酒、酱油，加水煮开，放入豆腐、葱白炒匀，撒上香菜、熟芝麻即可。

适合人群 儿童。

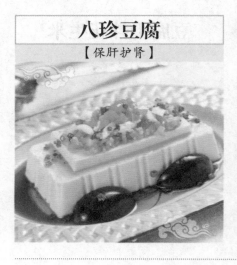

八珍豆腐
【保肝护肾】

[材料] 盒装豆腐 1 盒，皮蛋 1 个，咸蛋黄 1 个，榨菜 20 克，松仁、肉松各适量，红椒 2 个，葱 1 根。

[调料] 生抽、盐、白糖、胡椒粉、麻油各适量。

[做法]

❶ 豆腐切成小块，沸水烫熟，放入盘中。

❷ 皮蛋去壳切条，咸蛋黄切碎，榨菜切碎，和松仁、肉松一起拌入豆腐中。

❸ 将洗净的红椒、葱切碎，与生抽、盐、白糖、胡椒粉、麻油一起调匀，淋入盘中即可。

适合人群 男性。

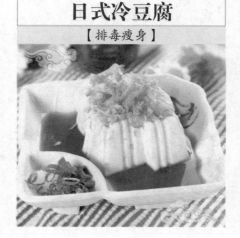

日式冷豆腐
【排毒瘦身】

[材料] 豆腐 1 盒，木鱼花 15 克。

[调料] 生姜 1 块，葱 1 棵，酱油 10 克。

[做法]

❶ 豆腐切成块，摆入盘中；葱洗净切花；生姜洗净切末。

❷ 酱油、葱花、生姜末倒在豆腐上，将豆腐放入蒸锅蒸 15 分钟，取出待凉。

❸ 木鱼花夹在豆腐上，即可食用。

适合人群 女性。

注意事项

豆腐不要与菠菜同食。

[材料] 豆腐、牛里脊肉各 200 克。

[调料] 葱、生姜丝、豆瓣各 10 克，盐 4 克，料酒、蒜各适量。

[做法]

❶ 牛里脊肉洗净，切粒；豆腐上笼蒸熟；葱洗净切段；蒜洗净切末。

❷ 锅中注油烧熟，放入牛里脊肉粒爆炒，加入豆瓣、蒜末、生姜丝，烹入料酒，加入盐、葱段煮开，淋在蒸好的豆腐上即可。

适合人群 女性。

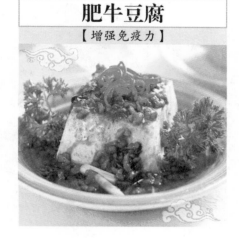

肥牛豆腐

【增强免疫力】

[材料] 上海青 100 克，日本豆腐 80 克。

[调料] 番茄酱 15 克，盐 3 克，味精 5 克。

[做法]

❶ 上海青洗净，放入盐开水中焯一下，装盘，凉凉备用。

❷ 日本豆腐洗净，切成圆形片。

❸ 油锅烧热，将日本豆腐放入油锅内炸成金黄色，加入盐、味精焖 1 分钟，捞出沥油，装入盛有上海青的盘中，淋上番茄酱即可。

适合人群 老年人。

上海青扒豆腐

【降低血脂】

[材料] 豆腐 250 克，虾仁 50 克，上海青 120 克。

[调料] 盐 3 克，蚝油 10 克，蛋清少许。

[做法]

❶ 豆腐洗净，切成小块；虾仁洗净，在背部改两刀，用蛋清浆制，入温油中滑成球形，捞出沥干油；上海青洗净备用。

❷ 把清水放入锅中煮沸，然后加入豆腐块煮熟，放入上海青、虾仁煮沸。

❸ 最后放入盐、蚝油续煮 30 秒，装盘即可。

适合人群 孕产妇。

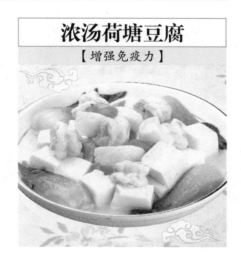

浓汤荷塘豆腐

【增强免疫力】

酱汁豆腐
【增强免疫力】

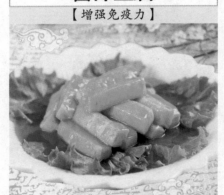

[材料] 石膏豆腐 250 克，生菜 20 克。

[调料] 西红柿汁、白糖、红醋、淀粉各 3 克。

[做法]

❶ 豆腐洗净，切条，裹上淀粉；生菜洗净，垫入盘底。

❷ 热锅下油，倒入豆腐条炸至金黄色，捞出放在生菜上。

❸ 再热油，放入西红柿汁炒香，加入少许水、红醋、白糖，用淀粉勾芡，起锅淋在豆腐上即可食用。

适合人群 男性。

潮式炸豆腐
【开胃消食】

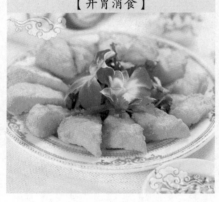

[材料] 嫩豆腐 8 块。

[调料] 盐 3 克，葱白、香菜、蒜蓉各少许。

[做法]

❶ 豆腐洗净，对角切成三角形，然后用食油炸至金黄色备用。

❷ 葱白、香菜洗净，切段，加入蒜蓉、开水、盐，调成味汁。

❸ 将炸好的豆腐放入碟中，拌味汁食用。

适合人群 儿童。

纸包豆腐
【增强免疫力】

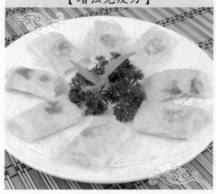

[材料] 日本豆腐 300 克，威化纸适量。

[调料] 盐 2 克，香菜叶少许。

[做法]

❶ 将日本豆腐切成约两指宽的长条；香菜叶洗净备用。

❷ 将日本豆腐放在威化纸上，上面放少许香菜叶点缀，包裹成型。

❸ 油锅烧热，将包好的日本豆腐下锅略炸，捞起沥油，摆盘，趁热撒上盐即可。

适合人群 儿童。

[材料] 豆腐 300 克，韭菜 20 克。

[调料] 红尖椒 10 克，大蒜 5 克，盐 3 克，味精 2
克，淀粉适量。

[做法]

❶ 豆腐切块；韭菜洗净，切段；尖椒洗净，切圈；
大蒜去皮，剁蓉。

❷ 油热后，下入豆腐块，煎至金黄色时，捞出沥油。

❸ 原锅下油烧热，下尖椒、蒜蓉后，再下豆腐、韭
菜翻炒，加调味料调味，出锅用淀粉勾芡即可。

适合人群 男性。

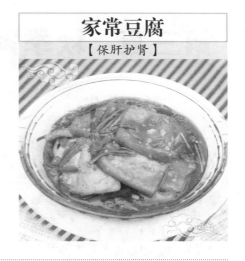

家常豆腐

【保肝护肾】

[材料] 日本豆腐、水豆腐各 80 克，五花肉 90 克，
香菇 15 克，红辣椒适量。

[调料] 盐 3 克，味精、酱油、葱各 5 克。

[做法]

❶ 五花肉、香菇、葱洗净，剁成末，加调味料拌匀
制成馅；水豆腐切块，中间掏空，酿入馅；日本豆
腐洗净，切块；红辣椒洗净，切丁。

❷ 酿豆腐、日本豆腐放盘中，水豆腐外面，上锅蒸
15 分钟，撒上葱花、红辣椒丁即可。

适合人群 女性。

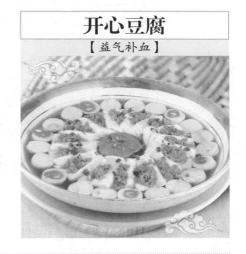

开心豆腐

【益气补血】

[材料] 白菜心 400 克，红椒圈 10 克，陈醋 20 克。

[调料] 白糖 15 克，味精 2 克，香油适量。

[做法]

❶ 白菜心洗净，改刀，入沸水中焯熟。

❷ 用白糖、味精、香油、陈醋调成味汁。

❸ 将味汁倒在白菜上进行腌渍，撒上红椒圈即可。

适合人群 老年人。

[注意事项]

不要用铜制器皿盛放或烹调白菜。如做炖菜，应在
汤煮沸时下锅；如炒食，要用旺火急炒，可减少维
生素 C 的损失。

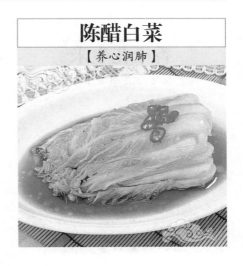

陈醋白菜

【养心润肺】

第三章　秋季家常菜

爽口花生

【益气补血】

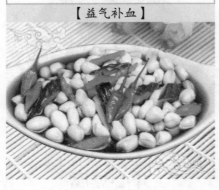

[材料] 花生米 100 克，黄瓜、红椒、泡椒各少许。

[调料] 盐 3 克，味精 5 克，酱油 8 克，醋 10 克。

[做法]

❶ 花生米洗净，放入盐水中煮熟，捞出，沥干水分，装盘待用。

❷ 黄瓜、红椒洗净，切成菱形块，倒入热水中焯一下。

❸ 将盐、味精、酱油、醋拌匀淋在花生米上，撒上黄瓜、红椒、泡椒即可。

适合人群 男性。

煮花生米

【提神健脑】

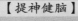

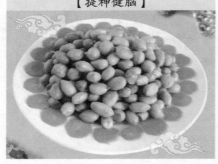

[材料] 花生米 500 克，胡萝卜 50 克。

[调料] 盐、酱油各 4 克，八角适量，香油少许。

[做法]

❶ 胡萝卜洗净，切圆片，放入沸水中稍烫，捞出，沥干水分备用。

❷ 花生米在放入盐、八角的水中煮熟后，捞出。

❸ 将花生米、胡萝卜片放入容器里加酱油、香油拌匀，码盘即可。

适合人群 男性。

香干花生米

【开胃消食】

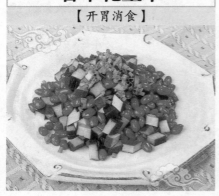

[材料] 香干 150 克，花生米 250 克。

[调料] 葱 10 克，盐 3 克，味精 5 克，生抽 8 克。

[做法]

❶ 香干洗净，切成小块，放入开水中烫熟；花生米洗净，用开水泡一下，一一撕去表皮；葱洗净，切成花备用。

❷ 锅中加油，油锅烧热，放入花生米炸熟装盘，加入香干，加盐、味精、生抽调味。

❸ 撒上葱花即可。

适合人群 男性。

［材料］ 猪蹄 600 克，花生米 200 克。

［调料］ 盐、白糖、老抽、生姜片、八角、青椒片、红椒片、料酒各适量。

［做法］

❶ 猪蹄处理净剁块，氽烫，捞出沥水。

❷ 汤锅中放清水，加八角、盐、白糖、老抽、生姜片烧开，放猪蹄烧沸，下花生米烧熟。

❸ 加辣椒片、料酒转小火焖至汁浓即可。

适合人群 女性。

注意事项

猪蹄上的毛一定要清理干净。

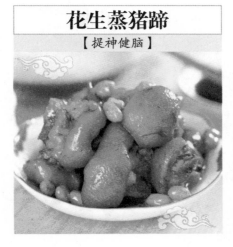

花生蒸猪蹄
【提神健脑】

［材料］ 猪肉 500 克，玉米粒 200 克，青豆 100 克。

［调料］ 盐 3 克，鸡精 2 克，水淀粉适量。

［做法］

❶ 猪肉洗净，剁成蓉；玉米粒洗净；青豆洗净。

❷ 将猪肉与水淀粉、玉米粒、青豆混合均匀，加盐、鸡精，搅匀后做成饼状。

❸ 锅下油烧热，将肉饼放入锅中，用中火煎炸至熟，捞出控油摆盘即可。

适合人群 儿童。

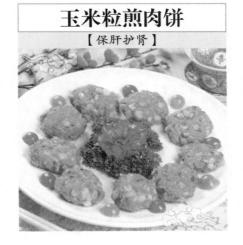

玉米粒煎肉饼
【保肝护肾】

［材料］ 鸡脯肉 150 克，玉米粒 100 克，青、红椒各 50 克。

［调料］ 盐、料酒、生姜各 5 克，鸡精 3 克。

［做法］

❶ 鸡脯肉洗净剁成末；青、红椒洗净，切丁；玉米粒洗净。将鸡脯肉加盐、料酒、生姜腌入味，入锅中滑炒后捞起待用。

❷ 油烧热，炒香玉米粒、青椒、红椒，再入鸡肉末炒入味，调入盐、鸡精，即可起锅。

适合人群 女性。

玉米炒鸡肉
【补血养颜】

松仁玉米
【提神健脑】

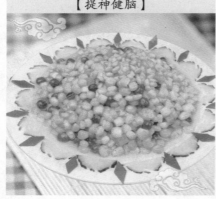

[材料] 炸好的松子仁、胡萝卜各25克，青豆35克，玉米粒400克。

[调料] 盐、白糖、鸡精、淀粉各适量。

[做法]

❶ 胡萝卜洗净，切丁；青豆、玉米粒均洗净，焯水后，捞出沥水。

❷ 油锅烧热，放入胡萝卜丁、玉米粒、青豆炒熟，加入盐、白糖、鸡精炒匀，勾芡后装盘，撒上松子仁即可。

适合人群 孕产妇。

玉米馄饨
【提神健脑】

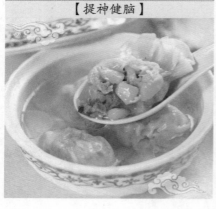

[材料] 玉米250克，猪肉末150克，馄饨皮100克。

[调料] 盐、味精各4克，白糖、香油各10克，葱20克。

[做法]

❶ 玉米剥粒；葱洗净，切花。

❷ 玉米粒、猪肉末、葱花放入碗中，加调味料拌匀做成馅料。

❸ 将馅料放入馄饨皮中央，馄饨皮两边对折，并将边缘捏紧，捏过的边缘前后折起，捏成鸡冠形状。

❹ 锅中注水烧开，放入包好的馄饨，盖上锅盖煮3分钟即可。

适合人群 男性。

橙汁山药
【增强免疫力】

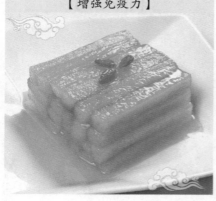

[材料] 山药500克，橙汁100克，枸杞8克。

[调料] 白糖30克，淀粉25克。

[做法]

❶ 山药洗净，去皮，切条，入沸水中煮熟，捞出，沥干水分；枸杞洗净备用。

❷ 橙汁加热，加白糖，最后用水淀粉勾芡成汁。

❸ 将加工好的橙汁淋在山药上，腌渍入味，放上枸杞即可。

大厨献招 切山药时下刀要快，并将切下来的山药迅速放入冷水中浸泡，以防止山药在空气中被氧化。

适合人群 女性。

[材料] 山药 400 克。

[调料] 白糖 10 克。

[做法]

❶ 山药去皮洗净，切成片。

❷ 锅内注水，旺火烧开后，将山药片放入开水中焯熟，捞出排入盘中。

❸ 撒上白糖，放入冰箱中冰镇后取出即可。

大厨献招 山药的黏液如果粘到手上，会感到发痒难受。可把洗净的山药先煮或蒸 4   5 分钟，待凉后再去皮，就不会黏手。但要注意，蒸煮时不要过头，以免山药熟烂就不好去皮了。

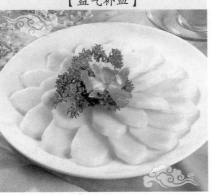

冰脆山药片

【益气补血】

[材料] 山药 500 克，黑木耳 10 克。

[调料] 生姜丝 9 克，葱丝 9 克，白糖、醋、香油、盐各适量。

[做法]

❶ 山药去皮洗净，切成细丝；黑木耳洗净，切成丝备用。

❷ 锅注水烧开，焯山药、木耳至熟透，捞起沥水。

❸ 将葱丝、生姜丝和木耳、山药拌匀加白糖、醋、香油、盐拌匀即可。

适合人群 老年人。

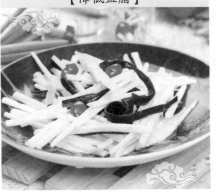

凉拌山药丝

【降低血脂】

[材料] 山药 250 克。

[调料] 蓝莓酱适量。

[做法]

❶ 山药去皮洗净，切条，入开水中煮熟，然后放在冰开水里冷却后摆盘。

❷ 将蓝莓酱均匀淋在山药上即可。

适合人群 女性。

注意事项

挑选山药以条粗、质坚实、粉性足、色洁白者、煮之不散、口嚼不黏牙为最佳。

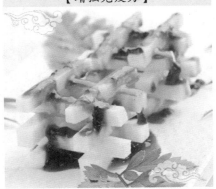

蓝莓山药

【增强免疫力】

拔丝山药

【补血养颜】

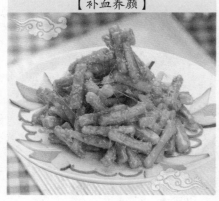

[材料] 山药 500 克，芝麻 10 克。

[调料] 白糖 150 克，淀粉 50 克。

[做法]

❶ 山药洗净，上笼蒸熟，去皮，切成条，撒上淀粉后待用。

❷ 油热后，加入山药炸至呈金黄色，捞起沥油。

❸ 炒锅下清水、白糖，烧至白糖黏性起丝，撒入芝麻、山药，迅速翻炒，起锅装盘，食时山药会拉出白糖丝即可。

适合人群 女性。

玉簪竹荪

【降低血脂】

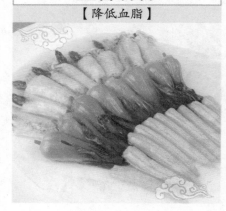

[材料] 芦笋、竹荪各 200 克，金针菇 100 克，上海青、小玉米各 250 克，胡萝卜丝少许。

[调料] 盐 3 克，味精 2 克，香油 15 克。

[做法]

❶ 芦笋洗净切段；竹荪泡发；金针菇、上海青、小玉米洗净。

❷ 用竹荪将芦笋、金针菇、胡萝卜丝卷好，与上海青、小玉米一同入沸水焯熟，捞起装盘。

❸ 将盐、味精、香油调匀，淋在盘上即可。

适合人群 老年人。

猪肉金针菇火锅

【增强免疫力】

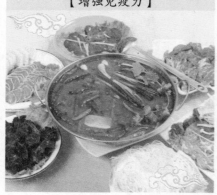

[材料] 猪肉、金针菇、猪血、牛肉、猪舌、土豆、水发木耳、水发粉丝、黄豆芽各适量。

[调料] 盐、辣椒油、生姜片、葱段、香菜段、干辣椒、花椒各适量。

[做法]

❶ 所有原材料洗净，改刀后装盘。

❷ 油锅烧热，入花椒、生姜片爆香。

❸ 倒入适量的清水，放干辣椒、葱段、香菜段，加入盐和辣椒油，煮开后，即可烫食原料。

适合人群 儿童。

[材料] 金针菇、黄花菜、香菜、红辣椒各适量。

[调料] 香油、盐、味精、白糖各少许。

[做法]

❶ 金针菇、黄花菜洗净，放入沸水中焯熟捞出，沥干水分；香菜洗净切段；红辣椒洗净切丝待用。

❷ 金针菇、黄花菜放入盘内，加盐、白糖、味精、香油拌匀。

❸ 在金针菇、黄花菜上放上香菜、辣椒丝，拌匀即可食用。

适合人群 老年人。

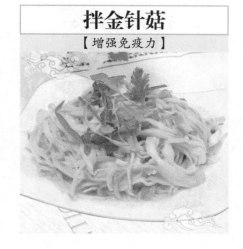

拌金针菇
【增强免疫力】

[材料] 金针菇250克，牛肉100克，红椒、青椒各15克。

[调料] 料油50克，日本烧烤汁30克。

[做法]

❶ 牛肉洗净，切成长薄片；青、红椒洗净切丝备用；金针菇洗净。

❷ 将金针菇、辣椒丝卷入牛肉片。

❸ 锅中注油烧热，放入牛肉卷煎熟，淋上日本烧烤汁即可。

适合人群 男性。

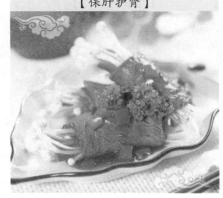

金针菇牛肉卷
【保肝护肾】

[材料] 鸡胸肉250克，金针菇50克，红辣椒20克。

[调料] 盐、葱、生姜、料酒、淀粉、香油各适量。

[做法]

❶ 鸡胸肉洗净，切丝；生姜洗净，切末，与鸡胸肉同放入碗中加料酒、淀粉腌渍；葱、红辣椒洗净，切丝；金针菇洗净，去根部。

❷ 热锅下油，放入鸡丝、金针菇及适量水炒熟，加入盐炒匀，盛起，撒上葱及红辣椒，再淋上香油即可。

适合人群 女性。

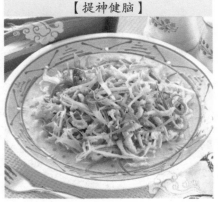

金针菇鸡丝
【提神健脑】

香菇狮子头
【降低血压】

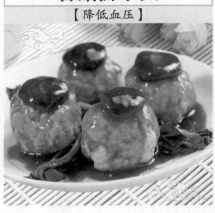

[材料] 五花腩肉 1000 克，香菇 8 朵，菜心 2 棵。

[调料] 蚝油 10 克，味精 3 克，盐 5 克，白糖水 10 克。

[做法]

❶ 五花腩肉洗净，剁碎，捏团。

❷ 肉团上笼蒸 1 个小时后下油锅炸好，盛盘。

❸ 冬菇、菜心洗净，加盐、油、沸水烫熟，捞出摆盘；蚝油、味精、白糖水、盐入锅中调成汁，淋汁于肉团上即可。

适合人群 男性。

香菇肉丸
【增强免疫力】

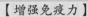

[材料] 香菇 50 克，虾 100 克，绞猪肉 200 克，鸡蛋 1 个。

[调料] 淀粉、盐、生姜汁、料酒、高汤、水淀粉各适量。

[做法]

❶ 香菇洗净；虾剁成泥；绞猪肉与虾泥加蛋清、淀粉、盐、生姜汁、料酒做成肉丸，酿在香菇上。

❷ 将香菇入微波炉烹熟，取出；用高汤和淀粉勾芡，淋在香菇肉丸上即可。

适合人群 老年人。

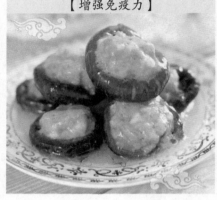

香菇拌豆角
【保肝护肾】

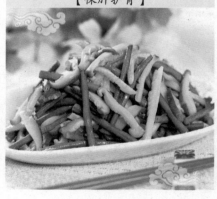

[材料] 嫩豆角 300 克，香菇 60 克，玉米笋 100 克。

[调料] 辣酱油 10 克，白糖 3 克，盐、味精各少许。

[做法]

❶ 香菇洗净泡发，切丝，煮熟，捞出凉凉。

❷ 将豆角洗净切段，烫熟，捞出待用。

❸ 将玉米笋切成细丝，放入盛豆角段的盘中，再将煮熟的香菇丝放入，加入盐、白糖、味精拌匀，腌 20 分钟，淋上辣酱油即可。

大厨献招 泡发的香菇水不要倒掉，许多营养成分都溶在其中，滤后可食。

适合人群 男性。

[材料] 牛柳 200 克，茶树菇 200 克，土豆 150 克，青、红椒丝各适量。

[调料] 盐 3 克，味精 1 克，酱油、料酒各 10 克。

[做法]

❶ 牛柳洗净切丝；茶树菇洗净切段；土豆去皮，洗净切条。

❷ 锅中倒油烧热，下土豆条炸至金黄色，沥油摆盘；锅底留油，下牛柳炒至变色，加茶树菇、辣椒丝炒熟。

❸ 加盐、味精炒至入味即可。

适合人群 男性。

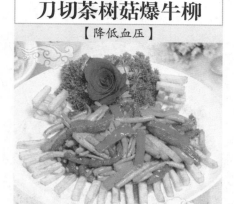

刀切茶树菇爆牛柳

【降低血压】

[材料] 鸡 500 克，茶树菇 50 克。

[调料] 生姜片、蒜片、干椒段各 10 克，豆瓣酱、酱油各适量，花椒、盐各 4 克。

[做法]

❶ 鸡洗净，切块；茶树菇用水泡好，洗净，去根，切段备用。

❷ 油锅烧热，下生姜、蒜片、干椒、豆瓣酱爆香，放鸡块炒至变色，加酱油、花椒，烧 8 分钟，下茶树菇续炒，加盐调味即可。

适合人群 老年人。

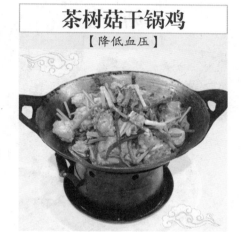

茶树菇干锅鸡

【降低血压】

[材料] 虾仁 300 克，草菇 150 克，胡萝卜片、葱段各适量。

[调料] 蛋白、盐、淀粉各 3 克，胡椒粉、料酒各适量。

[做法]

❶ 虾仁，洗净。

❷ 草菇洗净，焯烫。

❸ 油烧热，放入虾仁炸至变红时捞出，余油倒出，另用油炒葱段、胡萝卜片和草菇，然后将虾仁回锅，加入蛋白、盐、胡椒粉、料酒同炒至匀，用淀粉勾芡盛出即可。

适合人群 老年人。

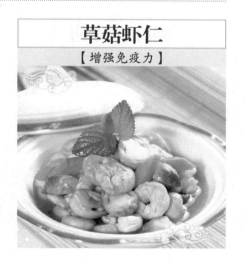

草菇虾仁

【增强免疫力】

鲍汁草菇
【降低血糖】

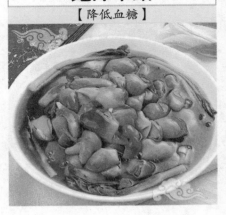

[材料] 鲍汁、草菇各200克，菜心50克。

[调料] 盐2克，老抽10克，料酒12克，白糖15克。

[做法]

❶ 草菇洗净，对剖开，用沸水焯烫后沥干备用；菜心洗净后备用。

❷ 锅置火上，注油烧热，下料酒，放入草菇炒熟，加盐、老抽、白糖炒至汤汁收干，放入鲍汁以小火焖煮。

❸ 煮至汤汁收浓，下菜心稍炒，加味精调味，炒匀装盘即可。

适合人群 老年人。

草菇芥蓝
【增强免疫力】

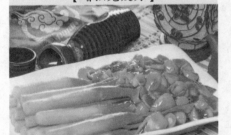

[材料] 草菇200克，芥蓝250克。

[调料] 盐2克，酱油、蚝油各适量。

[做法]

❶ 草菇洗净，切开；芥蓝削外皮，洗净。

❷ 锅中注水烧沸，放入草菇、芥蓝焯烫，捞起。

❸ 另起锅，倒油烧热，放入草菇、芥蓝，调入盐、酱油、蚝油炒匀即可。

大厨献招 鲜蘑菇海绵般的菌体能吸收大量水分，因此在清洗时不要用水浸泡。可先用流动的水冲洗一下，然后用湿布抹，最后用干布或洁净的纸擦干。

适合人群 儿童。

鲍汁扣花菇
【增强免疫力】

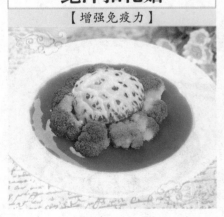

[材料] 花菇1个，西蓝花200克。

[调料] 盐2克，白糖5克，鲍汁、生姜粉各适量。

[做法]

❶ 花菇泡发，洗净备用；西蓝花洗净，掰成小朵备用。

❷ 将花菇放入锅中，加水煮10分钟，捞出沥干；西蓝花用开水焯熟后备用。

❸ 将花菇、鲍汁、盐、白糖、生姜粉一起放入锅中炖煮15分钟，出锅，同西蓝花一起摆盘。

适合人群 老年人。

[材料] 花菇 200 克。

[调料] 干椒 15 克，盐、红油各 5 克，生姜、味精各 3 克。

[做法]

❶ 花菇洗净泡开，切成两半儿；干椒洗净切段；生姜去皮洗净，切片后备用。

❷ 锅中油烧热，下生姜片、干椒、花菇一起炒熟。

❸ 将花菇盛入盘内，淋入红油，加入盐、味精一起拌匀即可。

[适合人群] 男性。

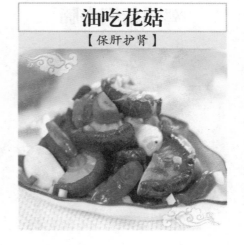

油吃花菇
【保肝护肾】

[材料] 鸡腿菇 400 克，蚝油 20 克，青、红椒各适量。

[调料] 盐 3 克，老抽 10 克。

[做法]

❶ 鸡腿菇洗净，用水焯过后沥干；青椒、红椒洗净，切成菱形片。

❷ 炒锅置于火上，注油烧热，放入焯过的鸡腿菇翻炒，再放入盐、老抽、蚝油。

❸ 炒至汤汁收浓时，再放入青、红椒片稍炒，起锅装盘即可。

[适合人群] 儿童。

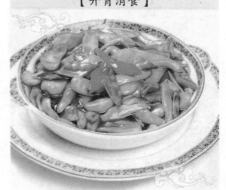

蚝油鸡腿菇
【开胃消食】

[材料] 鸡腿菇、菜心各 200 克。

[调料] 大蒜、生姜、白糖、耗油、蘑菇汁各适量。

[做法]

❶ 鸡腿菇洗净，掰成两半儿；菜心洗净，焯水摆盘；大蒜洗净切大块；生姜洗净，切末。

❷ 起油锅，放入蒜末、生姜末爆香，放入蘑菇汁、白糖、耗油熬汁。

❸ 鸡腿菇下油锅煎熟，起锅盖在菜心上，淋上味汁即可。

[适合人群] 老年人。

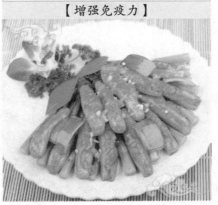

煎酿鸡腿菇
【增强免疫力】

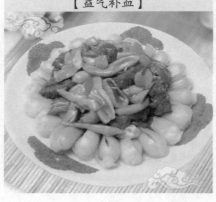

鸡腿菇焖牛腩
【益气补血】

[材料] 牛腩 500 克, 上海青 300 克, 泡发鸡腿菇 250 克, 青、红椒丁各适量, 蒜片 20 克。

[调料] 生姜片 10 克, 豆瓣酱 10 克, 盐 5 克。

[做法]

❶ 牛腩、鸡腿菇均洗净, 切块备用; 上海青洗净, 焯水, 装盘。

❷ 油锅烧热, 爆香生姜片和蒜片, 放进牛腩, 加入豆瓣酱, 放入鸡腿菇、辣椒丁拌炒, 调入盐, 盛出, 装盘即可。

适合人群 女性。

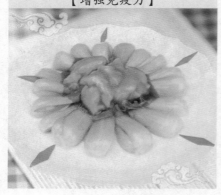

鲍汁猴头菇
【增强免疫力】

[材料] 猴头菇、上海青各 250 克。

[调料] 鲍汁、酱肉汁、蚝油、水淀粉各适量。

[做法]

❶ 猴头菇泡发洗净, 切成两半儿; 上海青洗净, 入开水中焯烫, 取出沥水装盘。

❷ 将猴头菇焯烫; 鲍汁和一半儿酱肉汁拌匀, 上笼蒸成蒸汁, 取出稍凉。

❸ 锅内放猴头菇, 加蒸汁、另一半儿酱肉汁、蚝油烧开, 用水淀粉勾芡, 倒在装有上海青的盘里即可。

适合人群 女性。

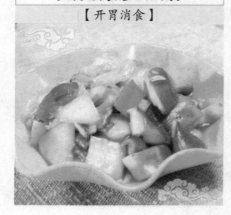

大白菜炒双菇
【开胃消食】

[材料] 大白菜 120 克, 香菇 100 克, 平菇 100 克, 胡萝卜 50 克。

[调料] 盐 3 克。

[做法]

❶ 大白菜洗净, 切段; 香菇、平菇洗净切块, 焯烫片刻; 胡萝卜洗净, 去皮切片。

❷ 净锅上火, 倒油烧热, 放入大白菜、胡萝卜翻炒。

❸ 再放入香菇、平菇, 加入盐炒熟即可。

适合人群 孕产妇。

[材料] 上海青300克，香菇、草菇各20克。

[调料] 盐2克，胡椒粉4克，料酒、香油各适量，葱、生姜各10克。

[做法]

❶ 上海青洗净；香菇、草菇泡发洗净；葱、生姜洗净切片备用。

❷ 锅注水烧开，入上海青烫熟，捞出沥水装盘；香菇、草菇焯水备用。

❸ 油锅烧热，放葱、生姜片炒香，加入香菇、草菇，入调味料炒匀，盛出即可。

适合人群 女性。

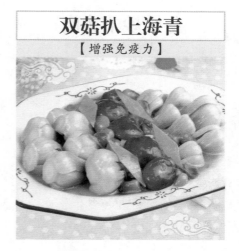

双菇扒上海青
【增强免疫力】

[材料] 平菇、口蘑、滑子菇、金针菇各100克，蚝油15克，青椒、红椒各适量。

[调料] 盐3克，味精1克，生抽8克，料酒10克。

[做法]

❶ 菌类菜洗净，用热水焯烫后捞起；青椒、红椒洗净，切片。

❷ 油烧热，下料酒、菌菇类食材炒至快熟时，加入盐、生抽、蚝油翻炒，汤汁快干时，加入青、红椒片稍炒，最好加入味精调味即可。

适合人群 男性。

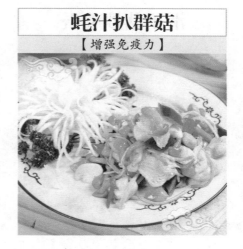

蚝汁扒群菇
【增强免疫力】

[材料] 南瓜、滑子菇、火腿适量，西蓝花少许。

[调料] 盐2克，生抽6克，水淀粉10克。

[做法]

❶ 南瓜洗净，去盖挖瓤；滑子菇洗净；火腿洗净，切块；西蓝花洗净，掰朵后焯熟。

❷ 南瓜盅入蒸锅蒸熟，取出与西蓝花一起摆盘。

❸ 锅中倒油烧热，下滑子菇、火腿炒熟，再加入盐、生抽调味，用水淀粉勾芡，出锅后盛入南瓜盅即可食用。

适合人群 老年人。

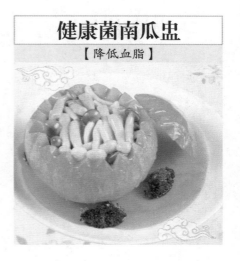

健康菌南瓜盅
【降低血脂】

慈姑炒羊头肉
【增强免疫力】

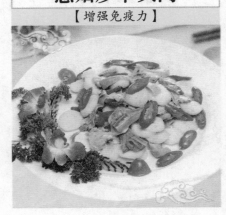

[材料] 慈姑 100 克, 羊头肉 300 克。

[调料] 盐 2 克, 味精 1 克, 醋 8 克, 生抽 10 克, 红椒少许。

[做法]

❶ 慈姑洗净, 泡发; 羊头肉洗净, 切成小块; 红椒洗净, 切圈备用。

❷ 锅内注油烧热, 下羊头肉翻炒至变色, 加入慈姑、红椒一起翻炒。

❸ 再调入盐、醋、生抽炒至熟时, 加入味精调味即可。

[适合人群] 女性。

滑子菇炒鸡蛋
【增强免疫力】

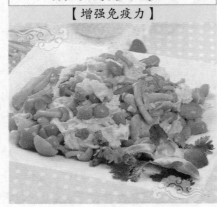

[材料] 滑子菇 150 克, 鸡蛋 150 克。

[调料] 盐 3 克, 酱油 8 克。

[做法]

❶ 滑子菇洗净, 沥水; 鸡蛋打散, 加盐, 搅拌均匀成蛋液。

❷ 油烧热, 倒入蛋液煎至蛋液底部凝固, 翻身再煎, 盛出待用; 再起油锅, 倒入滑子菇翻炒几下, 加入待用的鸡蛋, 炒至滑子菇变软, 加入酱油、盐, 炒匀即可。

[适合人群] 老年人。

泡辣猪肚菇
【保肝护肾】

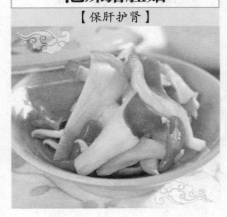

[材料] 猪肚菇 300 克, 泡红辣椒 20 克。

[调料] 泡辣椒盐水 2000 克, 白糖、醪糟各 100 克, 红糖、白酒、白菌各 50 克。

[做法]

❶ 猪肚菇洗净, 掰块, 焯熟。

❷ 将泡辣椒盐水、白糖、醪糟、红糖、白酒、白菌和泡红辣椒放在同一盆内调匀, 装入坛内, 最后加入猪肚菇, 盖上坛盖, 泡制 1 ~ 2 天, 取出装盘即可食用。

[适合人群] 男性。

[材料] 平菇 200 克，青、红椒各少许。

[调料] 椒盐 2 克，胡椒粉 5 克，水淀粉适量。

[做法]

❶ 平菇洗净，去柄，留菌盖；青、红椒洗净，切丁备用。

❷ 锅内加适量油，平菇略裹水淀粉后下锅炸至金黄色，捞起控油

❸ 另起油锅，放入平菇及青、红椒丁翻炒均匀，加椒盐、胡椒粉调味，起锅盛盘即可。

适合人群 女性。

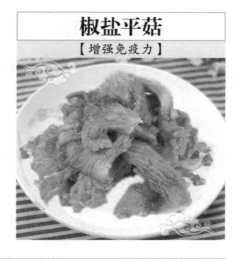

椒盐平菇
【增强免疫力】

[材料] 平菇 300 克，红油 20 克。

[调料] 葱花 2 克，盐 5 克，味精 3 克。

[做法]

❶ 平菇洗净，放入沸水中焯烫后捞出，盛入盆内后待用。

❷ 盆内加入红油、葱花、盐、味精一起拌匀。

❸ 将拌好的平菇装盘即可。

适合人群 儿童。

注意事项

平菇种类繁多，若误食与平菇形似的毒菇，则极易引起中毒，故野外采集时务必谨慎辨别。

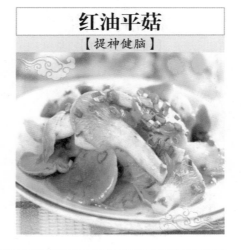

红油平菇
【提神健脑】

[材料] 锦绣菌菇、芹菜各 80 克，瘦猪肉 150 克。

[调料] 盐、味精各 3 克，香油、生抽各 10 克，红椒 40 克。

[做法]

❶ 锦绣菌菇、芹菜、红椒均洗净，切段后备用；瘦肉洗净切丝。

❷ 油锅烧热，放肉丝快速爆炒，加锦绣菌菇、芹菜、红椒煸炒。

❸ 加入盐、味精、生抽炒匀，淋入香油即可。

适合人群 男性。

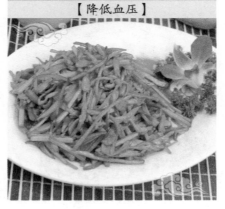

锦绣菌菇炒肉丝
【降低血压】

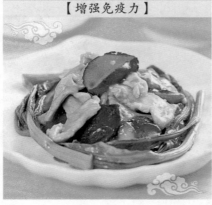

牛肝菌炒肉片
【增强免疫力】

[材料] 牛肝菌 100 克,猪瘦肉 250 克。

[调料] 生姜丝 6 克,盐、料酒、味精、淀粉各少许。

[做法]

❶ 牛肝菌洗净,切片;猪肉洗净,切成片。

❷ 猪肉放入碗内,加入料酒、淀粉,用手抓匀稍腌。

❸ 油锅置旺火上烧热,放入生姜丝煸出香味,投入猪肉片炒至断生,加入盐、牛肝菌,然后加入味精炒匀,装盘即成。

适合人群 男性。

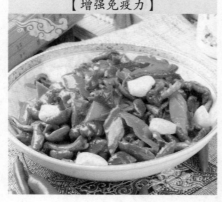

素烧野山菌
【增强免疫力】

[材料] 野山菌 200 克,青、红椒各 10 克。

[调料] 大蒜 10 克,料酒、盐、鸡精各适量。

[做法]

❶ 野山菌洗净;青、红椒洗净切块;大蒜洗净。

❷ 热锅下油,放入大蒜和青、红椒爆香,下入野山菌和料酒焖 10 分钟。

❸ 调入盐和鸡精,翻炒均匀即可起锅。

注意事项

对那些不熟悉或从未吃过的野蘑菇,特别是那些颜色鲜艳、形态特殊的野蘑菇,不可盲目采食。采回野蘑菇后最好请有经验的人帮助鉴别,然后再食用。

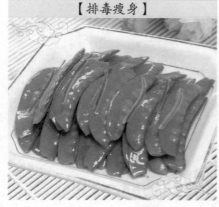

拌荷兰豆
【排毒瘦身】

[材料] 荷兰豆 300 克。

[调料] 胡椒粉、鸡粉、盐、糖、酱油各适量。

[做法]

❶ 荷兰豆择去老筋,焯水,捞出后过凉水。

❷ 将调味料调成料汁。

❸ 将料汁倒在荷兰豆上,搅拌均匀即可。

适合人群 女性。

注意事项

荷兰豆主要吃豆荚,因此买的时候不要选太宽太厚的,那样的吃起来没嚼头,要挑大小均匀颜色发绿的。

[材料] 荷兰豆 150 克, 本菇 200 克。

[调料] 盐、酱油各 5 克, 味精 3 克, 鸡精 2 克。

[做法]

❶ 荷兰豆择去头、尾和老筋, 洗净备用; 本菇洗净, 撕成小朵备用。

❷ 将荷兰豆和本菇一同入沸水中焯烫。

❸ 锅烧热加油, 下入荷兰豆和本菇炒熟, 加入盐、味精、鸡精、酱油炒匀即可。

适合人群 女性。

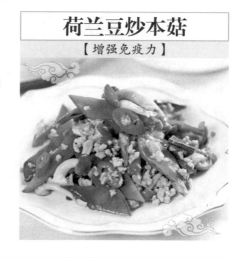

荷兰豆炒本菇
【增强免疫力】

[材料] 荷兰豆、金针菇各 100 克。

[调料] 青辣椒 35 克, 红辣椒 20 克, 盐 3 克, 生抽 10 克。

[做法]

❶ 金针菇洗净, 焯水; 荷兰豆, 青、红辣椒均洗净, 切丝, 一同焯水后沥干。

❷ 油锅烧热, 加入青、红辣椒炒香, 放入金针菇、荷兰豆, 翻炒至熟, 加入盐、生抽调味, 炒匀起锅装盘即可。

适合人群 女性。

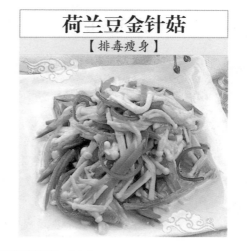

荷兰豆金针菇
【排毒瘦身】

[材料] 猪尾 250 克, 黄豆 100 克。

[调料] 盐、料酒、蚝油、酱油、胡椒粉、香油各适量。

[做法]

❶ 猪尾处理净, 氽水, 切长块。

❷ 黄豆浸泡后上笼蒸熟, 取出。

❸ 油锅烧热, 下入猪尾略煸, 烹入料酒, 放蚝油、酱油炒匀, 加鲜汤、盐、胡椒粉调味, 小火煨至猪尾软烂时, 放入黄豆, 旺火收浓汤汁, 淋香油即可。

适合人群 男性。

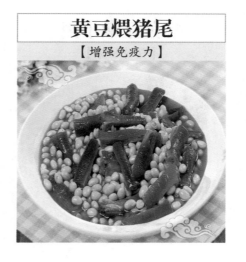

黄豆煨猪尾
【增强免疫力】

酒酿黄豆
【增强免疫力】

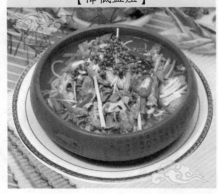

[材料] 黄豆 200 克。

[调料] 醪糟 100 克，葱花少许。

[做法]

❶ 黄豆用清水浸泡 8 小时后去皮，洗净，捞出。

❷ 将黄豆放入碗中，倒入适量的醪糟后，放入蒸锅里蒸熟。

❸ 在蒸熟的黄豆上撒上少许葱花即可。

适合人群 男性。

注意事项

黄豆在消化过程中会因产生气体而造成胀腹，所以消化功能不良以及有慢性消化道疾病的患者应少食。

椒香肥牛
【降低血压】

[材料] 牛肉 400 克，黄豆芽 300 克。

[调料] 红椒、蒜苗、青花椒、盐各少许。

[做法]

❶ 牛肉洗净，切片；黄豆芽洗净；红椒洗净，切圈；蒜苗洗净，切段；青花椒洗净。

❷ 油烧热，放入青花椒炒香，加入牛肉和黄豆芽爆炒，再放入红椒和蒜苗同炒，加适量清水焖煮，调入盐调味，起锅装盘。

适合人群 男性。

酥黄豆嫩牛肉
【保肝护肾】

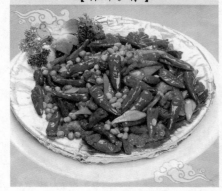

[材料] 牛肉、黄豆各 300 克，青椒少许。

[调料] 干辣椒、生姜、红油、酱油、盐各适量。

[做法]

❶ 黄豆洗净，用温水浸泡变软捞出沥水，入油锅中炸熟，捞出。

❷ 牛肉洗净切片，余水，再入冰水中浸泡，捞起沥干水备用；青椒、生姜分别洗净切片。

❸ 油锅烧热，爆香干辣椒、生姜片、酱油、红油，下黄豆、牛肉炒熟，调入盐，炒匀盛出。

适合人群 男性。

［材料］ 豆干 200 克，青豆 100 克。

［调料］ 盐 3 克，味精 1 克，青、红椒及高汤各适量。

［做法］

❶ 豆干洗净，沥干切块；青豆洗净，沥干；青、红椒分别洗净，切菱形块。

❷ 将豆干、青豆和青、红椒置于容器中，加入盐、味精和高汤调成味汁。

❸ 将容器放入蒸笼中，待豆干和青豆熟透即可食用。

适合人群 老年人。

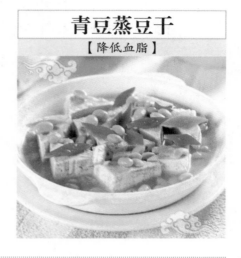

青豆蒸豆干
【降低血脂】

［材料］ 青豆 350 克，枸杞 50 克。

［调料］ 红油、蒜泥各 10 克，酱油、醋、香葱末各 5 克，盐 3 克。

［做法］

❶ 青豆、枸杞洗净，放进锅中，加盐煮熟，盛出装盘。

❷ 炒锅烧热倒入红油，放入蒜泥、酱油、醋、盐炒出香味，出锅浇在青豆、枸杞上，再撒上香葱末即可食用。

适合人群 老年人。

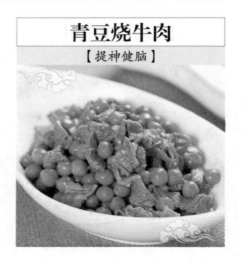

枸杞拌青豆
【降低血压】

［材料］ 牛肉 300 克，青豆 50 克。

［调料］ 豆瓣 15 克，葱花、大蒜各 10 克，生姜 1 块，水淀粉 10 克，料酒、嫩肉粉、盐、花椒面、上汤、酱油各适量。

［做法］

❶ 牛肉洗净，切片，用水淀粉、嫩肉粉、料酒、盐上浆；豆瓣剁细；青豆洗净；生姜、大蒜洗净，切成末。

❷ 油烧热后，放豆瓣、生姜末、蒜末、调味料，烧开下牛肉片、青豆，肉熟用水淀粉勾芡，撒上花椒面、葱花即可。

适合人群 儿童。

青豆烧牛肉
【提神健脑】

青豆牛肉粒
【提神健脑】

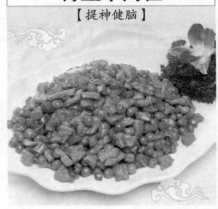

[材料] 牛肉、青豆各 250 克。

[调料] 红辣椒粒 10 克，生姜 10 克，料酒 20 克，淀粉 20 克，盐 5 克。

[做法]

❶ 牛肉洗净，切丁，加入少许料酒、淀粉上浆。

❷ 青豆洗净，入锅中煮熟后，捞出沥水；生姜去皮洗净切片。

❸ 油锅烧热，下红辣椒粒、生姜片爆热，加入青豆、牛肉翻炒，再调入盐，用淀粉勾芡，装盘即可。

适合人群 儿童。

卜豆角回锅肉
【增强免疫力】

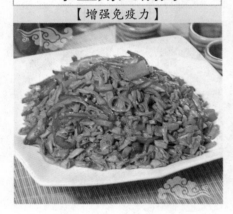

[材料] 卜豆角 100 克，腊肉 150 克。

[调料] 盐 3 克，红椒适量。

[做法]

❶ 卜豆角泡发，洗净；腊肉洗净，入锅中煮至回软后捞出切成薄片；红椒洗净，切圈。

❷ 炒锅加油烧热，下入腊肉炒至出油，再加入卜豆角一起翻炒。

❸ 最后撒上红椒，调入盐，炒熟即可。

适合人群 男性。

干豆角炒牛肚
【提神健脑】

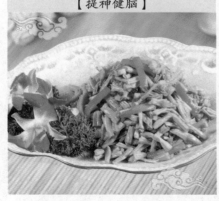

[材料] 牛肚 300 克，干豆角 250 克。

[调料] 青椒、红椒各 20 克，盐、鸡精各适量。

[做法]

❶ 牛肚洗净，入沸水锅中氽水，捞起，切条；干豆角泡发，切小段；青椒、红椒均洗净，切条。

❷ 油烧热，下入牛肚爆炒，再加入干豆角同炒至熟，最后加入青椒、红椒翻炒均匀。

❸ 用盐和鸡精调味，起锅装盘即可。

适合人群 儿童。

[注意事项]

牛肚一定要清洗干净，否则会影响菜的口感。

[材料] 干豆角 100 克，五花肉 300 克，葱花 15 克。

[调料] 辣椒粉 10 克，盐 3 克，蚝油适量。

[做法]

❶ 五花肉洗净，切片，用盐和蚝油抓匀；干豆角用凉水稍泡，捞出切段。

❷ 油锅烧热，下干豆角炒香，撒辣椒粉拌匀盛入碗里，再将码好味的猪肉盖到干豆角上，淋适量水。

❸ 将碗放入蒸锅中隔水蒸半小时，出锅撒上葱花即可。

适合人群 女性。

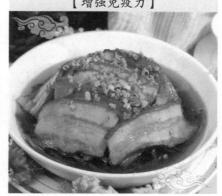

干豆角蒸五花肉
【增强免疫力】

[材料] 猪肉 300 克，酸豆角 200 克。

[调料] 盐 3 克，醋 10 克，红辣椒、葱各适量。

[做法]

❶ 猪肉洗净，切成肉末；酸豆角洗净，切成丁；红辣椒、葱洗净，切段。

❷ 炒锅置于火上，注油烧热，放入肉末翻炒，再加入盐、醋继续拌炒至肉末熟，放入酸豆角、红辣椒、葱段翻炒。

❸ 起锅装盘即可。

适合人群 孕产妇。

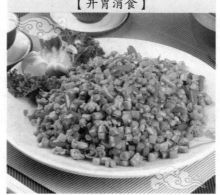

酸豆角肉末
【开胃消食】

[材料] 鸡胗、豆角各 300 克。

[调料] 盐 3 克，生抽 10 克，干辣椒、葱末、生姜末各适量。

[做法]

❶ 鸡胗洗净，切片，氽水后捞起晾干；豆角洗净，切丝；干辣椒洗净，切开。

❷ 油锅烧热，放葱末、生姜末炒香，下鸡胗翻炒，再放盐、生抽、干辣椒与豆角继续翻炒至熟，起锅装盘即可。

适合人群 儿童。

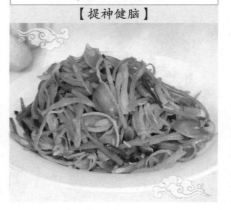

鸡胗豆角丝
【提神健脑】

泡豆角排骨
【补血养颜】

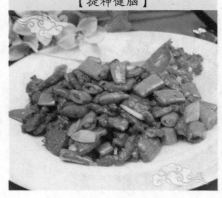

[材料] 排骨 500 克，泡豆角、红椒片各适量。

[调料] 盐 3 克，老抽、料酒、干辣椒段各适量。

[做法]

❶ 排骨洗净剁块，加盐、料酒、老抽腌渍 10 分钟；泡豆角洗净切段。

❷ 锅中加油烧热，下入排骨炸至金黄色，捞出沥油备用。

❸ 原锅烧热，下干辣椒、红椒炒香，放排骨炒匀，再倒泡豆角稍炒，加盐调味即可。

适合人群 女性。

四季豆牛肉片
【提神健脑】

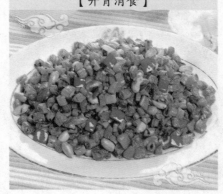

[材料] 牛肉、四季豆各 250 克，蒜 20 克。

[调料] 酱油 20 克，黑椒粉、淀粉、盐各 5 克。

[做法]

❶ 牛肉洗净，切片，用酱油、淀粉、花生油拌匀。

❷ 四季豆洗净切丁，入沸水中焯熟后，捞出；蒜去皮切成片。

❸ 油锅烧热，放入蒜片爆热，放牛肉片炒至变色，再将四季豆放入一起炒匀，放入黑椒粉和盐，炒匀装盘即可。

适合人群 男性。

榄菜四季豆
【开胃消食】

[材料] 橄榄菜 50 克，四季豆 250，花生 100 克。

[调料] 红椒丁 30 克，生抽 20 克，盐 5 克，香油 10 克。

[做法]

❶ 四季豆去老筋，洗净，切丁；花生洗净，炒熟去衣后待用。

❷ 油锅烧热，加红椒丁炒香，放入四季豆、生抽翻炒。

❸ 四季豆炒至半熟时，加入花生、橄榄菜、盐翻炒，炒熟，淋上香油起锅装盘。

适合人群 老年人。

［材料］ 海带 300 克，红椒适量。

［调料］ 盐 3 克，味精 2 克，醋 8 克，香菜少许。

［做法］

❶ 海带洗净，切丝；红椒洗净，切丁，用沸水焯一下待用；香菜洗净。

❷ 锅内注水烧沸，放入海带丝焯熟后，捞起晾干并放入盘中，再放入红椒丁。

❸ 向盘中加入盐、味精、醋搅拌均匀，撒上香菜即可食用。

适合人群 男性。

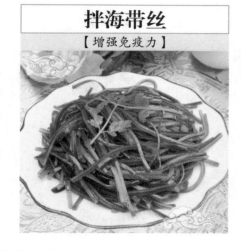

拌海带丝
【增强免疫力】

［材料］ 红辣椒 20 克，海带茎 250 克，蒜片 30 克。

［调料］ 葱丝 30 克，香油 10 克，味精 3 克，盐 3 克。

［做法］

❶ 海带茎洗净，浸泡一会儿，切成片，放开水中焯熟，捞起沥水，装盘。

❷ 红辣椒洗净，切成丝。

❸ 锅烧热下油，把蒜片、葱丝、椒丝炝香，盛出和香油、味精、盐一起拌匀，淋在焯熟的海带茎上即可。

适合人群 老年人。

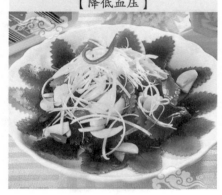

蒜香海带茎
【降低血压】

［材料］ 海带 100 克。

［调料］ 红椒圈、葱花、醋、米酒、生抽、盐、白糖、香油、鸡精各适量。

［做法］

❶ 海带洗净，切成块，炒锅倒油烧热，下入海带翻炒均匀。

❷ 原锅中留少许油，放入生抽、白糖、盐、米酒、醋、鸡精、红椒圈和葱花，再倒入海带，翻炒均匀，淋入香油，出锅即可。

适合人群 女性。

爽口海带
【排毒瘦身】

芥末鸭掌
【增强免疫力】

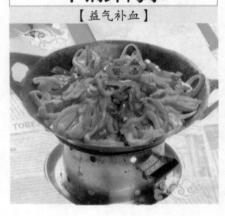

[材料] 鸭掌 250 克，芝麻适量。

[调料] 芥末粉、香油、醋、盐、鸡精各适量。

[做法]

① 鸭掌洗净，放入沸水锅内煮熟取出，去掉大骨放入盘中。

② 芝麻入锅炒熟待用。

③ 将芥末粉加入适量开水调匀，加盖静置 15 分钟，待有冲鼻辣味时，加入香油、醋、盐、鸡精浇在鸭掌上，洒上芝麻即可。

适合人群 男性。

干锅鲜鸭掌
【益气补血】

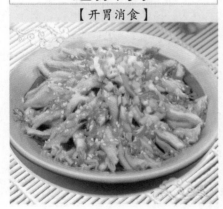

[材料] 鸭掌 500 克。

[调料] 盐 3 克，味精 2 克，老抽 10 克，香油 12克，料酒 15 克，大蒜、干辣椒、青辣椒、红辣椒各 20 克。

[做法]

① 鸭掌洗净，温水氽过，晾干；干辣椒、青辣椒、红辣椒洗净，切段；大蒜切末。

② 油热后，加蒜末、鸭掌翻炒，加入盐、香油翻炒至鸭掌呈黄色，再放老抽、料酒、干辣椒、青椒、红椒，汤汁收干，加入味精即可。

适合人群 男性。

迷你鸭掌
【开胃消食】

[材料] 鸭掌 400 克，熟芝麻 20 克。

[调料] 盐 3 克，味精 2 克，酱油 10 克，料酒 12克，红辣椒、葱各适量。

[做法]

① 鸭掌洗净，温水氽后，晾干；红辣椒洗净，切碎末；葱洗净，切末。

② 炒锅置于火上，注油烧热，放入鸭掌翻炒，加入盐、酱油、料酒、红辣椒及少许清水。

③ 炒至汤汁收浓，加味精，撒上葱末、芝麻，起锅装盘即可。

适合人群 儿童。

[材料] 鸭掌 400 克，青椒、红椒各 15 克。

[调料] 盐、醋、酱油、蒜苗各适量。

[做法]

❶ 鸭掌洗净，入沸水锅中煮至熟后，捞出剔去骨头；青、红椒洗净，切圈；蒜苗洗净，切段。

❷ 锅内加油烧热，下鸭掌炒至变色，加入青红椒、蒜苗炒匀。

❸ 加入盐、醋、酱油炒至熟后，起锅装盘。

适合人群 男性。

注意事项

脾胃虚寒者应少食鸭掌。

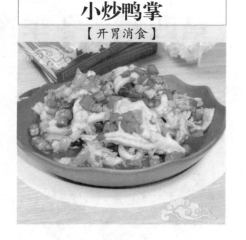

小炒鸭掌
【开胃消食】

[材料] 鸭舌 500 克。

[调料] 大葱 30 克，酱油、料酒各 20 克，花椒 3 克，盐适量。

[做法]

❶ 大葱洗净，取葱白切细丝；鸭舌洗净，放入开水中氽烫，捞出沥干。

❷ 锅中加水，放入酱油、盐、料酒、花椒和鸭舌一起煮开至鸭舌熟烂时熄火，捞出放凉，摆盘，撒上大葱丝即可。

适合人群 老年人。

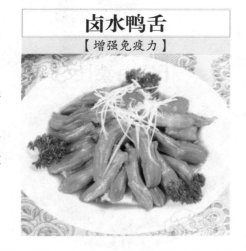

卤水鸭舌
【增强免疫力】

[材料] 鸭舌 300 克，芝麻少许。

[调料] 干辣椒段 5 克，葱花 10 克，生姜片 10 克，蒜蓉 3 克，盐 5 克，味精、老抽、八角、白糖、红油各适量。

[做法]

❶ 鸭舌洗净；用老抽、白糖、八角加水制成卤料。

❷ 烧热油，爆香生姜片、蒜蓉、干辣椒，下鸭舌翻炒，加卤料、盐，小火卤熟后装盘。

❸ 加红油拌匀，撒上葱花和芝麻即可。

适合人群 男性。

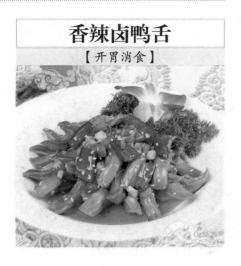

香辣卤鸭舌
【开胃消食】

第四章 冬季家常菜

猪骨煲奶白菜
【补血养颜】

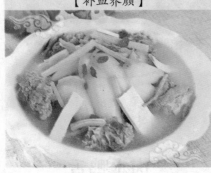

[材料] 奶白菜 100 克，猪排骨 400 克，淮山 50 克，党参 30 克，枸杞 20 克，香芹少许。

[调料] 盐 2 克。

[做法]

❶ 猪排骨洗净，剁成块；奶白菜洗净；淮山、党参、枸杞洗净；香芹洗净，切段。

❷ 锅内注水，下淮山、党参、枸杞与排骨，一起炖煮 1 小时左右，加入奶白菜、香芹稍煮。

❸ 加入盐调味，起锅装盘即可。

[适合人群] 女性。

干锅白菜梗
【增强免疫力】

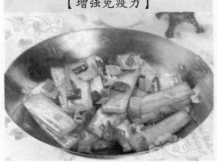

[材料] 白菜梗 400 克，干贝 50 克。

[调料] 盐、酱油、干辣椒、蒜苗各适量。

[做法]

❶ 白菜梗洗净，切块；干辣椒、蒜苗洗净，切段；干贝泡发洗净，撕成丝。

❷ 油锅烧热，下干辣椒、白菜梗、干贝丝同炒，再加入调味料拌匀。

❸ 再加入清水烧开，放入蒜苗，装入干锅即可。

[适合人群] 儿童。

辣白菜炒饭
【开胃消食】

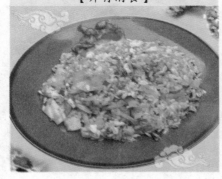

[材料] 米饭 1 碗，辣白菜、五花肉各 80 克，鸡蛋 1 个。

[调料] 葱末、蒜片、香油、盐各适量。

[做法]

❶ 五花肉洗净切片；鸡蛋下入油锅煎熟捞起；辣白菜切块备用。

❷ 锅注香油烧热，爆香蒜片，放入五花肉片、煎蛋、辣白菜块翻炒，加盐调味。

❸ 倒米饭炒匀盛出，洒上葱末即可。

[适合人群] 老年人。

［材料］ 大白菜300克，猪肉馅150克。

［调料］ 盐3克，酱油6克，花椒粉4克，香油、葱花、生姜末、淀粉各适量。

［做法］

❶ 大白菜洗净。

❷ 猪肉馅加上葱花、生姜末、盐、酱油、花椒粉、淀粉搅拌均匀，将调好的肉馅放在白菜叶中间，包成长方形。

❸ 将包好的肉放入盘中，入蒸锅用大火蒸10分钟至熟，取出淋上香油即可食用。

适合人群 男性。

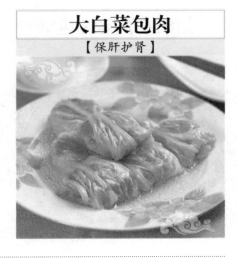

大白菜包肉
【保肝护肾】

［材料］ 娃娃菜500克，虾干100克，大蒜100克。

［调料］ 香油20克，盐5克，味精5克。

［做法］

❶ 娃娃菜洗净对切成多份，放进沸水中焯熟，捞出控干水，装盘摆好。

❷ 大蒜去皮，剁成蓉；虾干洗净，备用。

❸ 炒锅烧热加油，下蒜蓉、虾干、盐、味精，爆香，倒入焯熟的娃娃菜上，上锅蒸10分钟，至熟后，取出，淋上香油即可。

适合人群 男性。

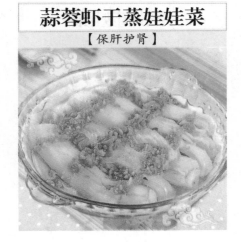

蒜蓉虾干蒸娃娃菜
【保肝护肾】

［材料］ 瑶柱50克，娃娃菜500克，上海青100克。

［调料］ 生姜、奶汤、水淀粉、盐、料酒、香油各少许。

［做法］

❶ 将瑶柱用热水洗净，上笼蒸熟；娃娃菜、上海青洗净，焯水。

❷ 炒锅置旺火上，下油烧热，放入生姜炒出香味，下奶汤烧沸，捞出生姜片，放入娃娃菜、上海青、瑶柱、料酒、盐，烧熟，用水淀粉勾薄芡，淋上香油起锅装盘即成。

适合人群 女性。

瑶柱娃娃菜
【排毒瘦身】

浓汤肘子煲娃娃菜
【益气补血】

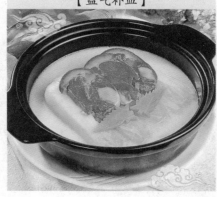

[材料] 卤猪肘子 300 克，娃娃菜 200 克。

[调料] 盐 3 克，味精 2 克。

[做法]

❶ 将卤猪肘子切成大片；娃娃菜剥去外层老叶，洗净。

❷ 将肘子加入汤锅中，加适量清水，煲至汤汁浓白。

❸ 再下入娃娃菜煲 20 分钟至熟软，加盐、味精调味即可。

适合人群 女性。

干锅娃娃菜
【排毒瘦身】

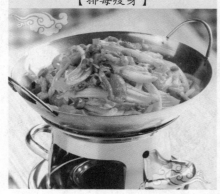

[材料] 娃娃菜 500 克，五花肉 200 克。

[调料] 生抽、料酒各 10 克，盐 4 克，青椒、红椒、辣椒酱、蒜片各适量。

[做法]

❶ 娃娃菜切条；五花肉切片；青椒、红椒分别洗净切圈。

❷ 锅中注油烧热，下五花肉片炒出油，加蒜片、生抽和料酒稍炒，加娃娃菜条和青椒、红椒圈炒熟。

❸ 加盐和辣椒酱调味，倒在干锅中即可。

适合人群 女性。

拌空心菜
【降低血糖】

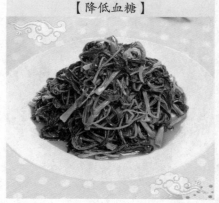

[材料] 空心菜 400 克，红辣椒、大蒜各适量。

[调料] 盐 2 克，香油 5 克，红油 8 克，醋 10 克。

[做法]

❶ 空心菜洗净；红辣椒洗净，切段；大蒜洗净，切成碎末。

❷ 锅内注水，置于火上煮沸时，放入空心菜焯熟，捞出装入盘中。

❸ 向盘中加入盐、香油、红油、醋、红辣椒、蒜末拌匀即可。

适合人群 老年人。

[材料] 空心菜梗 350 克，干辣椒 50 克。

[调料] 盐 2 克，豆豉 4 克，蒜蓉、味精各适量。

[做法]

❶ 空心菜去叶留梗，洗净切段；干辣椒洗净，切小段。

❷ 起油锅，下干辣椒、蒜蓉、豆豉炒香，再倒入空心菜梗，用大火煸炒。

❸ 炒至熟时调入盐和味精，盛在干锅里即可。

适合人群 女性。

注意事项

在洗空心菜时一定要小心择洗，以免有虫蚁等不净、有害物质残存于菜梗中。

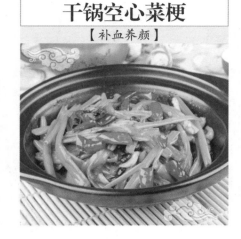

干锅空心菜梗
【补血养颜】

[材料] 空心菜梗 250 克，干辣椒 100 克。

[调料] 盐 3 克。

[做法]

❶ 将空心菜梗洗净，切段；干辣椒洗净，切段。

❷ 锅加油烧热，放入干辣椒爆香，倒入空心菜梗翻炒均匀。

❸ 加盐调味，炒匀即可出锅。

适合人群 女性。

注意事项

空心菜性寒，体质虚寒者应少吃。

辣炒空心菜梗
【排毒瘦身】

[材料] 空心菜 500 克，豆豉、大蒜各 10 克，干辣椒 50 克。

[调料] 盐 3 克，味精 2 克，陈醋 10 克。

[做法]

❶ 将干辣椒去蒂去子，洗净切段；蒜去皮洗净切粒备用；将空心菜择洗干净，去叶留梗，切细段备用。

❷ 锅上火，注入油烧热，放入辣椒段、蒜粒、豆豉炒香。

❸ 倒入空心菜梗，调入盐、味精、陈醋，炒入味即可。

适合人群 男性。

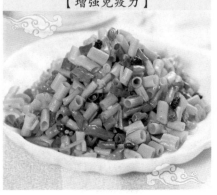

豆豉炒空心菜梗
【增强免疫力】

糯米红枣
【益气补血】

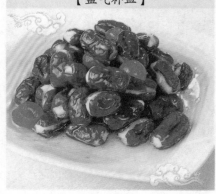

[材料] 红枣 300 克，糯米粉 150 克。
[调料] 白糖 10 克，淀粉 5 克。
[做法]
① 红枣洗净，取出枣核。
② 糯米粉用温热水和白糖搅拌成粉团，填进切开口的红枣里捏合，蒸锅里放水煮开，放进糯米枣，蒸 15 分钟后取出。
③ 用淀粉加水、白糖熬煮成芡汁，淋在红枣上即可食用。

适合人群 男性。

红薯糯米饼
【补血养颜】

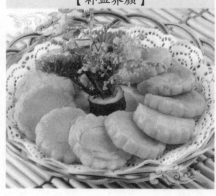

[材料] 红薯泥 500 克，糯米粉 260 克，面粉 250 克，豆沙馅 200 克。
[做法]
① 红薯泥加入面粉、糯米粉、少许清水揉匀成面团后待用。
② 将红薯面团搓成条，切适中的块，擀成圆面皮，包入豆沙馅，压成圆饼。
③ 平底锅注油烧热，放入红薯饼慢火煎至两面金黄色，盛盘即可。

适合人群 女性。

麻酱青葱
【增强免疫力】

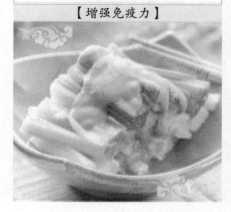

[材料] 青葱 500 克，芝麻酱 10 克。
[调料] 酱油 10 克，果糖 5 克，盐适量。
[做法]
① 青葱去根须，洗净，将葱白、葱青切开。
② 水煮沸，加少许盐和几滴油，下葱段烫熟，捞起，轻轻拧干后切长段，盛盘。
③ 芝麻酱加酱油、果糖和适量温水拌匀，淋在葱上即成。

适合人群 老年人。

注意事项

每天做菜时放入适量的葱白，可以有效地对抗感冒。

［材料］ 猪耳 250 克，葱 30 克，红油 10 克。

［调料］ 生抽 10 克，盐 3 克，味精 3 克。

［做法］

❶ 猪耳去毛洗净后，入沸水中氽至熟；葱洗净，切成葱花后待用。

❷ 将熟猪耳捞出，在凉水中过凉，沥干水分，切片，装盘摆好。

❸ 锅烧热下油，将葱、红油、生抽、盐、味精下锅，炒香，盛出淋在猪耳片上即可。

适合人群 男性。

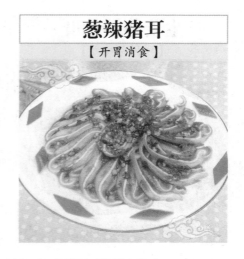

葱辣猪耳
【开胃消食】

［材料］ 猪肚 250 克，洋葱 250 克，红椒 30 克。

［调料］ 葱段、大蒜、红油、香油各 10 克，盐 3 克。

［做法］

❶ 猪肚洗净，用盐腌去腥味，洗去盐分，入沸水氽熟，捞出沥水后切丝。

❷ 洋葱洗净切丝，入沸水中焯熟；红椒洗净切圈；蒜洗净切末。

❸ 将葱段、蒜、红椒、红油、香油、盐拌匀，淋到猪肚丝、洋葱丝上即可。

适合人群 男性。

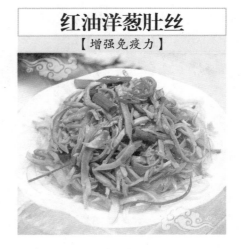

红油洋葱肚丝
【增强免疫力】

［材料］ 羊肚 300 克。

［调料］ 盐 2 克，醋 8 克，味精 1 克，红油、葱、大蒜各适量。

［做法］

❶ 羊肚洗净，切成丝；葱、大蒜洗净，切成丝。

❷ 锅内注水，烧开后，将羊肚丝放入开水中氽熟，捞出装盘。

❸ 加入盐、醋、味精、红油、葱丝、蒜丝后，搅拌均匀即可。

适合人群 女性。

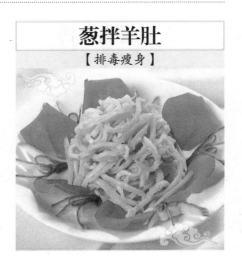

葱拌羊肚
【排毒瘦身】

生姜葱炒猪肝

【增强免疫力】

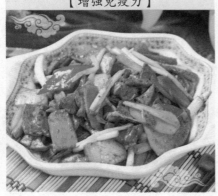

[材料] 猪肝 300 克，红椒、洋葱各 60 克。

[调料] 盐 3 克，辣椒粉 5 克，玉米粉、绍酒、生姜片、葱段各适量。

[做法]

❶ 红椒、洋葱均洗净，切片。

❷ 猪肝洗净切片，放入玉米粉、绍酒拌匀，腌渍 10 分钟。

❸ 油锅烧热，倒入猪肝炒至变色，放入红椒、洋葱、生姜片、葱段和盐、辣椒粉炒匀即可。

适合人群 老年人。

大葱牛肉丝

【降低血压】

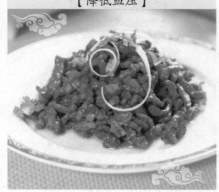

[材料] 牛肉 300 克。

[调料] 盐、胡椒粉、柱候酱、老抽各适量，葱丝、红椒、生姜末、香菜末、淀粉各少许。

[做法]

❶ 牛肉洗净切丝；红椒洗净切末。

❷ 牛肉加盐、淀粉腌 5 分钟；葱丝装盘。

❸ 锅中油烧热，爆香生姜末、红椒、柱候酱，放牛肉，炒至牛肉快熟时加盐、胡椒粉、老抽，用淀粉勾芡，撒上香菜，盛在葱丝上即成。

适合人群 老年人。

小毛葱烧牛柳

【养心润肺】

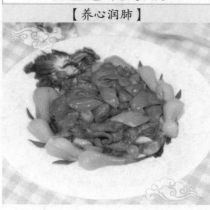

[材料] 牛柳 250 克，小毛葱 100 克，上海青 200 克。

[调料] 青椒、红椒片各 50 克，酱油、盐、香油各适量。

[做法]

❶ 牛柳洗净，切片，放入酱油、盐、香油中腌渍片刻。

❷ 小毛葱洗净切块；上海青去叶入沸水中焯熟捞起入盘摆好。

❸ 油锅烧热，下牛柳炒熟，再加入辣椒、小毛葱翻炒，下淀粉勾芡，下盐，起锅装盘。

适合人群 男性。

[材料] 黑毛肚 300 克，干辣椒 20 克。

[调料] 盐、花椒各 5 克，葱、生姜、大蒜各适量。

[做法]

❶ 黑毛肚洗净切块；葱择洗净切段；生姜、大蒜去皮，洗净切片。

❷ 黑毛肚汆水。

❸ 葱段、生姜片、蒜片、干辣椒、花椒入油锅中炒香，加入毛肚炒熟，调入盐即可。

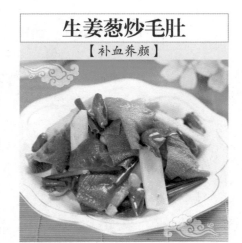

生姜葱炒毛肚
【补血养颜】

适合人群 女性。

注意事项

毛肚不宜与白糖同食。

[材料] 羊肉 500 克，大葱 200 克。

[调料] 香油、醋、生姜汁、酱油、蒜末、料酒各适量。

[做法]

❶ 将羊肉洗净，切成薄片；大葱洗净切段。

❷ 锅中放油烧热，下入羊肉片煸炒至变色，加料酒、生姜汁、酱油、蒜末煸至入味。

❸ 最后放入大葱、醋，爆炒至熟，淋入香油即成。

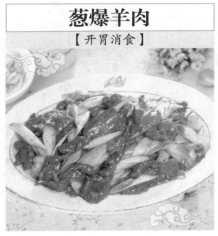

葱爆羊肉
【开胃消食】

适合人群 女性。

注意事项

发热、牙痛、口舌生疮、咳吐黄痰等上火症状者不宜食用羊肉。

[材料] 牛肉 250 克，党参、黄芪各 20 克，升麻 5 克。

[调料] 生姜片、黄酒各适量，盐 3 克，味精适量。

[做法]

❶ 牛肉洗净，切块备用。

❷ 党参、黄芪、升麻分别洗净，同放于纱布袋中，扎紧袋口。

❸ 药袋与牛肉同放入砂锅中，注入清水烧开，加入生姜片和黄酒炖至酥烂，捞出药袋，下盐、味精调味即可。

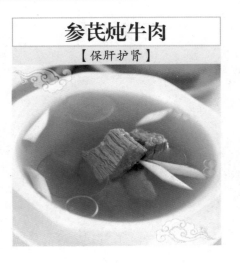

参芪炖牛肉
【保肝护肾】

适合人群 男性。

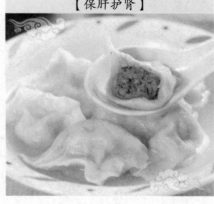

牛肉水饺

【保肝护肾】

[材料] 牛肉250克，饺子皮适量。

[调料] 盐、味精、麻油、蚝油、白糖、胡椒粉、生抽各少许。

[做法]

① 牛肉洗净，去血水，切成末，牛肉末内加调味料。

② 拌匀成馅料。

③ 取一饺子皮，内放20克的牛肉馅。

④ 将饺子皮对折，封口处捏紧。

⑤ 再将饺子皮从中间向外面挤压成水饺形。饺子放入沸水中煮熟即可。

适合人群 男性。

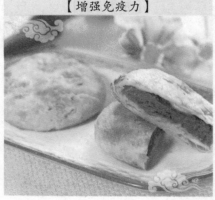

牛肉饼

【增强免疫力】

[材料] 面粉250克，鸡蛋1个，卤牛肉末150克。

[调料] 盐2克，葱末各适量，生姜末、胡椒粉、香油各少许，炼乳25克。

[做法]

① 卤牛肉末与葱末、生姜末放碗中，加入盐、胡椒粉、香油拌匀。

② 面粉放入碗中，加鸡蛋、炼乳和水揉成面团，刷上油，切成面剂擀薄，放馅料包好，入烤炉烤熟即可。

适合人群 儿童。

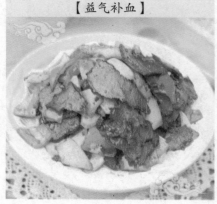

回锅牛肉

【益气补血】

[材料] 牛肉400克，青椒、红椒、洋葱各适量。

[调料] 盐、味精各3克，红油、酱油各10克。

[做法]

① 牛肉洗净，入沸水锅汆水后捞出，切片；青椒、红椒、洋葱均洗净，切片。

② 油锅烧热，下青椒、红椒煸香，放牛肉翻炒，再入洋葱同炒片刻。

③ 调入盐、味精、红油、酱油炒匀即可。

适合人群 女性。

注意事项

牛肉不宜与板栗、田螺、红糖、韭菜、白酒、猪肉同食。

[材料] 黄花菜 150 克，瘦牛肉 200 克。

[调料] 生姜丝、干辣椒、盐、酱油、料酒、淀粉、葱丝、胡椒粉各适量。

[做法]

① 黄花菜洗净；牛肉洗净，切成细丝，加调味料拌匀备用。

② 油锅加热，倒牛肉丝过油，捞出滤油；炒锅上火，放葱丝、生姜丝、牛肉丝、黄花菜、干辣椒、盐、料酒翻炒，加淀粉勾芡即可。

适合人群 男性。

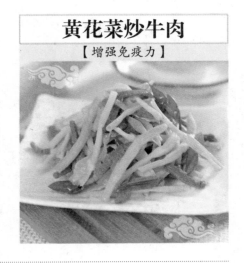

黄花菜炒牛肉

【增强免疫力】

[材料] 牛肉 300 克，陈皮 20 克。

[调料] 生姜 10 克，盐 6 克，生抽 5 克，味精 6 克。

[做法]

① 牛肉洗净，切成大片；陈皮泡发，切成小块；生姜洗净切片。

② 将切好的牛肉片放入沸水中汆水。

③ 锅加油烧热，下入牛肉炒香后，再加入陈皮、青椒片、红椒片、生姜片一起炒匀，调入盐、生抽、味精炒至入味即可。

适合人群 男性。

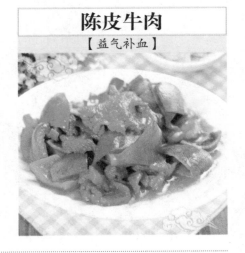

陈皮牛肉

【益气补血】

[材料] 牛肉 600 克，西芹、花生米各 150 克。

[调料] 盐 5 克，酱油 8 克，料酒、干辣椒段、芝麻各适量。

[做法]

① 牛肉洗净切丁，用盐、料酒、酱油腌渍；西芹洗净。

② 油锅烧热，放入牛肉炸至干香后捞出。

③ 将油锅烧热，放入干辣椒段炸好，再放入西芹，加盐翻炒，加入牛肉、花生、芝麻翻炒均匀，装盘即可食用。

适合人群 男性。

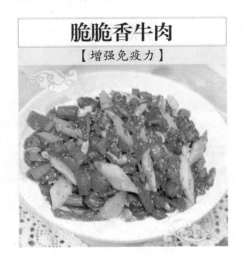

脆脆香牛肉

【增强免疫力】

麦香牛肉
【增强免疫力】

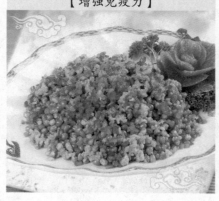

[材料] 大麦100克，牛肉200克，青椒、红椒各50克。

[调料] 盐3克，鸡精1克。

[做法]

① 大麦洗净浸泡，煮熟后捞出沥干；牛肉洗净切碎；青椒、红椒分别洗净切碎。

② 锅中倒油加热，下入牛肉炒熟，加大麦和青椒、红椒炒熟。

③ 加入盐和鸡精调味即可。

适合人群 老年人。

松子牛肉
【补血养颜】

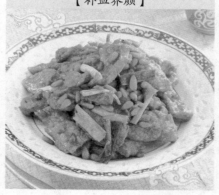

[材料] 牛肉400克，松子30克。

[调料] 盐、葱、沙茶酱、小苏打粉、酱油各适量。

[做法]

① 牛肉洗净切片，加盐、小苏打粉、沙茶酱略腌，入油锅中炸至五成熟，捞出沥油。

② 松子入油锅炸至香酥，捞出控油。

③ 葱洗净切段，入锅爆香，加入盐、酱油及牛肉快炒至入味，撒上松子即可。

注意事项

牛肉不宜多食，否则会增加体内胆固醇和脂肪的积累量，对身体有害。

牙签牛肉
【开胃消食】

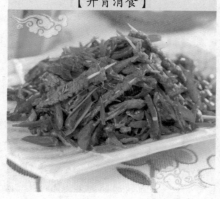

[材料] 牛肉250克。

[调料] 盐8克，孜然10克，生姜片、葱段、蒜片各5克，干辣椒30克，胡椒粉2克，味精3克，淀粉5克。

[做法]

① 牛肉切片；干辣椒切段。

② 牛肉片用调料腌渍入味后，用牙签将牛肉片串起来，入油锅炸香后捞出。

③ 锅置火上，加油烧热，下入生姜、蒜片、干辣椒炒香，再入牛肉串，加入调料炒至入味，放入葱段即可。

适合人群 男性。

[材料] 牛肉 500 克。

[调料] 盐 3 克，酱油、料酒、香油、熟芝麻各 10 克，红椒末 30 克，葱花 20 克。

[做法]

❶ 牛肉洗净，切成大片，加入盐、酱油、料酒腌渍 1 小时，入蒸笼蒸半小时取出。

❷ 油锅烧热，下牛肉炸至金黄色，再入红椒同炒 1 分钟。

❸ 撒上葱花，淋入香油，撒上熟芝麻即可。

适合人群 男性。

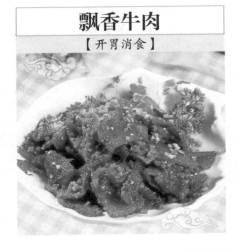

飘香牛肉

【开胃消食】

[材料] 牛肉 300 克。

[调料] 盐 3 克，味精 2 克，醋 8 克，酱油 15 克，青椒、红椒各适量，熟芝麻少许。

[做法]

❶ 牛肉洗净，切片；青、红椒洗净，切片。

❷ 锅内注油烧热，下牛肉翻炒至熟，调入盐，烹入醋、酱油。

❸ 加入青椒、红椒翻炒至熟时，加入味精调味，撒上熟芝麻即可。

适合人群 男性。

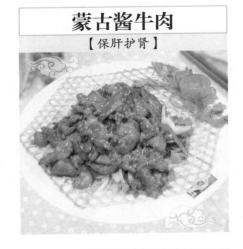

蒙古酱牛肉

【保肝护肾】

[材料] 牛腱 600 克，土豆粉条 200 克，白芝麻少许。

[调料] 盐 5 克，豉油 9 克，干辣椒 20 克，鸡汤适量。

[做法]

❶ 牛腱洗净，煮熟，切成大片；土豆粉条用温水泡发。

❷ 锅上火烧热，下盐、豉油、牛肉、粉条翻炒，倒入鸡汤焖煮 1 小时，盛入碗中。

❸ 锅入油，放入白芝麻、干辣椒炸香，浇在牛肉上即可。

适合人群 男性。

农家牛肉片

【增强免疫力】

金山牛肉
【排毒瘦身】

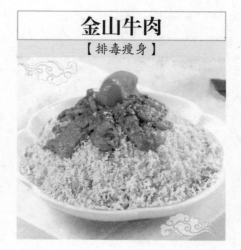

[材料] 牛肉300克，面包糠、辣椒粒各适量。

[调料] 盐、孜然粉、豆瓣、十三香、水淀粉、生姜末各适量，蛋清适量，香菜段少许。

[做法]

❶ 牛肉洗净切片，加盐、蛋清、水淀粉腌至入味。

❷ 油锅烧热，放牛肉片炒熟，加豆瓣、十三香、孜然粉、生姜末炒入味，装盘。

❸ 面包糠入锅炸香，加辣椒、盐炒匀，盛盘中，撒上香菜即可。

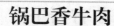 女性。

锅巴香牛肉
【降低血压】

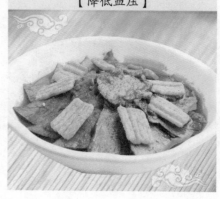

[材料] 锅巴块100克，牛肉200克。

[调料] 盐、高汤、熟芝麻、水淀粉、鸡精、料酒、酱油、醋各适量。

[做法]

❶ 牛肉洗净切片，加水淀粉、料酒、盐腌渍；将高汤、盐、醋、料酒、水淀粉、酱油、鸡精兑成味汁。

❷ 起油锅，下入牛肉片翻炒至五成熟，下入味汁，待收干时，撒入锅巴、芝麻即可。

适合人群 男性。

白椒腊牛肉
【开胃消食】

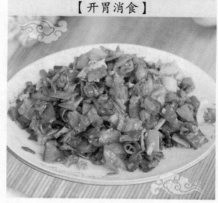

[材料] 腊牛肉300克，蒜苗50克。

[调料] 盐、料酒各10克，红椒圈各50克，白辣椒100克。

[做法]

❶ 腊牛肉洗净，切片；白辣椒洗净切段；蒜苗洗净，切段备用。

❷ 油锅烧热，放入腊肉，炒至八成熟，盛出备用。

❸ 锅留油烧热，下白辣椒翻炒，加腊牛肉、料酒翻炒，撒上蒜苗、红椒圈、盐，炒匀即可。

适合人群 男性。

[材料] 精牛肉 400 克，青、红椒块各 100 克。

[调料] 生姜丝、料酒、醋、胡椒粉、香油、干红椒段各适量。

[做法]

❶ 牛肉洗净，切成大片。

❷ 牛肉加入胡椒粉、料酒和香油拌匀。

❸ 油锅烧热，下生姜丝、干红椒爆香，放入肉片炒至变色，再加入青、红椒炒出香味，最后放入醋炒匀，出锅装盘即成。

适合人群 男性。

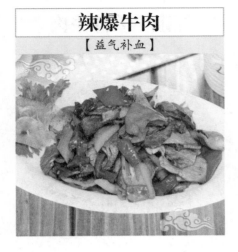

辣爆牛肉

【益气补血】

[材料] 牛肉 300 克，红椒 20 克，蒜薹 50 克。

[调料] 盐 4 克，生姜 1 块，鸡精 2 克，孜然 10 克。

[做法]

❶ 红椒洗净切碎；生姜、蒜薹洗净，切末；牛肉洗净切片。

❷ 油锅烧热，倒入牛肉滑散，捞出备用。

❸ 锅内留少许油，放入红椒碎、生姜末、蒜薹末炒香，加入牛肉片，加入盐、鸡精、孜然炒入味，盛出放入烧热的铁板里即可。

适合人群 男性。

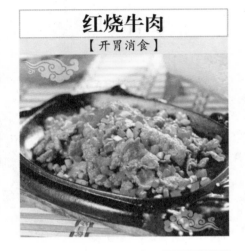

红烧牛肉

【开胃消食】

[材料] 牛肉 350 克，榨菜 100 克，小米椒 50 克。

[调料] 盐 2 克，酱油 2 克，料酒 4 克，味精 2 克。

[做法]

❶ 牛肉洗净，切丁，用料酒腌渍片刻；榨菜洗净，沥干，切丁；小米椒去蒂，洗净切圈。

❷ 锅中注油烧热，下牛肉，调入酱油翻炒至断生，加入榨菜和米椒，继续炒至熟透。

❸ 调入盐、味精炒匀即可。

注意事项

牛肉的肌肉纤维较粗糙不易消化，故老人、幼儿及消化力弱的人不宜多吃。

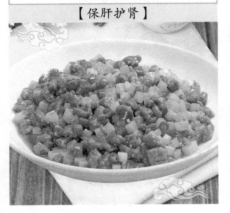

小米椒剁牛肉

【保肝护肾】

红椒生姜汁牛肉
【降低血糖】

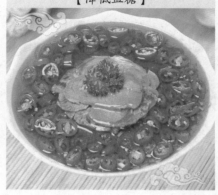

[材料] 牛肉 200 克，红椒 400 克。

[调料] 高汤、生姜汁、红油、盐、鸡精各适量。

[做法]

❶ 牛肉洗净，切片；红椒洗净，切圈。

❷ 将切好的红椒和牛肉装盘，倒入适量高汤和生姜汁，入蒸锅蒸熟。

❸ 最后加入红油、盐和鸡精调味即可。

注意事项

正常牛肉的色泽淡红或深红，切面有光泽，质地坚实，有韧性。灌水牛肉单从外观上看，反而有鲜嫩的感觉，更加好看，但用干纸贴上去，纸很快就会湿透。

酒香牛肉
【保肝护肾】

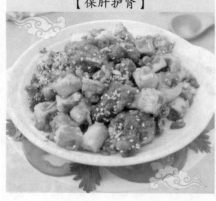

[材料] 啤酒 30 克，牛肉 200 克，土豆块 150 克。

[调料] 红椒、葱、蒜片、芝麻、盐、香油各适量。

[做法]

❶ 牛肉洗净，切块，氽水；红椒、葱、蒜片洗净，切碎。

❷ 油锅烧热，下牛肉炸至变色，捞出；锅内留油，下土豆炸香。

❸ 倒入牛肉炒匀，下啤酒、红椒、葱、蒜片、芝麻、盐、香油，炒匀即可。

适合人群 男性。

辣炒卤牛肉
【开胃消食】

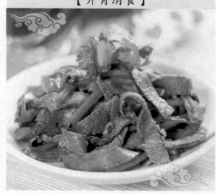

[材料] 卤牛肉 350 克，青、红椒各 50 克。

[调料] 盐 3 克，生抽 4 克，料酒 3 克，鸡精 2 克。

[做法]

❶ 卤牛肉切片；青、红椒洗净，沥干切丝。

❷ 锅中注油烧热，下青、红椒爆香，再入牛肉煸炒，加入生抽和料酒翻炒。

❸ 加盐和鸡精炒至入味即可出锅装盘。

适合人群 儿童。

注意事项

感染性疾病、肝病、肾病患者应慎食牛肉。

[材料] 泡椒 200 克，牛肉 500 克，莴笋块 100 克。

[调料] 盐、生姜末、蒜末、醋、酱油、红油各适量。

[做法]

❶ 牛肉洗净，切片，用盐、酱油腌渍半小时；莴笋焯水。

❷ 油锅烧热，将泡椒、生姜末、蒜末、醋、红油入锅内炒香制成味料。

❸ 将牛肉片放入油锅内炒熟，再倒入味料、莴笋块与牛肉一起炒匀即可。

适合人群 男性。

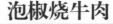
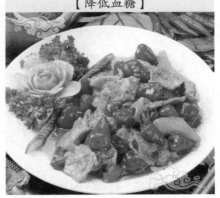

泡椒烧牛肉
【降低血糖】

[材料] 黄牛肉 400 克，腰果 100 克。

[调料] 青辣椒 25 克，红辣椒 20 克，蒜苗 15 克，盐 4 克，酱油 3 克。

[做法]

❶ 黄牛肉洗净切片，用酱油抹匀腌渍入味；腰果洗净；青辣椒、红辣椒、蒜苗分别洗净切段。

❷ 锅中倒油烧热，下入蒜苗炒香，下入腰果、黄牛肉炒熟。

❸ 下入青辣椒、红辣椒和盐炒入味即可。

适合人群 男性。

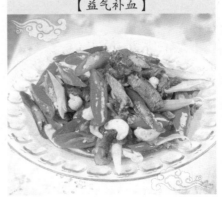

蜀香小炒黄牛肉
【益气补血】

[材料] 带皮黄牛肉 350 克，红椒、蒜苗各 30 克。

[调料] 大蒜 20 克，盐 3 克，味精 1 克，酱油 5 克。

[做法]

❶ 带皮黄牛肉去筋膜，洗净切片；大蒜去皮，洗净；蒜苗洗净，切段；红椒洗净，切圈。

❷ 锅倒油烧热，下入黄牛肉炒至八成熟后，捞出；锅留油烧热，放入蒜苗、蒜瓣、红椒圈炒香后，黄牛肉回锅翻炒。

❸ 加入酱油、盐、味精炒至入味，出锅即可。

适合人群 男性。

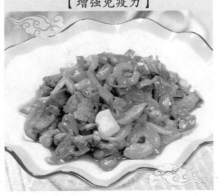

小炒带皮黄牛肉
【增强免疫力】

农家黄牛肉
【益气补血】

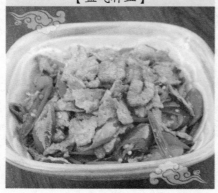

[材料] 黄牛肉 500 克，青、红椒各 30 克。

[调料] 生姜片 15 克，淀粉、盐各 5 克，花生油适量。

[做法]

❶ 将黄牛肉洗净，切成片，用淀粉、花生油拌匀腌渍 15 分钟；青、红椒洗净，切成大块。

❷ 锅放油旺火烧热，放入生姜片爆炒，再放牛肉片炒至变色，再将青椒、红椒放入一起炒匀，放入盐，炒匀装盘即可。

适合人群 男性。

辣炒黄牛肉
【益气补血】

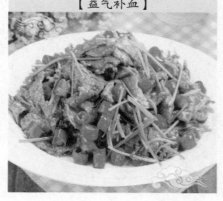

[材料] 黄牛肉 300 克，芹菜 10 克。

[调料] 青椒、红椒各 5 克，盐 3 克，老抽、料酒各适量。

[做法]

❶ 将黄牛肉洗净，切成片，加入盐、料酒、老抽腌渍 10 分钟；将青椒、红椒去蒂洗净，切圈；芹菜洗净，切段。

❷ 热锅下油，下入牛肉翻炒至六七成熟，加入青椒、红椒、芹菜同炒，炒熟加入盐、老抽即可。

适合人群 男性。

五香牛腱
【养心润肺】

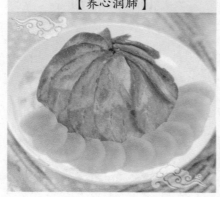

[材料] 牛腱肉 500 克，莴笋片 100 克。

[调料] 盐 2 克，老抽 50 克，料酒 10 克，白糖 8 克，茴香、香叶、生姜末各 5 克。

[做法]

❶ 牛腱肉洗净氽水；将莴笋片焯熟备用。

❷ 牛腱肉放锅中，加水和盐、老抽、料酒、白糖、茴香、香叶、生姜末，中火煮熟后捞出。

❸ 改片后与莴笋片装盘即可。

[注意事项]

莴笋叶中的维生素和矿物质非常丰富，营养价值要高于莴笋茎。

[材料] 牛展 500 克，熟花生碎 100 克，熟芝麻 20 克。

[调料] 红油 30 克，花椒油 20 克，盐 5 克，卤汁、红辣椒丁、葱花各适量。

[做法]

❶ 将卤汁及水煮滚，放牛展卤煮至熟，捞起，切片，装盘。

❷ 将辣椒丁、花生碎、葱花、芝麻，撒在牛展上。

❸ 花椒油、盐、红油拌匀浇在牛展上。

适合人群 男性。

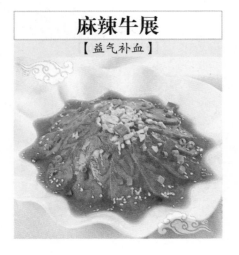

麻辣牛展
【益气补血】

[材料] 牛肚 500 克，蒜蓉 50 克。

[调料] 干辣椒段、葱花、红油、料酒、酱油各 10 克，盐 5 克。

[做法]

❶ 牛肚洗净，切成长条，入沸水中烫熟后，捞出沥水备用。

❷ 锅烧热下油，放干辣椒段爆香，然后倒料酒，加酱油，依次放入红油、蒜蓉、盐，撒上葱花，翻炒炒匀，盛出淋在牛肚上。

适合人群 男性。

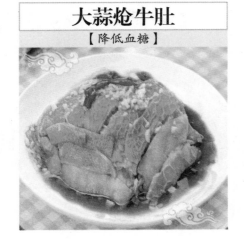

大蒜炝牛肚
【降低血糖】

[材料] 牛肚 300 克。

[调料] 盐 5 克，红油 25 克。

[做法]

❶ 牛肚洗净，切丝。

❷ 锅里放水烧开后，加盐，放入牛肚氽熟后捞出，控干水，装盘。

❸ 将红油淋在牛肚上，拌匀即可。

大厨献招 用碱水洗一遍，然后再用醋水洗一遍，就能把牛肚洗干净了。

适合人群 男性。

红油牛肚
【开胃消食】

榨菜肉丝
【增强免疫力】

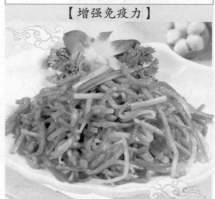

[材料] 榨菜 100 克，猪肉 300 克，蒜苗 15 克。

[调料] 盐 3 克，酱油 10 克，红辣椒 5 克。

[做法]

❶ 猪肉洗净，切成丝；红辣椒洗净，切成丝；蒜苗洗净，切段。

❷ 炒锅置于火上，注油烧热，放入肉丝爆炒，再加入榨菜丝、蒜苗段、红辣椒炒熟。

❸ 加盐、酱油调味，装盘即可。

大厨献招 做汤时加点榨菜，其味甚鲜，有一种天然的鸡汤式的鲜味。

适合人群 男性。

咕噜肉
【保肝护肾】

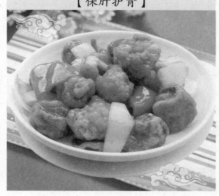

[材料] 猪肉 300 克，洋葱片、青椒片、红椒片各 40 克。

[调料] 番茄酱 50 克，盐、蛋清各适量，胡椒粉 3 克。

[做法]

❶ 猪肉洗净切块，用盐、蛋清、胡椒粉腌渍入味。

❷ 将猪肉入热油锅炸熟捞起。

❸ 起油锅，放洋葱、青椒片、红椒片同炒，加番茄酱和水煮至黏稠，放肉块炒匀即可。

适合人群 男性。

焦熘肉片
【增强免疫力】

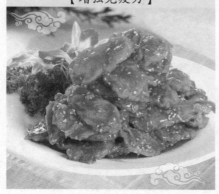

[材料] 猪瘦肉 250 克。

[调料] 生姜汁、酱油、盐、醋、面粉各适量，熟芝麻、水淀粉各 10 克。

[做法]

❶ 猪瘦肉洗净切片，用面粉挂糊；将生姜汁、酱油、醋、水淀粉调成芡汁。

❷ 将油锅烧热，下入肉片炸至外焦里嫩，捞出凉凉备用。

❸ 锅上火，倒入调好的芡汁炒熟，放入肉片，颠翻几下，使肉挂芡汁，撒上熟芝麻即成。

适合人群 儿童。

[材料] 猪里脊 300 克，蛋清、水淀粉各 50 克。

[调料] 酱油 5 克，白糖 100 克，醋 75 克，香油 10 克，盐各 2 克。

[做法]

① 猪里脊洗净切条，加蛋清、水淀粉、盐搅匀，入油锅中炸熟，捞出备用；将盐、白糖、醋、水淀粉调成白糖醋汁。

② 油烧热，下里脊条，倒入白糖醋汁炒匀，淋上香油即可。

适合人群 男性。

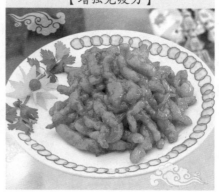

酸甜里脊
【增强免疫力】

[材料] 腊肉 300 克，年糕 300 克，青椒 4 克。

[调料] 盐 3 克，酱油 8 克，醋 5 克，淀粉适量。

[做法]

① 腊肉洗净，切成薄片，入锅中煮至熟软，捞出沥水；年糕洗净，切片；青椒洗净，切片。

② 炒锅内注油烧热，放入腊肉炒至出油时放入年糕、青椒片炒至熟。

③ 出锅时加盐、酱油、醋翻炒均匀，以淀粉勾芡即可食用。

适合人群 男性。

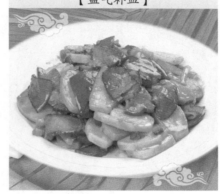

年糕炒腊肉
【益气补血】

[材料] 湘笋 200 克，腊肉 150 克，红椒 40 克，蒜苗适量。

[调料] 盐 3 克，酱油、红油各适量。

[做法]

① 腊肉洗净，放入蒸锅中蒸 10 分钟，关火放凉，切薄片；湘笋去皮，洗净切丝；蒜苗洗净切段；红椒洗净切丝。

② 将腊肉放入油锅中，炒至边缘微微翻卷，加入红椒和笋丝续炒。

③ 加入盐、酱油炒匀，淋入红油即可。

适合人群 女性。

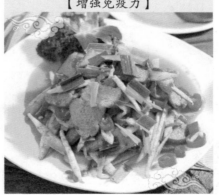

湘笋炒腊肉
【增强免疫力】